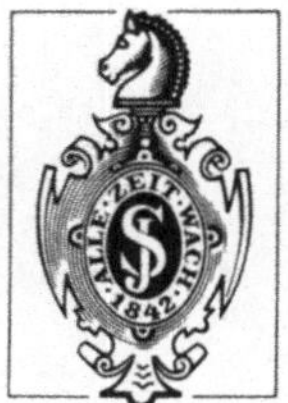

Kleinhirnbrückenwinkel-Tumoren

Diagnostik und Therapie

Herausgegeben von
D. Plester · S. Wende · N. Nakayama

Unter Mitarbeit von
J. P. Braun · E. H. Burrows · G. Canigiani · E. Esslen · U. Fisch
J. Helms · A. Miehlke · N. Nakayama · D. Plester · F. Regli
A. Wackenheim · W. Wechsler · S. Wende · M. G. Yaşargil

Mit 181 Abbildungen

Springer-Verlag Berlin Heidelberg New York 1978

Professor Dr. DIETRICH PLESTER
HNO-Klinik der Universität Tübingen
Silcherstr. 5, D-7400 Tübingen

Professor Dr. SIGURD WENDE und Dr. NOBUSHIGE NAKAYAMA †
Abteilung für Neuroradiologie
Universitätskliniken Mainz, Neurochirurgische Klinik
Langenbeckstr. 1, D-6500 Mainz

ISBN-13: 978-3-642-66821-0   e-ISBN-13: 978-3-642-66820-3
DOI: 10.1007/978-3-642-66820-3

Library of Congress Cataloging in Publication Data. Main entry under title: Kleinhirnbrückenwinkel-Tumoren. Includes bibliographies and index. 1. Cerebello-pontine angle-Tumors. I. Plester, D., 1922–. II. Wende, S., 1924–. III. Nakayama, Nobushige, 1941–1977. RC280.C4K58.616.9'94'81.77-16677.

Inhaltsverzeichnis

Otologische Diagnose der Kleinhirnbrückenwinkel-Tumoren

D. PLESTER (Mit 6 Abbildungen) 51

Neurologische Aspekte der Kleinhirnbrückenwinkel-Tumoren

F. REGLI 76

Angiographie der Kleinhirnbrückenwinkel-Tumoren
A. WACKENHEIM und J.P. BRAUN (Mit 8 Abbildungen) 165

Cerebrale Vergrößerungsangiographie bei Kleinhirnbrückenwinkel-Tumoren
N. NAKAYAMA und S. WENDE (Mit 8 Abbildungen) 189

Otochirurgische Behandlung des Acusticusneurinoms
U. FISCH (Mit 21 Abbildungen) 195

Mikrochirurgie der Kleinhirnbrückenwinkel-Tumoren
M.G. YAŞARGIL (Mit 24 Abbildungen) 215

**Über die Gesichtslähmung als Folge chirurgischer Interventionen im Kleinhirn-
brückenwinkel**

Mitarbeiterverzeichnis

J.P. BRAUN — Service de Neuroradiologie, Centre Hospitalier Louis Pasteur, F-6800 Colmar

E.H. BURROWS — Department of Neuroradiology, Wessex Neurological Centre, Southampton General Hospital, GB Southampton SO9 4XY

G. CANIGIANI — Zentrales Institut für Radiodiagnostik der Universität Wien, Alser Str. 4, A-1090 Wien

E. ESSLEN — Neurologische Abteilung des Kantonsspitals Aarau, CH 5000 Aarau

U. FISCH — Kantonsspital Zürich, Otorhinolaryngologische Klinik und Poliklinik der Universität, Rämistr. 100, CH-8091 Zürich

J. HELMS — Klinik und Poliklinik für HNO-Krankheiten der Johannes Gutenberg-Universität Mainz, Langenbeckstr. 1, D-6500 Mainz

A. MIEHLKE — Klinik und Poliklinik für HNO-Krankheiten der Universität Göttingen, Geiststr. 5/10, D-3400 Göttingen

N. NAKAYAMA † — Abteilung für Neuroradiologie an der Neurochirurgischen Universitätsklinik Mainz, Langenbeckstr. 1, D-6500 Mainz

D. PLESTER — Hals-Nasen-Ohren-Klinik der Universität Tübingen, Silcherstr. 5, D-7400 Tübingen

F. REGLI — C.H.U.V., Service de Neurologie, Hôpital de Beaumont, CH-1011 Lausanne

A. WACKENHEIM — Hospices Civils de Strasbourg, Service de Neuroradiologie et de Radiopédiatrie Médicale, 1, Place de l'Hôpital, F-67005 Strasbourg Cedex

W. WECHSLER   Neuropathologisches   Institut   der   Universitätskliniken,
D-4000 Düsseldorf

S. WENDE   Abteilung für Neuroradiologie an der Neurochirurgischen
Universitätsklinik Mainz, Langenbeckstr. 1, D-6500 Mainz

M. G YAŞARGIL   Neurochirurgische Universitätsklinik, Kantonsspital Zürich,
Rämistr. 100, CH-8006 Zürich

Einleitung

D. Plester

Zur Gruppe der Kleinhirnbrückenwinkel-Tumoren rechnet man alle Neubildungen, die unterhalb des Tentoriums in der hinteren Schädelgrube in einem Raum gelegen sind, der von der Hinterwand der Pyramide, der Kleinhirnhemisphäre und der Brücke gebildet wird. Tumoren in diesem Bereich sind keineswegs selten. Ihre Häufigkeit, berechnet auf die Gesamtzahl der Hirngeschwülste, liegt knapp unter 10%; in den meisten Statistiken dominiert das weibliche Geschlecht. Die histologische Diagnose dieser Tumoren zeigt, daß es sich ganz überwiegend (etwa 75%) um Neurinome handelt. Meningiome (10%) und Gliome (9%) sowie echte Cholesteatome (4%) und Arachnoidalcysten sind dagegen wesentlich seltener. Von allen Hirnnerven wird fast ausschließlich der achte Hirnnerv befallen. Das Acusticusneurinom ist eine solitäre Geschwulst, die sich aus Zellen der Schwann-Scheide mit reichlich Bindegewebselementen zusammensetzt. Lediglich für die Neurofibromatose von Recklinghausen ist eine doppelseitige Beteiligung des VIII. Hirnnerven charakteristisch.

Da der N. statoacusticus den Kleinhirnbrückenwinkel fast in seiner ganzen Breite durchzieht, ist das weitaus häufigste Initialsymptom aller Tumoren im Kleinhirnbrückenwinkel die einseitige Hörstörung, die den Patienten zum Hals-Nasen-Ohren-Arzt führt. In der sorgfältigen Untersuchung eines jeden Patienten mit einseitiger Hörstörung oder Ohrensausen bis zum Ausschluß eines Tumors liegt die wichtige Aufgabe des Otologen für die Erkennung, insbesondere die Früherkennung einer Neubildung. Besteht der Verdacht auf tumoröse Veränderungen im Bereich des inneren Gehörganges oder des Kleinhirnbrückenwinkels, so muß die Diagnose in Zusammenarbeit mit Neurologen, Neuroradiologen und Neurochirurgen gesichert oder endgültig ein Tumor ausgeschlossen werden.

Die Bedeutung der Früherkennung des Tumors ergibt sich aus der therapeutischen Konsequenz, d.h. aus dem Zugangsweg für die Entfernung des Tumors. Der kleine, noch intracanaliculär gelegene Tumor kann über die mittlere Schädelgrube erreicht werden, der N. facialis bleibt in jedem Falle intakt. Es kann sogar gelingen, das Hörvermögen zu erhalten oder zu verbessern [7 Fälle bei Pulec et al. (1971)]. Tumoren mittlerer Größe erfordern den translabyrinthären Zugangsweg mit Zerstörung des Labyrinthes. Auch bei diesen Patienten kann der N. facialis fast immer geschont werden.

Bei einem großen Tumor ist oft nur der kombinierte translabyrinthär-suboccipitale oder allein der suboccipitale Zugangsweg möglich. Der Gesichtsnerv, der sich bei diesen Tumoren stark verdünnt und oft schwer identifizierbar über den Tumor spannt, muß bei völliger Entfernung auch der Kapsel des Tumors nicht selten aus Gründen der Radikalität geopfert werden.

Wie weitgehend sich der Zeitpunkt der Erkennung des Tumors im Hinblick auf eine Frühdiagnose und somit zugunsten einer besseren Prognose ändern kann, zeigt mit aller Deutlichkeit ein Vergleich der Statistik von Pulec et al.

(1971) mit älteren Statistiken. In der Zusammenstellung der Kleinhirnbrücken-winkel-Tumoren von List aus dem Jahre 1933, der das klinische Material von Cushing (175 Fälle) bearbeitete, bestanden bei 95% der Patienten eine Stauungs-papille, bei 95% cerebelläre Zeichen, bei 59% eine Facialisparese. Die ersten 200 von House (1964) diagnostizierten und operierten Patienten wiesen dagegen zu 50% keinerlei neurologische Ausfallserscheinungen außer Symptomen von seiten des N. statoacusticus auf.

Im Krankengut von Olivecrona (300 Fälle, bearbeitet von Lundborg, 1952) wurde die Diagnose nur bei 10% der Patienten primär von einem Otologen gestellt.

Noch vor wenigen Jahrzehnten war es nicht möglich, einen Kleinhirnbrücken-winkel-Tumor zu diagnostizieren, ohne Hirndruckzeichen, Kleinhirnsymptome oder zumindest eine deutliche Erhöhung des Eiweißgehaltes im Liquor nach-zuweisen. Das verhältnismäßig langsame Wachstum des Tumors, die früher erhebliche Mortalität bei der operativen Entfernung (bis zu 20% bei größeren Tumoren) und der häufige Verlust der Funktion des Gesichtsnerven veranlaßten den Neurochirurgen, die Zeit der operativen Behandlung hinauszuzögern.

Bei der von House, Yasargil und Fisch entwickelten mikrochirurgischen Operationstechnik bleibt dagegen die Mortalitätsrate auch bei großen Tumoren weit unter 5%. Daß sich die tödlichen intra- oder postoperativen Zwischenfälle und auch der Funktionsverlust des Gesichtsnerven fast ausschließlich bei großen Tumoren ereignen, unterstreicht die Bedeutung der Früherkennung der Neubil-dung. Eine Spontanheilung des Tumors ist nicht denkbar, die abwartende Hal-tung des Chirurgen kann die Prognose im Hinblick auf eine Heilung des Patien-ten nur verschlechtern.

Zur chirurgischen Anatomie des Felsenbeins

J. Helms

Einleitung

Die heutige anatomische Kenntnis des Felsenbeins und insbesondere des Mittelohres ist mit den Namen Hippokrates, Vesalius, Ingrassia und Eustachius als
ersten Beschreibern wesentlicher Strukturen verbunden [90].

Die bekannten topographischen Befunde sind in zahlreichen anatomischen
Atlanten [17, 22, 32, 99, 101 u.a.], wie z.B. im „Pernkopf" [91], zusammengestellt
und unter dem Blickwinkel des Otochirurgen von Anson und Donaldson [6]
in vorzüglicher Weise herausgearbeitet worden.

Im vorliegenden Beitrag wird versucht, topographische Daten auszuwählen,
die sich bei der Operation von Acusticusneurinomen auf unterschiedlichen Zu-
gangswegen als wichtig erwiesen haben. Die klassische topographische Anatomie
der Felsenbeinregion wird sich jeder Oto- und Neurochirurg durch das Studium
der anatomischen Lehrbücher und vor allem durch eigene Präparationen an
Felsenbeinen selbst erarbeiten müssen.

Für die neu anzufertigenden Zeichnungen stellten Prof. Feneis und Prof.
Möricke, Anatomisches Institut Tübingen, in dankenswerter Weise An-
schauungsmaterial zur Verfügung. Der besondere Dank des Autors gilt Herrn
Wiss. Zeichner Hans Brandt, der mit Einfühlungsvermögen und großer Geduld
die Topographie der Felsenbeinregion aus chirurgischer Perspektive zeichnete.

Das Felsenbein von der Seite gesehen

Schädelbasis und seitliche Halsweichteile (Abb. 1)

Hinter dem aufsteigenden Unterkieferast und vor dem M. sternocleidomastoideus verlaufen in der Halsgefäßscheide medial und hinter dem Kiefergelenk
lebenswichtige Gefäße und Nerven. Es handelt sich um die A. carotis interna,
die V. jugularis interna, die Nn. vagus, sympathicus, glossopharyngeus, accessorius und hypoglossus.

Direkt unterhalb der Schädelbasis verlaufen diese Strukturen medial des
Processus styloideus, der damit eine wichtige Landmarke darstellt. Etwa auf
der Höhe der Mitte des aufsteigenden Unterkieferastes stellt der hintere Bauch
des M. biventer mit dem M. stylohyoideus die laterale Wand der Gefäß-Nerven-
Loge dar. Lateral dieser beiden Muskeln liegt die Glandula parotis, durch die
in einer wesentlich oberflächlicheren Region der N. facialis verläuft. Die Bifurka-
tion dieses Nerven liegt innerhalb der Glandula parotis und teilt diese Drüse
scheinbar in einen tiefen und einen oberflächlichen Parotislappen. Eine anatomische oder funktionelle Separation beider Drüsenregionen durch eine Bindege-

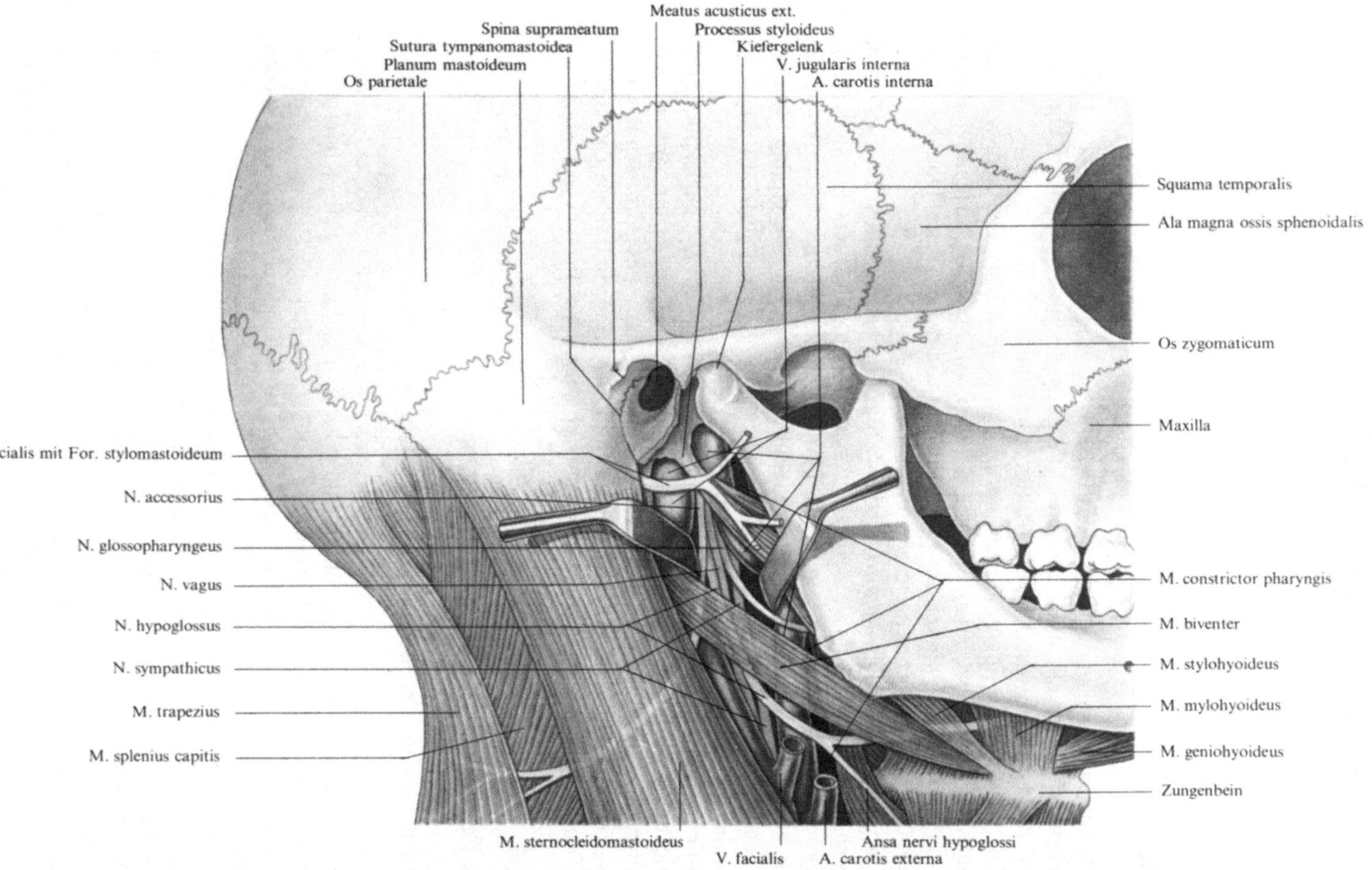

Abb. 1. Aufblick auf die rechte Felsenbeinregion von der Seite. Dargestellt sind das Schädelskelet und die an der Unterfläche der hinteren und mittleren Schädelbasis ansetzenden Muskeln sowie die wichtigen Nerven und Gefäße, die unterhalb des Ohres die Schädelbasis verlassen bzw. hier eintreten

webskapsel besteht nicht. Der Ramus frontalis des N. facialis, der über die Mitte des Jochbogens nach vorne oben zieht, kann bei ausgedehnten temporalen Trepanationen zur Operation eines Acusticusneurinoms direkt geschädigt werden.

Die genannten Strukturen werden bei den otochirurgischen Eröffnungen des Schädelknochens zur translabyrinthären oder transtemporalen Präparation des inneren Gehörgangs nicht gefährdet, da sie vor und unterhalb der notwendigen Weichteilincisionen verlaufen.

Bei der translabyrinthären Eröffnung liegt die Incision in der retroauriculären Umschlagsfalte der Ohrmuschel oder etwa 1 cm dahinter und verläuft bis zur Spitze des Mastoids.

Bei der transtemporalen Operation des inneren Gehörgangs wird etwa 1 cm vor dem Tragus von der Jochbogenwurzel etwa 7–8 cm nach oben im Sinne eines Bügelschnittes incidiert. Der Ramus frontalis des N. facialis liegt also noch etwa 2 cm vor dem unteren Teil dieser Incision. Lit.: [12, 17, 19, 22, 32, 35–38, 42, 56, 58, 67, 68, 83, 91, 97, 99, 102, 110].

Projektion der Strukturen im Felsenbein auf seine Oberfläche (Abb. 2)

Bei der Präparation eines transtemporalen Zugangsweges zum inneren Gehörgang und zum Kleinhirnbrückenwinkel, also nach der Trepanation der Squama temporalis oberhalb der Jochbogenwurzel, wird der Temporallappen des Großhirns mit seiner Dura für 1–2 cm angehoben, so daß der Boden der mittleren Schädelgrube sichtbar wird. Kleinere, zwischen Dura und Felsenbein bzw. großem Keilbeinflügel verlaufende Venen bluten nur geringfügig. Medial vorne tritt die A. meningea media durch das Foramen spinosum in die mittlere Schädelgrube ein. In der Regel ist es nicht notwendig, dieses Gefäß nach der Identifizierung zu durchtrennen. Nach hinten begrenzt der Sinus petrosus superior an der Hinterkante der Pyramide den Zugangsweg zur hinteren Schädelgrube.

Soll der Kleinhirnbrückenwinkel auf diesem Wege eröffnet werden, so kann dieser Sinus aus seinem knöchernen, starken Variationen unterworfenen Sulcus herauspräpariert werden. Die Hinterkante der Pyramide läßt sich dann medial der Labyrinthstrukturen abfräsen, so daß ein Einblick in den Kleinhirnbrückenwinkel gewährleistet wird. Die Übersicht ist nach unten durch diese Labyrinthstrukturen und die Nerven im inneren Gehörgang begrenzt.

Wird der Kleinhirnbrückenwinkel auf translabyrinthärem Wege präpariert, so ergibt sich in der Regel eine Begrenzung des Operationsfeldes nach hinten und oben durch den Sinus sigmoideus und den Sinus petrosus superior. Zur Verbesserung der Übersicht kann der Sinus sigmoideus doppelt unterbunden und durchtrennt werden. Weiter medial im Bereich des Antrum mastoideum begrenzt der knöcherne Kanal des N. facialis das Blickfeld nach vorne. Medial liegt das Bogengangsystem des Labyrinths, das auf dem Wege zum inneren Gehörgang bis in unmittelbare Nähe des N. facialis ausgefräst wird. Es stellt sich dann im Bereich des Trautmann-Dreiecks, also zwischen Sinus sigmoideus, Bulbus jugularis, Sinus petrosus inferior und Sinus petrosus superior sowie lateral des Porus acusticus internus die Dura der hinteren Schädelgrube an der Hinterfläche der Pyramide dar. Medial des Sinus sigmoideus liegt in einer

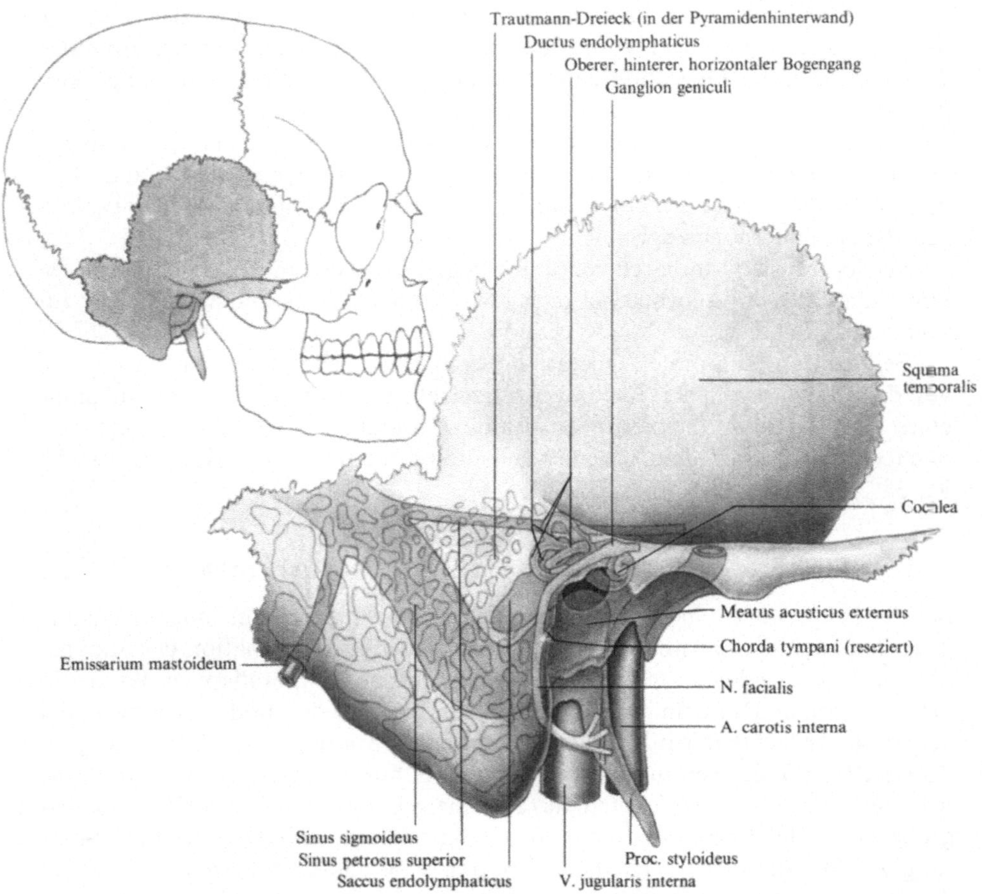

Abb. 2. Projektion der Strukturen innerhalb des Felsenbeins auf die Felsenbeinoberfläche.
Die Felsenbeinpyramide ist in einem Winkel von etwa 45° nach vorne medial im Schädelinne-
ren orientiert. Der Sinus petrosus superior und die A. carotis interna projizieren sich in
ihren medialen Abschnitten deshalb vor das Innenohr

Duraduplikatur der Saccus endolymphaticus, auf den nach Zerstörung des Bo-
gengangsystems naturgemäß keine Rücksicht genommen werden muß.

Während die Bogengänge in ihrer Orientierung im Felsenbein nur wenig
variieren, kann der Sinus sigmoideus unterschiedliche Positionen im Mastoid
einnehmen. Bei Vorverlagerung bis auf einen Abstand von 5 mm und weniger
zur Hinterwand des äußeren Gehörgangs kann er den Einblick in die Region
des Saccus endolymphaticus erschweren und die translabyrinthäre Präparation
zum inneren Gehörgang behindern.

Die Cochlea liegt unterhalb und vor dem Knie des N. facialis im Bereich
des Ganglion geniculi und wird ähnlich wie die A. carotis interna weder beim
translabyrinthären noch beim transtemporalen Zugang zum Kleinhirnbrückenwinkel direkt gefährdet. Lit.: [1–9, 11, 12, 15, 16, 19, 25, 28, 31, 36–38, 55,
57, 65, 73, 86, 87, 93a, 94, 98, 99, 105, 106].

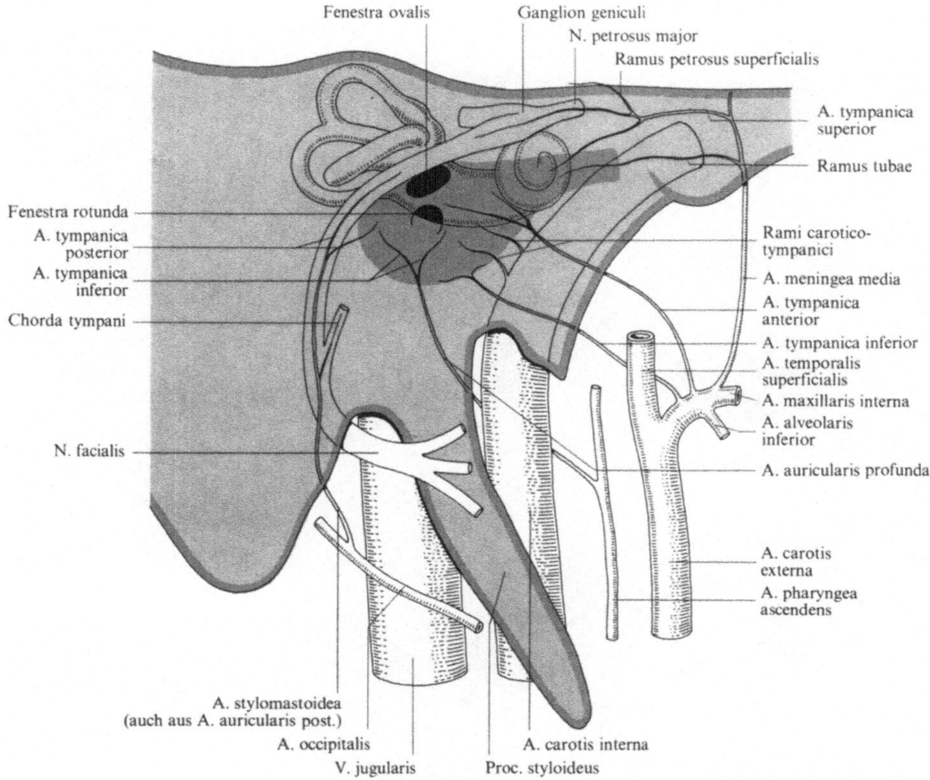

Abb. 3. Schematische Darstellung der Blutversorgung des Mittelohres. Die Anastomosenbildungen zum Gefäßsystem des Innenohres und die Gefäße, die das Mastoid versorgen, wurden nicht eingezeichnet

Blutversorgung des Mittelohres (Abb. 3)

Die Blutversorgung des Mittelohres und des Mastoids erfolgt im wesentlichen aus der A. carotis externa. Zahlreiche, Variationen unterworfene, feine Arterien erreichen alle Bereiche des Mittelohres.

Die A. tympanica posterior liegt dem tympanalen Facialisabschnitt an. Sie entwickelt sich aus der A. stylomastoidea, welche am gleichnamigen Foramen in den Facialiskanal eintritt. Die A. tympanica posterior versorgt den hinteren Abschnitt der Pauke und Teile der Gehörknöchelchen.

Die A. tympanica inferior entspringt aus der A. auricularis profunda, die entweder aus der A. pharyngea ascendens, direkt aus der A. carotis externa oder aus der A. maxillaris interna abzweigt. Der Versorgungsbereich ist das Hypotympanum.

Die A. tympanica anterior versorgt den vorderen Anteil der Pauke. Sie stammt aus der A. maxillaris interna. Ein Ramus tubae aus der A. meningea media ist ebenfalls an der Blutversorgung des vorderen Paukenanteils beteiligt.

Die Rami carotico-tympanici, die direkt aus der A. carotis interna entspringen, sind feine Arterien, die die mediale vordere Paukenwand versorgen.

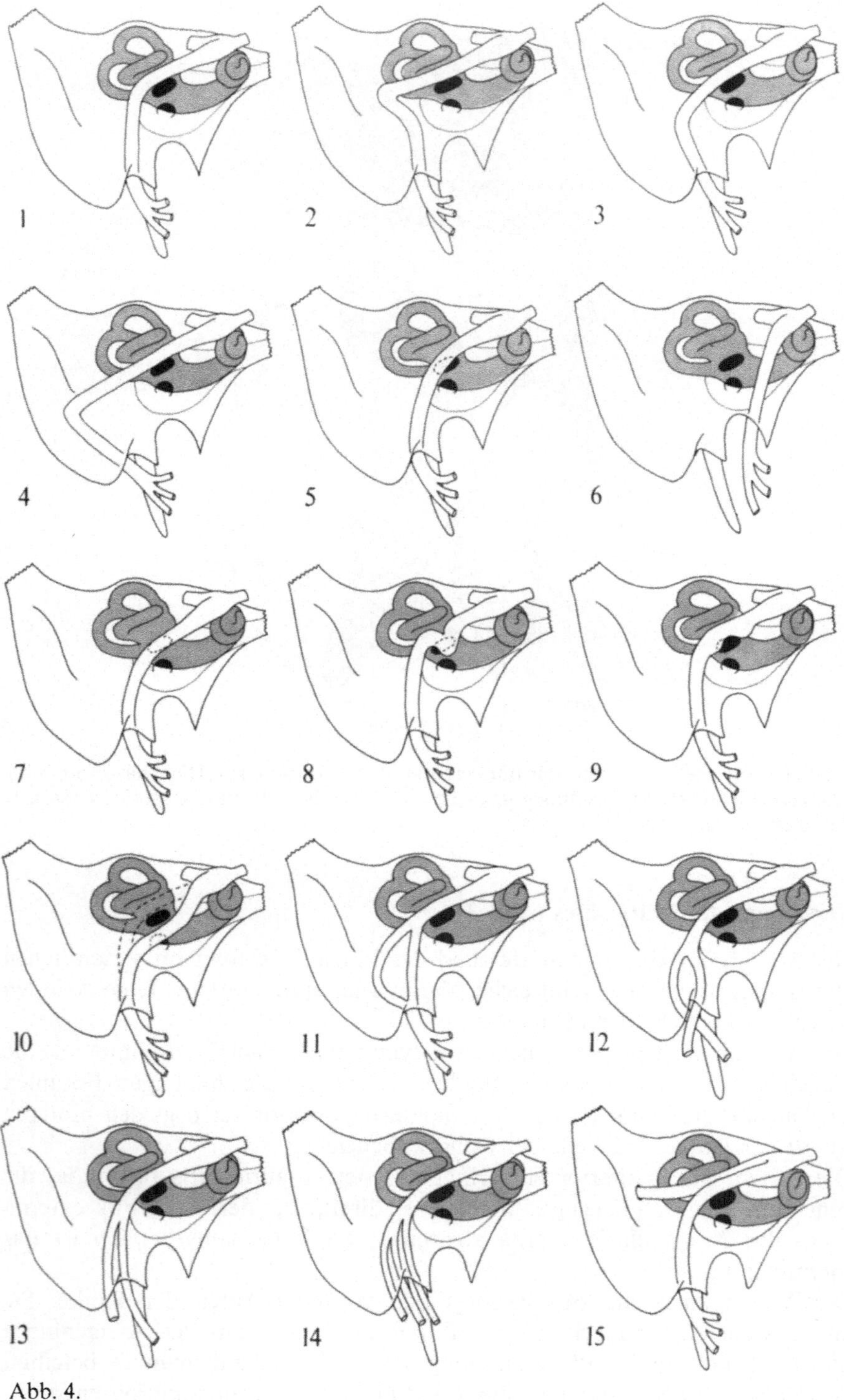

Abb. 4.

Alle an der Blutversorgung des Mittelohres beteiligten Arterien sind normalerweise nur unter dem Operationsmikroskop in der Pauke zu identifizieren. Bei Entzündungszuständen, bei der otosklerotischen Schleimhautveränderung oder wenn Glomustumoren im Mittelohr von ihnen versorgt werden, können sie sich bis auf Querschnitte von über 1 mm vergrößern. Dies gilt insbesondere für die Aa. tympanica posterior und anterior.

Die Untersuchungen von Hansen [48, 50] haben gezeigt, daß Anastomosen zu den Gefäßen des Innenohres bestehen. Lit.: [9, 10, 14, 25, 28, 29, 43, 48–54, 75, 88, 101, 106].

Intratemporaler Verlauf des N. facialis (Abb. 4)

Der Falloppio-Kanal weicht im Mittelohr und im Mastoid nur selten von seinem Normverlauf ab. Bei Mißbildungen des Ohres, z.B. bei der sog. Thalidomidembryopathie, muß jedoch mit einer um etwa das Zehnfache gesteigerten Häufung von Verlaufsanomalien des N. facialis gerechnet werden. Variationen finden sich häufiger im tympanalen Verlaufsteil zwischen dem Ganglion geniculi und dem lateralen Facialisknie als im mastoidalen Abschnitt.

Das Erkennen einer Verlaufsanomalie intra operationem setzt otochirurgische Erfahrung voraus. Nur wenn regelmäßig bei operativen Eingriffen am Mittelohr der N. facialis in seinem Kanal identifiziert wird, lassen sich versehentliche Verletzungen dieses Nerven auch bei ungewöhnlichen Verlaufsformen auf ein Minimum reduzieren. Die in der Literatur aufgezeichneten Variationen des Falloppio-Kanals mit dem N. facialis und eigene Beobachtungen sind in Abb. 4 zusammengestellt. Lit.: [6, 7, 10, 21, 28, 29, 31a, 40, 46, 63, 69, 70, 76, 84, 93a, 104].

◁ Verlaufsformen des N. facialis

1 Normalverlauf; *2* Posteriore Verlagerung des lateralen Facialisknies [40]; *3* Posterocaudale Verlagerung des lateralen Facialisknies [40]; *4* Verlagerung des lateralen Facialisknies an den vertikalen Teil des Sinus sigmoideus [40]; *5* Abflachung des lateralen Facialisknies mit Vorverlagerung des Nervenverlaufs, so daß die Nische des ovalen Fensters stark eingeengt wird [40]; *6* Vertikalverlauf des N. facialis vom Ganglion geniculi durch die Pauke [40]; *7* Antero-mediale Verlagerung des N. facialis in die Nische des ovalen Fensters auf die Höhe der Stapesfußplatte (eigene Beobachtung); *8* Schleifenbildung des N. facialis durch die Stapesschenkel hindurch [63]; *9* Protrusion von Facialisaxonbündeln aus einem dehiscenten Facialiskanal mit dehiscenter Nervenscheide vor und hinter dem Stapes (eigene Beobachtung); *10* Geteilter Verlauf um den Stapes herum mit Anteilen, die frei durch die Pauke ziehen, und Anteilen in einem regelrechten tympanalen Anteil des Facialiskanals (Caparosa u. Fowler, zit. nach [84]); *11* Aufgeteilter Facialisverlauf im Mastoidbereich [46]; *12* Aufgeteilter, sich überkreuzender Facialisverlauf im Mastoidbereich [40]; *13* Aufteilung des N. facialis in zwei Endäste unterhalb des lateralen Facialisknies [84]; *14* Aufteilung des N. facialis in drei Endäste unterhalb des Facialisknies im Mastoid [21]; *15* Verlagerung des N. facialis, Eintritt in Felsenbein lateral vom Labyrinth. Das Ganglion geniculi wird nach einem Verlauf parallel zum horizontalen Bogengang erreicht, von da aus regelrechter Facialiskanal [31a]

Das Felsenbein von der mittleren Schädelgrube aus gesehen

Einblick in die mittlere Schädelgrube von vorne oben (Abb. 5)

Der von House et al. [58, 60, 61] entwickelte mikrochirurgische Zugangsweg über die mittlere Schädelgrube zum inneren Gehörgang hat die sichere Kenntnis der anatomischen Strukturen in diesem Bereich zur Voraussetzung. Zur Identifikation des inneren Gehörganges, der unter dem knöchernen Boden der mittleren Schädelgrube verborgen ist, können „Landmarken" herangezogen werden: die A. meningea media, der N. petrosus superior und der Sinus petrosus superior. Diese Lagebeziehungen unterliegen jedoch in ihrer topographischen Anordnung Variationen: Der Sinus petrosus superior kann ausnahmsweise über den Boden der mittleren Schädelgrube nach medial vorne zum vorderen Anteil des Sinus cavernosus verlaufen. Der Hiatus nervi facialis, in dem der N. petrosus superior nach vorne medial zieht, ist unterschiedlich lang ausgeprägt. Das Foramen spinosum liegt weiter medial als üblich und weist in seiner Umgebung zahlreiche Venen auf, die bei der Präparation regelmäßig zu einer die Identifikation störenden Blutung führen. Aus diesem Grunde sind in der Literatur zahlreiche weitere

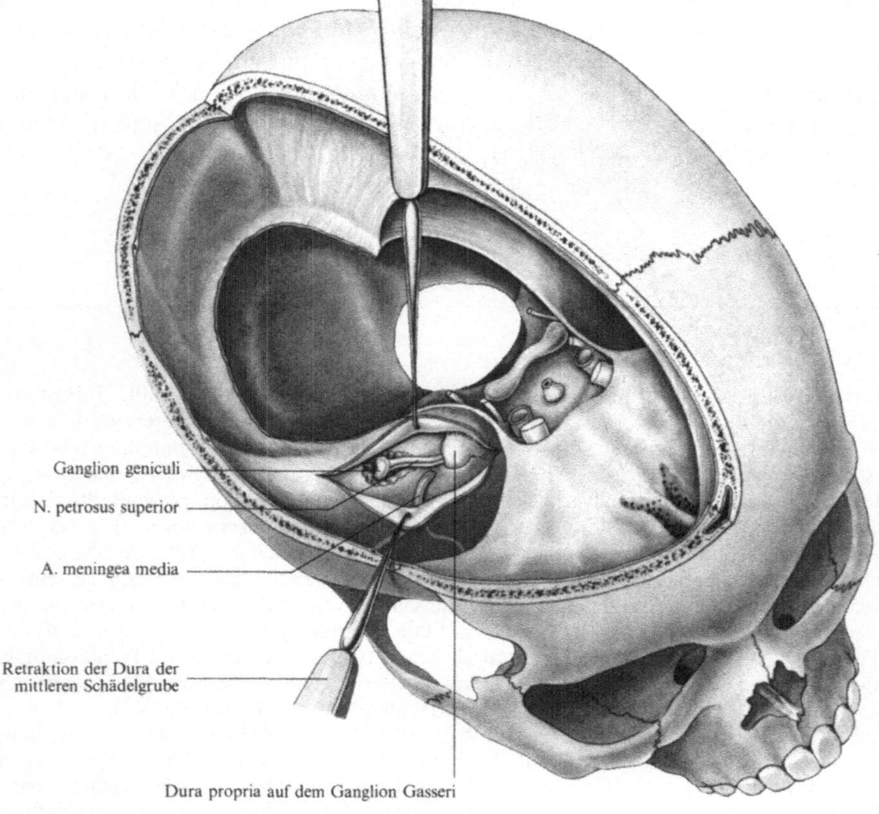

Abb. 5. Einblick in die mittlere Schädelgrube (aus [67]). Im Bereich des Ganglion geniculi wurde eine dünne Knochenlage des Bodens der mittleren Schädelgrube entfernt

Bezugspunkte zum Auffinden des Daches des inneren Gehörganges im Boden der mittleren Schädelgrube angegeben worden. Uns hat sich die Technik von Fisch [34a] als besonders vorteilhaft erwiesen. Lit.: [6, 18, 20, 34, 42, 53, 58, 60, 61, 64, 67, 68, 85, 87, 92, 93a, 97, 108, 109].

Aufblick auf die hintere, obere Pyramidenkante (Abb. 6)

Fisch [34a] verwendet beim Aufsuchen des inneren Gehörgangs als Landmarke den oberen Bogengang, der im Boden der mittleren Schädelgrube in der Eminentia arcuata dargestellt werden kann. Die Untersuchungen von Fisch haben gezeigt, daß konstante topographische Beziehungen zwischen dem oberen Bogengang und dem Verlauf des inneren Gehörgangs bestehen. Durch breitflächiges Abschleifen des Pyramidenknochens im Bereich der Eminentia arcuata wird der Labyrinthknochen des oberen Bogenganges, der sich durch eine im Gegen-

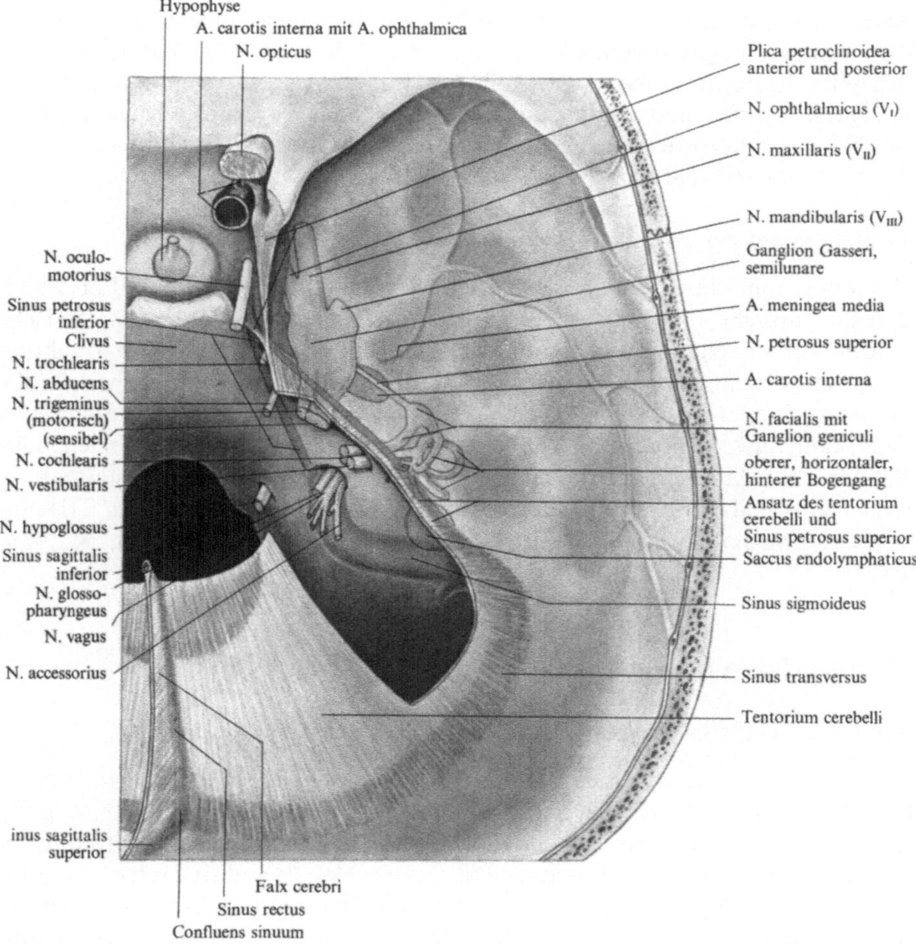

Abb. 6. Aufblick auf das Felsenbein von hinten oben. Teile des Tentorium cerebelli und der Falx cerebri wurden reseziert

satz zum weißlichen Felsenbeinknochen gelblichere Farbe auszeichnet, dargestellt. Durch weiteres Schleifen in diesem Bereich wird der labyrinthäre Knochen abgetragen, bis der Perilymphraum des oberen Bogenganges als grau-blaue Linie (blue line) durch den Knochen schimmert. Eine Überhitzung des Knochers läßt sich durch kontinuierliches Spülen vermeiden. Der Perilymphraum selbst wird nicht eröffnet. Die grau-blaue Linie des oberen Bogenganges wird nach vorne bis zum absteigenden Bogenanteil verfolgt. Legt man von diesem Endpunkt nach medial einen Winkel von 60°, so erreicht man darunter unmittelbar medial des oberen Bogenganges das Dach des inneren Gehörganges über dem N. vestibularis. Davor verläuft der N. facialis und zieht in den Falloppio-Kanal hinein. Von hier aus läßt sich der N. facialis, der steil unter dem Boden der mittleren Schädelgrube ansteigt, zum Ganglion geniculi und weiter zum Mittelohr verfolgen. Im Bereich des Ganglion geniculi ist der N. facialis in etwa $^{1}/_{4}$ der Fälle nicht mit Knochen bedeckt. Unterhalb des Porus des inneren Gehörganges liegt regelmäßig das Foramen jugularis mit den Nn. glossopharyngeus, vagus und accessorius. Unterhalb davon und mehr medial in der Wand des Foramen magnum verläuft der Kanal des N. hypoglossus. Auf der Pyramidenspitze liegen im Cavum Meckeli der Stamm des N. trigeminus mit dem Ganglion Gasseri und medial davon in den Sinus cavernosus hineinziehend die Nn. oculomotorius, trochlearis und abducens. Lit.: [6, 18, 20, 34a, 42, 53, 58, 60, 61, 64, 67, 68, 85, 87, 92, 93a, 108, 109].

Strukturen auf der Pyramidenspitze (Abb. 7)

Die topographischen Verhältnisse im Bereich der Pyramidenspitze und insbesondere die Tatsache, daß die sensiblen Trigeminusanteile lateral und der motorische Trigeminusbereich medial gelagert sind, lassen sich nach anatomischer Resektion eines Teils des Sinus petrosus superior und der Dura der mittleren Schädelgrube in diesem Bereich anschaulich machen. Bei der Behandlung der Trigeminusneuralgie kann diese Anordnung der Trigeminusfasern mit den schmerzleitenden Bahnen am weitesten latero-caudal, den Fasern für die Tiefensensibilität im sensiblen Anteil mehr medial gelagert und der Verlauf der motorischen Trigeminusfasern medial ausgenützt werden. Lit.: [17, 22, 32, 67, 68, 83, 91, 93a, 102].

Gefäßverläufe im Felsenbein

Arterielle Gefäße im inneren Gehörgang (Abb. 8–11)

Die Untersuchungen von Siebenmann [101], Konaschko [71], Fisch [34], Hansen [48–53] und Mazzoni [78–82] haben zur heutigen Kenntnis der Blutversorgung im inneren Gehörgang wesentlich beigetragen. Die in zahlreichen anatomischen Lehrbüchern vertretene Auffassung, daß eine einzelne A. auditiva oder labyrinthi im inneren Gehörgang verlaufe, um das Innenohr zu versorgen, muß sicherlich revidiert werden. Es besteht nach den oben zitierten Autoren ein großer Variationsreichtum der Blutversorgung in diesem Bereich. Auch die A. subarcuata wird in unterschiedlichen Verlaufsformen angetroffen. Sie ist nicht selten, wie

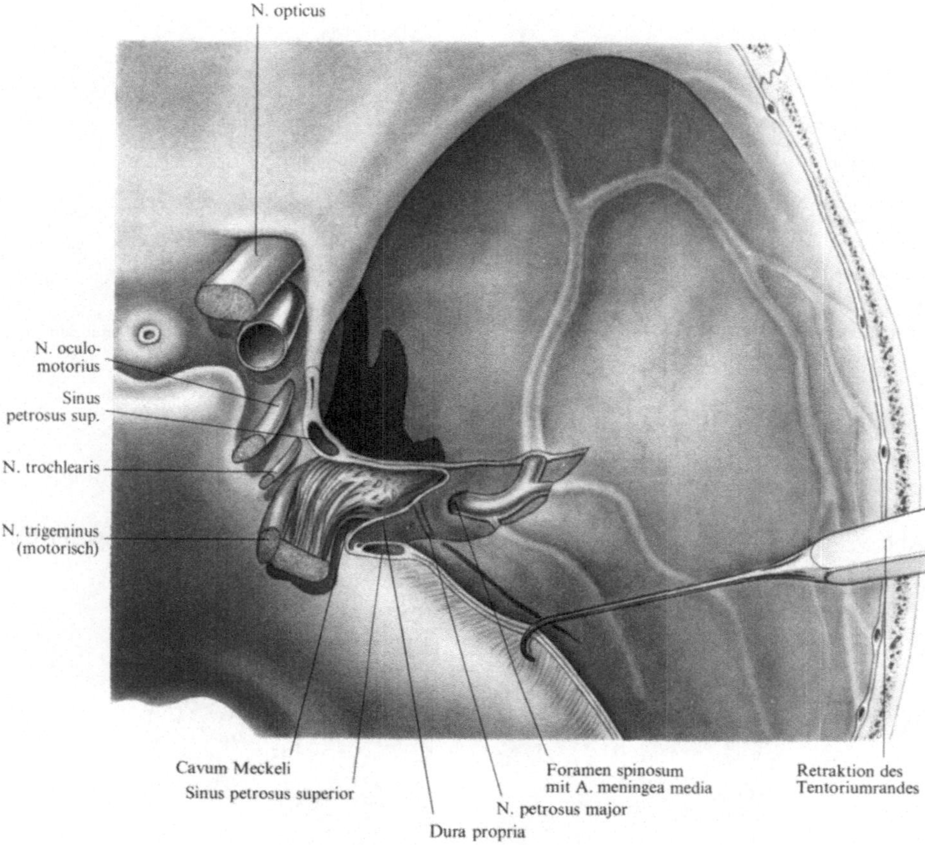

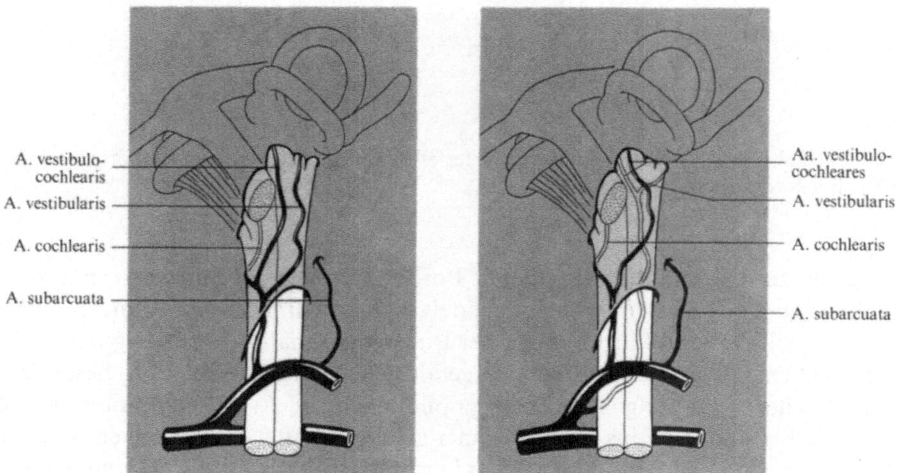

Abb. 7. Aufblick auf die Pyramidenspitze von hinten oben (aus [67]). Ein Abschnitt der Dura der mittleren Schädelgrube mit dem entsprechenden Teil des Sinus petrosus superior wurde reseziert

Abb. 8. Schematische Darstellung der arteriellen Gefäße im inneren Gehörgang (nach [101, 71, 34]) (Blick von oben, rechte Seite)

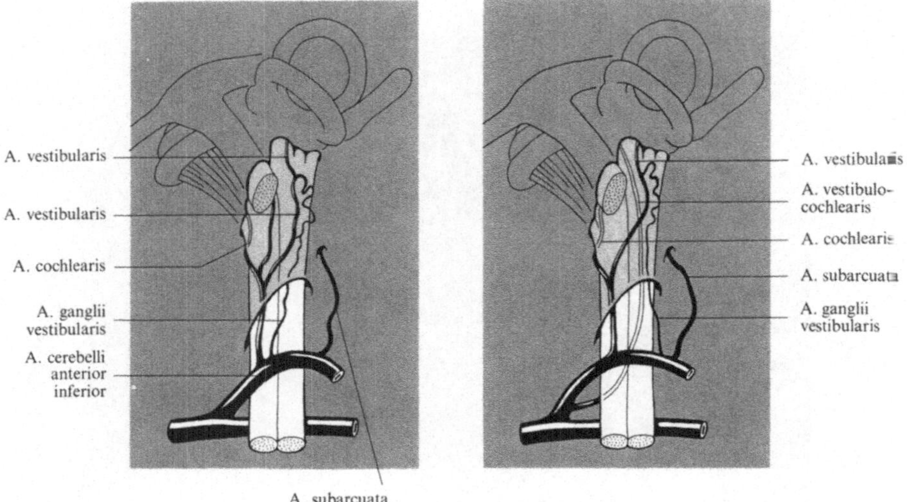

Abb. 9. Schematische Darstellung der arteriellen Gefäße im inneren Gehörgang (nach [101, 71])

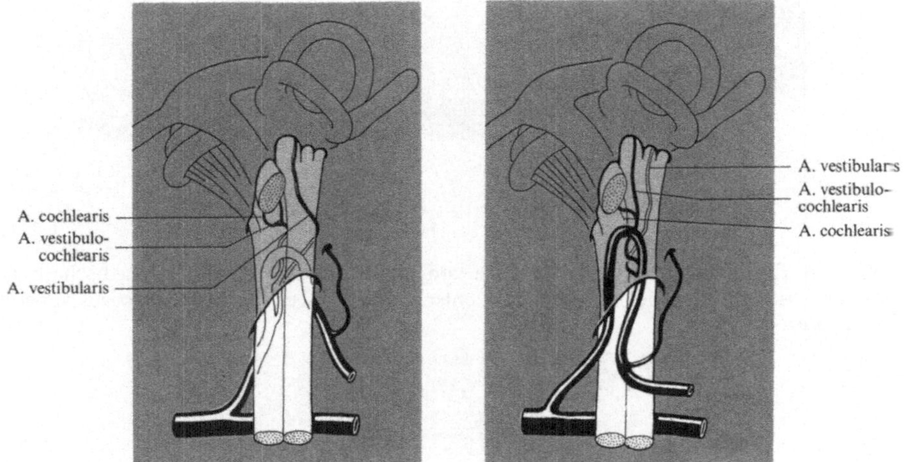

Abb. 10. Schematische Darstellung der arteriellen Gefäße des inneren Gehörgangs (nach [82]) (Blick von oben, rechte Seite)

Mazzoni zeigen konnte, lateral des Porus acusticus internus fest mit einer Schlinge an die Dura der hinteren Schädelgrube im Bereich der Pyramidenhinterfläche angeheftet und führt hier bei der translabyrinthären Eröffnung des Kleinhirnbrückenwinkels gelegentlich zu gefährlichen Blutungen. Von besonderer chirurgischer Bedeutung sind Schlingenbildungen der A. cerebelli anterior inferior, die in den Fundus in den inneren Gehörgang hineinreichen können. Wegen der Blutversorgung von Kleinhirnanteilen muß eine Verletzung dieses Gefäßes vermieden werden. Es sinkt aus dem inneren Gehörgang regelmäßig in die hintere Schädelgrube zurück, wenn nach Eröffnung der Dura ausreichend

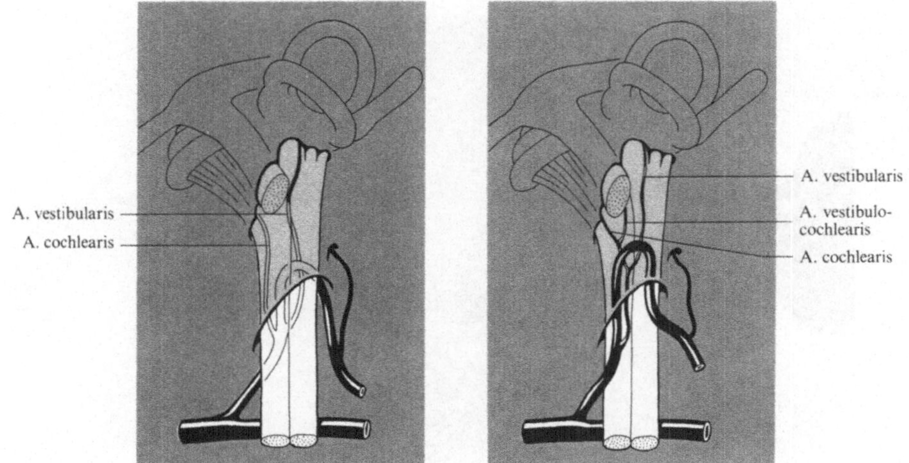

Abb. 11. Schematische Darstellung der arteriellen Gefäße des inneren Gehörgangs (nach [82]) (Blick von oben, rechte Seite)

Liquor abgelassen wird. Einige Beispiele der arteriellen Gefäße im inneren Gehörgang sind schematisiert in Abb. 8–11 dargestellt. Lit.: [34, 48–53, 71, 78–82, 93a, 101, 108].

Variationen des Bulbus jugularis (Abb. 12)

Der Bulbus jugularis liegt regelmäßig im Boden des Felsenbeins in der Nähe der Felsenbeinhinterfläche unterhalb oder etwas lateral unterhalb des Porus acusticus internus (Abb. 12a). Ausnahmsweise kann er auch zwischen Cochlea und Sinus petrosus im Boden der mittleren Schädelgrube in Erscheinung treten (eigene Beobachtung; Abb. 12b). Eine Verlagerung des Bulbus jugularis nach lateral stellt keine außergewöhnliche Rarität dar (Abb. 12c). Er bildet dann den Boden des Mittelohres und erscheint hinter dem Trommelfell als dunkelblauer, bogenförmig nach oben begrenzter Schatten. Er ist hier naturgemäß gefährdet, wenn eine Paracentese durchgeführt wird. Ungewöhnlich starke Blutungen oder aber eine Luftembolie können die Folge einer Verletzung des in die Pauke verlagerten Bulbus jugularis sein. Lit.: [28, 57, 96].

Einblick in die hintere Schädelgrube

Aufblick auf Kleinhirn und Hirnstamm (Abb. 13)

Die Blutversorgung der hinteren Schädelgrube erfolgt über die Aa. vertebrales und die daraus hervorgehende A. basilaris. Kleinere Arterien, die aus beiden Aa. vertebrales, vor allem aber aus der A. basilaris entspringen, erreichen die hier gelegenen Hirnanteile und bilden dabei wechselnde Gefäßschlingen. Die A. cerebellaris anterior inferior gibt in ihrem Anfangsteil kleine Äste für den Pons ab, bildet dann eine stark variierende Schlinge im Bereich des inneren

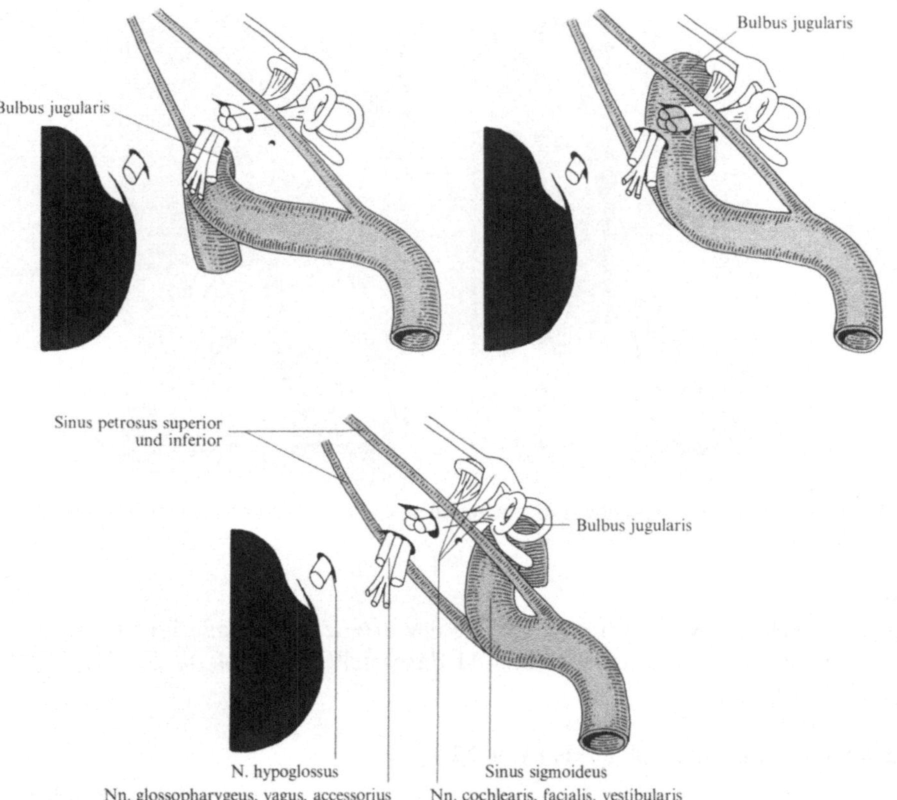

Abb. 12. Variationen der Lage des Bulbus jugularis. Aufblick auf die Felsenbeinpyramide von hinten oben. A. Normalsituation. B. Vorverlagerung des Bulbus jugularis, der in diesem Bereich durch den Knochen der mittleren Schädelgrube durchschimmern kann (eigene Beobachtung). C. Lateralverlagerung des Bulbus jugularis. Er kann hier den Boden der Pauke bilden und ist dabei nicht immer mit Knochen bedeckt [96]. Verlaufsanomalien der A. carotis interna, die ebenfalls im Boden des Mittelohres liegen kann, wurden nicht eingezeichnet

Gehörgangs und versorgt schließlich Teile des Kleinhirns. Sie kann zwischen den Nn. facialis und statoacusticus in der hinteren Schädelgrube verlaufen, einen der Nerven in diesem Bereich durchdringen, sich weit in den inneren Gehörgang hinein vorwölben und auch hier z.B. den N. facialis (eigene Beobachtung) in zwei Anteile aufspalten. Im Gegensatz zum arteriellen Gefäßsystem zeigen die Hirnnerven VI–XII in der hinteren Schädelgrube konstante Verlaufsrichtungen. Die Venen, die im vorderen Teil der hinteren Schädelgrube insbesondere in den Sinus petrosus superior ziehen (V. petrosa), unterliegen ähnlich wie die Arterien Variationen. Lit.: [17, 22, 32, 44, 59, 67, 68, 83, 91, 102, 108].

Aufblick auf die Pyramidenhinterfläche (Abb. 14)

Acusticusneurinome entstehen in der Mehrheit der Fälle im inneren Gehörgang und weiten diesen oft nach dorsal und cranial auf. Der Fundus des inneren

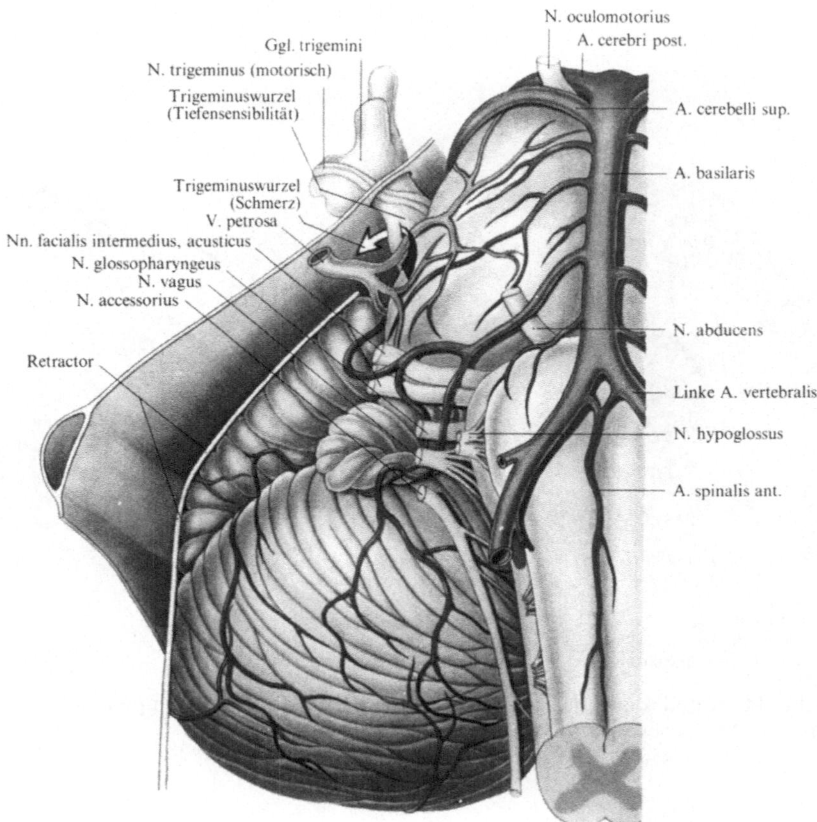

Abb. 13. Aufblick auf Hirnstamm und Kleinhirn der rechten Seite von vorne unten (aus
[68]). Das arachnoidale Maschenwerk, das Gefäße und Nerven umspannt, ist nicht eingezeichnet

Gehörganges ist durch die Crista transversa oder falciformis in ein oberes und
unteres Fach gegliedert. Das obere Fach weist vorne vor der Crista verticalis
den Eingang des Falloppio-Kanals auf. Hinter der Crista verticalis liegt im
oberen Fach die Area vestibularis utriculo-ampullaris, aus der der Hauptteil
des N. vestibularis in den inneren Gehörgang eintritt. Es handelt sich um die
Afferenzen aus dem Utriculus und den Ampullen des horizontalen und oberen
Bogenganges. Im unteren Fach des inneren Gehörganges liegen unterhalb der
Crista transversa vorne der N. cochlearis, der in einzelnen Fasern entsprechend
den Windungen der Cochlea aus dem Fundus des inneren Gehörgangs austritt.
Hinten finden sich zwei feine Knochenkanälchen für die Anteile des N. vestibularis aus dem Sacculus und aus der hinteren Bogengangsampulle. Die Crista
transversa oder falciformis ist eine horizontal gestellte Knochenplatte, die unregelmäßig weit, meistens jedoch etwa 4 mm vom Fundus des inneren Gehörgangs
nach medial reicht.

In der Hinterfläche der Pyramide finden sich neben den knöchernen Halbka-
nälen für den Sinus sigmoideus mit dem Bulbus jugularis und den Sinus petrosus

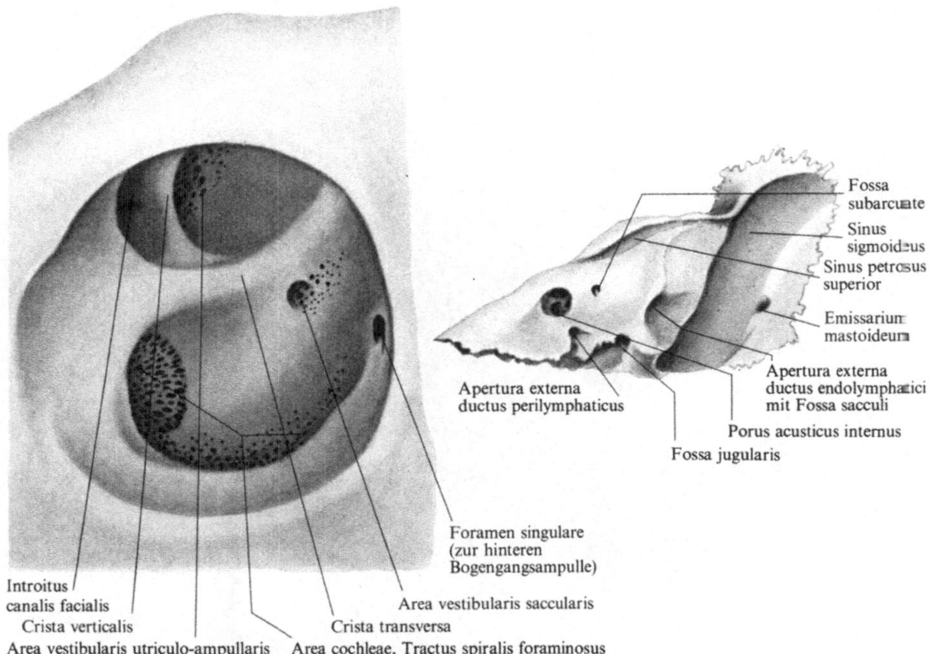

Abb. 14. Aufblick auf die knöcherne Hinterfläche der Felsenbeinpyramide und Einblick
in den Meatus acusticus internus

superior sowie dem Porus des inneren Gehörgangs und dem Eintrittskanal für
die A. subarcuata fissurenähnliche Öffnungen für den Ductus perilymphaticus
und den Ductus endolymphaticus. Der Ductus perilymphaticus, der beim Erwachsenen regelmäßig durch ein arachnoidales Maschenwerk obliteriert ist, ver-
bindet den Subarachnoidalraum der hinteren Schädelgrube mit der Basalwindung der Cochlea. Ist dieser Ductus ausnahmsweise einmal nicht verödet, so
kommt es bei Eröffnung des Innenohres vom Mittelohr aus zum Austritt von
Liquor.

Die Apertura externa des Ductus endolymphaticus liegt zwischen dem Porus
acusticus internus und der Vorderkante des Sinus sigmoideus. Zwischen dieser
Öffnung und dem Sinus sigmoideus findet sich eine flache Eindellung der knöchernen Hinterwand der Pyramide, in der der Saccus endolymphaticus als capil-
lärer Spalt in der Dura liegt. Dieser capilläre, flächige Spalt, der den Saccus
endolymphaticus darstellt, zieht regelmäßig bis auf die cerebellare Wand des
Sinus sigmoideus. Lit.: [6, 11, 12, 18, 20, 32, 60, 72, 85, 93a].

Suboccipitaler Einblick in die hintere Schädelgrube (Abb. 15)

Ein suboccipitaler, dem neurochirurgischen Zugangsweg entsprechender Ein-
blick in die hintere Schädelgrube liegt in Abb. 15 vor. Die lateral liegenden
Hirnnerven VII–XI sind etwas verlängert gezeichnet, um auch die medialen
Anteile des Inhaltes der hinteren Schädelgrube darstellen zu können. Das kom-

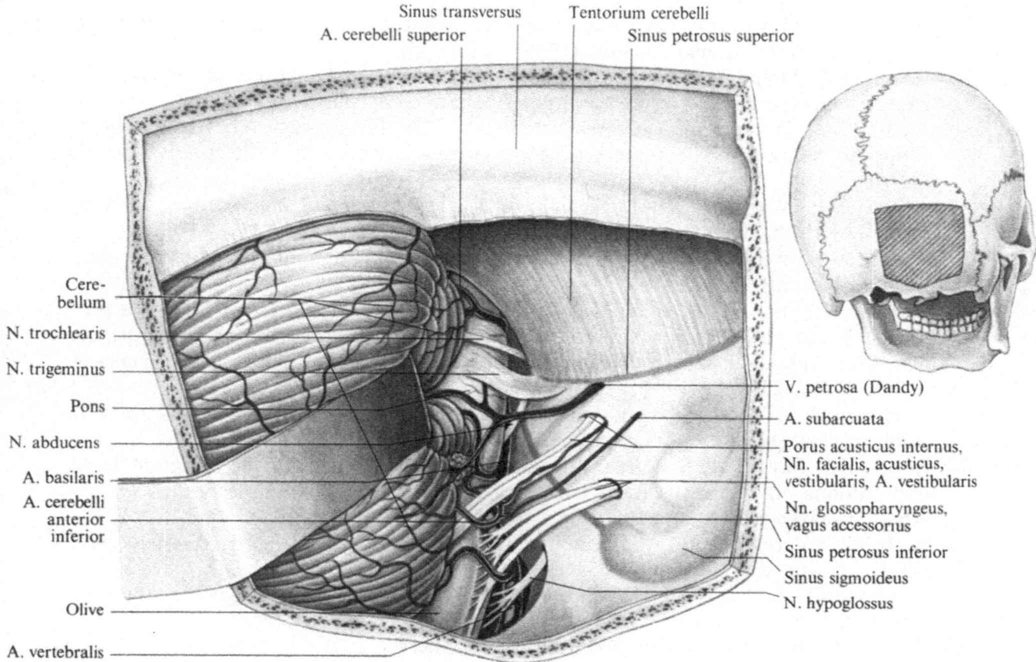

Abb. 15. Einblick in die hintere Schädelgrube von hinten unten, etwa entsprechend dem neurochirurgischen suboccipitalen Zugangsweg zum Kleinhirnbrückenwinkel. Die Hirnnerven VII-XI sind verlängert gezeichnet, um auch die medialer liegenden Strukturen deutlich machen zu können. Auf eine Darstellung des arachnoidalen Maschenwerkes und der Zisternen wurde verzichtet.

plizierte Maschenwerk der Zisternen wurde der Übersicht halber nicht eingezeichnet. Das Zisternensystem wird ausführlich von Yasargil und Wende-Nakayama diskutiert. Lit.: [6, 16, 17, 32, 39, 44, 67, 68, 91, 102].

Literatur

1. Alexander, G., Bénési, G.O.: Zur Kenntnis der Entwicklung und Anatomie der kongenitalen Atresie des menschlichen Ohres. Mschr. Ohrenheilk. **55**, 195 (1921)
2. Altmann, F.: Malformations of the Eustachian tube, the middle ear and its appendages. Arch. Otolaryng. **54**, 241 (1951)
3. Altmann, F.: Entwicklung des Ohres. In: Handbuch der HNO-Heilkunde, Bd. III, 1. Stuttgart: Thieme 1965
4. Anson, B.J.: The labyrinths and their capsule in health and disease. Trans. Amer. Acad. Ophthal. Otolaryng. **73**, 17 (1969)
5. Anson, B.J., Bast, T.M.: Developmental anatomy of the temporal bone and auditory ossicles in relation to some problems in endaural surgery. Laryngoscope (St. Louis) **68**, 1380 (1958)
6. Anson, B.J., Donaldson, J.A.: Surgical anatomy of the temporal bone and ear. Second Ed. Philadelphia-London-Toronto: Saunders 1973
7. Anson, B.J., Donaldson, J.A., Schilling, B.B.: Surgical anatomy of the chorda tympani. Ann. Otol. (St. Louis) **81**, 616 (1972)

8. Anson, B.J., Donaldson, J.A., Warpeha, R.L.: Anatomic considerations, Symposium. Laryngoscope (St. Louis) **75**, 1497 (1965)
9. Anson, B.J., Donaldson, J.A., Warpeha, R.L.: The surgical anatomy of the Ossicular Muscles and the Facial Nerve. Laryngoscope (St. Louis) **77**, 1269 (1967)
10. Anson, B.J., Donaldson, J.A., Warpeha, R.L.: The facial nerve, sheath and blood supply in relation to the surgery of decompression. Ann. Otol. (St. Louis) **79**, 710 (1970)
11. Anson, B.J., Warpeha, R.L., Rensink, M.J.: The gross and macroscopic anatomy of the labyrinth. Ann. Otol. (St. Louis) **77**, 583 (1968)
12. Anson, B.J., Wilson, J.G.: Structure of the petrous portion of the temporal bone. Arch. Otolaryng. **30**, 922 (1939)
13. Arnold, W., Hacker, H., Ilberg, C. von: Zur röntgenologischen Darstellung des peripheren Liquorabflusses mit Hilfe der direkten Röntgenvergrößerung. Ein Beispiel für das hohe Auflösungsvermögen einer neuen Röntgenmethode. Arch. Ohr.-, Nas.- u. Kehlk.-Heilk. **200**, 189–198 (1971)
14. Axelsson, A.: The vascular anatomy of the cochlea in the guinea pig and in man. Acta oto-laryng. (Stockh.) Suppl. **243**, 1 (1968)
15. Bast, T.H., Forster, H.B.: Origin and distribution of air cells in the temporal bone, observations on specimens from twenty-seven infants and sixty-nine human fetuses. Arch. Otolaryng. **30**, 183 (1939)
16. Beck, Ch.: Vergleichende Anatomie des Ohres. In: Handbuch der HNO-Heilkunde, Bd. III, 1. Stuttgart: Thieme 1965
17. Benninghoff, A.: Lehrbuch der Anatomie des Menschen. 6. Aufl., Bd. 1–3. München: Urban & Schwarzenberg 1957
18. Bergström, B.: Morphology of the vestibular nerve. I. Anatomical studies of the vestibular nerve in man. Acta oto-laryng. (Stockh.) **76**, 162–172 (1973)
19. Bezold, F.: Die Corrosions-Anatomie des Ohres. München: Literarisch-artistische Anstalt (Theodor Riedel) 1882
20. Bocca, E.Y., Garcia-Ibannez, E.: Anatomia quirurgica del conducto auditivo interno. Acta oto-rhino-laring. ibero-amer. **20**, 233 (1969)
21. Botman, J.W.M., Jongkees, L.B.W.: Endotemporal branching of the facial nerve. Acta oto-laryng. (Stockh.) **45**, 111 (1955)
22. Braus, H.: Anatomie des Menschen. Berlin: Springer 1921
23. Bretlau, L., Petersen, O.T.: Studies on the fissula ante fenestram. Acta oto-laryng. (Stockh.) **68**, 224 (1969)
24. Breuer, J.: Über Bogengänge und Raumsinn. Pflügers Arch. ges. Physiol. **68**, 596 (1897)
25. Brovelli, A.: Ulteriori contributi alla topografia e morfologia della arteria carotide interna nel tratto intrapetroso ed intracranico con particolare riguardo alle applicazioni clinico-chirurgiche. Otorinolaring. ital. **10**, 381–434 (1940)
26. Brünings, W.: Beiträge zur Theorie, Methodik und Klinik der kalorimetrischen Funktionsprüfung des Bogengangapparates. Z. Ohrenheilk. **63**, 20 (1911)
27. Brunner, H.: Das Verhalten des Schläfenbeines bei den Akustikustumoren. Mschr. Ohrenheilk. **68**, 1279 (1934)
28. Cheatle, A.: Some uncommon anatomical conditions in the temporal bone and their surgical importance. Acta oto-laryng. (Stockh.) **8**, 117 (1925)
29. Clarke, J.A.: An X-ray microscopic study of the arterial supply to the facial nerve. J. Laryng. **79**, 987 (1965)
30. Eckert-Möbius, A.: Enchondrale Verknöcherung und Knorpelgefäßsystem mit besonderer Berücksichtigung des menschlichen Felsenbeines. Arch. Ohr.-Nas.- u. Kehlk.-Heilk. **111**, 155 (1924)
31. Eicken, Carl v.: Über Luftblasen im Innern des Schädels. Acta oto-laryng. (Stockh.) **8**, 128 (1925)
31a. Feldmann, H.: Supraganglionärer Verlauf des Nervus facialis durch Warzenfortsatz und Epitympanon; eine bisher nicht beobachtete Anomalie. Arch. Ohr.-, Nas.- u. Kehlk.-Heilk. **210**, 346 (1975)
32. Feneis, H.: Anatomische Bildnomenklatur. Stuttgart: Thieme 1974

33. Fisch, U.: The vestibular response following unilateral vestibular neurectomy. Acta oto-laryng. (Stockh.) **76**, 229–238 (1973)
34. Fisch, U.: The surgical anatomy of the so-called internal auditory artery. 10th Nobel Symposium, S. 121. Stockholm: Almquist and Wiksell 1968
34a. Fisch, U.: Transtemporal surgery of the internal auditory canal. Adv. Oto-Rhino-Laryng. **17**, 203–240 (1970)
35. Fisch, U., Yasargil, M.G.: Der translabyrinthäre Zugang für die Akustikus-Neurinome. Pract. oto-rhino-laryng. (Basel) **31**, 111 (1969)
36. Fischer, J.: Studien zur pathologischen Anatomie des Schläfenbeines. Mschr. Ohrenheilk. **59**, 877 (1925)
37. Fischer, J.: Studien zur pathologischen Anatomie des Schläfenbeines. Mschr. Ohrenheilk. **59**, 1002 (1925)
38. Fischer, J.: Studien zur pathologischen Anatomie des Schläfenbeines. Mschr. Ohrenheilk. **60**, 137 (1926)
39. Fortuna, A., La Torre, E., Forni, C.: The cisternal segment of the nervus intermedius of Wrisberg; an anatomical study under the operating microscope. Acta neuro-chir. (Wien) **27**, 53–62 (1972)
40. Fowler, E.P. jr.: Verlaufsanomalien des N. facialis im Schläfenbein. Z. Laryng. Rhinol., Otol. **40**, 360 (1961)
41. Gacek, R.R.: Anatomical demonstration of the vestibulo-ocular projections in the cat. Laryngoscope (St. Louis) **81**, 1559 (1971)
42. Glasscock, M.E.: Middle fossa approach to the temporal bone; an otologic frontier. Arch. Otolaryng. **90**, 15 (1969)
43. Goldmann, N.C. u. A.: Aberrant internal carotid artery presenting as a mass in the middle ear. Arch. Otolaryng. **94**, 269 (1971)
44. Groebbels, F.: Anatomisch-physiologische Untersuchungen über die Beziehungen zwischen Labyrinth und Kleinhirn. Dtsch. Z. Nervenheilk. **107**, 154 (1928)
45. Hagens, E.W.: Anatomy and pathology of the petrous bone. (Based on a study of fifty temporal bones). Arch. Otolaryng. **19**, 556 (1934)
46. Hahlbrock, K.H.: Zweiteilung des N. facialis im Warzenfortsatz. Arch. Ohr.-, Nas.-, u. Kehlk.-Heilk. **174**, 465 (1960)
47. Hamberger, C.A., Wersäll, J.: Disorders of the skull base region. Proceedings of the Tenth Nobel Symposium. Stockholm. August 1968. Uppsala: Almquist & Wiksell 1969
48. Hansen, C.C.: Die Gefäße im inneren Gehörgang und ihre Verbindung zum Mittelohr-Gefäßnetz. Arch. Ohr.-, Nas.- u. Kehlk.-Heilk. **194**, 229 (1969)
49. Hansen, C.C.: Vascular anatomy of the human temporal bone. A prelim. report. Ann. Otol. (St. Louis) **79**, 269 (1970)
50. Hansen, C.C.: Vascular anatomy of the human temporal bone. I. Anastomoses between the membranous labyrinth and its bony capsule. Arch. Ohr.-, Nas.- u. Kehlk.-Heilk. **200**, 83 (1971)
51. Hansen, C.C.: Vascular anatomy of the human temporal bone. II. Anastomoses inside the labyrinthine capsule. Arch. Ohr.-, Nas.- u. Kehlk.-Heilk. **200**, 99 (1971)
52. Hansen, C.C.: Vascular anatomy of the human temporal bone. III. The vascularization of the vestibulo-cochlear-nerve. Arch. Ohr.-, Nas.- u. Kehlk.-Heilk. **200**, 115 (1971)
53. Hansen, C.C., Mazzoni, A.: Vascular anatomy of the human temporal bone. Acta oto-laryng. (Stockh.) Supp. **263**, 46 (1970)
54. Hawkins, J.E. jr.: Vascular patterns of the membranous labyrinth. U.S. National Astronautics and Space Administration 1967
55. Henner, R.: Congenital ear malformations. Arch. Otolaryng. **71**, 454 (1960)
56. Hofmann, L.: Zur Anatomie des Primatenschläfenbeines und seiner pneumatischen Räume unter Berücksichtigung des menschlichen Schläfenbeines. Ein Beitrag zur Lehre von der Pneumatisation des Schädels. Mschr. Ohrenheilk. **60**, 921 (1926)
57. Hough, J.v.D.: Malformations and anatomical variations seen in the middle ear during the operation for mobilization of the stapes. Laryngoscope (St. Louis) **68**, 1337 (1958)
58. House, W.F.: Middle cranial fossa approach to the petrous pyramid. Report of 50 cases. Arch. Otolaryng. **78**, 460 (1963)

59. House, W.F.: Differential diagnosis of cerebellopontine angle lesions. Laryngoscope (St. Louis) **74**, 1283 (1964)
60. House, W.F., Dykstra, P.C., Johnson, E.W., Pulec, J.L., Scanlan, R.L., Hughes, R.L., Hitselberger, W.E., Crabtree, J.A., Knouf, E.G., Raney, A.A.: Monograph I: Transtemporal bone microsurgical removal of acoustic neuromas. Arch. Otolaryng. **80**, 597–756 (1964)
61. House, W.F.: Monograph II on acoustic neuroma. Arch. Otolaryng. **88**, 576–715 (1968)
62. House, W.F., Owens, F.-D.: Long-term results of endolymphatic subarachnoid shunt surgery in Menière's Disease. J. Laryng. **87**, 521 (1973)
63. Johnsson, L.G., Kingsley, T.C.: Herniation of the facial nerve in the middle ear. Arch. Otolaryng. **91**, 598 (1970)
64. Kautzky, R.: Ein Grundplan der cerebrospinalen Innervation der Hirnhäute und Hirngefäße. Z. Anat. Entwickl.-Gesch. **115**, 570 (1951)
65. Keeler, J.C.: A brief review of the anatomy and surgery of the temporal bone, with reference to the mastoid in health and disease. Ann. Otol. (St. Louis) **31**, 759 (1922)
66. Kelemen, G.: Pathologic (non-otosclerotic) bone formation in otosclerotic and non-otosclerotic temporal bones. Arch. Ohr.-, Nas.- u. Kehlk.-Heilk. **200**, 169 (1971)
67. Kempe, L.G.: Operative Neurosurgery. Volume I. Cranial, Cerebral, and Intracranial Vascular Disease. Berlin-Heidelberg-New York: Springer 1968
68. Kempe, L.G.: Operative Neurosurgery. Volume II. Posterior Fossa, Spiral Chord and Peripheral Nerve Disease. Berlin-Heidelberg-New York: Springer 1970
69. Kettel, K.: Abnormal course of the facial nerve in the Falloppian canal. Arch. Otolaryng. **44**, 406 (1946)
70. Kettel, K.: Peripheral facial palsy. Copenhagen: Munksgaard 1959
71. Konaschko, P.J.: Die Arteria auditiva interna des Menschen und ihre Labyrinthäste. Z. Anat. Entwickl.-Gesch. **83**, 241 (1927)
72. Krmpotic-Nemanic, J.: Über die Morphologie des inneren Gehörganges bei Altersschwerhörigkeit. H.N.O. (Berl.) **20**, 246 (1972)
73. Lange, W.: Ein Schläfenbein-Modell für den klinischen Unterricht. Z. Hals-, Nas.- u. Ohrenheilk. **32**, 23 (1932)
74. Lupin, A.J.: The relationship of the tensor tympani and tensor palati muscles. Ann. Otol. (St. Louis) **78**, 792 (1969)
75. Maffei, G., Zini, C., Jemmi, A., Bottazzi, D.: Ricerche sopra la vascolarizzazione del nervo facciale (con particolare riguardo al decorso intratemporale). Arch. ital. Otol. **78**, Suppl. **51** (1968)
76. May, M.: Anatomy of the facial nerve (spatial orientation of fibres in the temporal bone). Laryngoscope (St. Louis) **83**, 1311 (1973)
77. Mayer, E.G.: Über die röntgenologische Diagnose und Differentialdiagnose der Tumoren des Kleinhirnbrückenwinkels. Radiol. Rdsch. (Berl.) **5**, 269 (1937)
78. Mazzoni, A.: Internal auditory canal arterial relations at the porus acusticus. Ann. Otol. (St. Louis) **78**, 797 (1969)
79. Mazzoni, A.: The subarcuate artery in man. Laryngoscope (St. Louis) **80**, 69 (1970)
80. Mazzoni, A.: Anatomia vascolare per la chirurgia intrapetrosa del nervo facciale. Arch. ital. Otol. **82**, 154 (1971)
81. Mazzoni, A.: Internal auditory artery supply to the petrosus bone. Ann. Otol. (St. Louis) **81**, 13 (1972)
82. Mazzoni, A., Hansen, C.C.: Surgical anatomy of the arteries of the internal auditory canal. Arch. Otolaryng. **91**, 128 (1970)
83. Merkel, F.: Handbuch der topographischen Anatomie, Bd. 1. Braunschweig: Vieweg 1885
84. Miehlke, A.: Surgery of the facial nerve, 2nd Ed. München-Berlin-Wien: Urban & Schwarzenberg 1973
85. Moran, L.: Anatomie du conduit auditif interne. Rev. Laryng. (Bordeaux) **93**, 727 (1972)
86. Myerson, M.C., Rubin, H., Gilbert, I.G.: Anatomic studies of the petrous portion of the temporal bone. Arch. Otolaryng. **20**, 195 (1934)

87. Myerson, M.C., Rubin, H., Gilbert, I.G.: Anatomical study of two hundred petrous portions of the temporal bone. Laryngoscope (St. Louis) **45**, 159 (1935)

88. Nager, G.T., Nager, M.: The arteries of the human middle ear, with particular regard to the blood supply of the auditory ossicles. Ann. Otol. (St. Louis) **62**, 923 (1953)

89. Ogura, Y., Clemis, I.D.: A study of the gross anatomy of the human vestibular aqueduct. Ann. Otol. (St. Louis) **80**, 813 (1971)

90. O'Malley, C.D., Clarke, E.: The discovery of the auditory ossicles. Bull Hist. Med. **35**, 419 (1961)

91. Pernkopf, E.: Topographische Anatomie des Menschen. Lehrbuch und Atlas der regionär-stratigraphischen Präparation. Band IV, 1,2. Der Kopf. München-Berlin-Wien: Urban & Schwarzenberg 1952

92. Portmann, M.: La chirurgie du conduit auditif interne. Cah. Oto-rhino-laryng. **7**, 749 (1972)

93. Portmann, M.: Decompression and drainage of the endolymphatic sac. Arch. Otolaryng. **97**, 125 (1973)

93a. Portmann, M., Sterkers, J.M., Charachon, R., Chonard, C.H.: The internal auditory meatus. Edinburgh: Churchill Livingstone 1975

94. Proctor, B.: Surgical anatomy of the posterior tympanum. Ann. Otol. (St. Louis) **78**, 1026 (1969)

95. Ramadier, J., Guillon, H., Becker: Etude anatomique d'une voie d'abord des cellules de la pointe du rocher. Ann. Anat. path. **9**, 597 (1932)

96. Robin, P.E.: A case of upwardly situated jugular bulb in left middle ear. J. Laryng. **86**, 1241 (1972)

97. Rosomoff, H.L.: The subtemporal transtentorial approach to the cerebellopontine angle. Laryngoscope (St. Louis) **81**, 1448 (1971)

98. Ruoff, F.: Modell des menschlichen Felsenbeins nach histologischen Schnitten. Deutscher HNO-Kongreß Baden-Baden, 1957

99. Schoenemann, A.: Atlas des menschlichen Gehörorganes. Jena: Fischer 1907

100. Schuknecht, H.: Destructive labyrinthine surgery. Arch. Otolaryng. **97**, 150 (1973)

101. Siebenmann, F.: Die Blutgefäße im Labyrinth des menschlichen Ohres. Wiesbaden: Bergmann 1894

102. Spalteholz, W.: Handatlas der Anatomie des Menschen. Bd. 1–3. Leipzig: Hirzel 1929

103. Steurer, O.: Beiträge zur pathologischen Anatomie und Pathogenese der tympanogenen Labyrinthentzündungen. Unter besonderer Berücksichtigung der tierexperimentellen Erfahrungen und der Frage der Beziehungen der pathologischen Pneumatisation des Schläfenbeines zu den Entzündungen des Ohrlabyrinths. Arch. Ohr.-, Nas.- u. Kehlk.-Heilk. **112**, 160 (1929)

104. Tickle, T.G.: Surgery of the facial nerve in 300 operated cases. Laryngoscope (St. Louis) **55**, 191 (1945)

105. Tobeck, A.: Anatomische Untersuchungen über die Pneumatisation von Felsenbeinen und die Wegleitung zur Spitze. Z. Hals-, Nas.- u. Ohrenheilk. **37**, 152 (1935)

106. Tobeck, A.: Untersuchungen über die Canaliculi caroticotympanici an mazerierten Schläfenbeinen. Passow-Schäfer; Beiträge zur Anat. **31**, 444 (1935)

107. Tremble, G.E.: Observations in the temporal bone. Ann. Otol. (St. Louis) **41**, 1087 (1932)

108. Yasargil, M.G.: Microsurgery, Applied to Neurosurgery. Stuttgart: Thieme; New York and London: Academic Press 1969

109. Yasargil, M.G., Fisch, U.: Unsere Erfahrungen in der mikrochirurgischen Exstirpation der Acusticusneurinome. Arch. Ohr.-, Nas.- u. Kehlk.-Heilk. **194**, 243 (1969)

110. Zuckerkandl, E.: Makroskopische Anatomie (Hrsg. H. Schwartze). Handbuch der Ohrenheilkunde. Leipzig: Vogel 1892

Pathologie der Kleinhirnbrückenwinkel-Tumoren

W. WECHSLER

Dieses Kapitel ist einem speziellen Abschnitt der Neuroonkologie gewidmet: der Pathologie der wichtigsten intrakraniellen Tumoren des Kleinhirnbrückenwinkels, also der Neurinome und Meningiome.

Allgemeine neuroonkologische Gesichtspunkte

Klassifikation

Eine einheitliche Sprache in der Tumorklassifikation ist aus praktischen und theoretischen Gründen wichtig. Historisch standen zunächst cytogenetische Arbeitshypothesen der Tumorklassifikation im Mittelpunkt der Diskussion. Die Gestalt der Tumorzellen wurde mit der Morphogenese des Nervensystems unter cytologischen Gesichtspunkten in Verbindung gebracht (Bailey u. Cushing, 1925; Hortega, 1945). Kernohan und Sayre (1952) betonten dann Fragen der Differenzierung und Anaplasie der Geschwülste und versuchten von hier aus eine 4stufige Malignitätsskala für die nach Zellgruppen gegliederten Hirntumoren zu begründen. Sie betonen, daß Gliome sich aus Zellen des reifen Nervensystems durch Entdifferenzierung (Anaplasie) entwickeln, und postulieren zwischen dem Malignitätsgrad eines Tumors und seiner prä- und postoperativen Verlaufsdauer eine direkte Beziehung. Heute beherrschen morphologische Kriterien der Cyto- und Histopathologie die Klassifikation der Geschwülste des Nervensystems (Zülch, 1956, 1971, 1975; Rubinstein, 1972; UICC, 1965). Weitere Entwicklungen in der Klassifikation der Tumoren des Nervensystems erwarte ich von Fortschritten auf dem Gebiet der Zell- und Molekularbiologie; anhand einzelner Beispiele wird im speziellen Teil dieses Beitrags auf diese Fragen kurz eingegangen.

Tumorwachstum

Die experimentelle Geschwulstforschung hat am Beispiel virusinduzierter Tumoren gezeigt, daß als erster Schritt der Cancerogenese das „transformierende" molekulare Programm des Tumorvirus in das Genom der Gewebszellen integriert werden muß. Zwischen der Expression dieses molekularen Tumorprogramms und dem Beginn der Tumorzellwucherung liegt, durch viele Tier- und Zellkulturversuche zur viralen und chemischen Carcinogenese bewiesen, ein stilles Interval l, eine Latenzperiode. Bei den Geschwülsten des Nervensystems von menschlichen Patienten kennen wir nun weder die Art noch den Zeitpunkt der Freisetzung des molekularen Tumorprogramms. Auch die Dauer der Latenzperiode und der Beginn des nur mikroskopisch erfaßbaren Frühwachstums sind unbekannt. Dies bedeutet, daß die heute vorhandenen diagnostischen und therapeutischen

Methoden erst relativ spät im Verlaufe eines neoplastischen Prozesses zur Anwendung kommen. Um dies zu verdeutlichen, sei die Lebensgeschichte einer Geschwulst didaktisch in die folgenden vier Phasen gegliedert:

1. *Phase = Tumorinduktion:* Das molekulare Programm ist für eine Geschwulst in den Zellen eines Körperorgans endogen, d.h. genetisch verankert, oder es wird exogen durch virale, chemische oder physikalische Prozesse künstlich eingeführt. *Behandlungsmöglichkeiten:* molekularbiologisches Studium von Induktions- und Repressionsmechanismen; Analyse molekularer Repair-Phänomene; Vorsorge, d.h. Ausschaltung exogener Carcinogene und Cocarcinogene aus Umwelt und Organismus.

2. *Phase = Latenzperiode:* Ein Tumor wird sich aber nur dann entwickeln, wenn das molekulare Tumorprogramm biologisch wirksam wird. Wir nennen deshalb jene Zeitspanne, die zwischen der molekularen Tumorinduktion und der neoplastischen Zellproliferation liegt, Latenzperiode. *Behandlungsmöglichkeiten:* Verlängerung der Latenzperiode, Verhinderung der neoplastischen Transformation; Abtötung transformierter Zellen durch spezifische zellbiologische Verfahren; Aufklärung der Vorgänge bei Tumorzell-Revertanten.

3. *Phase = initiales Tumorwachstum:* Sie stellt die Frühproliferation neoplastisch transformierter Zellen mit der Entwicklung kleiner Tumornester dar. Wichtige Forschungspunkte in diesem Zusammenhang sind Beziehungen zwischen Differenzierung und Malignität einerseits und andererseits die Bestimmung derjenigen Faktoren, die normales und Tumorwachstum regeln bzw. fördern oder hemmen. *Behandlungsmöglichkeiten:* Beeinflussung der Tumorzellproliferation durch Chemotherapie, pharmakologische oder immunologische Verfahren oder Hormontherapie; Verbesserung der morphologischen und biochemischen Frühdiagnostik zur Entdeckung von Tumoren bereits in diesem Stadium.

4. *Phase = fortgeschrittenes Tumorwachstum:* In dieser Phase wird der Tumor in der Regel klinisch entdeckt. Exponentielles Wachstum mit lokaler Expansion, häufig auch mit Infiltration und generalisierter Ausbreitung durch Metastasen beherrschen das Bild. *Behandlungsmethoden:* Operation, Bestrahlung, Chemotherapie.

In Diagnostik und Therapie sind dem Kliniker und Pathologen also relativ enge Grenzen gesetzt, um Art und Zeitpunkt eines neoplastischen Prozesses zu entdecken und langsames (benignes) und schnelles (malignes) Geschwulstwachstum für die einzelnen Tumoren des Nervensystems beim Menschen zu bestimmen. Diagnose und Differentialdiagnose eines Tumors können heute durch spezielle Methoden, wie z.B. Elektronenmikroskopie, die Biochemie oder die Tumorzüchtung in Kulturen, beträchtlich erweitert werden. Tumoren des Nervensystems mit „benignen" Eigenschaften zeigen in der Regel einen guten Differenzierungsgrad. Umgekehrt werden Tumoren mit einer großen Zellzahl, mit cytologischer und histologischer Zellvariabilität, mit morphologisch niederdifferenzierten (primitiven) Tumorzellen und vielen Mitosen als „maligne" angesehen. Viele Geschwülste des Nervensystems bestehen aus mehreren Zelltypen. Deshalb wird die Analyse des Differenzierungsspektrums, des Differenzierungsgrades und des Anaplasiegrades in der Neuroonkologie weiter von großer Bedeutung sein.

Tabelle 1. Vergleichende geographische Pathologie der wichtigsten intrakraniellen Geschwülste (nach Zimmerman, 1969)

Tumoren	Cushing (USA)		Zülch (Europa)		Dastur (Indien)		Ito (Japan)		Zimmerman (USA)	
	Zahl	%	Zahl	%	Zahl	%	Zahl	%	Zahl	%
Gliome	944	44,9	2287	44,6	314	35,3	519	40,2	1633	34,5
Meningiome	302	14,4	1079	21,1	101	11,4	132	10,2	802	16,9
Hypophysen-adenome	395	18,8	478	9,3	67	7,5	49	3,8	229	4,8
Sarkome	13	0,6	162	3,2	1	0,1	6	0,5	216	4,6
Angiome	45	2,1	151	2,9	38	4,3	31	2,3	206	4,3
Hämangio-blastome	–	–	78	1,5	–	–	–	–	99	2,1
Cranio-pharyngiome	95	4,5	150	2,9	13	1,5	61	4,7	84	1,8
Neurinome	191	9,1	451	8,8	77	8,7	64	4,9	79	1,7
Granulome etc.	45	2,1	45	0,9	226	25,4	85	6,6	334	7,0
Metastasen	73	3,5	242	4,8	52	5,8	346	26,8	1056	22,3
Gesamtzahl	2103	100	5123	100	889	100	1293	100	4738	100

Tumorstatistik

Epidemiologische Neuroonkologie ist jener Spezialbereich der geographischen Pathologie, der das Ziel hat, durch vergleichende Untersuchungen die Häufigkeit und die geographische Verteilung der Tumoren des Nervensystems unter Einschluß ethnischer, sozialer und Umweltfaktoren zu analysieren (Behrendt, 1974). Zimmerman (1969) hat Tumorstatistiken intrakranieller raumfordernder Prozesse aus Europa, den USA, Indien und Japan zusammengestellt (Tabelle 1). Aus ihnen geht hervor, daß die Gliome dominieren, Meningiome an zweiter Stelle folgen und die Neurinome entweder den dritten oder vierten Platz einnehmen. Die auf den neuesten Stand gebrachten Untersuchungen von Zülch (1975) zeigen für Deutschland, daß unter etwa 9000 Tumoren des Nervensystems die Meningiome mit etwa 17% und die Neurinome mit etwa 7% vertreten sind. Goldberg und Kurland (1962) berechneten altersjustierte Mortalitätsraten der Hirntumoren aus 27 verschiedenen Ländern. Nach ihren Ergebnissen ist im Durchschnitt mit 5 Hirntumoren unter 100000 Personen der jeweiligen Bevölkerung zu rechnen; Ausnahmen seien Israel (7), Chile (4), Japan (2) und Mexiko (1).

Spezielle Pathologie

In der Human-Neuroonkologie sind die häufigsten Tumoren im Kleinhirnbrückenwinkel die Neurinome des N. acusticus. An zweiter Stelle folgen die Meningiome. Alle übrigen raumfordernden Prozesse sind selten und spielen im Klein-

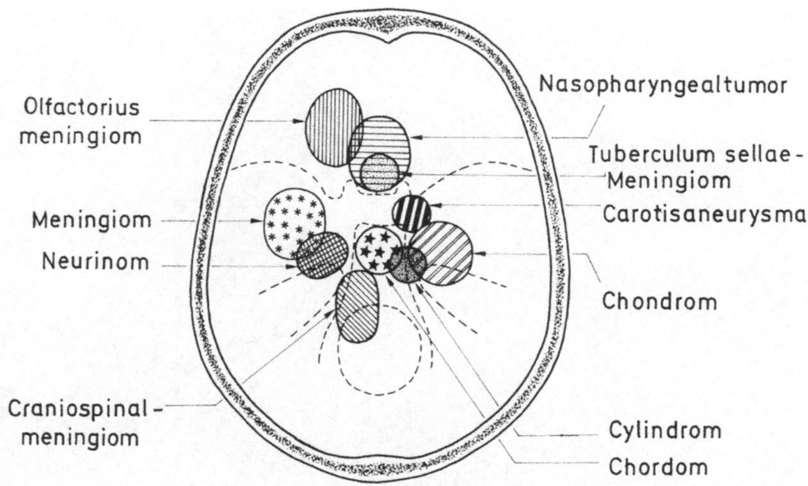

Abb. 16. Schematische Darstellung der wichtigsten Tumoren der Schädelbasis nach ihrer topographischen Vorzugslokalisation (Zülch, 1975)

hirnbrückenwinkel eine untergeordnete Rolle. House und Hitselberger (1974) erwähnen in ihrer Sammlung von Kleinhirnbrückenwinkel-Tumoren nur 31 Tumoren, die nicht zu den Neurinomen gehören, d.h. 13 Meningiome, 7 Epidermoide (Cholesteatome), 3 Ependymome, je 2 Hämangiosarkome, Gliome, Arachnoidalcysten sowie je einen Fall eines Hämangioendothelioms und einer Carcinommetastase. Nach unserer Erfahrung könnte man in diesem Zusammenhang noch die Chondrome, Cylindrome oder die kaum noch eine Rolle spielenden spezifischen Granulome bei Syphilis und Tuberkulose nennen. Die Vorzugslokalisation der wichtigsten Tumoren im Bereich des Kleinhirnbrückenwinkels und der Schädelbasis ist in Abb. 16 dargestellt.

Neurinome

Definition

Bei den Neurinomen handelt es sich um Tumoren der Nerven oder bestimmter Ganglien. Nach vorherrschender Lehrmeinung beherrschen neoplastische Schwann-Zellen das Bild. Die Beteiligung von Tumorzellen des Bindegewebes oder des Perineuriums wird seit vielen Jahren diskutiert. Unser gegenwärtiges Konzept heißt also, daß die am Aufbau von markhaltigen und marklosen Nervenfasern beteiligten Schwann-Zellen alleine oder möglicherweise auch in Verbindung mit anderen Zellen neoplastisch entarten können. Die Bezeichnung Neurinome und Neurofibrome kennzeichnen die wichtigsten Untergruppen der Geschwülste der Nervenscheiden.

Lokalisation und Häufigkeit

Intrakraniell treten die Neurinome am häufigsten im Brückenwinkel auf. In der Sektionsstatistik von Bauer (1938) finden sich 99 Tumoren der Hirnnerven,

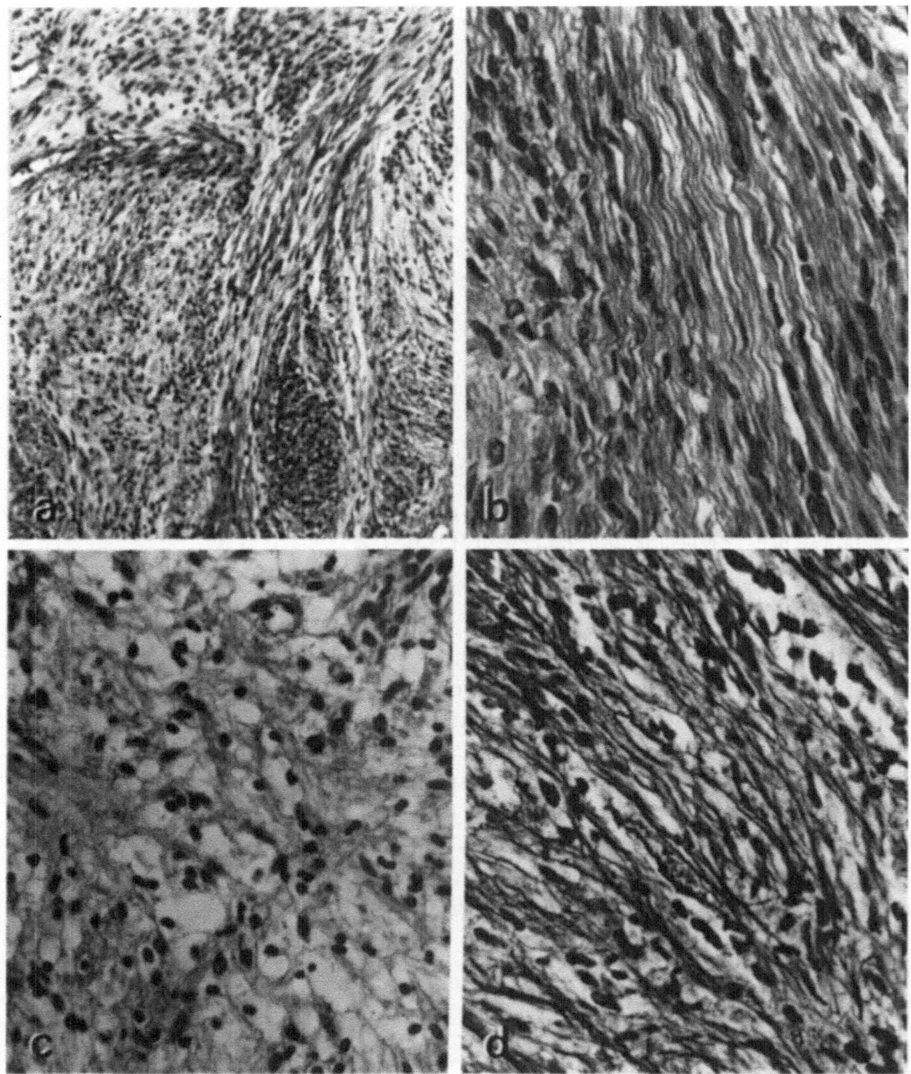

Abb. 17a–d. Histologie der Neurinome. (a, b, d) In den soliden Antoni A-Gewebspartien ordnen sich die Tumorspindelzellen zu Wirbeln und produzieren ein feines Reticulinfase-netz, während in den Antoni B-Gewebsbezirken die Geschwulstzellen mit ihren Fortsätzen ein lockeres Maschenwerk bilden (c). (a) HE 125×, (b) und (c) HE 312×, (d) Tibor Pap 312×

23 der Haut, 78 des Rückenmarks und 37 in anderen Lokalisationen. Krücke s Statistik (1974) von 100 Nervenscheidentumoren zeigt 59 Tumoren im Kleinhirn-brückenwinkel, davon 57 Acusticusneurinome und 2 Trigeminusneurinome. Oli-vecrona (1950) hatte in seiner Gesamtstatistik 9,3% Neurinome des N. acusticus, davon 6 bilaterale Tumoren und 3 Tumoren des N. trigeminus. Bei Zülch (1956) lagen 7,5% aller neurogenen Geschwülste im Kleinhirnbrückenwinkel. Als Aus-gangsort der Neurinome des N. acusticus wird der vestibuläre Anteil des VIII.

Hirnnerven angesehen (Skinner, 1929). Tumoren des N. cochlearis sind sehr selten. Frühsymptome eines Acusticusneurinoms sind deshalb sehr häufig Erweiterungen des Porus und Meatus acusticus in der knöchernen Schädelbasis. Gelegentlich können Acusticustumoren sich auch primär in der hinteren Schädelgrube ausbreiten, während die Entstehung im intraossären Abschnitt außerordentlich selten ist (Crowe u. Hardy, 1936; Best, 1968).

In der Regel entstehen die Acusticustumoren unilateral und solitär. Die Tumoren liegen der Schädelbasis auf und stoßen vorne in Richtung Felsenbein oder oben zum Tentorium vor, wobei Brücke und benachbartes Kleinhirn verdrängt werden (Abb. 16). In seltenen Fällen wachsen diese Neurinome auch auf die Medulla oblongata zu. Nur besonders große Neurinome können durch das Tentorium in den supratentoriellen Raum eindringen. Das Einwachsen in das Foramen magnum ist außerordentlich selten. Bilaterale Acusticusneurinome sind selten und werden isoliert, häufig aber bei der Neurofibromatose von Recklinghausen beobachtet. Neurinome anderer Hirnnerven sind Raritäten. Zu diesen gehören auch die Trigeminustumoren, die aber meist extradural im proximalen Trigeminusabschnitt und Ganglion Gasseri proliferieren. Die Befunde bei den Hirnnerventumoren unterstreichen die allgemeine Feststellung, daß Neurinome generell eine Prädilektion für sensible und sensorische Nerven zeigen.

Alter und Geschlecht

Der Häufigkeitsgipfel der Neurinome liegt im 3.–5. Lebensjahrzent. In der Sammlung von Zülch (1956) war der jüngste Patient 11 Jahre, der älteste 67 Jahre alt. Bei Graf (1952) verteilen sich 362 Kleinhirnbrückenwinkel-Tumoren auf die einzelnen Lebensjahrzehnte wie folgt: 1. Dekade 3, 2. Dekade 24, 3. Dekade 64, 4. Dekade 114, 5. Dekade 106, 6. Dekade 55, 7. Dekade 15 Tumoren; nur ein Patient war über 70 Jahre alt. Zülch (1956) fand für die Neurinome ein Geschlechtsverhältnis von männlichen : weiblichen Patienten wie 97 : 200, während House und Hitselberger (1974) bei 200 Patienten keine signifikanten Geschlechtsunterschiede beobachteten.

Pathologische Anatomie

Die Acusticusneurinome sind umschriebene, von einer Arachnoidalkapsel überzogene Tumoren, die das umgebende Gewebe in der Regel nicht infiltrieren. Die Oberfläche der Tumoren ist glatt bzw. fein- bis grobhöckerig. Ihre Konsistenz darf als weich bis mittelderb bezeichnet werden. Auf der Schnittfläche erscheinen sie grau-rötlich, manchmal gelblich verfettet oder hämorrhagisch-cystisch verändert. In diesem Zusammenhang verweise ich auf die morphologischen Beiträge zur Pathologie der Nerventumoren von Stout (1949), Zülch (1956), Harkin und Reed (1969), Kramer (1970), Mennel und Zülch (1971), Rubinstein (1972) und Krücke (1974). Lichtmikroskopisch sind zwei als Antoni A und Antoni B in die Literatur eingegangene histologische Varianten bekannt (Antoni, 1920). Als Antoni A-Gewebsmuster bezeichnet man solche Partien, in denen lange bipolare Spindelzellen mit dunklen chromatinreichen Kernen sich zu einem dreidimensionalen Geflecht anordnen. Die Kerne sind stäbchenförmig, seltener plump, unregelmäßig oder ovoid. Zwischen den Zellen breitet

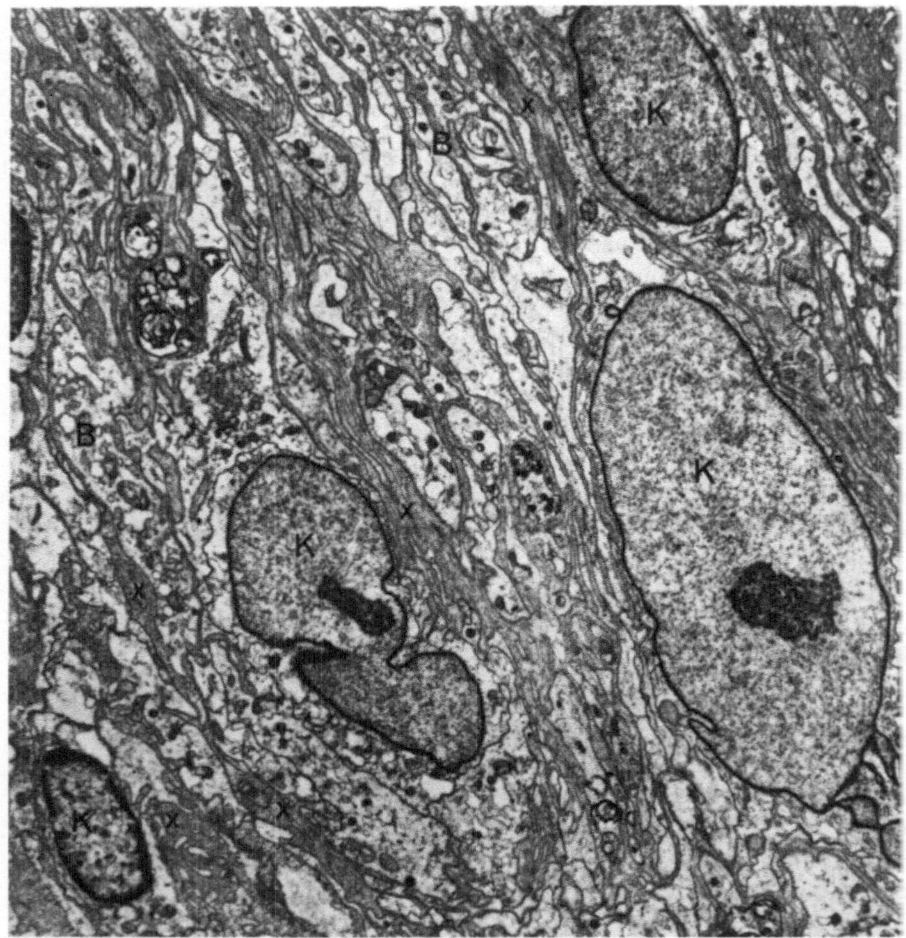

Abb. 18. Elektronenmikroskopisches Übersichtsbild eines Acusticusneurinoms. Die Tumorzellen mit ihren unterschiedlich großen Kernen (*K*) bilden mit ihren Fortsätzen ein System länglicher Fortsatzbündel (*B*), das sich deutlich von den dunkel kontrastierten Zwischensubstanzen (*x*) abhebt. Vergr. 5000 ×

sich ein dichtes, aus feinen und feinsten Reticulinfasern aufgebautes Fasernetz aus, während dicke Kollagenfasern fehlen (Abb. 17). Diese Reticulinfaserbildung hat seit langem die Frage aufgeworfen, welche Tumorzellen sich an ihrer Bildung beteiligen: Schwann- oder bindegewebige Tumorzellen. Die Anordnung in Palisaden- oder Wirbelformationen ist weniger für die Hirnnerventumoren als für die spinalen Neurinome charakteristisch. Das Antoni B-Gewebsmuster zeigt ein lockeres Gewebe, das manchmal sogar mikrocystisch verändert ist, und in dem multipolare Sternzellen mit unregelmäßigen Fortsätzen ein lockeres Maschenwerk bilden (Abb. 17c). Reticulinfasern sind auch in diesen Partien vorhanden, allerdings treten sie quantitativ zurück und können an manchen Stellen sogar fehlen. Mitosen treten in diesen Neurinomen nicht auf; werden sie beobachtet, so stellen sie extreme Seltenheiten dar. Manche Neurinome zeigen eine

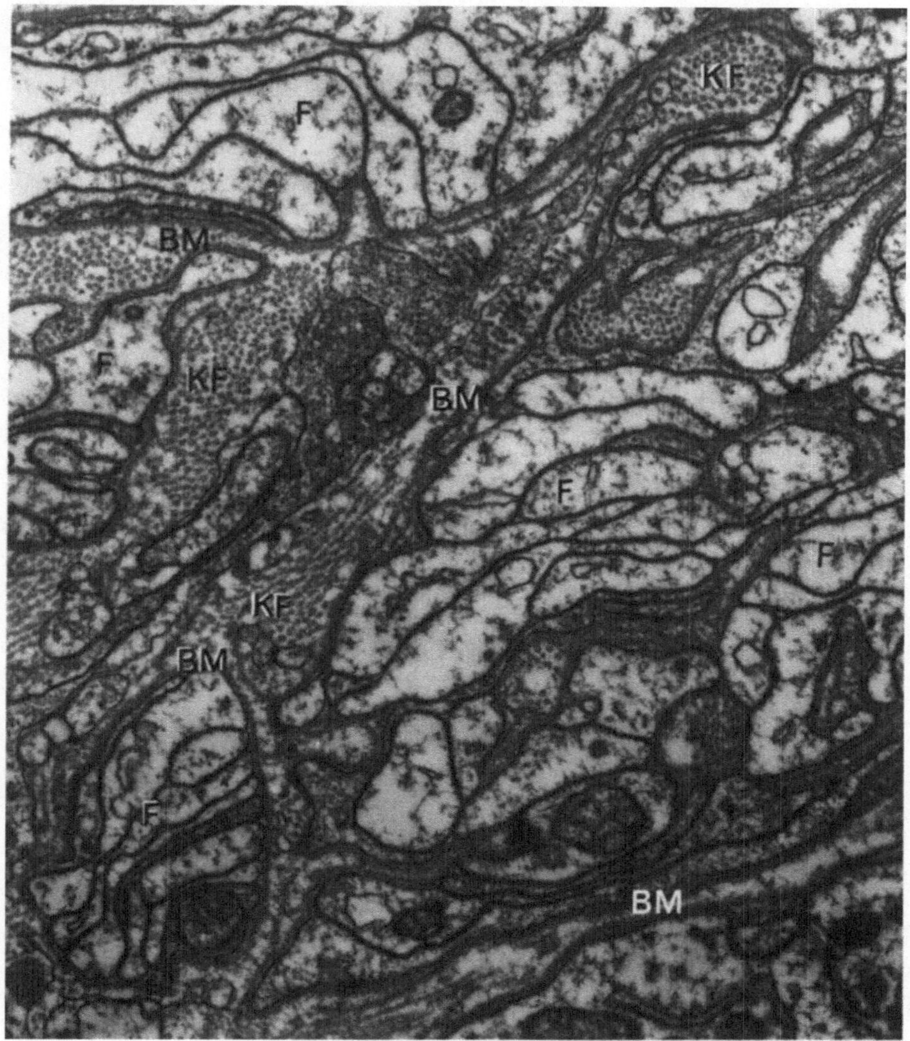

Abb. 19. Elektronenmikroskopisches Bild eines Acusticusneurinoms zur Verdeutlichung
der Feinstruktur der Fortsätze und der Beschaffenheit der extracellulären Zwischensubstanzen. Anordnung der Tumorzellfortsätze (*F*) nach Art von Fortsatzbündeln, die von einer
gemeinsamen Basalmembran (*BM*) umschlossen sind. Im interstitiellen Raum liegen zahlreiche Kollagenfibrillen (*KF*). Vergr. 30000 ×

gewisse Polymorphie, indem große Tumorzellen oder mehrkernige Tumorzellen
auftreten. Regressive Veränderungen finden sich in Form von Verfettungen,
disseminierten Blutungen und Hyalinablagerungen, während große Cysten und
Nekrosen praktisch fehlen. Die Gefäßversorgung der Tumoren ist gut.

Elektronenmikroskopische Untersuchungen von Acusticus- und anderen
Nerventumoren haben die Feinstruktur dieser Geschwülste geklärt (Acusticusneurinome: Luse, 1960; Gruner, 1960; Wechsler u. Hossmann, 1965; Raimondi
u. Beckman, 1967; Cervos-Navarro et al., 1968; Cravioto, 1969; Tumoren peri-

pherer Nerven: Pineda, 1966; Waggener, 1966; Nachweis von Long-Spacing-Collagen: Luse, 1960; Wechsler u. Hossmann, 1965; Ramsey, 1965; Cravioto u. Lockwood, 1968). Aufgrund der elektronenmikroskopischen Untersuchungen sind wir heute in der Lage, die Tumorzellen dieser Geschwülste mit großer Sicherheit zu identifizieren. Zunächst bestätigen die elektronenmikroskopischen Beobachtungen, daß lange Spindelzellen vorhanden sind, deren bipolare Fortsätze die Tendenz haben, sich bündelartig anzuordnen und miteinander zu verflechten. Die meisten Tumorzellen sind von einer Basalmembran überzogen. Sie ist auch an der Außenseite der Tumorfortsatzbündel zu beobachten (Abb. 18 u. 19). Im Unterschied zu normalen oder neoplastischen Bindegewebszellen zeigen reife Schwann-Zellen der markhaltigen und der marklosen Nervenfasern regelmäßig eine äußere Basalmembran. Deshalb wird das Vorhandensein einer Basalmembran an den Tumorzellen der Acusticusneurinome mit Recht als ein Indiz für die neoplastische Transformation von Schwann-Zellen gewertet. Auch die Zellen in den aufgelockerten Tumorbezirken (Antoni B) erinnern in ihrer Feinstruktur eher an Schwann-Zellen als an Abkömmlinge von Fibroblasten. Das lichtmikroskopisch erkennbare intercelluläre Fasernetz besteht aus einem Komplex von amorpher Grundsubstanz, abgefalteten Basalmembranen, einzelnen Kollagenfibrillen oder Kollagenfibrillenbündeln. Eine gewisse Besonderheit der Neurinome wird in dem Auftreten sog. Long spacing-Fibrillen mit einer Querperiodizität von 1200—1500 Å gesehen.

Gewebe- und Zellkulturen

Murray und Stout (1940) haben sich in ihren ersten klassischen Arbeiten „Schwann cell versus fibroblast as origin of specific nerve sheath tumor" für die Schwann-Zellen als Geschwulstmatrix ausgesprochen. Die Autoren züchteten in Kulturen normale Segmente peripherer Nerven von Ratten und beobachteten in diesen Explantaten das Auswachsen von typischen Bindegewebs- und Schwann-Zellen. Bei der in vitro-Kultivation von Neurinomen des N. acusticus sind Schwann-Zelltypen viel häufiger als Fibroblasten anzutreffen. Auch Kersting (1961) spricht sich aufgrund seiner Erfahrung bei der Explantatkultivation und nach der Aussage trypsinierter Einzelzellsuspensionen von Neurinomen aufgrund morphologischer Differenzierungsmerkmale für die Entstehung der Neurinome aus Schwann-Zellen aus. Lumsden (1974) hat bei seinen Kultivationsversuchen besonders auf die Unterschiede des in vitro-Verhaltens der Tumorzellen aus den soliden Antoni A- und den aufgelockerten Antoni B-Gewebsbezirken hingewiesen und glaubt, daß sich zwei charakteristische Tumorzelltypen mit zahlreichen Übergangsformen unterscheiden lassen. Im übrigen sei an dieser Stelle noch auf die interessanten Motilitätsstudien der Neurinomzellen von Pomerat (1959) hingewiesen.

Biochemische Spezialbefunde

Auf der Suche nach spezifischen biochemischen Differenzierungen des zentralen und peripheren Nervensystems (Enzyme, Proteine, Antigene) wurden Mitte der sechziger Jahre zwei lösliche Proteine entdeckt, die nur im Gewebe des Nervensy-

stems, nicht aber in anderen Organen, wie Leber, Muskel oder Niere, auftreten.
Moore und McGregor (1965) sowie Moore und Perez (1968) bezeichneten diese
Substanzen als Proteine S-100 und 14-3-2. Diese für das Nervengewebe charakteristischen Cytoplasmaproteine haben im Rahmen der Neuroonkologie inzwischen eine wichtige Bedeutung erlangt, weil sie nicht nur von Normalzellen,
sondern auch von Tumorzellen gebildet werden können. Andere Moleküle mit
einer hohen Treffsicherheit für das Nervensystem sind z.B. Aldolase C, die
cyclische Nucleotidphosphohydrolase (Pfeiffer u. Wechsler, 1972) oder die erst
vor kurzem entdeckten zellspezifischen Antigene von Rattengliomen und Neurinomen (Day u. Bigner, 1973; Fields et al., 1975), beim Mäusegliom (Schachner,
1974; Sundarraj et al., 1975) und einem Mäuseneuroblastom (Akeson u. Herschman, 1974).

Erste immunchemische Bestimmungen des Proteins S-100 bei menschlichen
Tumoren des Nervensystems lieferten positive Resultate bei Gliomen (Spongio-
blastom, Astrocytom, Glioblastom) und Neurinomen, nicht aber bei Meningiomen, Medulloblastomen oder Metastasen (Benda, 1968; Slagel et al., 1969; Haglid u. Carlsson, 1971; Stavrou et al., 1971). Besonders interessant ist in diesem
Zusammenhang die Beobachtung von Pfeiffer et al. (1972): Diese Autoren haben
mit einer quantitativen Komplementbindungsreaktion die Menge des Proteins
S-100 in einer Reihe von Acusticustumoren bestimmt, und dabei sogar zwei
Fälle mit überdurchschnittlich hohen Werten beobachtet. Nach unseren Erfahrungen spricht das Vorkommen des Proteins S-100 in einem Tumor eindeutig
für seine Abstammung von Zellen des Nervensystems; umgekehrt können aber
negative Befunde nicht so verstanden werden, als ob diese Tumoren in jedem
Fall nicht-neurogener Natur wären (Wechsler et al., 1973). Die hier genannten
biochemischen Untersuchungen über hirn- und nervenspezifische Proteine sind
nach unserer Meinung eine weitere Stütze für die These, daß neoplastische
Schwann-Zellen mit einem relativ hohen Differenzierungsgrad am Aufbau der
Neurinome beteiligt sind.

Tumorvarianten

Als gesichert darf man die Unterscheidung von Neurinomen und Neurofibromen
mit ihren benignen (differenzierten) und malignen (anaplastischen) Spielarten
ansehen. Bezüglich der Tumoren im Kleinhirnbrückenwinkel spielen aber maligne Neurinome oder maligne Neurofibrome keine Rolle. Neurofibrome, d.h.
Tumoren, die aus neoplastischen Schwann-Zellen und neoplastischen Bindegewebszellen bestehen und dementsprechend neben feinen Reticulinfasern auch
echte Kollagenfasern enthalten, sind als Acusticustumoren im Grunde nur in
Verbindung mit dem Morbus Recklinghausen zu diskutieren. Daß Neurofibrome
im Rahmen dieser Hamartoblastomatose auch gelegentlich maligne entarten
können, ist bekannt (maligne Neurofibrome, Neurofibrosarkome). Die Mehrzahl
der Neurinome des Kleinhirnbrückenwinkels ist aber gutartig (benigne). Im Hinblick auf Fragen der „Biologie dieser Geschwülste" ist die Tatsache interessant,
daß Neurinome dieser Region kaum oder nicht zur malignen Entartung neigen.
Rezidive sind deshalb bei Totalexstirpationen kaum zu erwarten. Der Ansicht
von Olivecrona (1950), daß einige Acusticusneurinome ihr Wachstum einstellen

können, wird heute eher mit Reserve begegnet. Trotzdem sollte die Bemerkung von Olivecrona nicht ganz vergessen werden: "It is hardly possible to escape this conclusion that some acustic tumors do not continue to grow after incomplete remove."

Meningiome

Definition

Die am Aufbau der Meningen beteiligten Zellelemente können isoliert oder in bestimmten Kombinationen neoplastisch entarten. Es überrascht deshalb nicht, wenn die Tumoren der Meningen in verschiedenen Spielarten auftreten. Am wichtigsten für den Kleinhirnbrückenwinkel sind die endotheliomatösen und die fibromatösen Meningiome.

Lokalisation und Häufigkeit

Meningiome des Gehirns und Rückenmarks stellen nach den großen internationalen Statistiken zwischen 9 und 18% aller Tumoren des Nervensystems. Daß sie nicht ubiquitär, sondern an bestimmten Orten, also nach besonderen topographischen Gesichtspunkten mit Vorliebe auftreten, ist seit langem bekannt. Meningiome des Tentoriums können sich supra- und infratentoriell ausbreiten. Die Zahl der primären Meningiome im Bereich des Kleinhirnbrückenwinkels ist klein. Diese Tumoren entstehen in der Regel an der medianen Kante der Pyramidenspitze und wachsen von dort in Richtung des Brückenwinkels. Nach Zülch (1956) schwankt das Zahlenverhältnis zwischen Neurinomen und Meningiomen im Bereich des Kleinhirnbrückenwinkels um 15:1. Multiple Meningiome sind sehr selten. Sie können beispielsweise auch im Rahmen des Morbus Recklinghausen in Verbindung mit multiplen Neurinomen auftreten.

Alter und Geschlecht

Die Mehrzahl der Meningiome führt in der Lebensmitte, d.h. im 4. und 5. Lebensjahrzehnt zu klinischen Symptomen. Ein leichtes Überwiegen der weiblichen Patienten gegenüber den männlichen wird beobachtet.

Pathologische Anatomie

Makroskopisch sind die Meningiome im Kleinhirnbrückenwinkel den Neurinomen ähnlich. Ihre Größe variiert. In der Regel besitzen sie eine gut ausgebildete Kapsel. Ihre Oberfläche ist ebenfalls glatt, manchmal gelappt oder grob- bis feinhöckerig. Auf der Schnittfläche fallen gelegentlich kleine cystische und hämorrhagische Veränderungen auf. Die Monographie von Cushing und Eisenhardt (1938) besitzt nach wie vor eine Fülle von Details; im übrigen sei auf die einschlägigen Lehr- und Handbücher verwiesen.

Nach histo- und cytologischen Merkmalen unterscheiden wir endotheliomatöse und fibromatöse (fibroblastische) Meningiome; endotheliomatös-fibromatöse Mischformen sind relativ häufig. Die endotheliomatösen Tumorzellen ord-

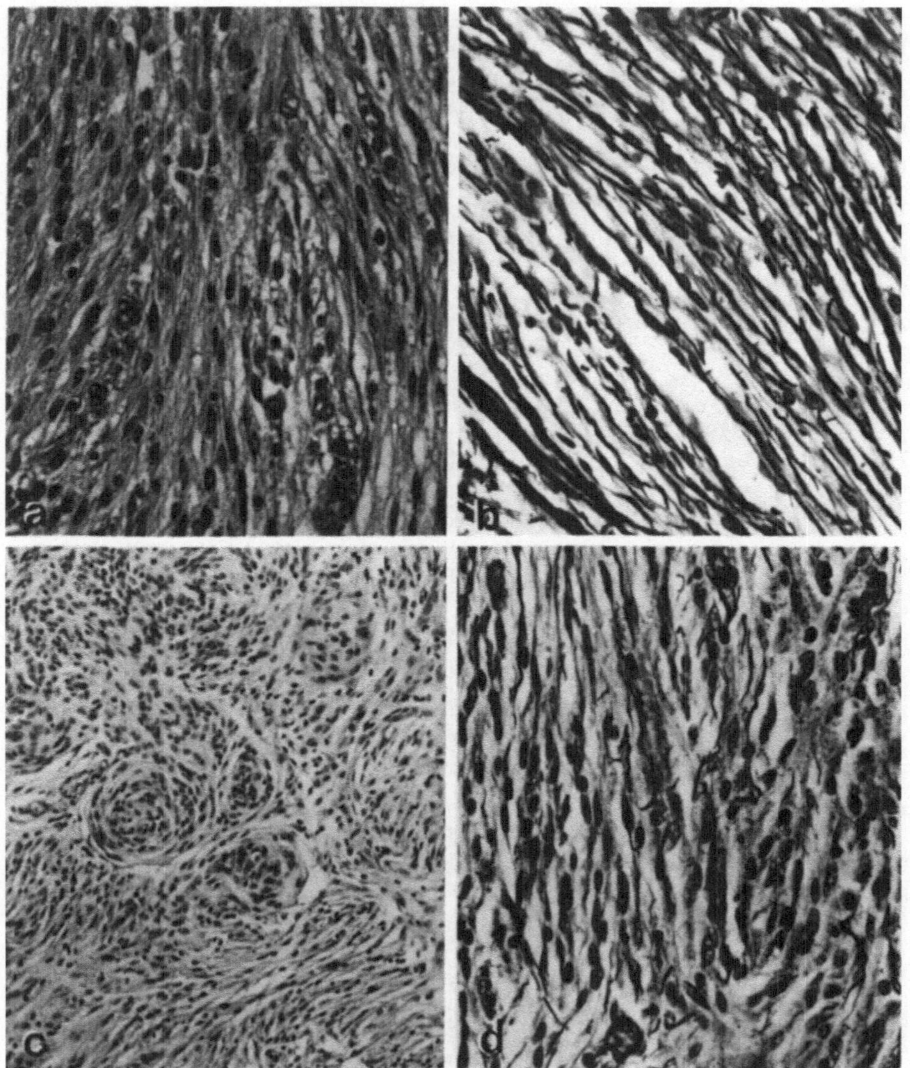

Abb. 20a–d. Zur Histologie der Meningiome. Beschaffenheit und Anordnung der Geschwulstzellen mit unterschiedlich starker Formation von Reticulinfasern beim fibromatösen Meningiom (a, b) und in einer gemischt endotheliomatös-fibromatösen Geschwulstpartie (c, d). (a) HE 312×, (b) Tibor Pap 312×, (c) HE 125×, (d) Tibor Pap 312×

nen sich zu Inseln und Nestern. Diese Tumorzellen bilden keine Reticulinfasern. Bei fibromatösen Meningiomen oder fibromatösen Meningiompartien dominieren Spindelzellen mit plumpen Kernen, die ein dichtes und grobes Reticulinfasernetz produzieren (Abb. 20 u. 21). Bei den relativ seltenen angiomatösen oder angioblastischen Meningiomen besteht das Geschwulstgewebe zwar auch aus endotheliomatösen oder fibromatösen Meningiomzellen, allerdings nur in Verbindung mit einer starken und manchmal sogar exzessiven Proliferation kleiner und kleinster Gefäße (Abb. 22). Aufgrund des hohen Differenzierungsgrades

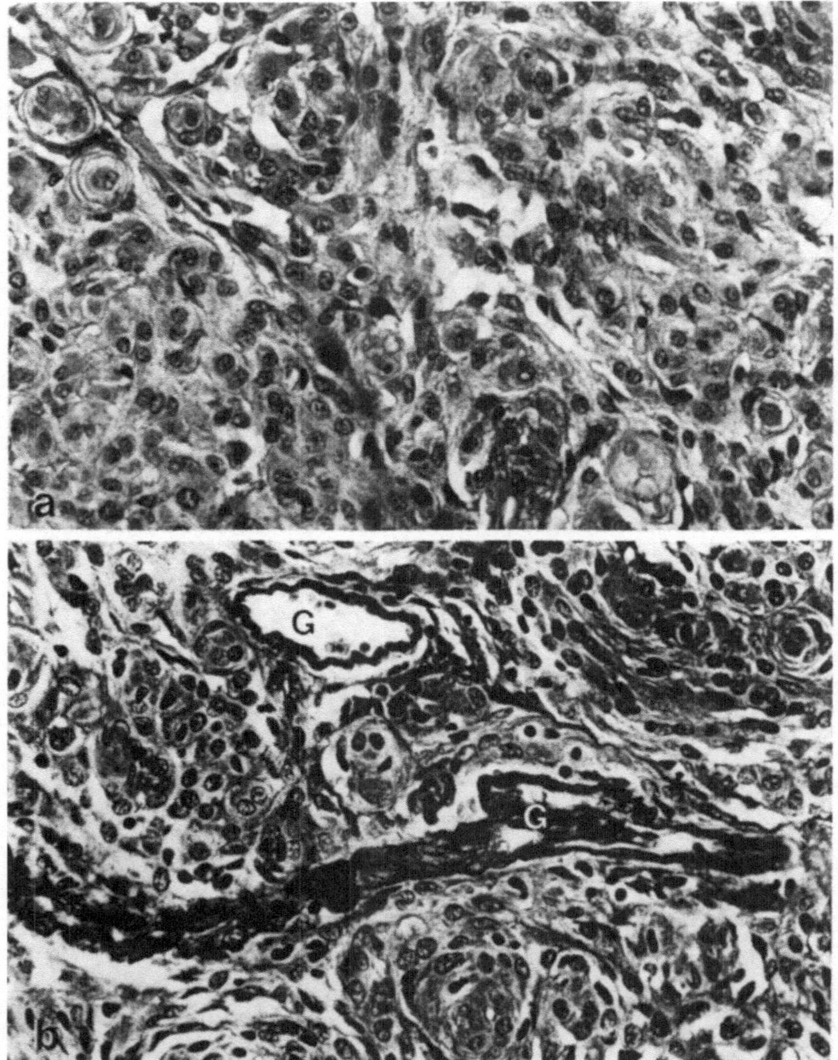

Abb. 21a u. b. Zur Histologie der endotheliomatösen Meningiome. Die endotheliomatösen Tumorzellen bilden einen Zellrasen sowie konzentrische und Zwiebelschalenformationen. Bei der Reticulinfaserdarstellung zeigen sich diese Partien afibrillär; die imprägnierten Fasern sind auf die Gefäße (*G*) beschränkt. (a) HE 312×, (b) Tibor Pap 312×

und der in der Regel fehlenden Mitosen werden diese Meningiome als benigne angesehen. Solche Meningiome, die eine stärkere Zellpolymorphie mit Mitosen zeigen, werden maligne Meningiome genannt. Diese anaplastischen Meningiome unterscheiden sich aber eindeutig von den Fibrosarkomen der Hirnhäute, die im Kleinhirnbrückenwinkel nicht beobachtet werden.

Elektronenmikroskopie. Durch eine Reihe elektronenmikroskopischer Untersuchungen sind wir über die Feinstruktur menschlicher Meningiome gut unterrichtet (Luse, 1960; Kepes, 1961; Gonatas u. Besen, 1963; Napolitano et al.,

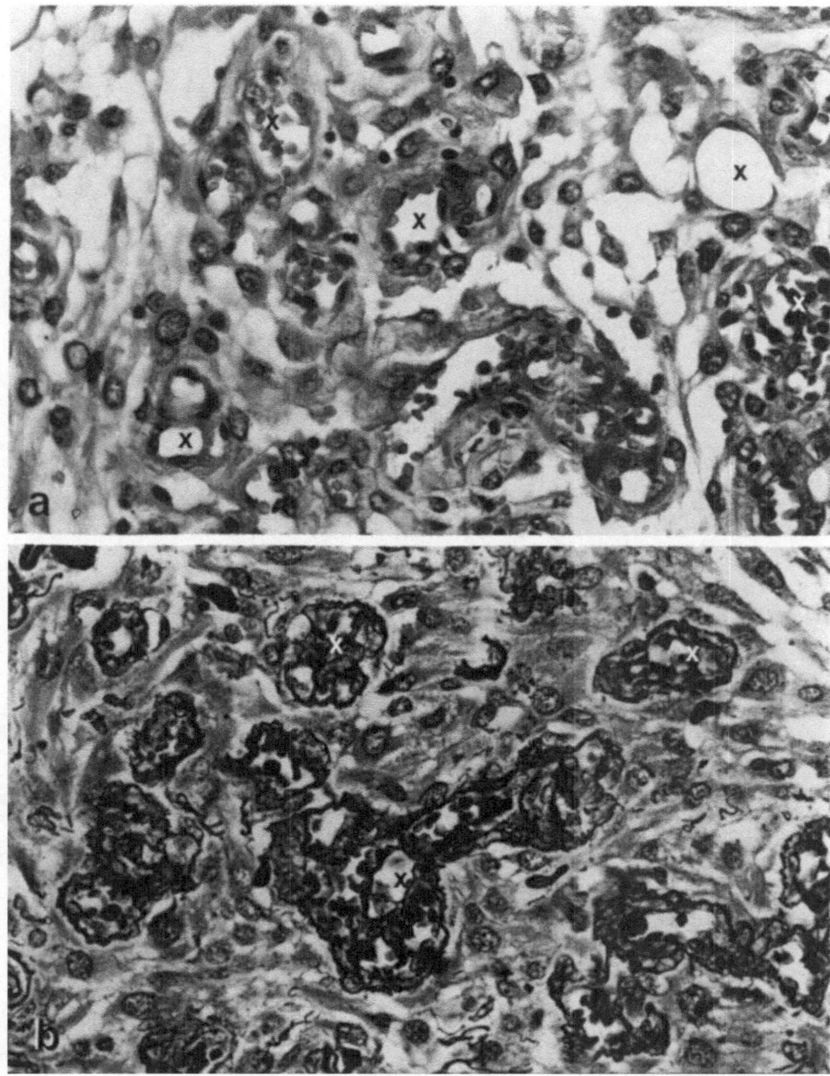

Abb. 22a u. b. Zur Histologie der angioblastischen Meningiome. Im Geschwulstgewebe findet sich eine massive Gefäßwandproliferation (x). (a) HE 312×, (b) Tibor Pap 312×x

1963; Koinov et al., 1964; Rascol et al., 1965; Castaigne et al., 1966; Cervos-Navarro u. Vazquez, 1966, 1969; Cervos-Navarro, 1967, 1971). Die elektronenmikroskopischen Befunde bestätigen die lichtmikroskopische Differenzierung in endotheliomatöse und fibromatöse Meningiome. Da die Feinstruktur der fibromatösen Meningiome keine besonderen Probleme bietet, sei an dieser Stelle nur auf die endotheliomatösen Meningiome eingegangen. Der besondere Charakter dieser Tumoren oder Tumorpartien kommt im elektronenmikroskopischen Bild klar zum Vorschein. Tumorzellen von bipolarer Natur ordnen sich zu konzentrischen, zwiebelschalenförmigen oder En-plaque-Verbänden mit epi-

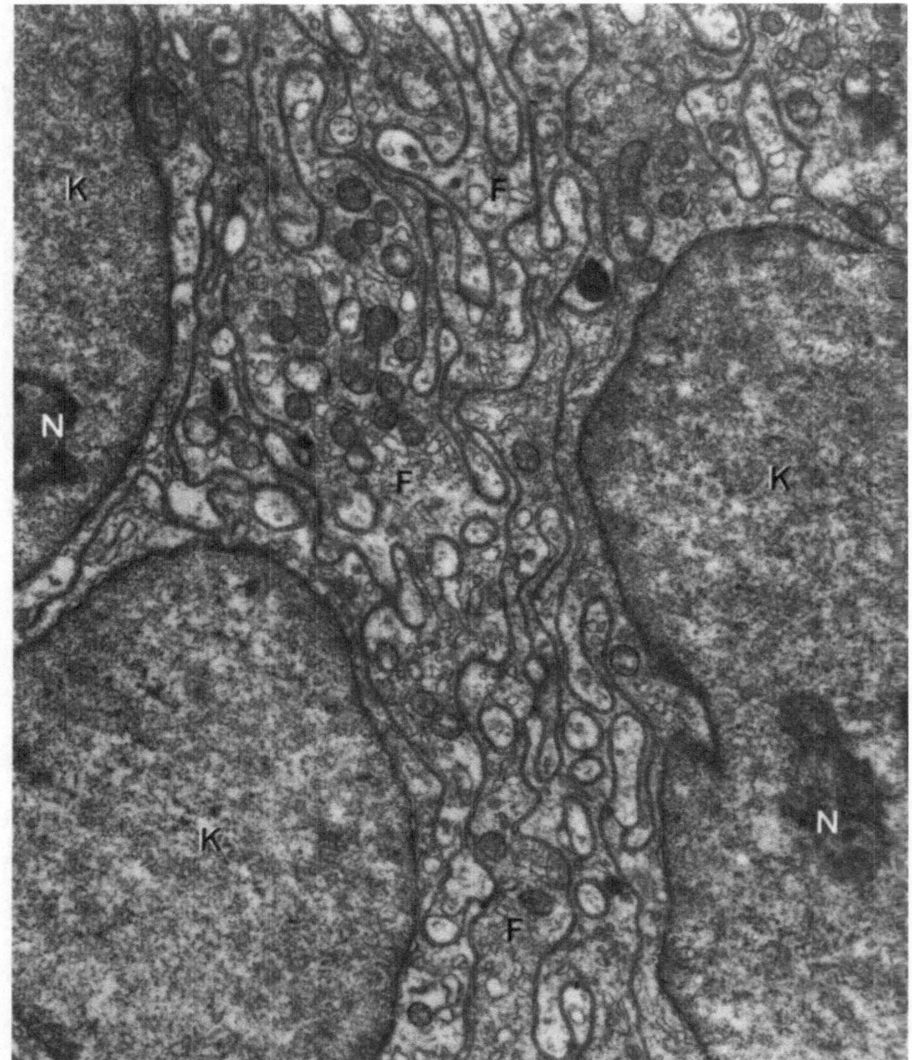

Abb. 23. Zur Feinstruktur der endotheliomatösen Meningiome. Ausschnitt einer elektronenmikroskopischen Abbildung aus dem Zentrum einer nicht regressiv veränderten Meningiom-
insel. Die Tumorzellen und ihre Fortsätze bilden ein geschlossenes, epithelartiges und
interdigitierendes System mit einem extrem schmalen extracellulären Raum. In ihm liegen
keine Kollagenfibrillen. *K* Kern, *N* Nucleolus, *F* Tumorzellfortsätze, Vergr. 18000×

thelähnlicher Geschlossenheit. In dem sehr schmalen extracellulären Raum dieser
Blastome und Blastompartien fehlen Kollagenfibrillen oder andere faserige
Grundsubstanzen. Die typische Feinstruktur dieser Meningiome läßt ihre Kenn-
zeichnung als endotheliomartige Tumoren gerechtfertigt erscheinen (Abb. 23).
Auch die besondere Natur der regressiven Zellveränderungen konnte mit Hilfe
des Elektronenmikroskops bestimmt werden. Meningiomzellen am Rande von
Tumorinseln, vor allem aber im Inneren der Zwiebelschalenformationen, lassen

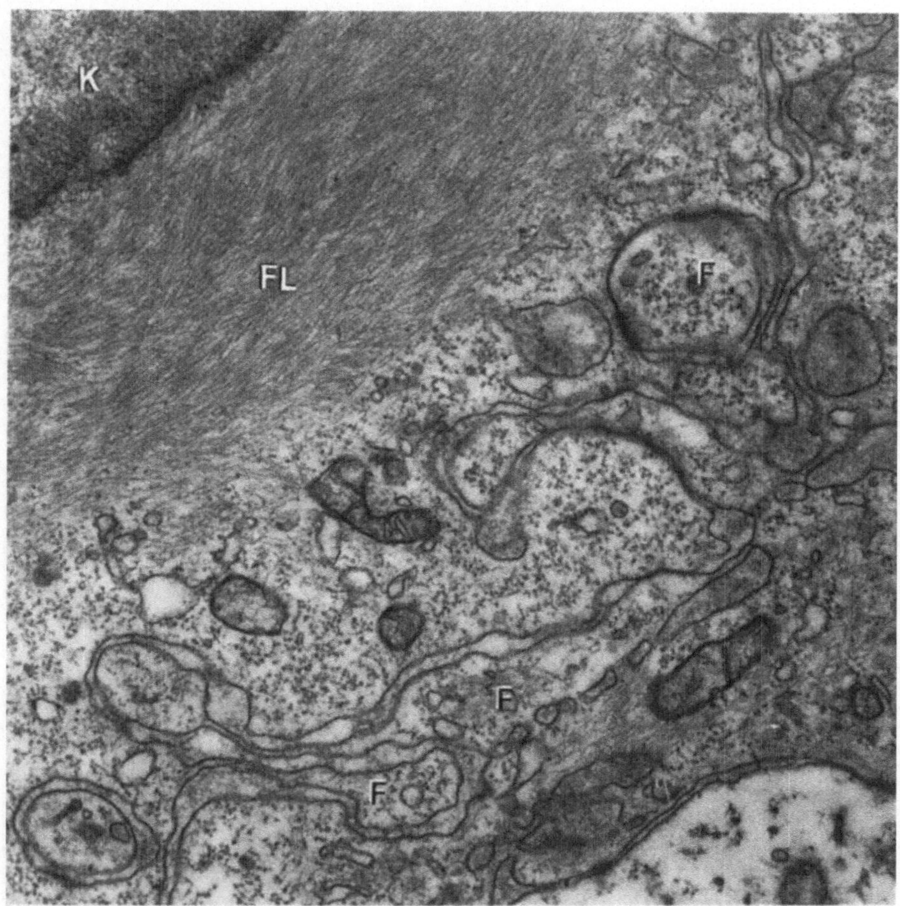

Abb. 24. Zur Feinstruktur endotheliomatöser Meningiome. Elektronenmikroskopisches Bild aus der Peripherie einer großen Zwiebelschalenformation, in der die Tumorzellen regressive Cytoplasmaveränderungen im Sinne einer massiven Akkumulation von Filamenten (*FL*) erkennen lassen. *K* Kern, *F* Tumorzellfortsätze, Vergr. 30000 ×

vor ihrer Degeneration als erstes die Bildung vieler, feiner Filamente im Cytoplasma erkennen (Abb. 24 u. 25). Schreiten diese Veränderungen fort, so kommt es auch zu intracellulären Verkalkungen. Solche Tumorzellen leiten die bereits aus der Lichtmikroskopie her bekannte Psammonkörperbildung ein. Die Zahl der Psammonkörper innerhalb der Meningiome des Kleinhirnbrückenwinkels ist aber nicht besonders groß. Kernvacuolen im lichtmikroskopischen Bild stellen entweder echte Vacuolen oder die in Abb. 26 erhobenen elektronenmikroskopischen Befunde dar. Fibromatöse Meningiome enthalten Tumorzellen mit einer Feinstruktur, die eine fibroblastisch aktive Cytoplasmastruktur erkennen läßt. Diese Geschwulstzellen besitzen in der Regel ein erweitertes, d.h. aktives endoplasmatisches Reticulum, das mit feingranulärem Material gefüllt ist. Dieses Material wird als Vorstufe von Kollagenmolekülen angesehen und in dieser

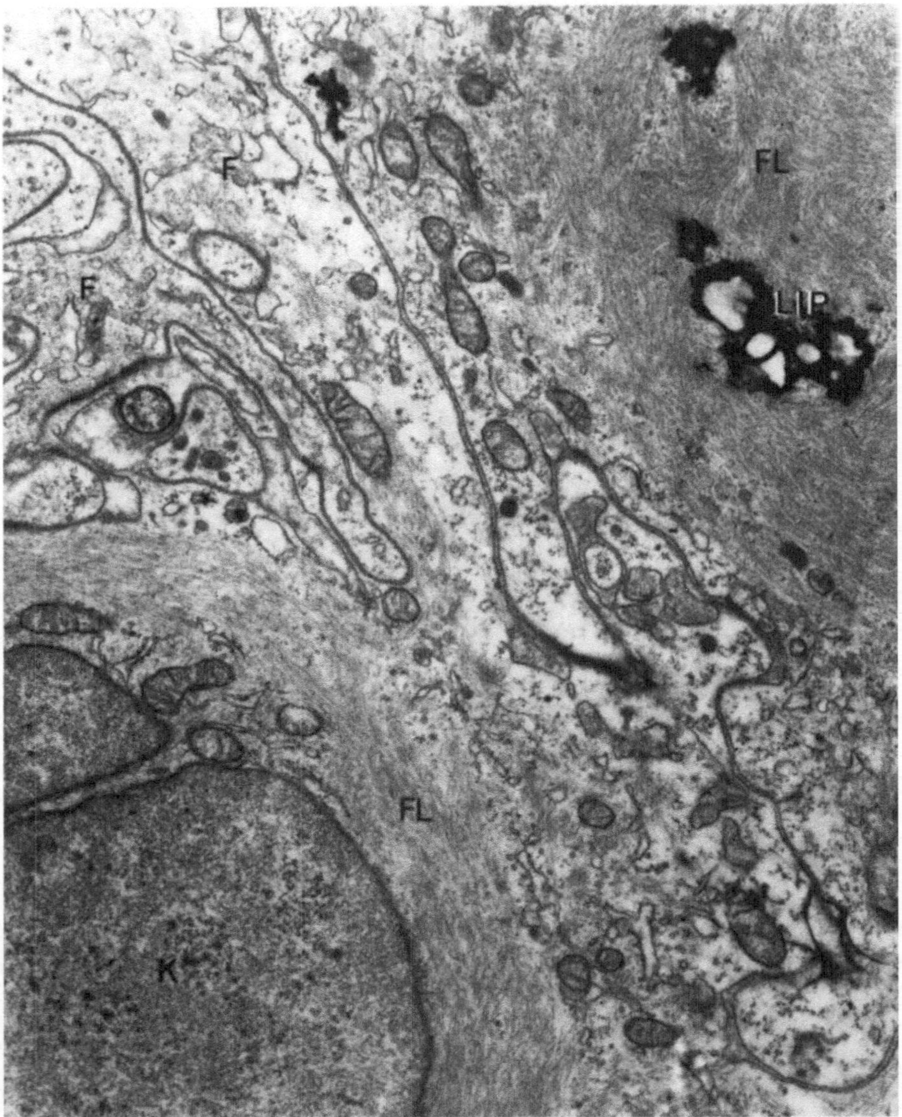

Abb. 25. Zur Feinstruktur endotheliomatöser Meningiome. Regressive Cytoplasmaveränderungen mit perinucleärer Ansammlung von Filamenten (*FL*) und Lipidtropfen (*LIP*). *K* Kern, *F* Tumorzellfortsätze, Vergr. 18000 ×

Form von den Zellen an den extracellulären Raum abgegeben, wo sich dann die Moleküle zu Kollagen-Primitivfibrillen und Kollagenfasern anordnen.

Gewebe- und Zellkultur. Das Verhalten menschlicher Meningiome in der Gewebekultur wurde vielfach untersucht (Pomerat, 1959; Pomerat et al., 1962; Lumsden, 1971, 1974). Kersting (1961), der in seiner klassischen Monographie die Frage einer „gesetzmäßigen Entdifferenzierung aller in vitro kultivierten

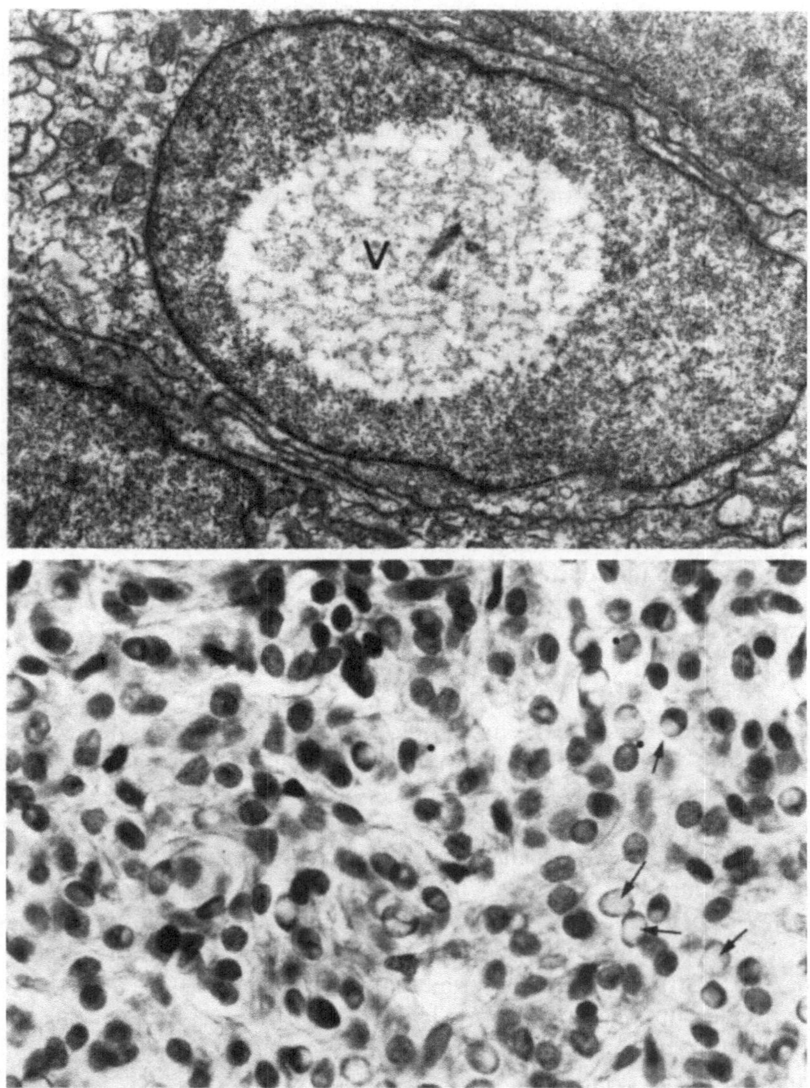

Abb. 26a u. b. Meningiom mit zahlreichen Kernveränderungen. Im Tumorgewebe finden
sich viele Geschwulstzellen mit lichtmikroskopisch erkennbaren Kernvacuolen (↑), die sich
im elektronenmikroskopischen Bild als starke Auflockerung des Karyoplasmas (*V*) darstellen, (a) elektronenmikroskopische Vergr. 12000 ×, (b) HE 500 ×

Zellen" mit Recht offen läßt, steht deshalb dem Konzept älterer Autoren kritisch
gegenüber, die angenommen haben, daß bei der Explantation kleiner Menin-
giomstücke in der Kultur zunächst endotheliale Zellen auswachsen und die
Meningiomkultur beherrschen, um dann mit fortschreitender Kultivation und
Subkultivation über sog. Zwischenstufen zu kollagenbildenden Fibroblasten zu
entdifferenzieren. Heute sind wir eher geneigt, cytologische Unterschiede an
Meningiomkulturen direkt mit den verschiedenen morphologischen Spielarten

der Meningiome in Verbindung zu bringen. Besonders interessant ist die Zwiebelschalenbildung in der Kultur, eine Beobachtung, die die genuine Natur dieser
Formationen im histologischen Bild unterstreicht. Kersting (1961) betont den
diagnostischen Wert der Zwiebelschalenbildung unter den Bedingungen der Explantatkultivation und der Aussaat trypsinierter Meningiomzellen. Lumsden
(1974) hat auf die morphologische Verwandtschaft der Meningiomzellen mit
dem in vitro-Verhalten normaler Endothelnester der Meningen aufmerksam
gemacht und herausgestellt, daß bei Filmaufnahmen mit Zeitraffung die langsame und gleitende Bewegung der Meningiomzellen den Fibroblastenbewegun-
gen sehr nahekommt. Meningiom- und Neurinomzellen unterscheiden sich also
nicht nur licht- und elektronenmikroskopisch, sondern auch in ihrem in vitro-
Verhalten unter den Bedingungen der Gewebe- und Zellkultur.

Biochemische Spezialbefunde. Protein S-100-Bestimmungen bei Meningiomen
wurden bisher nur sehr spärlich durchgeführt. Die bisher vorliegenden Ergeb-
nisse zeigten negative Werte (Slagel et al., 1969; Haglid u. Carlsson, 1971).
Sollten sich diese Befunde in Zukunft bestätigen, so könnte dieses spezielle
Protein auch routinemäßig in die biochemische Differentialdiagnose zwischen
Meningiom und Neurinom eingebaut werden.

Experimentelle Pathologie

In der experimentellen Neuroonkologie sind in der chemischen Carcinogenese,
aber auch in der viralen Neuroonkogenese große Fortschritte erzielt worden.
Im Rahmen dieses Kapitels interessieren zwei Fragen: Mit welchen Methoden
können im Tierversuch Neurinome und Meningiome erzeugt werden, und welche
tierexperimentellen Modelle kennen wir, mit denen gezielt Tumoren im Bereich
des Kleinhirnbrückenwinkels produziert werden?

Wir wissen, daß die Erzeugung von Tumoren des zentralen und peripheren
Nervensystems von vielen Faktoren abhängig ist: dem Carcinogen, also von
der Art, Struktur und dem Metabolismus chemischer Substanzen oder dem
Typ eines onkogenen RNA- oder DNA-Virus, der Applikationsart und der
Dosierung, dem Alter der Versuchstiere (pränatal, neonatal, postnatal, adult)
und der Tierart und dem Tierstamm (Genetik). Zur Unterrichtung über For-
schritte der experimentellen Neuroonkologie sei auf die folgenden Übersichtsbei-
träge verwiesen: Zimmerman, 1969; Wechsler et al., 1969; Jänisch u. Schreiber,
1969, 1974; Bingham, 1972; Wechsler, 1972; Tomatis u. Mohr, 1973; Zülch
u. Mennel, 1974; Kleihues et al., 1976.

Die Erzeugung von Neurinomen oder Meningiomen im Kleinhirnbrückenwinkel von Versuchstieren durch die gezielte topische Applikation von polycycli-
schen Kohlenwasserstoffen oder onkogenen Viren ist wohl wegen der technischen
Schwierigkeiten bisher nicht versucht worden. Außerdem glauben wir, daß zum
Verständnis der Pathogenese der Tumoren des Nervensystems neben diesen
tierexperimentellen Modellen solche mit Systemapplikation des Carcinogens besonders wichtig sind. Auf diesem Gebiet brachten die Entdeckungen von Druckrey et al. einen Durchbruch für die experimentelle Forschung: Die Applikation
von Äthylnitrosoharnstoff löst bei Ratten in der Fetalperiode die Bildung von

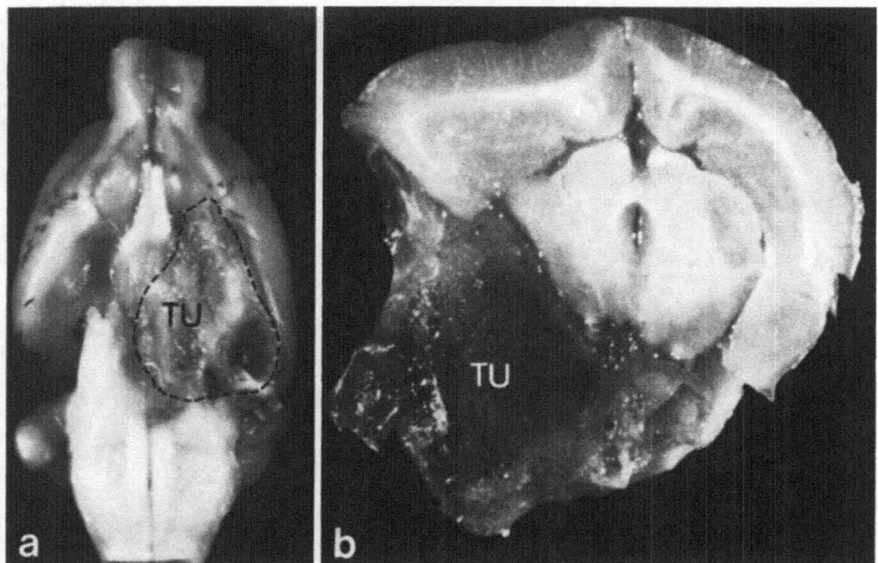

Abb. 27a u. b. Tierexperimentelles Modell zur Erzeugung von Tumoren im Kleinhirnbrük-kenwinkel bei der Ratte. Transplacentare Induktion eines großen Trigeminustumors (*TU*) durch eine einmalige intravenöse Injektion von 50 mg/kg Äthylnitrosoharnstoff am 15. Tag der Schwangerschaft einer BD IX- (a) und einer CDF-Inzuchtratte (b). Beachte die bei den Nachkommen aufgetretenen großen Trigeminustumoren mit starken cystischen und hämorrhagischen Veränderungen (*TU*)

Tumoren des zentralen und peripheren Nervensystems im späteren Leben aus, wenn die Muttertiere im letzten Drittel eine oder mehrere intravenöse Injektionen dieses Carcinogens erhalten. Mit dieser Methode der transplacentaren Carcino-genese gelingt es, bei der Ratte exklusiv Tumoren des Nervensystems hervorzuru-fen (Druckrey et al., 1965, 1967; Ivankovic u. Druckrey, 1968). Dabei treten unter den Geschwülsten des zentralen und peripheren Nervensystems auch zahl-reiche Tumoren im Kleinhirnbrückenwinkel auf, die bei der Ratte allerdings ihren Ausgang vom N. trigeminus nehmen (Abb. 27 u. 28). Morphologisch han-delt es sich bei diesen Trigeminusgeschwülsten um maligne (anaplastische) Neuri-nome, wie zahlreiche licht- und elektronenmikroskopische Untersuchungen ge-zeigt haben. Die Erzeugung von diesen unilateralen oder bilateralen Trigeminus-tumoren im Kleinhirnbrückenwinkel der Ratte gelingt ebenfalls nach einmaliger Applikation von Äthylnitrosoharnstoff an neugeborene, 10 und 30 Tage junge Ratten (Druckrey et al., 1970). Außerdem wissen wir heute, daß zur Erzeugung neurogener Geschwülste auch die chronische Gabe kleiner Dosen von Methylni-trosoharnstoff an erwachsene Ratten zum sicheren Erfolg führt. Das Verhältnis der Nerventumoren zu den ZNS-Geschwülsten ist bei diesen Versuchen auch von der Zahl der Methylgruppen im Carcinogen abhängig (Druckrey et al., 1965, 1967). Ein weiterer wichtiger Parameter ist neben der Dosierung die Gene-tik des Rattenstammes (Druckrey et al., 1970). Wird unter identischen Versuchs-bedingungen wie bei der Ratte Methyl- und Äthylnitrosoharnstoff schwangeren, neugeborenen, jungen und adulten Mäusen gespritzt, so läßt sich zwar ebenfalls

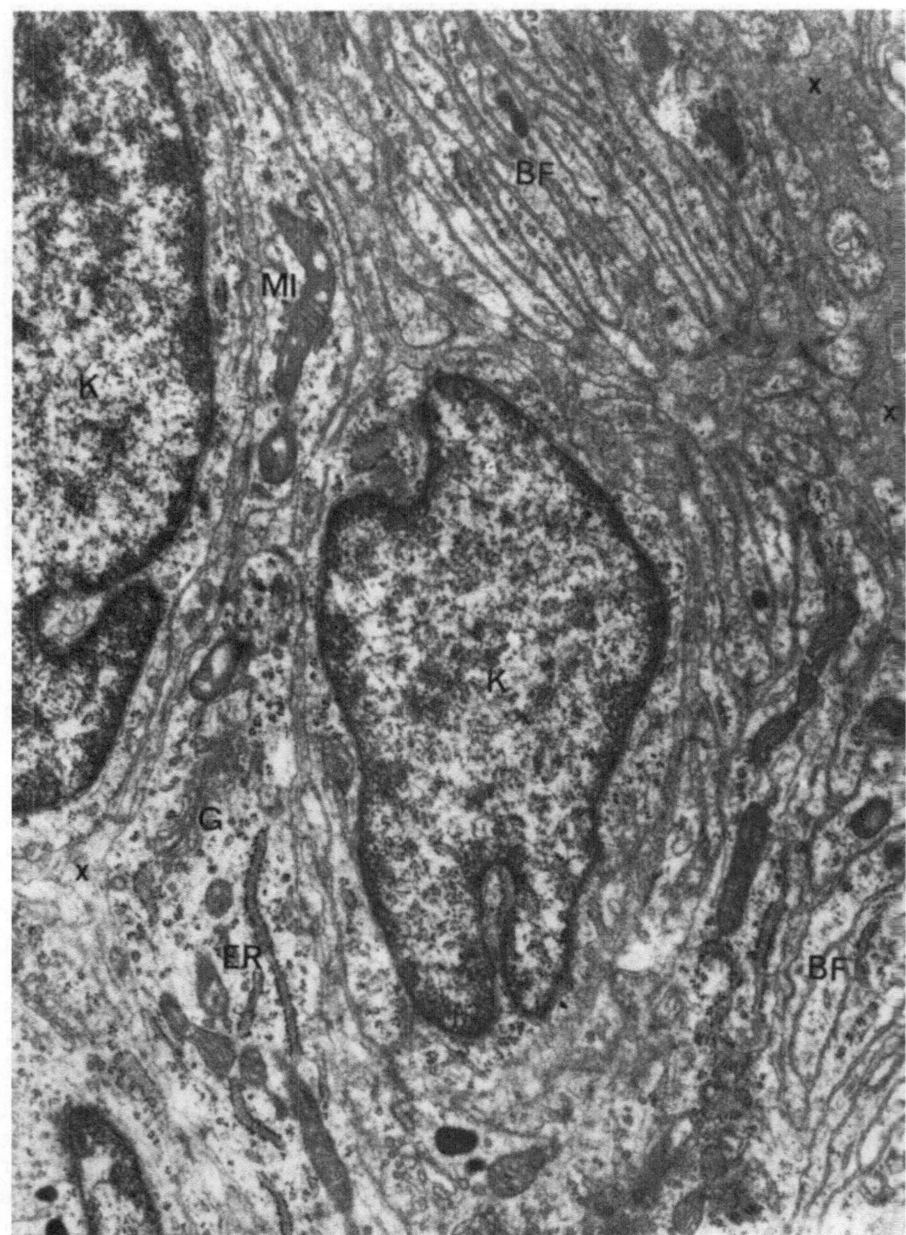

Abb. 28. Feinstruktur eines malignen (anaplastischen) experimentellen Rattenneurinoms. Die bipolaren Tumorzellen besitzen wie die Geschwulstzellen der menschlichen Acusticusneurinome lange Fortsätze, die sich zu Bündelformationen (*BF*) anordnen. Der extracelluläre Raum (*x*) ist überwiegend mit einer feinkörnigen Substanz ausgefüllt, in welcher Kollagenfibrillen und basalmembran-ähnliche Substanzen an dieser Stelle fast vollständig fehlen. *K* Tumorzellkern, *MI* Mitochondrien, *G* Golgi-Apparat, *ER* endoplasmatisches Reticulum. Vergr. 18000 ×

die Carcinogenität dieser Substanzen bei Mäusen nachweisen, im Unterschied zu der rein neurotropen Wirkung dieser alkylierenden Substanzen bei der Ratte zeigen Mäusestämme aber nur Organtumoren in der Lunge, der Leber, dem Magen oder im blutbildenden System, während neurogene Geschwülste fehlen oder nur in einem kleinen Prozentsatz beobachtet werden. Solche seltenen, durch Methyl- und Äthylnitrosoharnstoff induzierten primären Geschwülste des zentralen und peripheren Nervensystems betreffen bei Mäusen das Gehirn, die Nerven und die Meningen. Dabei treten auch extra- und intradurale Trigeminustumoren und vereinzelt Meningiome im Kleinhirnbrückenwinkel auf (Searle u. Jones, 1972; Denlinger et al., 1974; Wechsler et al., 1974). Diese neueren Ergebnisse zeigen, wie vorsichtig man mit der Übertragbarkeit experimenteller Daten von einer Tierart auf die andere und von einem Tierstamm auf den anderen sein muß, selbst dann, wenn unter vergleichbaren Versuchsbedingungen dasselbe Carcinogen getestet wurde.

Für das präzise Studium der zellbiologischen Eigenschaften eines Tumorzelltyps sind heute durch besondere Kultivationsverfahren isolierte Tumorzellklone unerläßlich. Unter einem Klon versteht man eine Zellfamilie, die sich durch Teilung aus einer Einzelzelle ableitet. Zellfamilien dieser Art verfügen über einen relativ hohen Grad an Homogenität, vor allem dann, wenn es sich um stabile Tumorklone handelt, die ihre Eigenschaften auch nach vielen Subkulturen und nach Verimpfung auf syngene Tierstämme nicht verlieren. Wenn wir davon ausgehen, daß die meisten Geschwülste des Nervensystems — bei Mensch und Tier — weniger durch eine homogene, als durch eine heterogene Tumorzellpopulation charakterisiert sind, kommt es darauf an, die einzelnen Tumorzelltypen als Klone in den Griff zu bekommen. Für menschliche Tumoren des Nervensystems ist dies z. Z. noch nicht möglich. Hier haben aber experimentelle Untersuchungen weitergeführt.

Die ersten Neurinomklone experimenteller Rattentumoren wurden von Pfeiffer und Wechsler (1972) isoliert. Der von uns beschriebene Neurinomklon RN-2 besitzt in der Zellkultur und in vivo, also nach subcutaner oder intracerebraler Transplantation in geeignete Versuchsratten ein rasches Wachstum. Seine morphologischen Eigenschaften sind für einen Schwann-Zelltyp charakteristisch (Abb. 29). Der Klon RN-2 besitzt darüber hinaus eine Reihe biochemischer Differenzierungen, die heute zur biochemischen Diagnostik verwandt werden können, z.B. die Synthese des Proteins S-100, einen sehr hohen Gehalt eines bestimmten Membranenzyms (cyclische Nucleotidphosphohydrolase), ein dem Myelin nahestehendes basisches Protein und normale Histokompatibilitätsantigene. Inzwischen gelang uns auch die Isolierung von Neurinomklonen aus chemisch induzierten Mäusetumoren. In Verbindung mit transplantierbaren experimentellen Neurinomen stellen diese Klone wichtige Instrumente dar, um im Tierexperiment und durch Zellkulturversuche die Parameter des Geschwulstwachstums und seiner Beeinflussung durch chemische Substanzen, Hormone, Strahlen oder immunbiologische Mechanismen im einzelnen zu bestimmen.

Experimentelle Meningiome wurden bisher nur sporadisch beobachtet. Nach topischer Applikation polycyclischer Kohlenwasserstoffe oder onkogener Viren im Bereich des Gehirns und seiner Meningen lassen sich neben neuroektodermalen Geschwülsten auch Sarkome der Meningen beobachten. Jänisch und Schrei-

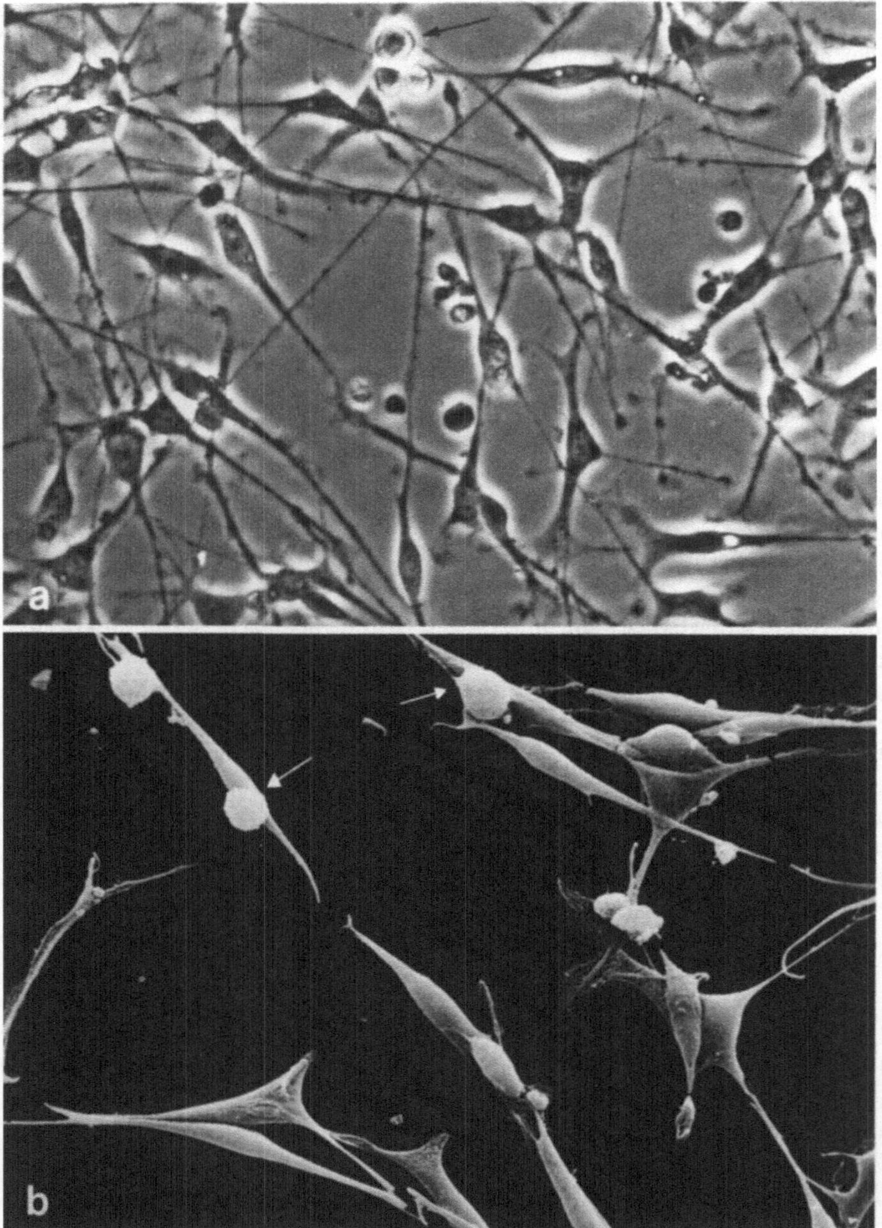

Abb. 29a u. b. Verhalten des Rattenneurinomklones RN-2 in der Zellkultur bei phasenkon-strastmikroskopischer Lebendbeobachtung (a) und nach Untersuchung mit dem Rasterelek-tronenmikroskop (b). Vergr. (a) und (b) 700 ×

ber (1974) haben in ihrer Sammlung von mit Methylnitrosoharnstoff induzierten Tumoren des Nervensystems der Ratte nur drei Meningiome beobachtet. In unserem eigenen Material über transplacentare Applikation von Äthylnitroso-harnstoff bei Ratten konnten nur zwei Meningiome gefunden werden; ein Fall wurde mit Koestner et al. (1971) publiziert. Das heißt, bei der Seltenheit der Meningiome in diesen Tierversuchen ist die Frage aufzuwerfen, ob es sich hier um spontane oder induzierte Meningiome handelt. Abschließend sei darauf hingewiesen, daß vereinzelte Meningiome auch bei Versuchen mit Tumorviren gefunden wurden, z.B. von Weber et al. (1964) bei Polyoma Virus-Injektionen in das Hamstergehirn. Andere Beschreibungen betreffen die Untersuchungen von Ribacchi und Giraldo (1966) nach intracerebraler Inoculation von Mäusesarkomviren bei Ratten oder die Arbeiten von Gordon und Olson (1968) sowie Brobst und Dulac (1969) nach Gabe von cutanen Rinderpapillomviren an junge Kälber.

Literatur

Akeson, R., Herschman, H.: Modulation of cell surface antigens of a murine neuroblastoma. Proc. nat. Acad. Sci. (Wash.) **71**, 187–191 (1974)

Antoni, N.R.E.: Über Rückenmarkstumoren und Neurofibrome. München: Bergmann 1920

Bailey, P., Cushing, H.: A classification of the tumors of the glioma group on a histogenetic basis with a correlated study of prognosis. Philadelphia-London-Montreal: Lippincott 1926

Bauer, H.: Beitrag zur Frage des Vorkommens und Wesens der Neurinome. Diss. Göttingen 1938, zitiert nach Zülch, 1956

Behrendt, R.Ch.: Epidemiology of brain tumors. Handbook of Clinical Neurology (Hrsg. P.J. Vinken und G.W. Bruyn), Bd. 16. Tumours of the Brain and Skull, Part 1, S. 56–88. New York: North Holland, American Elsevier 1974

Benda, P.: Protéine S-100 et tumeurs cérébrales humaines. Rev. neurol. **118**, 368–372 (1968)

Best, P.V.: Erosion of the petrous temporal bone by neurilemmoma. J. Neurosurg. **28**, 445–451 (1968)

Bingham, W.G. (Hrsg.): Progress in Experimental Tumor Research, Bd. 17. Recent Advances in Brain Tumor Research. Basel: Karger 1972

Brobst, D.F., Dulac, G.C.: Meningeal tumors induced in calves with the bovine cutaneous papilloma virus. Path. Vet. **6**, 135–145 (1969)

Castaigne, P., Escourolle, R., Poirier, J.: L'ultrastructure des meningiomes. Etude de 4 cas en microscope électronique. Rev. neurol. **114**, 149–261 (1966)

Cervos-Navarro, J.: Zur Feinstruktur endotheliomatöser Meningiome des Menschen. Acta neuropath. (Berl.) **8**, 141–148 (1967)

Cervos-Navarro, J.: Elektronenmikroskopie der Hämangioblastome des ZNS und der angioblastischen Meningiome. Acta neuropath. (Berl.) **19**, 184–207 (1971)

Cervos-Navarro, J., Matakas, F., Lazaro, M.C.: Das Bauprinzip der Neurinome. Ein Beitrag zur Histogenese der Nerventumoren. Virchows Arch. path. Anat. **345**, 276–291 (1968)

Cervos-Navarro, J., Vazquez, J.: Elektronenmikroskopische Untersuchungen über das Vorkommen von Cilien in Meningiomen. Virchows Arch. path. Anat. **341**, 280–290 (1966)

Cervos-Navarro, J., Vazquez, J.J.: An electron microscopic study of meningiomas. Acta neuropath. (Berl.) **13**, 301–323 (1969)

Cravioto, H.: The ultrastructure of acoustic nerve tumors. Acta neuropath. (Berl.) **12**, 116–140 (1969)

Cravioto, H., Lockwood, R.: Long-spacing fibrous collagen in human acoustic nerve tumors. In vivo and in vitro observations. J. Ultrastruct. Res. **24**, 70–85 (1968)

Crowe, S.J., Hardy, M.: Early asymptomatic acoustic tumor. Arch. Surg. **32**, 292–301 (1936)

Cushing, H., Eisenhardt, L.: Meningiomas, their classification, regional behaviour, life history and surgical end results. Springfield/Ill.: C.C. Thomas 1938

Day, E.D., Bigner, D.D.: Specificity, cross-reactivity and affinity of ^{125}I labeled antiglioma antibodies for monolayers of cultured glioma cells. Cancer Res. **33**, 2362–2372 (1973)

Denlinger, R.H., Koestner, A., Wechsler, W.: Induction of neurogenic tumors in C3HeB/ FeJ mice by nitrosourea derivatives. Observations by light microscopy, tissue culture, and electron microscopy. Int. J. Cancer **13**, 559–571 (1974)

Druckrey, H., Ivankovic, S., Preussmann, R.: Selektive Erzeugung maligner Tumoren im Gehirn und Rückenmark von Ratten mit N-Methyl-N-Nitrosoharnstoff. Z. Krebsforsch. **66**, 389 (1965)

Druckrey, H., Ivankovic, S., Preussmann, R.: Teratogenic and carcinogenic effects in the offspring after single injection of ethylnitrosourea to pregnant rats. Nature (Lond.) **210**, 1378–1379 (1966)

Druckrey, H., Landschütz, C., Ivankovic, S.: Transplacentare Erzeugung maligner Tumoren des Nervensystems. II. Äthylnitrosoharnstoff an 10 genetisch definierten Rattenstämmen. Z. Krebsforsch. **73**, 371–386 (1970)

Druckrey, H., Preussmann, R., Ivankovic, S., Schmähl, D.: Organotrope carcinogene Wirkungen bei 65 verschiedenen N-Nitroso-Verbindungen an BD-Ratten. Z. Krebsforsch. **69**, 103–201 (1967)

Druckrey, H., Schagen, B., Ivankovic, S.: Erzeugung neurogener Malignome durch einmalige Gabe von Äthyl-nitrosoharnstoff (ÄNH) an neugeborene und junge BD IX-Ratten. Z. Krebsforsch. **74**, 141–161 (1970)

Fields, K., Gosling, C., Magson, M., Stern, P.: New cell surface antigens in rat defined by tumors of the nervous system. Proc. nat. Acad. Sci. (Wash.) **72**, 1296–1300 (1975)

Goldberg, J.D., Kurland, L.T.: Mortality in 33 countries from disease of the nervous system. Wld Neurol. **3**, 444–465 (1962)

Gonatas, N.K., Besen, M.: An electron microscopic study of three human psammomatous meningiomas. J. Neuropath. exp. Neurol. **22**, 263 (1963)

Gordon, D.E., Olson, C.: Meningiomas and fibroblastic neoplasia in calves induced with the bovine papilloma virus. Cancer Res. **28**, 2423–2431 (1968)

Graf, K.: Geschwülste des Ohres und des Kleinhirnbrückenwinkels. Stuttgart: Thieme 1952

Gruner, J.E.: Les lésions élémentaires de la neurofibromatose de Recklinghausen. Etude au microscope électronique. (Die elementaren Veränderungen bei der Neurofibromatose von Recklinghausen.) Rev. neurol. **102**, 525–529 (1960)

Haglid, K.G., Carlsson, C.A.: An immunological study of some human brain tumors concerning the brain specific protein S-100. Neurochirurgia (Stuttg.) **14**, 24–27 (1971)

Harkin, J.C., Reed, R.J.: Tumors of the Peripheral Nervous System. Atlas of Tumor Pathology. Armed Forces Institute of Pathology, Washington D.C. 1969

Hortega Del Rio, P.: Nomenclatura y clasificación de los tumores del sistema nervioso. Buenos Aires: Lopez & Etchegoyen 1945

House, W.F., Hitselberger, W.F.: Acoustic tumors. Handbook of Clinical Neurology, Bd. 17/2, S. 666–692. Amsterdam: North-Holland 1974

Ivankovic, S., Druckrey, H.: Transplazentare Erzeugung maligner Tumoren des Nervensystems. I. Äthylnitrosoharnstoff an BD IX-Ratten. Z. Krebsforsch. **71**, 320–360 (1968)

Jänisch, W., Schreiber, D.: Experimentelle Geschwülste des Zentralnervensystems. Jena: Fischer 1969

Jänisch, W., Schreiber, D.: Experimental brain tumors. Handbook of Clinical Neurology, Bd. 17, S. 1–41. Amsterdam: NorthHolland 1974

Kepes, J.: Electron microscopic studies of meningiomas. Amer. J. Path. **39**, 499–510 (1961)

Kernohan, J.W., Sayre, G.P.: Tumors of the Central Nervous System, Section X, Fasc. 35 and 37. Armed Forces Institute of Pathology, Washington D.C. 1952

Kersting, G.: Die Gewebszüchtung menschlicher Hirngeschwülste. Berlin-Göttingen-Heidelberg: Springer 1961

Kleihues, P., Lantos, P.L., Magee, P.N.: Chemical carcinogenesis in the nervous system. Int. Rev. exp. Path. **15** (1976)

Koestner, A., Swenberg, J.A., Wechsler, W.: Transplacental production with ethylnitrosourea of neoplasms of the nervous system in Sprague-Dawley-Rats. Amer. J. Path. **63**, 37–50 (1971)

Koinov, R., Boyadjieva, A., Handjioloff, A.: Recherches en microscopie électronique sur les méningiomes. Arch. Un. méd. balkan. **2**, 683 (1964)

Kramer, W.: Tumors of the nerves. Handbook of Clinical Neurology, Bd. 8, S. 412–512. Amsterdam: North-Holland 1970

Krücke, W.: Pathologie der peripheren Nerven. In: Handbuch der Neurochirurgie (H. Olivecrona, W. Tönnis und W. Krenkel, Hrsg.), S. 1–242. Berlin-Heidelberg-New York: Springer 1974

Lumsden, C.E.: The study by tissue culture of tumors of the nervous system. In: Pathology of tumors of the nervous system (Ed. D.S. Russell and L.J. Rubinstein, with contribution by C.E. Lumsden), 3rd ed., S. 334–420. London: Arnold 1971

Lumsden, C.E.: Tissue culture of brain tumors. In: Handbook of Clinical Neurology, Bd. 17/II, S. 42–103. Amsterdam: North-Holland 1974

Luse, S.A.: Electron microscopic studies of brain tumors. Neurology (Minneap.) **10**, 881–905 (1960)

Mennel, H.D., Zülch, K.J.: Die Morphologie maligner Tumoren des peripheren Nerven. Zbl. Neurochir. **32**, 11–24 (1971)

Moore, B.W., McGregor, D.J.: Chromatographic and electrophoretic fractionation of soluble proteins of brain and liver. J. biol. Chem. **240**, 1647–1653 (1965)

Moore, B.W., Perez, V.J., Gehring, M.: Assay and regional distribution of a soluble protein characteristic for the nervous system. J. Neurochem. **15**, 265–272 (1968)

Murray, M.R., Stout, A.P.: Schwann cell versus fibroblast as origin of specific nerve sheath tumor: observations upon normal nerve sheaths and neurolemmomas in vitro. Amer. J. Path. **16**, 41–60 (1940)

Napolitano, L., Kyle, R., Fisher, E.R.: Ultrastructure of meningiomas and the derivation and nature of their cellular components. Cancer (Philad.) **17**, 233–241 (1963)

Olivecrona, H.: Analysis of the results of complete and partial removal of acoustic neurinomas. J. Neurol. **13**, 271–272 (1950)

Pfeiffer, S.E., Kornblith, P.L., Cares, H.L., Seals, J., Levine, L.: S-100 protein in human acoustic neurinomas. Brain Res. **41**, 187–193 (1972)

Pfeiffer, S.E., Wechsler, W.: Biochemically differentiated neoplastic clone of Schwann cells. Proc. nat. Acad. Sci. (Wash.) **69**, 2885–2889 (1972)

Pineda, A.: Electron microscopy of the lemmocyte in peripheral nerve tumors (neurolemmomas). J. Neurosurg. **25**, 35–44 (1966)

Pomerat, C.M.: Rhythmic contraction of Schwann cells. Science **130**, 1759–1760 (1959)

Pomerat, C.M., Todd, E.M., Goldblatt, D.: Activity of Meningiomal Whorls in vitro. In: The Biology and Treatment of Intracranial Tumors (W.S. Fields and P.C. Sharkey, eds.), S. 104–121. Springfield/Ill.: Thomas 1962

Raimondi, A.J., Beckman, F.: Perineural fibroblastomas: their fine structure and biology. Acta neuropath. (Berl.) **8**, 1–23 (1967)

Ramsey, H.J.: Fibrous long-spacing collagen in tumors of the nervous system. J. Neuropath. exp. Neurol. **24**, 40–48 (1965)

Rascol, M., Izard, J., Jorda, P., Rascol, A.: Étude ultrastructurale des meningiomes. Rev. méd. Toulouse **1**, 621–640 (1965)

Ribacchi, R., Giraldo, G.: Intracranial tumors in rats injected intracerebrally with murine sarcoma virus (MSV), Moloney's strain. Preliminary report. Lab. Ist. Anat. Univ. Perugia **26**, 141–148 (1966)

Rubinstein, L.J.: Tumors of the Central Nervous System, Atlas of Tumor Pathology, 2nd Series, Fasc. 6, Armed Forces Institute of Pathology, Washington D.C. 1972

Schachner, M.: NS-1(Nervous System Antigen-1), a glial-cell-specific antigenic component of the surface membrane. Proc. nat. Acad. Sci. (Wash.) **71**, 1795–1799 (1974)

Searle, C.E., Jones, E.L.: Tumours of the nervous system in mice treated with N-ethyl-N-nitrosourea neonatally. Nature (Lond.) **240**, 559–560 (1972)

Skinner, H.A.: The origin of acoustic nerve tumours. Brit. J. Surg. **16**, 440–463 (1929)

Slagel, D.E., Wilson, C.B., Simmons, P.B.: Polyacrylamide electrophoresis and immunodiffusion studies of brain tumor proteins. Ann. N.Y. Acad. Sci. **159**, 490–496 (1969)

Stavrou, D., Haglid, K.G., Weidenbach, W.: The brain specific proteins S-100 and 14.3.2 in experimental brain tumors of the rat. Z. ges. exp. Med. **156**, 237–242 (1971)

Stout, A.P.: Tumors of the Peripheral Nervous System, Section II, Fasc. 6, Atlas of Tumor Pathology. Armed Forces Institute of Pathology, Washington D.C. 1949

Sundarraj, N., Schachner, M., Pfeiffer, S.E.: Biochemically differentiated mouse glial lines carrying a nervous system specific cell surface antigen (NS-1). Proc. nat. Acad. Sci. (Wash.) 72, 1927–1931 (1975)

Tomatis, L., Mohr, U. (eds.): Transplacental Carcinogenesis. International Agency for Research on Cancer, Lyon 1973

UICC (Unio Internationalis Contra Cancrum): Illustrierte Tumor-Nomenklatur. Berlin-Heidelberg-New York: Springer 1969

Waggener, J.D.: Ultrastructure of benign peripheral nerve sheath tumors. Cancer (Philad.) 19, 699–709 (1968)

Weber, G., Bondi, R., Berdondini, I.: Tumori sperimentali da virus polyoma in conigli, criceti e topi. Sperimentale 114, 259–292 (1964)

Wechsler, W.: Old and new concepts of oncogenesis in the nervous system of man and animals. In: (W.G. Bingham, ed.), Progr. exp. Tumor Res. (Basel) 17, 219–278 (1972)

Wechsler, W.: Hirnforschung in der Retorte: Über die Züchtung differenzierter Zellstämme des Nervensystems. Mitteilungen der Max-Planck-Gesellschaft 6, 405–426 (1973)

Wechsler, W., Hossmann, K.A.: Zur Feinstruktur menschlicher Acusticusneurinome. Beitr. path. Anat. 132, 319–343 (1965)

Wechsler, W., Kleihues, P., Matsumoto, S., Zülch, K.J., Ivankovic, S., Preussmann, R., Druckrey, H.: Pathology of experimental neurogenic tumors chemically induced during prenatal and postnatal life. Ann. N.Y. Acad. Sci. 159, 360–408 (1969)

Wechsler, W., Pfeiffer, S.E., Swenberg, J.A., Koestner, A.: S-100 protein in methyl- and ethylnitrosourea induced tumors of the rat nervous system. Acta neuropath. (Ber.) 24, 287–303 (1973)

Wechsler, W., Rice, J.M., Vesselinovitch, S.D., Arai, T.: Perinatale Tumorinduktion mit Äthylnitrosoharnstoff. Ein Beitrag zur Frage der Organotropie alkylierender Resorptivkanzerogene bei verschiedenen Mäusestämmen. Verh. dtsch. path. Ges. 58, 546 (1974)

Zimmerman, H.M.: Brain tumors: their incidence and classification in man and their experimental production. Ann. N.Y. Acad. Sci. 159, 337–359 (1969)

Zülch, K.J.: Biologie und Pathologie der Hirngeschwülste. Handbuch der Neurochirurgie, Bd. III. Berlin-Göttingen-Heidelberg: Springer 1956

Zülch, K.J.: Atlas of the Histology of Brain Tumors. Berlin-Heidelberg-New York: Springer 1971

Zülch, K.J.: Atlas of Gross Neurosurgical Pathology. Berlin-Heidelberg-New York: Springer 1975

Zülch, K.J., Mennel, H.D.: The biology of brain tumors. In: Handbook of Clinical Neurology, Tumours of the Brain and Skull, Part I (P.J. Vinken und G.W. Bruyn, eds.). Amsterdam: North Holland 1974

Otologische Diagnose der Kleinhirnbrückenwinkel-Tumoren

D. Plester

In seiner 1917 erschienenen Monographie über die Tumoren des N. acusticus und das Syndrom des Kleinhirnbrückenwinkels sagte Cushing voraus, daß der Otologe zweifellos der erste sein werde, der Tumoren in diesem Bereich erkennt und diagnostiziert ("the otologist doubtless will be the first to recognize and diagnose these tumors"). Obwohl die untersuchungstechnischen Mittel der Otologie in den späten zwanziger und dreißiger Jahren durchaus ausgereicht hätten, um einen Tumor des Hörnerven mit relativ großer Wahrscheinlichkeit zu verifizieren, blieb das Interesse an dieser für den Patienten folgenreichen Neubildung zunächst gering. Den Schwerpunkt der klinischen und pathologisch-anatomischen Forschung der Otologie bildete die Erkennung und Behandlung der akut lebensbedrohlichen endokraniellen Komplikationen der entzündlichen Erkrankungen des Mittel- und Innenohres, der otogenen Meningitis, des Hirnabscesses und der Thrombophlebitis der großen Hirnblutleiter.

Die Entwicklung der Chemotherapeutica und Antibiotica minderten die Gefährdung des Patienten durch Komplikationen der akuten und chronischen Mittelohrentzündung in entscheidender Weise. Wenn es mit Hilfe der Antibiotica nicht mehr erforderlich war, für die Funktion wesentliche Anteile des Mittel- oder Innenohres aus Gründen der Lebenserhaltung zu opfern, so mußte der Gedanke einer operativen Erhaltung oder sogar einer Besserung der Funktion des Ohres im Laufe einer natürlichen Entwicklung an Boden gewinnen. — Es entstand die funktionelle Chirurgie des Ohres.

Die schnelle weltweite Ausbreitung dieses neuen faszinierenden Zweiges der Otochirurgie stimulierte Audiologen und Ingenieure, die apparativen Voraussetzungen für eine exakte Bestimmung des Hörvermögens zu schaffen. Die Entwicklung des Reinton- und Sprachaudiometers erlaubte die exakte Messung des Hörvermögens, differenziert nach Mittel- und Innenohr-bedingtem Hörverlust. Überschwellige Hörprüfungsmethoden ließen eine weitere Verfeinerung der Diagnostik in eine cochleäre und retrocochleäre Hörstörung zu.

Neben die Entwicklung chirurgischer Instrumente, die den Dimensionen des Mittelohres angepaßt waren, trat die Anwendung des elektrisch betriebenen Bohrers anstatt des früher üblichen Meißels. Der Ersatz der Lupenbrille durch die routinemäßige Anwendung eines allen klinischen Anforderungen entsprechenden Operationsmikroskopes, das anfangs der fünfziger Jahre bereit stand, ermöglichte eine echte Mikrochirurgie des Ohres.

Ausgerüstet mit diesen modernen und unerläßlichen Hilfsmitteln der Otochirurgie bearbeitete William F. House, ein junger Otologe der „Otologic Medical Group" in Los Angeles, seit 1961 erneut das Problem der Diagnostik und operativen Therapie des Acusticusneurinoms, das seit Ballance (1907) und Panse (1904) um die Jahrhundertwende nur von wenigen Otologen beachtet worden war. In einer einzigartigen, beispielhaften Zusammenarbeit mit Neurochirurgen, Radiologen, Audiologen, Technikern und anderen Mitgliedern der Gruppe hat William F. House in den letzten 15 Jahren mehr zur Diagnostik und operativen Behandlung dieses Tumors beigetragen als irgendein anderer Otologe oder Neurochirurg seit Cushing und Dandy. Unter mikrochirurgischen Gesichtspunkten entwickelte er den transtemporalen und translabyrinthären Zugang zum inneren Gehörgang und zum Kleinhirnbrückenwinkel. Seine beiden Monographien "Trans-Temporal Bone Microsurgical Removal of Acoustic Neuromas", 1964 und 1968 erschienen, sind wegweisend für die Diagnostik und mikrochirurgische Behandlung der Tumoren im Bereich des VIII. Hirnnerven. Die Arbeiten von House und seinen Mitarbeitern, die inzwischen über die größte Statistik operierter Neurinome des N. stato-acusticus überhaupt verfügen, zeigten dem Otologen nicht nur die relative Häufigkeit dieser Tumoren, sondern wiesen ihn auch auf die große Verantwortung und die Möglichkeiten hin, die er vor allem bei der Frühdiagnose des Tumors hat. Die eingangs zitierte Voraussage Cushing's, daß der Otologe die Diagnose des Acusticusneurinoms zu stellen oder auf die Möglichkeit des Vorliegens eines Tumors hinzuweisen habe, kann sich jetzt erfüllen.

Die Hörprüfung

Audiologische Tests, vor allem im überschwelligen Intensitätsbereich, haben die Diagnostik des Acusticusneurinoms entscheidend erleichtert. Obwohl der Tumor nach Ansicht der meisten Autoren fast ausschließlich vom Neurilemm der Pars vestibularis des VIII. Hirnnerven ausgeht, stehen subjektive Beschwerden von seiten des Hörorgans als Initial- oder Frühsymptom im Vordergrund der Symptomatik. Einseitiger Hörverlust, mit oder ohne Ohrgeräusch, aber auch Ohrgeräusche allein, werden von über 90% der Patienten als erstes Symptom angegeben. Dabei kann der Hörverlust schleichend sein, und zufällig beim Liegen auf der gesunden Seite, beim Telefonieren usw. bemerkt werden. Er kann aber auch plötzlich auftreten und dann mit einem Hörsturz („sudden deafness"), einer wahrscheinlich vasculären Störung im Innenohr oder mit einer durch neurotrope Viren verursachten Hörstörung (nach Mumps, Zoster oticus, Grippe) verwechselt werden. Schließlich ist ein fluktuierender Hörverlust mit einer zeitweilig völligen Erholung des Hörvermögens möglich (Graf, 1955). Da das Neurinom das Lumen des inneren Gehörganges ausfüllt, sind Störungen der Blutzufuhr zum Innenohr in wechselndem Ausmaß als Ursache des fluktuierenden Hörvermögens denkbar. Über Monate und Jahre hin kann die Hörstörung das einzige subjektive Symptom bleiben. So sahen wir im eigenen Patientengut eine Patientin, die seit 5 Jahren über einseitiges Ohrensausen und seit 2 Jahren über eine Gehörabnahme klagte, bis der Tumor entdeckt wurde. Bei einem anderen Patienten war seit 4 Jahren eine einseitige Taubheit bekannt, bis ohne weitere neurologische Symptome die calorische Unerregbarkeit des Vestibularapparates der gleichen Seite den Verdacht auf einen Tumor im Bereich des Kleinhirnbrückenwinkels lenkte — ein Verdacht, der durch weitere Untersuchungen und die spätere Operation bestätigt wurde. Der Ausfall der vestibulären Funktion der erkrankten Seite war von beiden Patienten als gelegentliche leichte Gangunsicherheit registriert worden, der sie keine Bedeutung beimaßen.

Die Reintonaudiometrie

Der eindeutige Vorteil der Audiometrie mit reinen Sinustönen gegenüber der Stimmgabelprüfung liegt in der exakten Reproduzierbarkeit und der quantitativen Erfassung des Gehörschadens. Auch die Verlaufskontrolle der Schwerhörigkeit wurde durch die Audiometrie vereinfacht und objektiver. Enttäuschend dagegen muß die Reintonaudiometrie bei dem Versuch einer topischen Diagnostik der Hörschädigung bleiben, wenn man von der Unterscheidung zwischen Innen- und Mittelohrschwerhörigkeit absieht. Eine Differenzierung zwischen „cochleärer" (Haarzellen, Ganglion spirale) und „retrocochleärer" (Hörnerv, zentrale Hörbahnen, Cortex) Schwerhörigkeit ist mit der Hörschwellendiagnostik nicht möglich.

Zahlreiche Untersucher haben den Versuch unternommen, bei Patienten mit Acusticusneurinom eine für diese Erkrankung charakteristische Hörverlustkurve darzustellen — ohne Erfolg (Lundborg, 1952; Graf, 1955; Eggston u. Wolff, 1947; Schuknecht, 1963; Cambon u. Guilford, 1958 u.a.). Besteht nicht eine völlige Taubheit, so zeigt das Audiogramm bei etwa 2/3 der Patienten einen Hochtonverlust ab 2000 Hz (Johnson, 1968). Graf sah bei der Mehrzahl seiner Patienten einen horizontalen Verlauf der Luftleitungskurve; der Ausfall nur der tiefen Frequenzen ist möglich, auch der Ausfall nur einer Frequenz (Brown et al., 1952). Ebenso wie der Verlauf der Hörverlustkurve geben das Ausmaß und die Dauer der Hörstörung keinen Hinweis auf die Größe des Tumors. Ein kleiner Tumor kann schon früh zur völligen Taubheit des Ohres, ein großer Tumor dagegen zu einer Höreinschränkung nur mäßigen Grades führen.

Die Sprachgehörprüfung

Die Prüfung des Sprachgehörs gestattet nicht nur eine Aussage über den Funktionszustand des peripheren Hörorgans, des „cochleären" Anteils, sondern auch über die Funktion der retrocochleären Bahnen und die assoziativen Leistungen des Zentralnervensystems. Sie kann daher erste deutliche Hinweise auf eine Störung im retrocochleären Bereich, d.h. auf das Vorliegen eines Acusticusneurinoms bringen. Eine im Vergleich zum Tonaudiogramm ungewöhnlich starke Einschränkung des Sprachgehörs legt den Verdacht auf das Bestehen eines Tumors nahe, ein erhaltenes Sprachgehör spricht nicht gegen eine solche Erkrankung. Die Diskrepanz zwischen Ton- und Sprachgehör ist für den untersuchenden Otologen ein alarmierendes Zeichen. Johnson und House (1964) berichten über einen Patienten mit Acusticusneurinom, der bei einer Hörverlustkurve von durchschnittlich nur 18 dB einen Diskriminationsverlust von 100% aufwies. Sheehy (1968) schlägt für die tägliche Praxis einen Kurztest der Sprachverständlichkeit vor: Das gesunde Ohr wird mit der Barany-Trommel vertäubt und die Umgangssprache des anderen Ohres mit einer Standardliste von Worten geprüft. Ein auffallend hoher Diskriminationsverlust erfordert weitere audiologische Prüfungen. Allerdings ist bei 25% der Patienten mit Acusticusneurinom das Sprachgehör nur geringgradig oder gar nicht vermindert (Johnson, 1968).

Überschwellige Diagnostik

Während die Hörschwelle nur ein Ausmaß der Hörstörung definiert, eröffnen überschwellige Untersuchungsmethoden Möglichkeiten einer topischen Diagnostik, insbesondere der Trennung der Hörstörung im Corti-Organ von einer retrocochleären Läsion.

1937 fand Edmund P. Fowler, daß das subjektive Empfinden der Lautheit bei manchen Erkrankungen des Innenohres mit zunehmender Lautstärke schneller ansteigt als im gesunden Ohr. Bei einer bestimmten, individuell unterschiedlichen Lautstärke hat der Proband trotz des Hörverlustes an der Hörschwelle den Eindruck gleicher Lautheit auf beiden Ohren, bei weiterer Zunahme der Lautstärke kann der Ton auf dem kranken Ohr sogar lauter als auf dem gesunden Ohr empfunden werden. Besteht auf dem kranken Ohr bei 1000 Hz z.B. ein Hörverlust von 40 dB, so gibt der Patient bei Prüfung beider Ohren mit einem Prüfton von 50 dB auf dem gesunden Ohr den Eindruck größerer Lautheit an. Mit zunehmender Lautstärke des Prüftons wird dieser Unterschied jedoch geringer und bei 90 dB kann der Lautheitsausgleich erfolgt sein, d.h. die Lautstärke von 90 dB wird auf beiden Ohren gleich laut vernommen. Fowler (1963) nannte dieses Phänomen „Recruitment", im Deutschen „Lautheitsausgleich".

Dix et al. untersuchten 1948 30 Patienten mit einem Morbus Menière, die alle ein positives Recruitment aufwiesen. Im Gegensatz hierzu fehlte der Lautheitsausgleich bei 14 von 20 Patienten mit Kleinhirnbrückenwinkel-Tumor, bei 6 weiteren war er unvollständig. Die Folgerung, daß das Vorliegen eines Recruitments eine periphere Schädigung des Hörorgans — im Bereich des Corti-Organs — und das Fehlen des Recruitments eine Hörnervenstörung anzeige, wurde in der Folgezeit von zahlreichen Untersuchern bestätigt.

Beim Acusticusneurinom liegt neben der Hörnervenschädigung häufig zusätzlich eine Innenohrschädigung vor, die die Aussage des Fowler-Testes beeinträchtigt. Das negative Recruitment spricht für ein bestehendes Neurinom, ein positives Recruitment schließt den Tumor nicht aus.

Eine gewisse Schwierigkeit bei der Durchführung des Fowler-Tests liegt in der Notwendigkeit der wachen Mitarbeit des Patienten. Er setzt Intelligenz des Patienten und Geduld des Untersuchers voraus.

Ein schnell und grob informierender Test für die tägliche Praxis: Die stark angeschlagene C^3-Stimmgabel wird nacheinander dicht vor das gesunde und vor das hörgeschädigte Ohr gehalten. Besteht beiderseits der Eindruck annähernd gleicher Lautheit oder wird die Stimmgabel am kranken Ohr sogar lauter als am gesunden Ohr gehört, so ist das Recruitment-Phänomen positiv. Die gerade von Patienten mit einem Morbus Menière geklagten Mißempfindungen bei Tönen großer Lautheit auf dem erkrankten Ohr äußern sich darin, daß der Patient vor der laut angeschlagenen Stimmgabel zurückweicht.

SISI-Test (Short Increment Sensitivity Index)

Beim SISI-Test (Jerger, 1953, 1962) wird eine feststehende Amplitudenerhöhung (1 dB für 20 msec) in Abständen von 5 sec gegeben, und der Proband muß die Anzahl der gegebenen Signale erkennen. Die Basislautstärke soll 20 dB über der Hörschwelle liegen. Von Normalhörenden wird eine solche Amplitudenerhöhung nicht wahrgenommen, dagegen von Patienten mit peripherer Läsion des Hörorgans. Als Prüfton wird von manchen Autoren die Frequenz von 4000 Hz benutzt. Langenbeck und Lehnhardt (1971) fanden als günstigsten Wert 2000 Hz.

Bei einem Hochtonabfall kann im unteren Bereich der SISI-Test negativ verlaufen, im Hochtonbereich, also im geschädigten Areal des Innenohres, positiv ausfallen (Johnson u. House, 1964; Lehnhardt, 1971). Es empfiehlt sich daher, zwei oder mehr Frequenzen zu überprüfen.

Bei der praktischen Durchführung des Testes ist es zweckmäßig, dem Patienten zunächst einige Amplitudenanstiege von 5, 4, 3, 2 dB anzubieten, damit er den Sinn des Vorhabens erkennt; es wird dann eine Serie von 20 Lautstärkeerhöhungen mit 5 sec Abstand gegeben und die Zahl der erkannten Impulse gezählt. Werden z.B. vier Impulse erkannt, liegt der „SISI-score" bei 20%, $\leq 20\%$ gilt als negativ, $\geq 80\%$ gilt als positiv.

Audiologisch gesehen ist der SISI-Test bei positivem Ausfall ein Hinweis auf eine periphere Schädigung des Hörorgans, auf das Vorliegen eines Recruitments. Bei Normalhörenden und auch bei Hörnervenschwerhörigkeit fällt der Test negativ aus.

Johnson (1968) sah bei 156 Fällen mit Neurinom des N. acusticus folgende prozentuale Verteilung:

	N	%
0–35%	106	68
40–70%	13	8
75–100%	37	24

Prüfung der Hörermüdung

Bei Beschallung eines Ohres mit Intensitäten, die bei längerer Einwirkung zu einer Lärmschädigung des Ohres führen, tritt auch beim Normalhörenden eine Hörermüdung („temporary threshold shift", TTS) auf. Hält die Hörschwellenerniedrigung für Minuten oder Stunden an, nach Lautstärken, die unter 85 dB, oft sogar nur wenige dB über der Hörschwelle liegen, so besteht eine pathologische Hörermüdung. Der Nachweis pathologischer Hörermüdung zeigt eine Hörnervenschädigung an und ist daher für den Nachweis eines Acusticusneurinoms geeignet. Testverfahren für die Erkennung einer pathologischen Hörermüdung sind der Hörschwellenschwund-Test (Threshold tone decay-Test) und die Békésy-Audiometrie (Békésy, 1947).

Hörschwellenschwund-Test (Threshold Tone Decay-Test)

Die pathologische Hörermüdung bei manchen Formen der Schwerhörigkeit wurde schon 1944 von Schubert und 1954 von Jatho (1956) entdeckt. Carhart

entwickelte 1957 den Threshold tone decay-Test, der auch mit einem handelsübli-
chen Audiometer leicht durchführbar ist. Nach Auffinden der Hörschwelle wird
der Patient aufgefordert anzuzeigen, wie lange er den gegebenen Prüfton im
Schwellenbereich vernimmt. Die Wahrnehmungszeit der zu prüfenden Frequenz
wird erneut nach einer Amplitudenerhöhung um 5 dB gemessen. Die Intensität
des Tones wird so lange in 5-dB-Stufen gesteigert, bis er 60 sec lang gehört
wird. Die Registrierung kann (wie bei Jatho) für jede einzelne Intensität erfolgen
oder in der folgenden Form aufgezeichnet werden:

   1000 Hz: 25 dB/60''.

Das würde bedeuten, daß bei 1000 Hz der Prüfton bei einer Intensität von
25 dB über der Schwelle 60 sec lang gehört wird. Das normale oder peripher
geschädigte Ohr hört einen um 5 dB über der Schwelle liegenden Prüfton weit
über 1 min hinaus.

Békésy-Audiometrie

Eine Reihe der bisher beschriebenen audiologischen Phänomene und Prüfungs-
verfahren (Hörschwelle, Recruitment, Adaptation bzw. Hörermüdung) werden
bei der „automatischen" Audiometrie nach von Békésy (1947) in einem Arbeits-
gang erstellt bzw. nachgewiesen.
   Das Audiometer arbeitet ausschließlich über Luftleitung, ist also nur für
die Darstellung und Differentialdiagnose der Innenohr- oder Hörnervenschwerhörigkeit eingerichtet. Die automatische Änderung der Frequenz über zwei De-
kaden (100–10000 Hz) erfolgt in 400 (oder wahlweise) 200 msec, die Amplituden-
änderung in Stufen von 0,25 dB in einem Bereich von 120 dB bei einer Geschwindigkeit von 2,5 bzw. 5 dB/sec. Ein Tonimpuls dauert bei der Impulstonkurve
200 msec, das Verhältnis Impuls:Pause beträgt 1:1.
   Ein motorgetriebener Lautstärkeregler wird von dem zu Untersuchenden
selbst gesteuert. Bei Druck auf eine Taste wird die Intensität des Prüftones
vermindert; wird die Taste losgelassen, so nimmt die Intensität wieder zu. Bei
korrekter Durchführung schwankt der Pegel der Lautstärke also zwischen einer
gerade noch hörbaren und gerade nicht mehr hörbaren Intensität des Prüftones.
Auf einem Vordruck werden zugleich mit Hilfe eines Pegelschreibers in der
Ordinate die Lautstärke, in der Abscisse die Frequenz notiert.
   Neben der frequenzgleitenden Registrierung kann auch eine frequenzkon-
stante Registrierung erfolgen. Es kann also jede Frequenz auch als Dauerton
angeboten werden, um pathologische Adaptations- bzw. Ermüdungserscheinun-
gen in Abhängigkeit von der Frequenz zu bestimmen.
   Eine für die Differentialdiagnose cochleärer oder retrocochleärer Hörstörungen wichtige Möglichkeit bringt die Békésy-Audiometrie durch die Messung
mit Impuls- und Dauertönen. Beide Kurven überlagern sich beim Normalhörenden.
   Während die Impulstonkurve der Hörschwelle entspricht, wie sie mit dem
üblichen Audiometer gemessen werden kann, trennt sich die Dauertonkurve
z.B. bei pathologischer Hörermüdung erheblich von der Impulstonkurve und

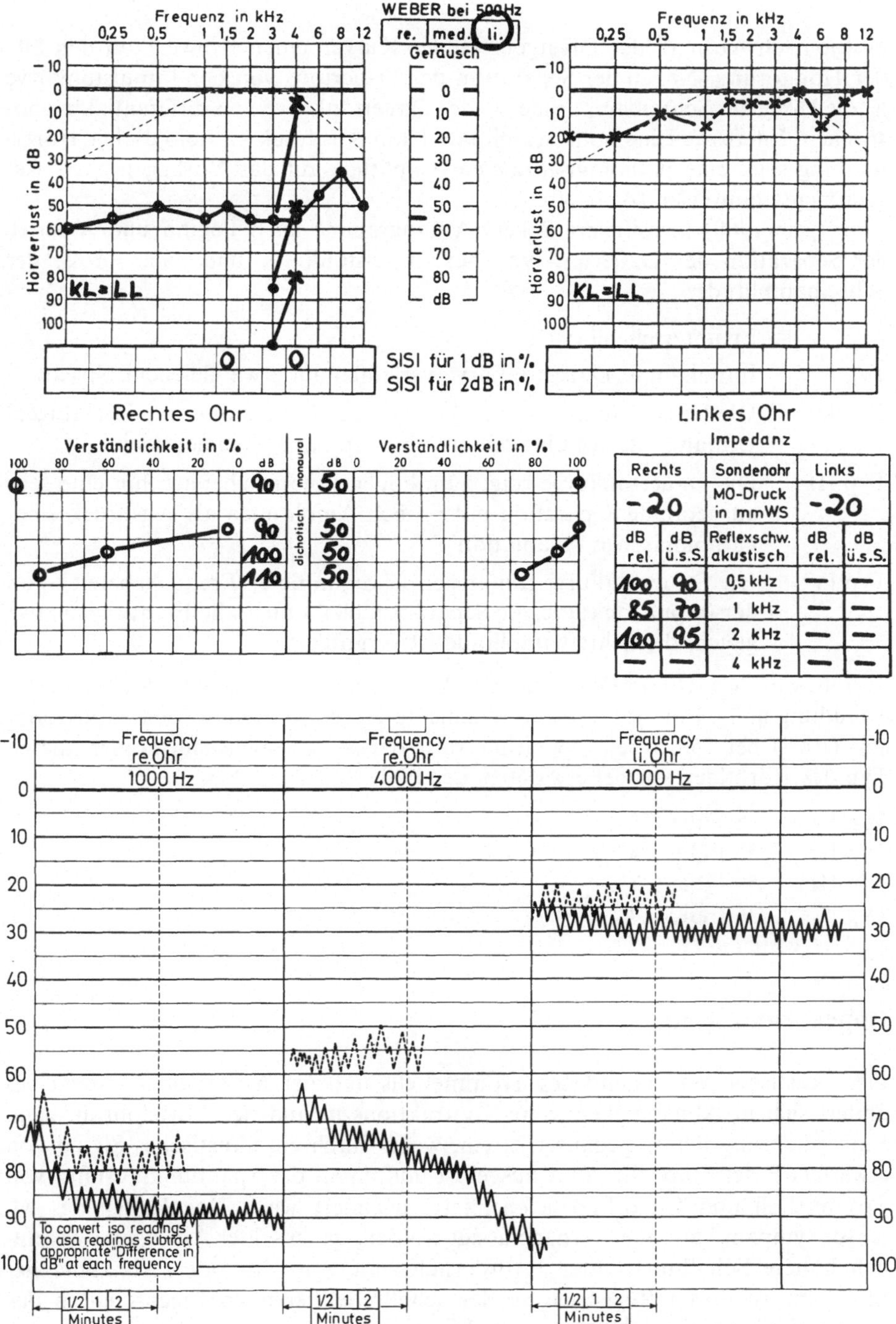

Abb. 30. Hörprüfung der Patientin U.E. bei Hörstörung des rechten Ohres. Hochgradige reine Schallempfindungsschwerhörigkeit ohne Recruitment. SISI-score 0%, Sprachverständlichkeit auch weit über der Hörschwelle stark herabgesetzt. Stapediusreflex rechts erloschen. Im Békésy-Audiogramm deutliche Separation der Dauerton- von der Impulstonkurve bei 4000 Hz, angedeutete Separation bei 1000 Hz. Haselnußgroßes Acusticusneurinom neurochirurgisch verifiziert (von Lennhardt überlassen); *KL* Knochenleitung, *LL* Luftleitung

gibt je nach Ausmaß der Divergenz beider Kurven einen Hinweis auf den Sitz der Hörstörung. Neben der Separation der Dauerton- von der Impulstonkurve ist die Höhe der Schreibamplitude bei der Dauertonkurve von differentialdiagnostischem Interesse. Eine hohe Amplitude kann Ausdruck pathologischer Hörermüdung sein, eine pathologisch kleine Amplitude auf das Vorliegen eines Recruitments hinweisen (Abb. 30).

Jerger (1960) klassifiziert Békésy-Audiogramme nach Beginn und Ausmaß der Separation der Dauerton- von der Impulstonkurve und nach Größe der Schreibamplitude.

Er unterscheidet:

Typ I: Impuls- und Dauertonkurve verlaufen auf etwa gleichem Niveau

Typ II: Die Dauertonkurve trennt sich von der Impulstonkurve in mäßigem Umfang, die Amplituden sind im Separationsbereich klein

Typ III: Die Dauertonkurve zeigt zum hohen Frequenzbereich hin eine sehr ausgeprägte Separation mit großen Amplituden als Ausdruck einer pathologischen Adaptation

Typ IV: Die Dauertonkurve trennt sich schon im tiefen Frequenzbereich von der Impulstonkurve, die Separation bleibt über alle Frequenzen etwa gleich, die Schreibamplitude ist vergrößert.

Obwohl Typ III und IV der Békésy-Audiometrie auf eine pathologische Hörermüdung und damit auf eine retrocochleäre Hörstörung hinweisen, fand Johnson (1968) bei 158 durch Operation verifizierten Acusticusneurinomen diesen Typ des Hörbildes nur bei etwa 60% der Fälle.

Typ I: 8 Fälle (5%)
Typ II: 53 Fälle (34%)
Typ III: 59 Fälle (37%)
Typ IV: 38 Fälle (24%).

Impedanzmessung

Der akustische Widerstand des Trommelfells und des Mittelohres (Impedanz) ändert sich in Abhängigkeit vom Kontraktionszustand der Mittelohrmuskeln. Eine Änderung der Impedanz tritt ein, wenn durch ein akustisches Signal von etwa 80 dB der Stapediusreflex ausgelöst und damit der Spannungszustand von Trommelfell und Gehörknöchelchenkette geändert wird. Der Reflex des M. tensor tympani kann hier vernachlässigt werden, da zu seiner Auslösung wesentlich höhere Schallintensitäten erforderlich sind. Die Zu- oder Abnahme der Impedanz ist durch Registrierung der schallreflektierenden Eigenschaften des Trommelfells meßbar (Tröger, 1930; Metz, 1946).

Die Impedanzmessung, die als objektive Hörprüfung bei Kleinkindern und Simulanten von gewisser Bedeutung ist, kann auch zur objektiven Darstellung des Recruitment-Phänomens bzw. der Hörermüdung herangezogen werden. Metz (1952) fand bei einseitiger Innenohrschwerhörigkeit mit positivem Recruiment eine Verminderung des Abstandes zwischen Hör- und Stapediusreflexschwelle. Bei retrocochleärer Hörstörung sah er keine Verminderung des Abstandes. Anderson et al. (1970) sowie Spillmann und Hof (1974) weisen erneut auf die Möglichkeit der objektiven Darstellung des Recruitments zur Frühdiagnose einseitiger Hörstörungen hin, vor allem zur Frühdiagnose des Kleinhirnbrückenwinkel-Tumors. Anderson et al. beschreiben bei einer für 10 sec anhaltenden Signaldauer einen „reflex decay", eine Reflexermüdbarkeit als Ausdruck pathologischer Hörermüdung und halten sie für eine der frühesten audiologischen Zeichen bei Acusticusneurinom. Bei einem Patienten mit normalem Tongehör, fehlendem Recruitment und intakter Sprachverständlichkeit bestand lediglich bei 1000 Hz ein „reflex decay" des M. stapedius als Frühsymptom eines Tumors im inneren Gehörgang.

Spillmann und Hof bilden aus dem Produkt der mittleren Differenz zwischen Hör- und Stapediusreflexschwelle des kranken Ohres im Frequenzbereich von 500–4000 Hz (D1) und aus der mittleren Differenz zwischen Stapediusreflexschwelle des gesunden und des kranken Ohres im gleichen Frequenzbereich (D2) und dem mittleren Hörverlust des kranken Ohres (HV) den Quotienten q als objektives Maß für das Vorliegen oder Fehlen einer retrocochleären Hörstörung:

$$q = \frac{D1 \times D2}{HV}.$$

Bei einem allerdings recht kleinen Krankengut (14 Patienten mit Morbus Menière, 10 Patienten mit Acusticusneurinom) war unterhalb von q = 10 das objektive Recruitment positiv, oberhalb von 10 negativ.

Brain Stem Electric Response Audiometry (BERA)

Die Ableitung von Hirnstammpotentialen nach akustischer Reizung scheint die Sicherheit der Diagnostik von Kleinhirnbrückenwinkeltumoren wesentlich zu fördern. Mit dieser Methode werden die in der Cochlea, dem VIII. Hirnnerven und dem Hirnstamm sowie darübergelegenen Strukturen auf akustische Reize hin entstehenden bioelektrischen Antwortpotentiale gemessen. Die Methode soll im folgenden kurz erläutert werden, eigene Erfahrungen liegen noch nicht vor.

Mittels eines Ohrhörers wird ein Click von 160 µsec, dessen Frequenzbereich von 30–3200 Hz reicht, mit einer Frequenz von 20 Hz appliziert. Die Gesamtdauer der akustischen Stimulation beträgt ca. 50 sec pro Seite. Die Ableitung der Antwortpotentiale erfolgt mit einer Vertexelektrode, einer Referenzelektrode am homolateralen Warzenfortsatz sowie einer indifferenten Bezugselektrode am kontralateralen Mastoid. Die innerhalb der ersten 10 msec nach Reizeinbruch erfolgenden Antwortpotentiale werden während der Ableitungszeit summiert und auf einem Kathodenstrahloszillographen sichtbar gemacht. Bei gesunden Kontrollpersonen erhält man eine typische Kurve mit 5 Gipfeln (Peaks), die der Reihenfolge nach der Cochlea, dem Nervus statoacusticus sowie dem neuroauditorischen System des Hirnstamms zugeordnet werden. Der 5. Peak ist der ausgeprägteste und diagnostisch wichtigste. Zur Diagnose eines retrocochleären, raumfordernden Prozesses sind nun der Seitenvergleich der Peakhöhen, der Latenzzeiten, sowie der Zeitdifferenz zwischen dem 3. und 5. Peak (P3–P5-Zeit) von Bedeutung. Bei Tumoren im Bereich des inneren Gehörganges oder des Kleinhirnbrückenwinkels kommt es zu Verlängerungen der Latenzzeiten, zu Seitendifferenzen, Änderungen der P3–P5-Zeit, sowie einer Abflachung oder einem Verschwinden des 5. und auch der vorgelagerten Peaks. Bezüglich der Einzelheiten und Interpretationen sei auf die entsprechende Literatur verwiesen (Selters u. Brackmann, 1977).

Eine Beeinflussung der Resultate durch Narkotika ist nicht vorhanden. Die Anwendbarkeit der BERA ist nicht in allen Fällen gegeben: Bei einer Innenohrschwerhörigkeit von mehr als 75 dB sowie einer Schalleitungsschwerhörigkeit höheren Grades sind die Ergebnisse nicht mehr sicher auswertbar. Weiter muß darauf hingewiesen werden, daß bei neurologischen Erkrankungen wie z.B. der Encephalomyelitis disseminata pathologische Ergebnisse gefunden werden. Falsche negative Ergebnisse können entstehen, wenn der Kleinhirnbrückenwinkeltumor keine Kompression des VIII. Hirnnerven verursacht.

Abschließende Betrachtung

Die Hörstörung als frühes subjektives Symptom des Acusticusneurinoms unterstreicht die Bedeutung der sorgfältigen audiometrischen Untersuchung eines jeden Patienten mit Verdacht auf eine solche Erkrankung. Ein einseitiger Hörverlust unbekannter Genese ohne Recruitment, ein im Vergleich zum Tonaudiogramm exzessiver Diskriminationsverlust, eine starke Separation der Dauertonvon der Impulstonkurve mit großer Schreibamplitude der Dauertonkurve bei der Békésy-Audiometrie, eine pathologische Ermüdbarkeit beim Threshold tone decay-Test weisen auf eine retrocochleäre Störung hin und begründen den Verdacht auf einen Tumor. Das Fehlen *aller* dieser audiometrischen Phänomene, die für den Tumor charakteristisch sind, schließen einen Tumor jedoch keineswegs aus.

Die wechselnde Größe und Wachstumsgeschwindigkeit der Tumoren und der damit verbundene unterschiedliche Druck auf die Nerven und Gefäße im inneren Gehörgang und sicherlich auch die Aufhebung der Liquorzirkulation im inneren Gehörgang bei völligem Verschluß des Kanals durch den Tumor sind für die stark differierenden audiologischen Befunde verantwortlich.

Selbst das audiometrische Bild einer reinen „cochleären" Hörstörung mit Recruitment, hohem SISI-score und erhaltenem Sprachgehör ist bei einem Acusticusneurinom nicht ungewöhnlich.

Prüfung des Vestibularapparates

Da das Acusticusneurinom vom Neurilemm der Pars vestibularis des VIII. Hirnnerven im inneren Gehörgang ausgeht, zählen die Symptome von seiten des Vestibularapparates der betroffenen Seite zu den zuverlässigen Begleiterschei nungen des Tumors. Im Beginn der Erkrankung sind die subjektiven Mißempfindungen des Patienten oft auffallend gering oder fehlen ganz. Da der Tumor auch jüngere oder in der Mitte des Lebens stehende Menschen betrifft, und aufgrund seines langsamen Wachstums über Monate und Jahre zu einem Erlöschen der vestibulären Funktion der entsprechenden Seite führt, kann die Adaptation an die Funktionsabnahme der kranken Seite durch eine Kompensation der contralateralen Seite bzw. durch eine zentrale Kompensation — unbemerkt durch den Patienten — erfolgen. Der echte Drehschwindelanfall, wie wir ihn vom Morbus Menière kennen, ist beim Acusticusneurinom selten und muß als plötzliche vasculäre Störung im inneren Gehörgang gedeutet werden. Häufiger sind Klagen über Gangunsicherheit und kurzdauernden Schwindel bei Lageänderung. Für die Früherkennung liefern Beschwerden über Schwindel und Gangunsicherheit nur selten einen Hinweis auf einen Tumor. In der letzten Zusammenfassung über 364 verifizierte Tumoren von Pulec et al. (1971) bestanden nur bei 10,2% der Patienten subjektive Symptome von seiten des Vestibularapparates als Initialsymptom.

Spontan- und Provokationsnystagmus

Die objektive Prüfung des Vestibularapparates erstreckt sich zunächst auf die Untersuchung von Spontan- und Provokationsnystagmus. Im Gegensatz zum nichtvestibulären Pendel- oder Rucknystagmus hat der vestibuläre Nystagmus eine schnelle und eine langsame Phase, seine Schlagrichtung wird nach der schnellen Komponente bezeichnet. Nach einem Spontannystagmus wird in den fünf Hauptblickrichtungen ohne Leuchtbrille oder bei Geradeausblick in der Null-Lage mit Leuchtbrille gefahndet. Der richtungsbestimmte Spontannystagmus schlägt mit konstanter Schlagrichtung, oft mit wechselnder Intensität, unabhängig von den Hauptblickrichtungen.

Der Blickrichtungsnystagmus — auch Endstellungsnystagmus — kommt nach Nylén (1958) bei 60% aller normalen Personen vor, wenn die Achse der Bulbi um über 45° von der Geradeausrichtung abweicht. Er ist als pathologisch anzusehen, wenn er bei einem Seitenblick von 20–40° auftritt.

Die Untersuchung auf Provokationsnystagmus erfolgt in einem abgedunkelten Raum unter der Frenzel-Leuchtbrille bei Geradeausblick. Als Lockerungsmaßnahme dienen Kopfschütteln, Bücken und Wiederaufrichten. Ein wesentlicher Teil der Untersuchung ist die Lageprüfung. wobei der Patient von der Rückenlage ohne Änderung der Stellung des Kopfes zum Rumpf langsam in die rechte und die linke Seitenlage gebracht wird. Bei der Prüfung auf Lagerungsnystagmus wird der sitzende Patient schnell nach hinten hin zur Kopfhängelage verbracht, für 30 sec beobachtet und nach schnellem Wiederaufrichten erneut für 30 sec beobachtet.

Bei der Frage nach der diagnostischen Bedeutung, die dem vestibulären Spontan- und Provokationsnystagmus und seiner Richtung zukommt, zeigt sich, daß das Nystagmusbild eine Voraussage über die Lokalisation oder die Größe des Tumors nicht zuläßt. Die unmittelbare Nähe des Kleinhirns, evtl. hinzutretende Hirndruckzeichen, tumorbedingte Veränderungen am Hirnstamm mit schweren Schädigungen der Vestibularisbahnen und -kerne können ein außerordentlich vielgestaltiges Bild mit den unterschiedlichsten Nystagmustypen hervorrufen.

Vestibuläre Spontan- und Provokationssymptome mit Schlagrichtung zur Gegenseite werden als Symptome eines frühen Krankheitsstadiums aufgefaßt, ausgehend vom peripheren Vestibularisanteil. Mit zunehmendem Tumorwachstum kann sich dann als Hinweis auf eine zentrale Vestibularisläsion mehr und mehr die Nystagmusrichtung zur kranken Seite durchsetzen. Solche Befunde deuten also mehr auf größere Geschwülste mit Einflußnahme auf den Stamm bzw. das vestibuläre Kerngebiet hin (Unterberger, 1939; Aubry u. Pialoux, 1957; Stenger, 1958, 1965; Jatho, 1956).

Kleine Tumoren zeigen meist nur einen wenig ausgeprägten Befund; große Tumoren können aber ebenfalls ein „harmloses" Nystagmusbild aufweisen (Stenger, 1958, 1965).

Der calorische Test

Die von Barany entdeckte experimentelle Labyrinthreizung durch Spülung des äußeren Gehörganges mit kaltem und warmem Wasser und die anschließende Beobachtung des auftretenden Nystagmus wird als eine der wichtigsten Untersuchungsmethoden der Funktion des Vestibularapparates angesehen. Als besonderer Vorteil der calorischen Prüfungen gilt die Möglichkeit der getrennten Untersuchung der Funktion beider Bogengangsapparate.

Die calorische Un- oder Untererregbarkeit eines Vestibularorganes wird als einer der sichersten Hinweise für das Bestehen eines Acusticusneurinoms angesehen. So fand Cawthorne (1969) bei mehr als 300 Neurinomen in *keinem* Falle eine seitengleiche, calorische vestibuläre Erregbarkeit. Bei den meisten Untersuchern liegt die Zahl der Patienten mit einer vestibulären Erregbarkeitsdifferenz bei über 90%, lediglich bei Linthicum und Churchill (1968) zeigten 18% der Patienten eine seitengleiche calorische Erregbarkeit. Diese Autoren stellten eine Korrelation zwischen der Größe des Tumors und calorischer Erregbarkeit fest. Während über 90% der Patienten mit großem Tumor eine Seitendifferenz aufwiesen, fehlte sie bei über der Hälfte der kleinen Tumoren.

Die technische Durchführung des Tests erfolgt in einem Raum, der abgedunkelt und möglichst frei von störenden Geräuschen gehalten werden soll, um zusätzliche optische und akustische Reize zu vermeiden. Da überwiegend die Reaktionsdauer bestimmt wird, ist ein extremer Temperaturreiz nicht erforderlich. Allgemein durchgesetzt hat sich die Schwachreizprüfung (Fitzgerald u. Hallpike, 1942), die mit Wassertemperaturen von 30 und 44° C durchgeführt wird. Der gleiche Temperaturabstand von der mittleren Körpertemperatur bewirkt einen vestibulären Reiz vergleichbarer Stärke. Während der Spülung werden jeweils 10 ml Wasser langsam und kontinuierlich gegen die hintere obere Gehörgangswand gespritzt, der Kopf des Patienten ist hierbei um 30° von der Vertikalen nach vorwärts geneigt. Nach 60 sec (Mittermaier, 1965: nach 30 sec) wird der Kopf langsam aufgerichtet und um 60° von der Vertikalen nach hinten geneigt, um den horizontalen Bogengang in Optimalstellung zu bringen.

Abb. 31. Beobachtung des Nystagmus unter der Leuchtbrille
nach Frenzel

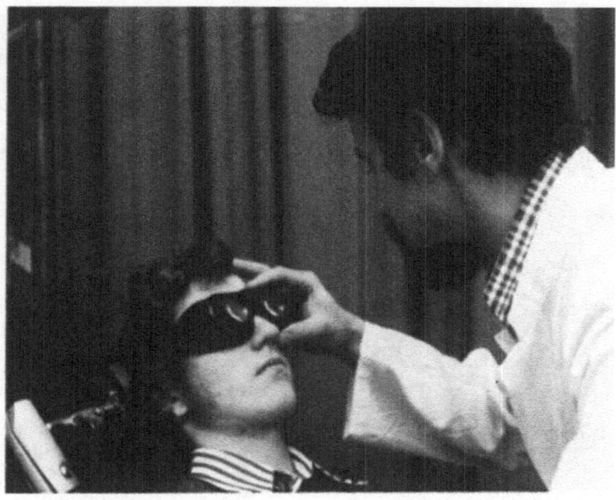

Nach Hallpike (1955) kann die Untersuchung auch im Liegen erfolgen. Die bequeme Lagerung führt zu einem Zustand der Entspannung des Patienten. Der Oberkörper wird um 30° angehoben, der horizontale Bogengang steht wie bei dem sitzenden Patienten, der seinen Kopf um 60° nach hinten neigt, wiederum senkrecht. Während der calorischen Prüfung trägt der Patient die Leuchtbrille nach Frenzel (Abb. 31), die eine Beeinflussung des Nystagmus durch optische Fixierung verhindert. Hallpike verzichtet bewußt auf diese Möglichkeit der Ausschaltung der Fixation.

Zwischen dem Abklingen des Nystagmus und der Spülung des contralateralen Ohres muß eine Zeitspanne von mindestens 3 min liegen. Bei Unerregbarkeit einer Seite kann die Spülung mit Wassertemperaturen von 20° C und schließlich mit Eiswasser und vergrößertem Volumen (Massenspülung) erfolgen, um die calorische Unerregbarkeit des Labyrinthes abzusichern. Temperaturen von über 47° C sind dagegen für den Patienten schmerzhaft bis unerträglich. Eine Untererregbarkeit des Labyrinthes ist mit der Kaltspülung allein nicht in jedem Fall nachzuweisen. Wenn bei einer sog. Tonusdifferenz der Labyrinthe ein richtungsüberwiegender Nystagmus zu einer Seite hin besteht, kann gerade die Kaltspülung allein eine Untererregbarkeit nicht aufdecken, da eine geringe calorische Reaktion durch das Richtungsüberwiegen des Nystagmus kompensiert wird.

Die experimentelle Prüfung der calorischen Erregbarkeit des Vestibularorgans ist ohne großen apparativen Aufwand durchführbar. Entscheidend ist jedoch die Zuverlässigkeit der technischen Durchführung. Gleiche Wassermenge, konstante Temperatur und gleichmäßige Spüldauer sind ebenso wichtig wie die richtige Kopfhaltung des Patienten und die kontinuierliche Beobachtung des Nystagmus. Die Prüfung sollte daher immer von der gleichen Person durchgeführt werden, um zuverlässige, reproduzierbare Ergebnisse zu erzielen (Abb. 32).

Eine besondere Variante der calorischen Vestibularisprüfung wurde von Linthicum und Churchill (1968) beschrieben. Als „Screening-Test" für die tägliche Praxis schlagen sie die Instillation von 0,2–0,4 ml Eiswasser und Beobachtung der nachfolgenden Reaktion vor. Die Brauchbarkeit dieses Schnelltestes zeigt ein Vergleich mit den üblichen calorischen Tests mit elektronystagmographischer Aufzeichnung.

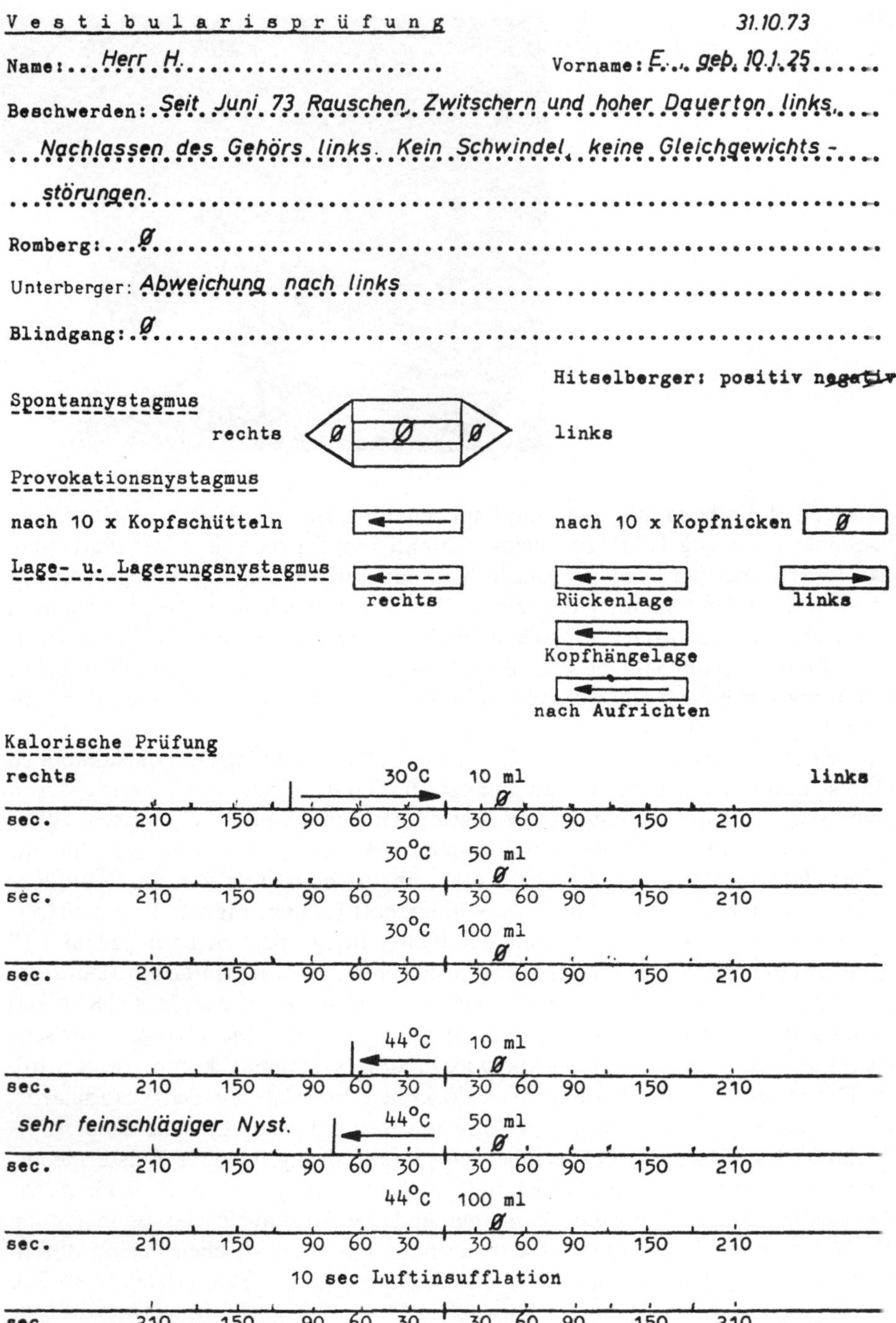

Abb. 32. Vestibularisprüfung H.E. Bei Untersuchung am 31.10.73 Taubheit links. Kein Spontannystagmus, Provokationsnystagmus, Lage- und Lagerungsnystagmus nach rechts, keine calorische Erregbarkeit des linken Labyrinthes. Operation am 14.11.1973: kirschgroßes Acusticusneurinom

Die Elektronystagmographie

Neben der direkten Beobachtung des Nystagmus mit Auszählung der einzelnen Bulbusbewegungen und Abstoppen der Nystagmusdauer wurde die Elektronystagmographie (ENG) zu einer Routinemethode vieler Kliniken. Die ENG-Technik macht sich das vorhandene elektrische Potential zwischen Cornea und Retina zunutze. Infolge der negativen Spannung der Retina und der elektrisch positiven Cornea wirkt der Bulbus des Auges als rotierender elektrischer Dipol. Die Potentialschwankungen bei Bewegungen des Auges können in der Umgebung des Auges nach entsprechender Verstärkung registriert werden. Damit ist eine objektive Dokumentation des Nystagmus möglich.

Es hat nicht an Versuchen gefehlt, aus einem bestimmten Kurvenverlauf, der Höhe der Amplitude und der Winkelgeschwindigkeit durch Differenzierung der langsamen und schnellen Phase eine Zuordnung des Nystagmus zu bestimmten Krankheitsbildern zu erreichen (Aschan et al., 1956; Megighian, 1959; Montandon et al., 1960; Greiner et al., 1961). Wenn dies in einigen besonders eindrucksvollen Fällen auch möglich sein mag, so glaubt doch ein besonderer Kenner der Materie, Mittermaier (1965), sich „dieser Ansicht in so allgemeiner Form" nicht anschließen zu können.

Die direkte Registrierung des Nystagmus erleichtert neben der wertvollen Dokumentation die Verlaufskontrolle, unabhängig vom eventuellen individuellen Fehler verschiedener Untersucher. Ein weiterer Vorteil der Methode liegt darin, daß eine gut eingearbeitete Hilfsperson die thermische Erregbarkeitsprüfung und auch die Prüfung auf Spontan- und Provokationsnystagmus des Vestibularapparates durchführt, während die Begutachtung zu einem beliebigen Zeitpunkt erfolgen kann. Schließlich kann mit dem ENG noch ein Nystagmus registriert werden, der nur bei geschlossenem Auge auftritt und sich somit der direkten Beobachtung entzieht.

Entsprechend seiner Entstehung vom Ramus vestibularis des N. statoacusticus wird das Acusticusneurinom bei der ganz überwiegenden Zahl der Patienten eine Erregbarkeitsstörung der erkrankten Seite aufweisen, in der Regel eine calorische Untererregbarkeit. Das Nystagmusbild schreitet dabei mit zunehmender Größe des Tumors und Mitbeteiligung des Hirnstammes vom rein peripheren Typ zum vestibulär-zentralen Typ fort. Alle Übergänge — auch größenunabhängig — sind jedoch möglich. Bei anderen raumfordernden Prozessen im Bereich des Kleinhirnbrückenwinkels kann die Beteiligung des Vestibularapparates gering sein oder auch völlig fehlen. Die Arachnitis cystica kann das gleiche Nystagmusbild wie das Acusticusneurinom hervorrufen.

Zusätzliche neurologische Diagnostik

Die bisher besprochenen Untersuchungsmethoden beschränken sich allein auf die Feststellung von Funktionsausfällen bzw. Einbußen des VIII. Hirnnerven. Eine zusätzliche Beurteilung der in unmittelbarer Nähe des Kleinhirnbrückenwinkels liegenden und durch den Tumor oft mitbetroffenen Hirnnerven ist während einer Sprechstundenuntersuchung jedoch ohne großen Aufwand auch für den Otologen möglich und kann wertvolle zusätzliche Informationen bringen.

Während der N. statoacusticus fast immer in dem einen oder anderen Anteil betroffen ist und Klagen des Patienten auf Funktionsstörungen hinweisen, ist der N. facialis anscheinend nur selten und bei sehr erheblicher Ausdehnung des Tumors beteiligt. Dies ist um so bemerkenswerter, als der Gesichtsnerv bei seinem Verlauf durch den inneren Gehörgang neben dem VIII. Hirnnerven als erster von einem Tumor erreicht und auch geschädigt werden kann.

Eine wesentliche Verlängerung des Nerven infolge von Dehnung durch den Tumor kann jedoch zu einer Zunahme der Reizleitungszeit führen, die durch eine Verzögerung des reflektorischen Augenschlusses (Lidreflex) zu erkennen ist. Die Registrierung einer solchen Verzögerung ist nicht mit dem bloßen Auge zu bemerken, jedoch mit einer Hochgeschwindigkeitskamera zu verifizieren (Pulec u. House, 1964b). Aufgrund des verhältnismäßig großen technischen Aufwandes hat diese Prüfungsmethode jedoch keinen Eingang in die Routineuntersuchung gefunden. Die Diagnostik der in diesen Fällen ohnehin großen Tumoren ist mit anderen Methoden möglich.

Der N. facialis hat neben seinen motorischen Fasern auch sensible, sensorische und parasympathische Anteile, die ihm vom N. intermedius im inneren Gehörgang zugeführt werden. Der Nachweis des Ausfalles oder einer Funktionsminderung dieser Elemente des N. facialis gibt den Hinweis auf Veränderungen im inneren Gehörgang, in erster Linie auf das Vorliegen eines Tumors.

Eine Schädigung der parasympathischen Fasern führt zu einer Verminderung der Tränensektretion. Eine Prüfung des Funktionszustandes der Tränendrüsen liefert der Schirmer-Test:

Nach Anaesthesie des Konjunktivalsackes wird beiderseits ein Streifen Filterpapier von 0,5 cm Breite und 5 cm Länge in den Konjunktivalsack des Unterlides eingebracht und die Benetzung des Streifens mit Tränenflüssigkeit nach einer definierten Zeit (2–5 min) in Zentimetern gemessen (Abb. 33). Als Zeichen einer Irritation der parasympathischen Fasern kann bei kleinen Tumoren die Tränensekretion der affizierten Seite erhöht sein. Bauer (1964) beschreibt einen Patienten mit dem Symptom der „Krokodilstränen" bei einem Acusticusneurinom.

Die Geschmacksfasern sind oft die ersten Fasern, die durch ein Acusticusneurinom betroffen sind, wahrscheinlich weil sie in unmittelbarer Nähe des N. vestibularis verlaufen. Bei 28 Neurinomen fand House (1964, 1968) in 19 Fällen eine eindeutige Verminderung der Geschmackssensation auf der Tumorseite — nur drei dieser Patienten waren sich dieser Einschränkung bewußt. Während die Abschwächung oder der Ausfall der Geschmacksempfindung von erheblichem diagnostischem Wert ist, spricht ein voll erhaltener Geschmack nicht gegen einen Tumor (Portmann et al., 1973). Die Gustometrie ist einfach und reproduzierbar mit dem Elektrogustometer nach Freyss-Guerrier oder Urban durchzuführen. Durch einen Strom von 10–60 mA wird an beiden Seiten der Zunge eine sauer-metallische Sensation provoziert und eine eventuelle Seitendifferenz der für die Erregung erforderlichen Stromstärke registriert. Eine Ageusie wird angenommen, wenn bei 300 mA keine Geschmacksempfindung eintritt.

Die von Ramsay-Hunt 1907 beschriebenen sensiblen Komponenten des N. facialis im Bereich des äußeren Ohres und der hinteren, oberen knöchernen Gehörgangswand wurden von Hitselberger und House (1966) als weiterer Test für eine Funktionseinbuße des N. intermedius verwandt. Die Autoren fanden

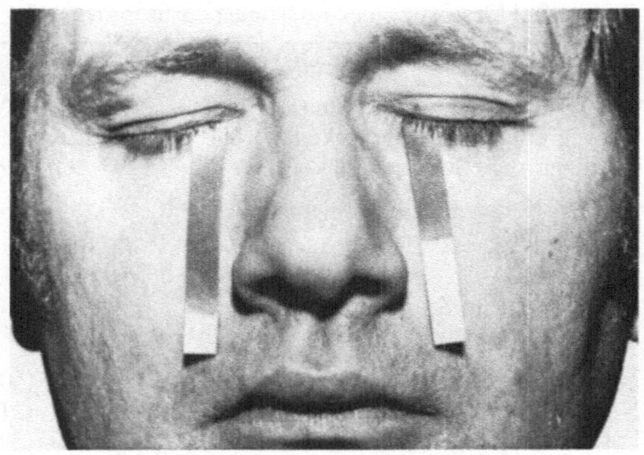

Abb. 33. Schirmer-Test, Patient H.E., s. auch Prüfung des Vestibularorgans bei gleichem Patienten (Abb. 32)

zunächst, daß die Eiswasserspülung auf der Tumorseite dem Patienten weniger schmerzhaft oder unangenehm war als auf der gesunden Seite. Eine exakte Prüfung der Hypästhesie eines Teils des äußeren Gehörganges erfolgt durch Berührung der hinteren knöchernen Gehörgangswand mit einer Nylonborste: der Gehörgangsausgang wird mit einem Häkchen oder Watteträger auf seine Sensibilität geprüft.

Manche Patienten verwechseln den hierbei entstehenden Geräuscheindruck mit der Gefühlssensation. Ein Hinweis für den Patienten ist erforderlich, um diese Fehlerquelle auszuschalten. Eine weitere Fehlermöglichkeit ist nach Hitselberger und House darin begründet, daß die sensible Innervation des äußeren Gehörganges nicht allein vom N. facialis erfolgt, dessen sensibles Innervationsfeld zudem nicht nur von Patient zu Patient, sondern auch von einer Kopfseite zur anderen differieren kann.

Nach Feststellung von Pulec und House ist die Schädigung des Gesichtsnerven aufgrund einer motorischen Funktionseinbuße erst spät und nur bei großen Tumoren zu erkennen. Unter Hinzuziehung quantitativer Messung der motorischen, sensiblen und parasympathischen Anteile fanden sie jedoch eine häufigere — bei üblichen Untersuchungen nicht erkennbare — Symptomatik von seiten des N. facialis als vom N. trigeminus.

Der Nachweis einer gemeinsamen Schädigung des VII. und VIII. Hirnnerven ist nach ihrer Ansicht ein sicherer Hinweis auf einen pathologischen Prozeß im inneren Gehörgang, der die radiologische Kontrolle des inneren Gehörganges mit Kontrastmittel erfordert.

Nachbarschaftssymptome von seiten des N. trigeminus sind naturgemäß nur zu erwarten, wenn der Tumor aus dem inneren Gehörgang herausgetreten ist und eine Größe erreicht hat, die eine Berührung oder Verdrängung des N. trigeminus bewirkt. Das erste Zeichen einer Schädigung des V. Hirnnerven ist die Abschwächung des Cornealreflexes der entsprechenden Seite. Dies gilt als zuverlässiger Hinweis auf das Vorliegen eines großen Tumors. Die Angaben über die Häufigkeit der homolateralen Abschwächung des Cornealreflexes beim Kleinhirnbrückenwinkel-Tumor liegen bei den meisten Untersuchungen über 85%, sie reichen bis zu 100%! Wenn bei den Patienten der House-Gruppe dieses Symptom nur bei 57% oder (später) bei einem noch geringeren Prozentsatz

Tabelle 2. Hörstörung bei Acusticusneurinom (n=47)

Taubheit:	15× (32%)
Hochgradige Schwerhörigkeit:	11× (23%)
Mittelgradige Schwerhörigkeit:	12× (26%)
Geringgradige Schwerhörigkeit:	9× (19%)
Ergebnisse der überschwelligen Tests (n=24)	
Fowler-Test	pos.: 15× (62%); neg.: 4× (17%)
SISI-Test	pos.: 7× (29%); neg.: 7× (29%)
Recruitment im Sprachaudiogramm	pos.: 8× (33%); neg.: 7× (29%)
Metz-Recruitment	pos.: 6× (25%); neg.: 4× (17%)
Nur positive Recruitmentzeichen:	12× (50%)
Nur negative Recruitmentzeichen:	5× (21%)
Positive und negative Recruitmentzeichen:	7× (29%)
Hörermüdung (n=18)	pos.: 3× (17%); neg.: 15× (83%)

Tabelle 3. Vestibularisbefunde bei Acusticusneurinom (n=47)

Spontan-nystagmus	Provokations-nystagmus	Calorische Erregbarkeit	Richtungs-überwiegen
Ø	Ø	seitengleich	Ø = 7× (15%)
Ø	Ø	seitengleich	+ = 1× (2%)
Ø	+	seitengleich	Ø = 1× (2%)
Ø	Ø	ausgefallen	Ø = 6× (13%)
Ø	+	ausgefallen	Ø =20× (43%)
+	+	ausgefallen	Ø =10× (21%)
+	+	erhalten	+ = 2× (4%)

angetroffen wird, so ist dies ein Hinweis auf die Frühdiagnose des Tumors: Er wurde entdeckt, bevor er den V. Hirnnerven erreichte.

Liquordiagnostik

Von Jatho (1956) wird auf die Bedeutung der Liquordiagnostik bei dem Verdacht auf das Vorliegen eines Acusticusneurinoms hingewiesen. Bei den 42 von ihm beschriebenen Fällen erfolgte eine Liquoruntersuchung 37mal. Der Gesamt-eiweißgehalt des Liquors war ausnahmslos erhöht, die Werte reichten von 36 mg% bis 548 mg%. Er beobachtete eine gewisse Proportionalität zwischen Tumorgröße und Gesamteiweißgehalt im Liquor. Da die Eiweißvermehrung in der Untersuchungsreihe von Jatho ein zuverlässigerer Indicator auf das Vorliegen eines Tumors war als die Ergebnisse der Cochlearis- und Vestibularisuntersu-chungen, glaubt er, daß die Liquordiagnostik am ehesten zu berücksichtigen und zur Frühdiagnose heranzuziehen sei. Auch in der Statistik von Graf liegt der prozentuale Anteil der Patienten mit Eiweißerhöhung (bei einem Grenzwert von 30 mg%) bei über 90% der Patienten. Bei fünf Patienten mit normalen Eiweißwerten war in drei Fällen der Tumor höchstens kirschgroß, ein Tumor zeigte allerdings normale Werte bei Pflaumengröße. Ausnahmsweise kann also auch ein großes Acusticusneurinom normale Liquorwerte aufweisen.

Name: Vorname: geb.:

AUDIOLOGIE   DIAGNOSE:
( ) Tonaudiogramm   Morbus Menière
( ) Lautheitsausgleich n. Fowler   Hörsturz
( ) Sprachaudiogramm   Tumor
( ) SISI-Test   Sonstiges
( ) Tone decay-Test
( ) Stapediusreflex — Impedanzaudiometrie
( ) Békésy-Audiometrie
( ) BERA

HNO-NEUROLOGIE
( ) Vestibularisprüfung
( ) Facialisprüfung
( ) Cornealreflex
( ) Schirmer-Test
( ) Hitselberger-Test
( ) El-Gustometrie

RÖNTGENUNTERSUCHUNGEN
( ) Schüller
( ) Stenvers
( ) NNH
( ) Röntgenschichtuntersuchung der Felsenbeine
( ) Kontrastdarstellung der inneren Gehörgänge (nach Rücksprache)

BLUTUNTERSUCHUNGEN
( ) Lues-Serologie
( ) Toxoplasmose
( ) Listeriose
( ) AST
( ) Rheumafaktor

LIQUOR
( ) Zellzahl
( ) Gesamteiweiß
( ) Cytologie

KONSILIARISCHE UNTERSUCHUNGEN IN:
( ) Neurologische Klinik
( ) Medizinische Klinik
( ) Augenklinik
( ) Orthopädische Klinik
( ) Zahnklinik

Abb. 34. Zusammenstellung der erforderlichen Untersuchungen bei einseitiger Hörstörung, einseitigem Tinnitus und uncharakteristischen Schwindelbeschwerden (HNO-Klinik der Universität Tübingen)

Die Liquordiagnostik kann bei positivem Befund den Verdacht auf ein Acusticusneurinom bestätigen, zu einer wirklichen Frühdiagnostik ist sie jedoch unsicher, vor allem versagt sie bei kleinen, noch überwiegend intracanaliculär gelegenen Tumoren. Sheehy (1968) sah einen normalen Liquorbefund bei 30% der von ihm beschriebenen Serie von 200 Tumoren: „Bei einer Erhöhung der Eiweißwerte sahen wir gewöhnlich schon viele andere Symptome, die deutlicher einen endokraniellen Tumor anzeigten."

Eine außergewöhnlich starke Erhöhung des Eiweißgehaltes in der Perilymphe des Vestibulums fand Silverstein (1971) bei Akustikusneurinomen. Bei zweifelhaftem radiologischem Befund schlug er daher die Punktion des Perilymphraumes durch das ovale Fenster hindruch vor (s. auch S. 139). Wir stehen diesem Verfahren eher zurückhaltend gegenüber, da die Gefahr einer Ertaubung durch diesen Eingriff mit etwa 50% angegeben wird.

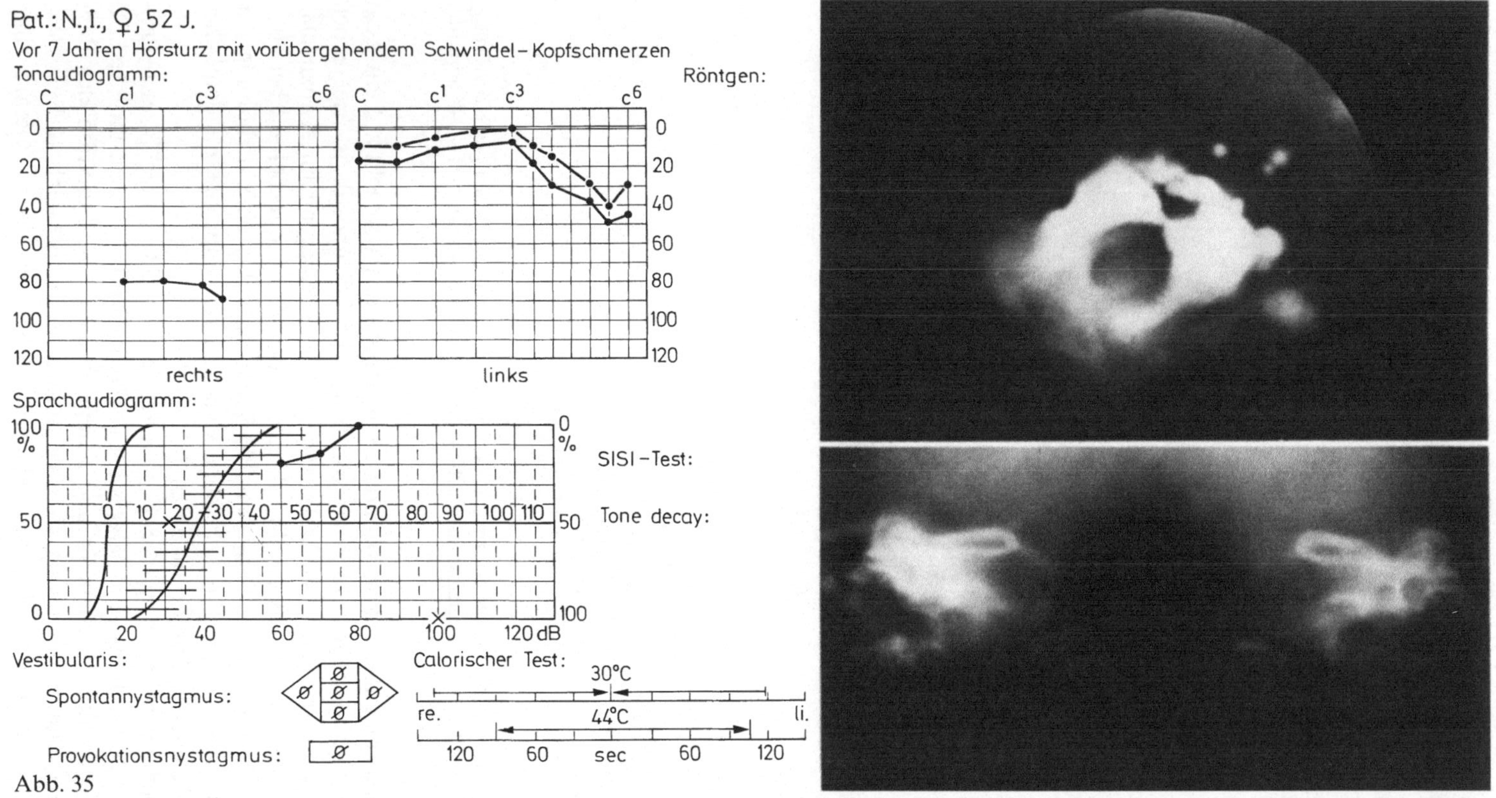

Abb. 35 und 36. Sie demonstrieren die Unzuverlässigkeit einer einzelnen Funktionsprüfung des Innenohres. In Abb. 35 besteht eine Taubheit rechts, die weitere differentialdiagnostische Untersuchungen des Hörorganes nicht ermöglicht. Das Vestibularorgan ist seitengleich calorisch erregbar. Bei dem Patienten B, (Abb. 36) ist die calorische Erregbarkeit des rechten Labyrinthes erloschen. Als Folge der zentralen Kompensation ist bei dem jungen Patienten (Hubschrauberpilot) kein Provokationsnystagmus auslösbar. Die nur geringe Hörstörung des rechten Ohres demonstriert Zeichen einer peripheren Läsion. In beiden Fällen wurde ein Tumor mit der Duroliopaque-Meatozisternographie nachgewiesen

Pat. B.H., ♂ 29 J.
Seit 2 Jahren langsam zunehmende Schwerhörigkeit, kein Schwindel.
Tonaudiogramm:
Röntgen:
rechts
links
Sprachaudiogramm:
SISI – Test: negativ
Tone decay: negativ
Vestibularis:
Spontannystagmus:
Provokationsnystagmus:
Calorischer Test:
∅ 30°C
∅ 44°C
re.
li.
sec

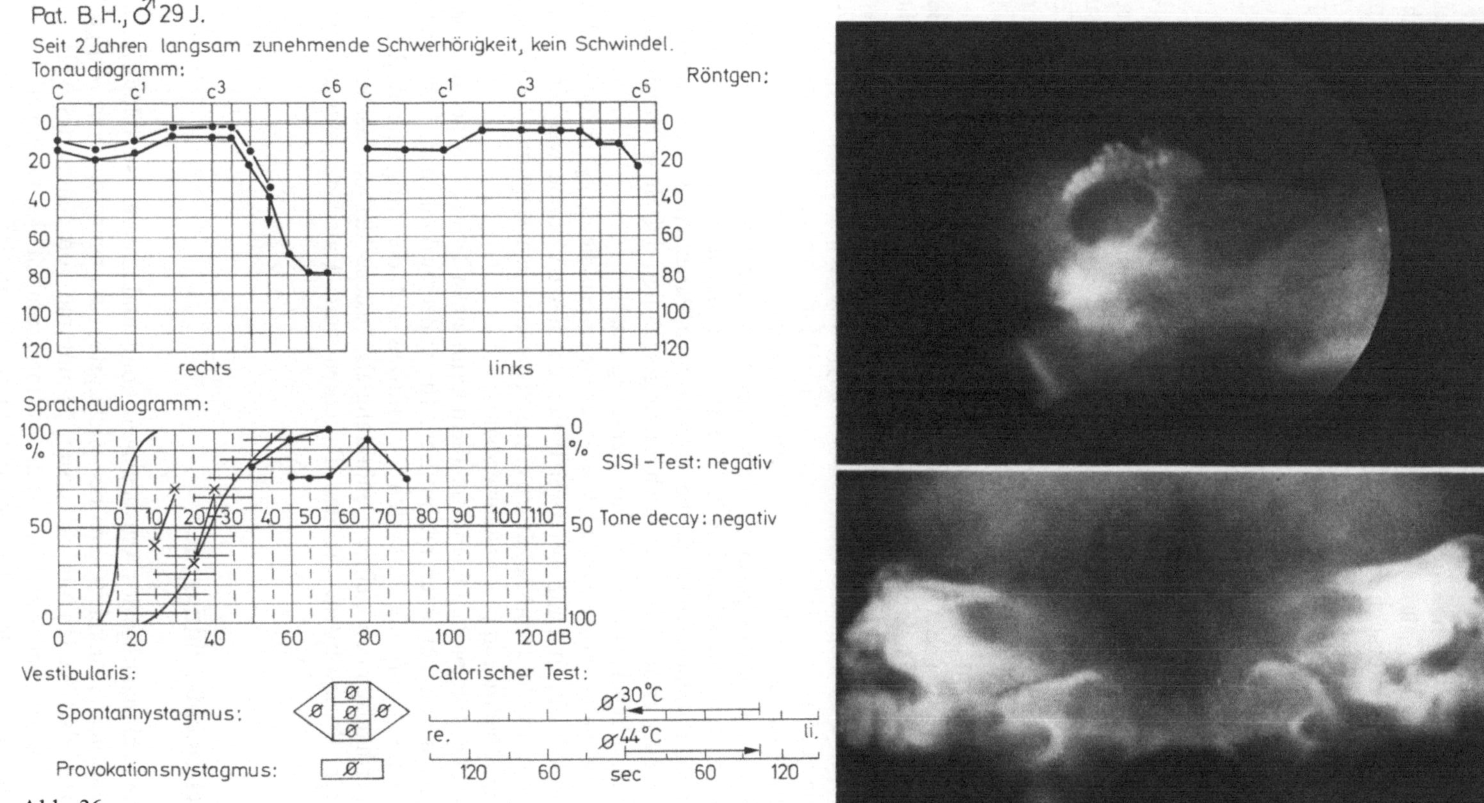

Abb. 36

Zisternoskopie

Die endoskopische Untersuchung des Kleinhirnbrückenwinkels und des inneren
Gehörgangs wurde von Prott (1974) an der Leiche und im Tierversuch erarbei-
tet. Erste Untersuchungen an der Mainzer und Tübinger HNO-Klinik mit dieser
Technik am Menschen scheinen unsere diagnostischen Möglichkeiten zu berei-
chern. Der transmastoidale-retrolabyrinthäre Zugangsweg ist für den Patienten
wenig belastend.

Eigene Erfahrungen

Die systematische Untersuchung aller Patienten mit einseitiger Hörstörung und/
oder seitendifferenter calorischer Erregbarkeit des peripheren Vestibularapparates (N=1046) erfolgte seit 1973 nach den oben angeführten Tabellen 2 und
3 (Helms, Abb. 34). Bei hinreichendem Verdacht auf einen raumfordernden
Prozeß im inneren Gehörgang oder Kleinhirnbrückenwinkel führten wir in Zusammenarbeit mit dem hiesigen Radiologischen Institut (Grehn) die positive
Kontrastzisternographie des inneren Gehörganges durch (N=253). Bei 50 Patienten stellte sich ein raumfordernder Prozeß dar und wurde durch die Operation nachgewiesen. Neben einem Meningeom, einem Sarkom der Arachnoidea
und einer Arachnoidalcyste sahen wir typische Acusticusneurinome in 47 Fällen.
Die angeführten Tabellen ergeben Aufschluß über die Ergebnisse der Hörprüfung bzw. der Prüfung des Vestibularapparates.
Trotz der relativ geringen Zahl von Patienten ist die Unzuverlässigkeit der
Hörprüfung *allein* auffallend. Die Prüfung mit überschwelligen Tests war nur
bei 24 Patienten möglich, bei den übrigen Patienten war das betreffende Ohr
entweder ertaubt oder so hochgradig geschädigt, daß diese Hörprüfungen nicht
mehr möglich oder nicht aussagekräftig waren.
   Bei neun der Patienten (19%!) war die calorische Erregbarkeit der Labyrinthe
seitengleich, und nur bei zwei Patienten dieser Gruppe war eine Dysfunktion
des Vestibularapparates durch einen Provokationsnystagmus (1 ×) und ein Richtungsüberwiegen (1 ×) nachweisbar.
   Die otologische Diagnostik allein kann einen Tumor nur bei einer begrenzten
Anzahl von Patienten nachweisen. Ihr außergewöhnlicher Wert liegt dagegen
in dem — oft nur diskreten — Hinweis auf die Möglichkeit des Bestehens
einer häufig noch kleinen Neubildung als Auslöser der akustischen oder vestibulären Beschwerden, die den Patienten zum Hals-Nasen-Ohren-Arzt führen
(Abb. 35 u. 36).

Schlußbetrachtungen

Die Frühdiagnose des Acusticusneurinoms und anderer Neubildungen im Kleinhirnbrückenwinkel ist eine der wichtigsten oto-neurologischen Aufgaben. Nur
durch das Wissen um die ersten Symptome von seiten des VIII. oder VII.
Hirnnerven und durch die stete Aufmerksamkeit des Otologen bei einseitiger
Affektion des Hör-Gleichgewichts-Organs kann das Schicksal dieser Patienten
entscheidend verbessert werden. Die heute erarbeiteten mikrochirurgischen Ope-

rationsmethoden ermöglichen die Entfernung insbesondere kleiner Tumoren mit nur sehr geringem Risiko für die umgebenden Nerven und das Cerebellum. Die auch heute noch vorhandene Operationsmortalität bei großen Tumoren besteht bei kleinen, vor allem intracaniculär gelegenen Tumoren nicht mehr. Obwohl der Tumor im allgemeinen langsam wächst, und die Beschwerden anfangs meist erträglich sind, vermehrt jedes Warten das Risiko des Eingriffs, erschwert ihn und erhöht die Gefahr eines postoperativen neurologischen Defektes.

Die bunte Palette der auftretenden Symptome entsteht durch den Druck des wachsenden Tumors auf die ihn umgebenden Nerven. Da sich die ganz überwiegende Mehrzahl der Neubildungen im inneren Gehörgang entwickelt, sind Ausfälle oder Funktionseinschränkungen zunächst im vestibulären und cochleären Anteil des N. statoacusticus zu erwarten. Hitselberger und House (1966), Pulec und House (1964a) sowie Sheehy (1968) wiesen nach, daß auch die sensiblen und autonomen Nerven, die den N. facialis begleiten, weitaus eher eine Funktionseinbuße erkennen lassen, als früher vermutet wurde. Eine Schädigung der motorischen Fasern des N. facialis ist ein Spätsymptom. Gerade für die Frühdiagnose können daher die Prüfung der Tränensekretion, der Sensibilität des äußeren Gehörganges, die quantitative Geschmacksprüfung und evtl. auch die Prüfung der Speichelsekretion der Glandula submandibularis von erheblicher Bedeutung sein und den Verdacht auf einen Tumor lenken, der noch nicht zu einer wesentlichen Arrosion der knöchernen Wand des inneren Gehörganges geführt und den Porus acusticus internus noch nicht verlassen hat. Erst bei größeren, im Bereich des Kleinhirnbrückenwinkels sich ausbreitenden Tumoren ist eine weitere diagnostische Hilfe durch den Nachweis einer Abschwächung des Cornealreflexes der entsprechenden Seite, durch eine Erhöhung des Gesamteiweißgehaltes des Liquors, später auch durch Ausfälle der Vagusgruppe, cerebelläre und Stammhirnzeichen zu erwarten.

Die meisten der angeführten Untersuchungsverfahren können ohne großen technischen Aufwand auch von einem freipraktizierenden Otologen ausgeführt werden. Er hat die Chance, den Verdacht auf einen noch kleinen Tumor im inneren Gehörgang oder im Bereich des Kleinhirnbrückenwinkels zu lenken und in Zusammenarbeit mit den übrigen Fachrichtungen den Tumor zu verifizieren oder auszuschließen. Die frühe Operation erschließt dem Patienten die Möglichkeit, ohne lebenslange Entstellung oder Invalidität von seinem Tumor befreit zu werden.

Literatur

Anderson, H., Barr, B., Wedenberg, E.: Early diagnosis of VIIIth nerve tumors by acoustic reflex tests. Acta oto-laryng. (Stockh.) **263**, 232 (1970)

Aschan, G., Bergstedt, M., Stahle, J.: Nystagmographie. Acta oto-laryng. (Stockh.) Suppl. **129** (1956)

Aubry, M., Pialoux, P.: Maladies de l'oreille interne et otoneurologie. Paris: Masson 1957

Ballance, C.: Some points in surgery of the brain and its membrane. London: Maxmillan 1907

Bauer, M.: Crocodile tears in a case of acoustic neuroma. Pract. oto-rhino-laryng. (Basel) **26**, 22 (1964)

Békésy, G. v.: A new audiometer. Acta oto-laryng. (Stockh.) **35**, 411 (1947)

Brown, H.A., Love, J.G., Adams, N.D.: Otologic evaluation of unilateral acoustic neurofibroma: review of 150 cases. Laryngoscope (St. Louis) **62**, 250 (1952)

Brunner, H.: Zur Differentialdiagnose der Kleinhirnbrückenwinkeltumoren. Mschr. Ohrenheilk. **69**, 708 (1935)

Cambon, K., Guilford, F.R.: Acoustic neurilemmoma. Arch. Otolaryng. **67**, 302 (1958)

Carhart, H.: Clinical determination of abnormal auditory adaption. Arch. Otolaryng. **65**, 32 (1957)

Cawthorne, T.: Diagnosis of acoustic neuromas. Arch. Otolaryng. **89**, 299 (1969)

Cushing, H.: Tumors of the Nervus Acusticus and the Syndrome of the Cerebellopontine Angle. Philadelphia: Saunders 1917

Dix, M.R., Hallpike, C.S., Hood, J.D.: Observation upon the loudness recruitment phenomenon, with especial reference on the differential diagnosis of disorders of the internal ear and VIIIth nerve. J. Laryng. **62**, 671 (1948)

Eggston, A.S., Wolff, D.: Histopathology of Ear, Nose and Throat. Baltimore: Williams & Wilkins 1947 (zit. nach Johnson u. House)

Fisch, U., Wegmüller, A.: The early diagnosis of acoustic neuromas. O.R.L. **36**, 129 (1974)

Fitzgerald, G., Hallpike, C.S.: Studies in human vestibular function: 1. Observations on directional preponderance (Nystagmusbereitschaft) of caloric nystagmus resulting from cerebral lesions. Brain **65**, 115 (1942)

Fowler, E.P.: Loudness recruitment: definition and clarification. Arch. Otolaryng. **78**, 748 (1963)

Frenzel, H.: Über den heutigen Stand der Funktionsprüfung des Vestibularis. Dtsch. med. Wschr. **82**, 337 (1957)

Glasscock, M.E.: Acoustic neuroma: recent advances in the diagnosis and treatment. Rev. Laryng. (Bordeaux) **1**, 2 (1968)

Graf, K.: Die Kleinhirnbrückenwinkelgeschwülste. Fortschritte der Hals-Nasen-Ohrenheilkunde. Basel-New York: Karger 1955

Greiner, G.F., Philippides, D., Collard, M.: Hypoacoustique contralatérale dans le neurinome du VIII. Evolution postoperatoire. Rev. Oto-neuro-opthal. **43**, 54 (1971)

Greiner, G.F., Contraux, Cl., Picart, P.: La stimulation vestibulaire rotatoire de forme pendulaire et ses applicationes cliniques. Confin. neurol. (Basel) **21**, 438 (1961)

Helms, J.: The significance of otoneurological findings in the diagnosis of an acoustic neuroma. 13th Workshop on Inner Ear Biology, Düsseldorf 1976

Hallpike, C.S.: Die kalorische Prüfung. Pract. oto-rhino-laryng. (Basel) **17**, 302 (1955)

Henschen, F.: Om acusticus-tumörer. Hygiea (Stockh.) **44**, 1–84 (1908), zit. n. Graf

Henschen, F., Lundborg, T.: The relation between the clinical course and the morphologic picture in acoustic tumors. Acta oto-laryng. (Stockh.) Suppl. **116**, 121 (1954)

Hitselberger, W.E., House, W.F.: Acoustic neuroma diagnosis. External auditory canal hypesthesia as an early sign. Arch. Otolaryng. **83**, 218 (1966)

House, W.F.: Monograph I: Trans-temporal bone microsurgical removal of acoustic neuromas. Arch. Otolaryng. **80**, 597 (1964)

House, W.F.: Monograph II: Acoustic neuroma. Arch. Otolaryng. **88**, 576 (1968)

Jatho, K.: Beitrag zur audiometrischen Diagnostik der zentralen Hörstörungen. Arch. Ohr.-, Nasen- u. Kehlk.-Heilk. **165**, 331 (1954)

Jatho, K.: Zur Beurteilung der Cochlearis- und Vestibularissymptome und -befunde bei Erkrankungen im Kleinhirnbrückenwinkel, insbesondere bei Acusticusneurinomen, im Hinblick auf deren Frühdiagnose. Arch. Ohr.-, Nasen- u. Kehlk.-Heilk. und Z. Hals-, Nas.- u. Ohrenheilk. **170**, 39 (1956)

Jerger, J.F.: D.L. Difference Test. Arch. Otolaryng. **57**, 490 (1953)

Jerger, J.F.: Békésy audiometry in analysis of auditory disorders. J. Speech Res. **3**, 275 (1960)

Jerger, J.F.: Hearing tests in otologic diagnosis. ASHA Amer. Speech Hearing Ass. **4**, 139 (1962)

Jerger, J., Shedd, J.L., Hartford, E.: On detection of extremely small changes in sound intensity. Arch. Otolaryng. **69**, 200 (1959)

Johnson, E.W.: Auditory findings in 200 cases of acoustic neuromas. Arch. Otolaryng. **88**, 598 (1968)

Johnson, E.W., House, W.F.: Autitory findings in 53 cases of acoustic neuromas. Arch. Otolaryng. **80**, 667 (1964)

Langenbeck, B., Lehnhardt, E.: Lehrbuch der praktischen Audiometrie. Stuttgart: Thieme 1971

Linthicum, F.H., Churchill, D.: Vestibular test results in acoustic tumor cases. Arch. Otolaryng. **88**, 604 (1968)

List, C.F.: Die Differentialdiagnose der Kleinhirnbrückenwinkelerkrankungen mit besonderer Berücksichtigung der Tumoren. Z. ges. Neurol. Psychiat. **144**, 54 (1933)

Lundborg, T.: Diagnostic problems concerning acoustic tumors. A study of 300 verified cases and the Békésy audiogram in the differential diagnosis. Acta oto-laryng. (Stockh.) Suppl. **99** (1952)

Megighian, D.: Electronistagmografia. Collana Monografica di Minerva otorinolaryng. 310 (1959), zit. nach Mittermaier

Metz, O.: The acoustic impedance measured on normal and pathological ears. Acta otolaryng. (Stockh.) Suppl. **63**, 1 (1946)

Metz, O.: Threshold of reflex contractions of muscles of middle ear and recruitment of loudness. Arch. Otolaryng. **55**, 536 (1952)

Mittermaier, R.: Betrachtung zur Amplitude des Nystagmus. Förk. svensk. otolaryngologisk Förening **3** (1956)

Mittermaier, R.: Die experimentellen Gleichgewichtsprüfungen. HNO-Handbuch Bd. III/ Teil 1, S. 581–642. Stuttgart: Thieme 1965

Montandon, A., Russbach, A., Fumeaux, J.: Détermination du senil vestibulaire nystagmique d'accélération giratoire, chez le sujet normal et en pathologie. Confin. neurol. (Basel) **20**, 253 (1960)

Nylén, C.O.: Nordisk lärobok i oto-rhino-laryngologi. Kobenhavn: Munksgaard 1958 (zit. nach Stenger)

Panse, R.: Ein Gliom des Acusticus. Arch. Ohrenheilk. **61**, 251 (1904)

Portmann, M., Sterkers, J.M., Charachon, R., Chouard, C.H.: Le conduit auditif interne. Paris: Arnette 1973

Prott, W.: Möglichkeiten einer Endoskopie des Kleinhirnbrückenwinkels auf transpyramidalem-retrolabyrinthärem Zugangsweg und Zisternoskopie. Arch. Oto-Rhino-Laryng. **207**, 497 (1974)

Pulec, J.L., House, W.F.: Vestibular involvement and testing in acoustic neuromas. Arch. Otolaryng. **80**, 677 (1964a)

Pulec, J.L., House, W.F.: Facial nerve involvement and testing in acoustic neuromas. Arch. Otolaryng. **80**, 685 (1964b)

Pulec, J.L., House, W.F., Britton, B.H., Hitselberger, W.E.: A system of management of acoustic neuroma based on 364 cases. Amer. Acad. Ophthal. Otol. **75**, 48 (1971)

Roland, U.: Die Békésy-Audiometrie, ihr Wert für die topische Diagnostik von Hörstörungen. Dissertation, Hamburg 1968

Schubert, K.: Hörermüdung und Hördauer. Zbl. Hals-, Nas.- u. Ohrenheilk. **51**, 19 (1944)

Schuknecht, H.F.: Ménière's disease: correlation of symptomatology and pathology. Laryngoscope (St. Louis) **73**, 651 (1963)

Selters, W.A., Brackmann, D.E.: Acoustic Tumor Detection With Brain Stem Electric Reponse Audiometry. Arch. Otolaryngol. **103**, 181 (1977)

Shambaugh, G.E.: The surgical treatment of deafness. Illinois med. J. **81**, 104 (1940)

Sheehy, J.L.: The neuro-otologic evaluation. Arch. Otolaryng. **88**, 592 (1968)

Spillmann, T., Hof, E.: Das objektive Recruitment bei Innenohrstörungen. Z. Laryng. Rhinol. **53**, 59–66 (1974)

Stenger, H.H.: Nystagmustypen bei Kleinhirnbrückenwinkeltumoren. H.N.O. (Berl.) **7**, 33 (1958)

Stenger, H.H.: Schwindelanalyse, Untersuchung auf Spontan- und Provokationsnystagmus. HNO-Handbuch Bd. III/Teil 1, S. 540–580. Stuttgart-Graz: Thieme 1965

Tröger, J.: Die Schallaufnahme durch das äußere Ohr. Physik. Z. **31**, 26 (1930)

Unterberger, S.: Neues und Altes zur Vestibularisdiagnostik der Akustikusgeschwülste aufgrund einer 15jährigen Erfahrung. Z. Hals-, Nas.- u. Ohrenheilk. **46**, 133 (1939)

Yasargil, M.G., Fisch, U.: Unsere Erfahrungen in der mikrochirurgischen Exstirpation der Akustikusneurinome. Arch. Ohr.-, Nas.- u. Kehlk.-Heilk. **194**, 242–247 (1969)

Neurologische Aspekte der Kleinhirnbrückenwinkel-Tumoren

F. REGLI

Das Acusticusneurinom

Das Acusticusneurinom ist der häufigste unter den Kleinhirnbrückenwinkel-Tumoren. In 17 Jahren wurden in der Neurochirurgischen Universitätsklinik Mainz (Hey et al.) 68 Patienten mit einem Kleinhirnbrückenwinkeltumor operiert, davon waren 53 Acusticusneurinome. Unter allen intrakraniellen Tumoren ist es ein relativ seltener Tumor. Trotz verbesserter Abklärungsmöglichkeiten hat seine Häufigkeit nicht zugenommen: Cushing gab seine Häufigkeit im Jahre 1917 mit 8,7% an. Im Jahre 1970 betrug sie 5,5% in der Statistik von Pertuiset. Interessanterweise hat sich auch das durchschnittliche Intervall zwischen dem Beginn der Symptomatik und der Klinikeinweisung nicht geändert; dieses betrug 4 Jahre in der Zusammenstellung von Cushing (1917), 4,8 Jahre in derjenigen von Pool und Pava im Jahre 1957 und 3 Jahre und 11 Monate in der von Pertuiset im Jahre 1970.

Einseitiges Acusticusneurinom

Diese entwickeln sich in annähernd gleicher Verteilung auf der rechten und linken Seite. Ein leichtes Überwiegen des weiblichen Geschlechts um 60% wird von allen Autoren angegeben (Cushing, 1917; Pertuiset, 1970; Pool u. Pava, 1957). Das Erkrankungsalter erstreckt sich von der 2. bis zur 7. Lebensdekade, wobei eine Häufung zwischen dem 50. und 60. Lebensjahr beobachtet wird (Pertuiset, 1970). Das Durchschnittsalter bei der Einweisung betrug bei Cushing (1917) 38,1 und bei Pool und Pava (1957) 44,7 Jahre. Erkrankungen vor dem 10. Lebensjahr sind selten.

Erste Beschwerden

Es wird zwischen dem ersten Symptom und den eigentlichen Beschwerden, welche den Patienten zum Arzt führen, unterschieden.

Bei ca. 80% aller Patienten tritt zuerst eine Gehörabnahme auf. Diese schleichend fortschreitende, einseitige Gehörverminderung wird vom Kranken meistens erst zu einem späteren Zeitpunkt wahrgenommen. Selten setzt die Schwerhörigkeit akut ein, und ebenfalls selten läßt das Hörvermögen in einem fortgeschrittenen Stadium nach. Ein Fehlen der Gehörbeeinträchtigung kann bei audiometrischer Prüfung höchstens bei 1–5% festgestellt werden.

Im allgemeinen konsultieren die Patienten den Arzt zunächst wegen Schwindelbeschwerden oder wegen eines Tinnitus. Der Schwindel, das Unsicherheitsgefühl, die Fallneigung sowie die Gangabweichung nach einer Seite können anhalten oder in der Ausprägung schwanken. Das Schwindelgefühl ist meistens von der Körperlage und von der Kopfstellung unabhängig und setzt ohne Erbrechen

und Übelkeit ein. Plötzliche Drehschwindelanfälle sind selten. Auch in diesen
wenigen Fällen wird jedoch zuerst ein unsystematisches Schwindelgefühl angegeben.

Tinnitus ist ebenfalls eines der frühen Zeichen des Acusticusneurinoms. Jeder
zweite Patient schildert ihn als lautes Pfeifen oder Zischen. Der Tinnitus kann
nach Tagen und Wochen nachlassen. Tinnitus allein ohne vorhergehende Gehörabnahme ist jedoch eine Rarität. Selten beginnt die Symptomatik mit Gesichtsschmerzen (Payten, 1972) oder mit Kopfschmerzen. Letztere sind von kon-
tinuierlichem oder periodischem Charakter und sind häufiger occipital als frontal
lokalisiert, gelegentlich von einem Hartspann der Nackenmuskulatur begleitet,
und verstärken sich durch Niesen, Husten und rasche Kopfbewegungen.

Objektive Symptomatik

Das Acusticusneurinom nimmt in 90% der Fälle seinen Ausgang aus den
Schwann-Zellen des vestibulären Nervenanteiles in der Nähe des Ganglion Scar-
pae im inneren Gehörgang. Nur in wenigen Fällen entwickelt es sich primär
im Kleinhirnbrückenwinkel. Aus klinischer Sicht dominiert somit zunächst die
otologische Symptomatik. Auf diese soll nicht eingegangen werden. Die Anwesenheit neurologischer Symptome ist je nach Krankengut recht unterschiedlich.
Sie sind abhängig vom Zeitpunkt der Diagnosestellung, d.h. der Größe des
Tumors. Erreicht der Tumor einen Durchmesser von mindestens 20 mm, dann
ist mit einer neurologischen Symptomatik zu rechnen.

Statt einer komplizierten Stadieneinteilung ist lediglich eine Unterscheidung
zwischen neurologischen Früh- und Spätsymptomen sinnvoll (Tabelle 4).

Tabelle 4. Symptomatologie bei Acusticusneurinom: Läsionen des N. statoacusticus

Neurologische Frühausfälle
  Lähmung des N. trigeminus
  Lähmung des N. intermediofacialis

Neurologische Spätausfälle
  Hirnstammsymptome
  Cerebelläre Symptome
  Lähmung der caudalen Hirnnerven
  Lähmung der Augenmuskelnerven
  Hirndruckzeichen

Neurologische Frühausfälle

N. trigeminus. Dieser wird durch die mediale Ausdehnung des Tumors geschädigt. Ein Fünftel der Patienten geben Paraesthesien und Taubheitsgefühl im
Gesicht an. Intermittierende oder paroxysmale Schmerzen sind selten, kommen
sie vor, so stehen sie ganz im Vordergrund der Symptomatik. Eine mehr oder
weniger umschriebene Herabsetzung der Berührungs- und Schmerzempfindung
wird von 51–63% der Patienten (Pertuiset, 1970; Pulec u. House, 1964) ipsilateral
zum Tumor beobachtet.

Gelegentlich ist der erste Ast ausgespart. Hyperalgesien und Sensibilitätsstörungen der Schleimhäute werden praktisch nie angegeben. Eine gleichzeitige Abschwächung oder ein Fehlen des Cornealreflexes wird bei drei von vier Patienten festgestellt.

Dieses Zeichen kann wohl als Kardinalsymptom einer frühzeitigen Trigeminusmitbeteiligung beim Acusticusneurinom angesehen werden. Nur ca. $^1/_6$ der Patienten (Pool u. Pava, 1957) mit einer sensiblen Trigeminusstörung weisen auch eine Lähmung der Kaumuskulatur auf.

N. intermediofacialis. Durch das Tumorwachstum im Lumen des inneren Gehörganges wird der N. intermediofacialis frühzeitig verlagert bzw. komprimiert. Später wird der Nerv in die Tumorkapsel sogar eingebettet. Trotz dieser ausgeprägten Mitbeteiligung sind Ausfallserscheinungen der mimischen Muskulatur weder häufig noch sehr ausgeprägt. Cushing (1917) erwähnt eine eigene Beobachtung, in welcher der Nerv statt der normalen Länge von 10 mm eine starke Ausdehnung auf 50 mm aufwies und papierdünn war und trotzdem nur eine geringgradige mimische Schwäche erkennbar war. Pertuiset (1970) beschreibt eine leichte motorische Parese bei 28% seiner Fälle, eine eindeutige war aber nur in 20% vorhanden. Es kann die gesamte Muskulatur oder lediglich die periorale betroffen sein. Eine vollständige Lähmung ist ausgesprochen selten. Ein Hemispasmus facialis stellt eine ausgesprochene Rarität dar. Nur einer von vier Patienten mit einer Facialisparese zeigt eine Geschmacksstörung. Hypogeusien ohne Defizit der mimischen Muskulatur werden gelegentlich beobachtet (Pool u. Pava, 1957).

Neurologische Spätausfälle

Hirnstammsymptome. Pathologische Nystagmusphänomene sind wichtige Merkmale des Acusticusneurinoms.

Die Nystagmusanalyse (Potthof et al., 1965) ist zur Erkennung des Krankheitsstadiums wichtig. Zu Beginn beobachtet man als Zeichen der isolierten Vestibularisläsion einen contralateral gerichteten, geringgradigen Spontannystagmus bei ipsilateraler calorischer Unter- oder Unerregbarkeit. Später kombiniert sich als Beweis der Brückenmitbeteiligung der contralaterale Spontannystagmus mit einem ipsilateralen Blickrichtungsnystagmus. Potthof et al. (1965) weisen auf die sog. Diagonalverteilung des Spontannystagmus hin, welche in dieser Phase vorkommt und als Zeichen der kombinierten peripheren Vestibularisläsion und der zentralen pontinen Kompression angesehen wird. Die Diagonalverteilung ist dadurch gekennzeichnet, daß der contralaterale Spontannystagmus beim Blick nach oben zunimmt und beim Blick nach unten entweder abnimmt oder sogar zu einem Umschlag in einen ipsilateralen Spontannystagmus führt. Eine Störung des optokinetischen Nystagmus und eine Saccadierung der Blickfolgebewegung im Pendeltest sind ebenfalls brauchbare Kriterien für die Erkennung einer beginnenden pontinen Mitbeteiligung.

Andere Hirnstammzeichen, wie ein- oder beidseitige Pyramidenzeichen, Reflexsteigerungen, Sensibilitätsstörungen oft dissoziierten Charakters, sowie Miktionsstörungen sind weniger häufig vorhanden. Eine contralaterale motorische Hemiparese wird noch seltener gesehen.

Cerebelläre Symptome. Die anfängliche Gangunsicherheit und Fallneigung sind eine Folge der gestörten peripheren Vestibularisfunktion.

Eigentliche Koordinationsstörungen, Dyssynergien, Dysmetrien und Tonusverminderungen, auf der gleichen Seite des Tumors lokalisiert, entwickeln sich relativ spät. Sie sind meistens leichten Grades und nehmen langsam an Intensität zu. Sie unterscheiden sich nicht von entsprechenden Symptomen einer primären Kleinhirnhemisphärenerkrankung und können eine verschiedene Ausprägung am Arm oder am Bein aufweisen.

Lähmung der caudalen Hirnnerven. Gaumensegellähmungen, Stimmbandparesen, Schluckstörungen und Dysphonien als Zeichen einer Läsion der Nerven IX und X werden in weniger als 5% der Acusticusneurinome gesehen. Eine Parese des N. hypoglossus ist noch seltener; die daraus resultierende Zungenlähmung mit Abweichung ist diskreter Natur. Im allgemeinen treten diese caudalen Hirnnervenausfälle nur in späteren Zeitpunkten auf, wenn der Tumor bereits eine erhebliche Größe erreicht hat. Accessoriuslähmungen werden nur von Pool und Pava (1957) erwähnt.

Lähmung der Augenmuskelnerven. Die Augenmuskelnerven werden ebenfalls nur zu einem späteren Zeitpunkt in Mitleidenschaft gezogen. Pertuiset (1970) beobachtete eine Oculomotoriuslähmung in ca. 1–2% seiner Fälle. Etwas häufiger kann eine Abducenslähmung festgestellt werden. Diese entsteht durch eine Fernwirkung der Tumorausdehnung oder wahrscheinlicher im Rahmen der chronischen intracraniellen Drucksteigerung.

Hirndruckzeichen. Trotz verbesserter Diagnostik weisen noch mindestens die Hälfte der Patienten bei der Klinikaufnahme (Pertuiset, 1970; Pool u. Pava, 1957) die Zeichen einer intracraniellen Drucksteigerung auf. Diese äußert sich klinisch in beidseitigen, mehr oder weniger ausgeprägten Stauungspapillen. Hirndruckzeichen können sich auch in einer relativ frühen Erkrankungsphase manifestieren. Wir verfügen über die Beobachtung einer Patientin, die lediglich eine Beteiligung des N. statoacusticus und eine Cornealreflexabschwächung zeigte, aber bereits ausgeprägte Stauungspapillen bot. Die Hirndruckzeichen traten unmittelbar nach einer Schwangerschaft auf.

Neurologische Untersuchungsverfahren

Acusticusneurinome mit einer reinen otologischen Symptomatik bilden immer noch die Minderzahl der Fälle. Dies beweist, daß eine sorgfältige neurologische Untersuchung neben der cochleo-vestibulären Abklärung mit Tonschwellenaudiogramm, Sprachaudiometrie, Recruitmentmessung, Tone decay-Test, Vestibularisprüfung und neben der Anwendung spezieller radiologischer Techniken regelmäßig vorgenommen werden muß. Gerade das Ergebnis dieser letzten Untersuchung sagt aus, welche der radiologischen Methoden am ehesten Anwendung finden muß.

Eine neurologische Untersuchung sollte vor allem nie unterlassen werden bei einer fortschreitenden Innenohrschwerhörigkeit, bei einseitigem Tinnitus mit oder ohne Gehörabnahme, bei Gehörabnahme mit Ohrensausen und Dysaesthesie am äußeren Gehörgang, bei Vestibularisläsionen mit Un- oder Untererregbarkeit ohne begleitende Schwindelbeschwerden. Durch eine solche vollständige

Abklärung können günstige Voraussetzungen für die Erfassung kleiner Tumoren und somit für eine niedrige Operationsmortalität und für die operative Schonung des Facialisnerven geschaffen werden.

Mit den Methoden der ersten Gruppe (Tabelle 5) sucht man zunächst nach einer Funktionsstörung der Hirnnerven V und VII.

Tabelle 5. Neurologisches Abklärungsprogramm

I. Erste Gruppe
Prüfung des Cornealreflexes
Prüfung des Geschmackssinnes
Prüfung der Tränensekretion
Sensibilitätsprüfung im Versorgungsbereich des
N. intermediofacialis
Prüfung der Reflexerregbarkeit des M. orbicularis oculi
Elektromyographie, Elektroneurographie

II. Zweite Gruppe
Elektronystagmographie
Hirnszintigraphie
Liquoruntersuchung
Echoencephalographie
Elektroencephalographie

Bei der Prüfung des N. trigeminus wird besonders nach einer Verminderung des Cornealreflexes gesucht, da eine solche Verminderung praktisch in 90% der Acusticusneurinome (Olivecrona, 1967b) festgestellt wird. Die Kombination zwischen Perceptionsschwerhörigkeit und abgeschwächtem Cornealreflex kann als pathognomonisch für ein Acusticusneurinom angesehen werden.

Es wurde bereits darauf hingewiesen, daß Acusticusneurinome trotz großer Ausdehnung häufig keinen klinisch faßbaren Ausfall der mimischen Muskulatur verursachen. Der N. intermediofacialis wird aber frühzeitig durch die vom Tumor verursachte Kompression in Mitleidenschaft gezogen. Es soll somit sorgfältig nach der Funktion der parasympathischen und der sensiblen Fasern des N. intermediofacialis gefahndet werden. Die klinische Erfahrung lehrt, daß diese Nervenfasern vor den motorischen lädiert werden können. Es soll nach einer Verminderung der Sensibilität im Versorgungsgebiet des Ramus auricularis des N. intermediofacialis gesucht werden. Dieser Ast versorgt die Haut zwischen Ohrmuschel und Mastoidfortsatz, und gemeinsam mit den Hirnnerven IX und X ist er für die Sensibilität des Trommelfelles und des äußeren Gehörganges verantwortlich (Rhoton, 1968). Die sensorische und die parasympathische Funktion werden am zweckmäßigsten mit der Prüfung des Geschmackssinnes und der Tränensekretion beurteilt.

Im Laufe der letzten Jahre wurden relativ aufwendige Untersuchungsverfahren entwickelt, die aber keine genauere Aussagekraft besitzen als einfache klinische Methoden.

Wir empfehlen, Cornealreflex, Geschmackssinn und Tränensekretion nach der von Mumenthaler (1973) angegebenen Weise zu prüfen.

Cornealreflex

Man berührt die Cornea von der Seite her kommend unter Vermeidung optisch vermittelter Blinzel- und Schreckreaktionen sowie des Berührens der Wimpern entweder mit dem großen Kopf einer Nadel oder mit einem feinen Wattebausch.

Geschmackssinn

Mit einem Wattestäbchen wird ein Geschmacksstoff (20% Zuckerlösung, 10% Kochsalzlösung, 5% Citronensäure, 1% Chininlösung) auf die Zunge aufgepinselt. Der Patient muß die Zunge so lange herausgestreckt halten, bis er den Geschmacksstoff erkennt oder bis feststeht, daß er keinen wahrnimmt. Er muß auf einer Tafel, auf welcher die vier Geschmacksqualitäten süß, sauer, bitter und salzig notiert sind, den wahrgenommenen Geschmack zeigen. Man vergleicht immer mit der gesunden Gegenseite, da große individuelle Unterschiede in der Geschmackswahrnehmung bestehen.

Tränensekretionsprüfung

Dies geschieht am besten mit dem Schirmer-Test: s.S. 66

Die Prüfung der Reflexerregbarkeit des M. orbicularis oculi (Kimura et al., 1969, 1970)

Sie kann eine Information über die Erregungsleitung der Hirnnerven V und VII liefern.

Die Untersuchung erfolgt durch Anwendung bipolarer Oberflächenelektroden. Die aktive Elektrode wird über dem M. orbicularis oculi, die Bezugselektrode über der Nase angebracht. Der N. supraorbitalis wird am Foramen supraorbitale unter Anwendung einer percutanen Reizung mit einer Spannung von maximal 400 Volt während 0,1 msec erregt. Es wird dabei zwischen einer ipsilateralen Frühantwort (Latenzdauer $10,6 \pm 2,5$ msec) und einer späteren bilateralen Reflexantwort (Latenzzeit 32 ± 11 msec) unterschieden. Der N. trigeminus bildet den afferenten, der N. facialis den efferenten Schenkel dieses Reflexbogens. Man nimmt an, daß sich die Frühantwort über einen oligosynaptischen Reflexbogen und die Spätantwort über einen polysynaptischen Mechanismus abspielen. Für die Frühantwort wird eine Latenzzeitdifferenz zwischen beiden Seiten von über 1,2 msec als abnorm betrachtet. Eine Verzögerung der Spätantwort auf der kranken Seite über 5 msec ist ebenfalls abnorm, unabhängig davon, auf welcher Seite der N. supraorbitalis gereizt wurde. Die Analyse der Spätantwort erlaubt, zwischen einer Leitungsstörung des N. facialis (Spätantwort nur auf der kranken Seite verzögert) oder einer des N. trigeminus (sowohl die ipsiwie die contralaterale Spätantwort bei Reizung auf der kranken Seite ist verzögert im Vergleich zu den Spätantworten bei Reizung auf der gesunden Seite) zu unterscheiden. Entsprechende Erfahrungen bei Acusticusneurinomen wurden bis jetzt nur von Lyon und van Allen (1972) veröffentlicht. Obwohl nur bei zwei ihrer fünf Patienten das klinische Bild einer Facialisparese vorlag, konnten sie beobachten, daß die Früh- und Spätantwort auf der Tumorseite verzögert waren; also in allen fünf Fällen war es bereits zu einer meßbaren Leitungsstörung entlang des N. facialis gekommen.

Auf die Bedeutung der Elektromyographie und der Elektroneurographie wird im folgenden Kapitel eingegangen.

Untersuchungsmethoden der zweiten Gruppe (Tabelle 5)

Sie werden angewendet, um das Vorhandensein einer pontinen Läsion zu erfassen, die Lage und Ausdehnung des Tumors im Kleinhirnbrückenwinkel zu bestimmen sowie eine Differenzierung gegenüber nicht tumorös bedingten Kleinhirnbrückenwinkel-Syndromen zu erlauben.

Die Eigenschaften der Nystagmusformen bei Acusticusneurinomen wurden bereits oben geschildert. Lassen sich dabei im *Elektronystagmogramm* ein zur Herdseite gerichteter Blickrichtungsnystagmus und ein contralateraler Spontannystagmus feststellen, ist sicher, daß das Acusticusneurinom bereits zu einer Kompression der Brücke geführt hat.

Die Liquoruntersuchung

Von allen intrakraniellen Tumoren besitzt das Acusticusneurinom die Eigenschaft, am häufigsten mit einer Vermehrung des Liquoreiweißes vergesellschaftet zu sein. Pool und Pava (1957) fanden eine solche Eiweißvermehrung in 96,5% ihrer Fälle. Hitselberger und House (1964) beobachteten sie bei $^3/_4$ ihrer Patienten. Der Grad der Eiweißvermehrung ist nicht unbedingt eine Funktion der Größe des Tumors.

Die Hirnszintigraphie

Sie leistet gute Dienste in der Erfassung der genauen Lage von Acusticusneurinomen. Pertuiset (1970) erwähnt ein positives Ergebnis in 68% seiner Fälle. Diese Treffsicherheit gilt hauptsächlich für Tumoren mit einem Durchmesser von über 3 cm und mit reichlicher Blutversorgung. Kleine Tumoren werden dagegen hirnszintigraphisch nicht entdeckt.

Mit der *Echoencephalographie* wird die Weite des III. Ventrikels gemessen. Liegt der Querdurchmesser des III. Ventrikels bei Erwachsenen über 7 mm, dann kann frühzeitig ein beginnender Verschlußhydrocephalus erkannt werden, eine Information, welche für die vorgesehene Operation wertvoll ist. Die Verschiebung des Mittelechos nach einer Seite ist in der Diagnostik der Acusticusneurinome ohne wesentliche Bedeutung.

Das Elektroencephalogramm kann weder für die Erfassung des Acusticusneurinoms noch dessen Seitenlokalisation angewendet werden. Sein Gebrauch ist trotzdem unentbehrlich, um das Vorhandensein einer eventuellen zusätzlichen, supratentoriellen cerebralen Läsion zu erkennen.

Bilaterale Acusticusneurinome

1915 sammelte Henschen 245 histologisch verifizierte einseitige und 24 beidseitige Acusticusneurinome. Dieses Verhältnis von 10:1 konnte in späteren Statistiken nicht mehr bestätigt werden. Die Häufigkeit der bilateralen Formen schwankt zwischen 2,5 und 4% (Olivecrona, 1967a; Pertuiset, 1970). In zwei von drei

Fällen von bilateralen Acusticusneurinomen findet sich gleichzeitig eine generalisierte Neurofibromatose von Recklinghausen. Es handelt sich oft um junge Patienten in der ersten und zweiten Lebensdekade. Eine familiäre Häufung in mehreren Generationen wurde wiederholt beobachtet (Feiling u. Ward, 1920; Gardner u. Frazier, 1940; Moyes, 1968).

Das klinische Bild wird durch eine beidseitige Schwerhörigkeit charakterisiert. Das Ausmaß der Hörverminderung ist nicht gleich auf beiden Seiten, da sich die Tumoren zu verschiedenen Zeitpunkten entwickeln. Im Vordergrund der Symptomatik steht eine schwere Gangataxie wegen der Beeinträchtigung beider peripherer Vestibularisorgane. Hirndruckzeichen treten relativ früh auf. Die Diagnose kann selten zu einem früheren Zeitpunkt rein klinisch gestellt werden, und es sind regelmäßig entsprechende neuroradiologische Abklärungen erforderlich.

Differentialdiagnose

Die Differentialdiagnose stellt sich zu anderen Tumoren des Kleinhirnbrückenwinkels, zu nicht neoplastischen Erkrankungen des Kleinhirnbrückenwinkels sowie gegenüber Tumoren anderer Lokalisation, die aber z.T. der klinischen Symptomatik der Acusticusneurinome gleichen können.

Andere Tumoren des Kleinhirnbrückenwinkels

Acusticusneurinome sind siebenmal häufiger als andere Tumoren des Kleinhirnbrückenwinkels, und eine Differentialdiagnose ist oft ohne entsprechende radiologische Abklärungen schwierig. Es sind hauptsächlich Tumoren, die ihren Ausgang vom Felsenbein und dessen Strukturen nehmen wie Meningeome, Epitheliome, Angioblastome, Hämangiome und noch seltene Formen wie Sarkome, Cholesteatome, Chordome, Dermoidcysten, Epidermoidcysten und Carcinome aus dem Epipharynx sowie Metastasen aus anderen Organen.

Kleinhirnbrückenwinkel-Syndrome anderer Genese

Tuberculome, entzündliche granulomatöse Erkrankungen sowie eine carcinomatöse oder leukämische Meningiosis können zu einer Kleinhirnbrückenwinkel-Symptomatologie führen. Am Beispiel der Arachnoidalcysten und der vasculär bedingten Kleinhirnbrückenwinkel-Syndrome soll gezeigt werden, daß die Differentialdiagnose anhand des klinisch-radiologischen Befundes und Verlaufes gestellt werden kann.

Arachnoidalcysten

In einer Zeitspanne von 17 Jahren konnten wir 24 Fälle von intracraniellen Arachnoidalcysten sammeln, von denen fünf in der Cisterna pontocerebellaris lokalisiert waren (Regli, 1959). Zum Zeitpunkt der Klinikaufnahme waren aus der genannten Gruppe vier Patienten im Alter zwischen 59 und 67 Jahren, nur eine Patientin war 40 Jahre alt. Eine Patientin wies beim Klinikeintritt ein normales Gehör auf, die Symptomatologie war ansonsten nicht zu differenzieren von derjenigen eines Acusticusneurinoms.

Viermal war das Liquoreiweiß erhöht; in dem einzigen Fall mit normalen chemischen Liquorbefunden zeigte sich eine Pleocytose von 20/3 Zellen. Ein anderes Mal betrug die Pleocytose 155/3 Zellen. Nur einmal entwickelte sich die Symptomatik langsam progredient. Bei den übrigen vier Patienten konnte ein akutes Einsetzen der Symptomatik beobachtet werden: zweimal trat ein akuter Drehschwindelanfall auf, einmal lageabhängig, einmal nicht, welche sich während 2 Monaten bzw. 3 Jahren attackenweise manifestierten und einmal eine eindeutige Häufigkeitszunahme der Schwindelattacken zeigten. Bei einem anderen Patienten trat $3^1/_2$ Jahre vor der Klinikeinweisung schlagartig eine linksseitige Taubheit mit Tinnitus und gleichzeitiger peripherer Facialisparese auf. Erst 6 Monate später komplizierte sich die Symptomatologie mit Schwindelanfällen und Erbrechen. Ein weiterer Patient mit mehrjähriger einseitiger Schwerhörigkeit erkrankte 20 Tage vor Spitaleintritt an Kopfweh, Erbrechen mit Schwindel und plötzlicher peripherer Facialisparese. Dieses typische Bild mit raschem Einsetzen der Symptome und Fluktuation derselben sollte immer an das Vorliegen einer Arachnoidalcyste im Kleinhirnbrückenwinkel denken lassen. Die Diagnose konnte viermal operativ und einmal autoptisch gesichert werden.

Ein Tumor als Begleiterscheinung der Arachnoidalcyste, wie gelegentlich erwähnt (Ostertag u. Schiffer, 1948), war in keinem der Fälle zu finden. Zweimal konnte pathogenetisch eine Entzündung diskutiert werden (Vorliegen einer tuberculösen Erkrankung in der Vorgeschichte). In den drei übrigen Fällen blieb die Ursache der Arachnoidalcystenentwicklung ungeklärt: es lagen weder für eine entzündliche Genese noch für eine Anlagestörung Hinweise vor.

Vasculär bedingte Kleinhirnbrückenwinkel-Syndrome

Abnorm verlaufende Gefäße oder sackförmige Aneurysmen der A. basilaris können ebenfalls eine Kleinhirnbrückenwinkel-Symptomatik verursachen. Solche Fälle sind ebenfalls durch einen akuten Beginn gekennzeichnet, und die Perceptionsschwerhörigkeit ist nicht immer das erste Symptom. Ein solcher Fall wurde von Bingas und Cotsou (1972) mitgeteilt. Der Patient erkrankte plötzlich mit Schwerhörigkeit, Gesichtshypaesthesie, Abducenslähmung und gleichseitigen cerebellären Zeichen. Bei der operativen Exploration wurde eine arteriosklerotisch erweiterte A. basilaris festgestellt, welche eine Schlinge im Kleinhirnbrückenwinkel gebildet und zu einer Kompression des N. statoacusticus geführt hatte.

Tumoren anderer Lokalisation

Ponsgliome, Kleinhirntumoren, Plexuspapillome des IV. Ventrikels können auch zur Entwicklung einer Symptomatik führen, die Ähnlichkeit mit der eines Acusticusneurinoms zeigt. Doch meistens lassen sich diese Tumoren differenzieren. Bei den Tumoren der Kleinhirnhemisphären treten die cerebellären Zeichen frühzeitig auf. Bei Ponsgliomen findet man ausgedehnte und meistens bilaterale Hirnnervenausfälle sowie eine frühe Mitbeteiligung der corticospinalen und der sensiblen Bahnen. Bei Tumoren im IV. Ventrikel entwickeln sich sehr bald die Zeichen einer gestörten Liquorzirkulation.

Trigeminusneurinome

Es sind seltene Tumoren. Morniroli (1970) konnte sieben Fälle in seinem Krankengut gegenüber 446 Acusticusneurinomen zusammenstellen. In der überwiegenden Mehrzahl entwickeln sie sich aus den sensiblen Trigeminuswurzeln nahe am Ganglion semilunare Gasseri in der mittleren Schädelgrube. Beide Geschlechter werden gleich häufig betroffen, und die Krankheit weist das gleiche Manifestationsalter auf wie Acusticusneurinome. Die Erstsymptome bestehen aus Paraesthesien, chronischen Gesichtsschmerzen sowie Doppelbildern. Bei der klinischen Untersuchung findet sich konstant eine Läsion des V. und VI. Hirnnerven. Die Sensibilitätsstörungen können die ganze Gesichtshälfte oder nur den Unterkiefer betreffen. Die Kaumuskulatur ist ebenfalls paretisch. Die Lähmung dieser zwei Hirnnerven und das charakteristische radiologische Bild mit einer Zerstörung oder Arrosion der Pyramidenspitze erlaubt die Diagnosestellung. Liegt zusätzlich eine Gehörabnahme vor, handelt es sich um eine Mittelohrschwerhörigkeit infolge Tumordruckwirkung auf die Tuba Eustachii. Eine Läsion des N. vestibularis wird nicht beobachtet. Andere Hirnnervenausfälle sind selten. Zeichen einer intrakraniellen Drucksteigerung werden dagegen häufig beobachtet.

Falls sich die Trigeminusneurinome sanduhrförmig in die hintere Schädelgrube ausdehnen, wie es von Morniroli (1970) bei drei seiner sieben Fälle festgestellt wurde, wird das Krankheitsbild durch einen zentralen Nystagmus, cerebelläre Zeichen und selten diskrete Pyramidenbahnzeichen kompliziert. Die Differentialdiagnose gegenüber dem Acusticusneurinom ist dann erschwert: Beide Formen können zu einer Liquoreiweißvermehrung führen, und bei beiden ist eine Aussparung des N. facialis möglich. Auch in diesen Situationen kann die für das operative Vorgehen wichtige Differentialdiagnose doch durch die otologische sowie die radiologische Untersuchung und durch die sorgfältige Analyse der Entwicklung der neurologischen Symptomatik gestellt werden.

Literatur

Bingas, B., Cotsou, S.: Cerebello-pontine angle. Syndrome with uncommon aetiology (a case report). Neuroradiology 3, 165–166 (1972)

Block, J.M., Nathanson, M.A.: A review of acoustic neuromas at the Mount Sinai hospital. J. Mt Sinai Hosp. 30, 217–227 (1963)

Cushing, H.: Tumors of the nervus acusticus and the syndrome of the cerebellopontine angle. Philadelphia: Saunders 1917

Cushing, H.: Intracranial tumors. Springfield Ill.: Thomas 1932

Feiling, A., Ward, E.A.: A familial form of acoustic tumour. Brit. med. J. **1920 I**, 486–497

Gardner, W.J., Frazier, C.H.: Bilateral acoustic neurofibromas: a clinical study and survey of a family of five generations with bilateral deafness in thirty-eigth-members. Arch. Neurol. Psychiat. (Chic.) **44**, 76–99 (1940)

Henschen, F.: Zur Histologie und Pathogenese der Kleinhirnbrückenwinkeltumoren. Arch. Psychiat. Nervenkr. **56**, 21–122 (1915)

Hey, O., Nakayama, N., Schürmann, K.: Persönliche Mitteilung

Hitselberger, W.E., House, W.F.: Cerebrospinal fluid protein findings. Arch. Otolaryng. **80**, 706–707 (1964)

Kimura, J., Powers, J.M., Allen, M.W. van: Reflex response of orbicularis oculi muscle to supraorbital nerve stimulation. Arch. Neurol. Psychiat. (Chic.) **21**, 193–199 (1969)

Kimura, J., Rodnitzky, R.L., Allen, M.W. van: Elektrodiagnostic study of trigeminal nerve. Neurology (Minneap.) **20**, 574–583 (1970)

Lyon, L.W., Allen, M.W. van: Alterations of the orbicularis oculi reflex by acoustic neuroma. Arch. Otolaryng. **95**, 100–103 (1972)

Morniroli, G.: Das Trigeminusneurinom. Schweiz. Arch. Neurol. Neurochir. Psychiat. **107**, 47–86 (1970)

Moyes, P.D.: Familial bilateral acoustic neuroma affecting 14 members from four generations. J. Neurosurg. **29**, 78–82 (1968)

Mumenthaler, M.: Neurologie. Ein kurzgefaßtes Lehrbuch für Ärzte und Studenten. 5. Auflage. Stuttgart: Thieme 1976

Olivecrona, H.: The neurinomas. Handbuch für Neurochirurgie. Bd. IV/4, S. 192–228. Berlin-Heidelberg-New York: Springer 1967a

Olivecrona, H.: Acoustic tumors. J. Neurosurg. **26**, 6–13 (1967b)

Ostertag, B., Schiffer, K.H.: Über symptomatische zisternale Zystenbildungen bei basalen raumfordernden Prozessen. Arch. Psychiat. Nervenkr. **181**, 93–100 (1948)

Payten, R.J.: Facial pain as the first symptom in acoustic neuroma. J. Laryng. **86**, 523–534 (1972)

Pertuiset, B.: Les neurinomes de l'acoustique développés dans l'angle ponto-cérébelleux. Neuro-chirurgie **16**, Suppl. **1**, 1–147 (1970)

Pool, J.L., Pava, A.A.: Early diagnosis and treatment of acoustic nerve tumors. Springield/Ill.: Thomas 1957

Potthof, P.C., Pürckhauer, K., Kornhuber, H.H.: Nystagmographie, Diagnose und Verlauf bei Brückenwinkeltumoren. Dtsch. Z. Nervenheilk. **187**, 497–502 (1965)

Pulec, J.L., House, W.F.: Trigeminal nerve testing in acoustic tumors. Arch. Otolaryng. **80**, 681–684 (1964)

Regli, F.: Arachnoidale Cysten. Winterthur: Keller 1959

Rhoton, A.L., Jr.: Afferent connections of the facial nerve. J. comp. Neurol. **133**, 89–100 (1968)

Diagnostische und prognostische Probleme prä- und postoperativer Facialisparesen beim Acusticusneurinom

(und anderen Kleinhirnbrückenwinkel-Tumoren)

E. Esslen

Wenn auch der N. facialis beim Acusticusneurinom häufig mitbetroffen ist, so stellt seine Affektion doch keineswegs ein führendes Symptom dar. Eine vollständige Lähmung *vor* der Operation dürfte heute extrem selten sein. Pool und Pava (1957) haben in ihrem Material nur etwa 15% ausgeprägte Facialisparesen gefunden, in 60% dagegen eine *leichte* Schwäche des Mundastes. Die wegweisenden Symptome, wie Tinnitus, Schwerhörigkeit, Schwindel, Trigeminusausfälle etc., treten wesentlich früher und ausgeprägter auf.

Im Gegensatz zu dieser klinisch anscheinend eher bescheidenen Rolle der Facialisparese steht dann häufig zur Überraschung des Chirurgen die Schwere der Nervenkompression bei der Freilegung: "Often one is surprised to find a normal function in a facial nerve which has been maximally compressed by the growing tumor and, histologically, consists only of a few surviving strands. Clinical and anatomical findings are in a remarkable contrast" (Miehlke, 1973).

Diese bemerkenswerte Diskrepanz zwischen anscheinend leichter Parese und schwerer Kompression des N. facialis hat erst in letzter Zeit durch elektroneurographische Untersuchungen bei Facialislähmungen verschiedenen Typs ihre Erklärung gefunden (Esslen, 1973, 1977). Es hat sich gezeigt, daß der Ausfall von 50% (in einigen Fällen bis 70%) der motorischen Facialisfasern zu keiner klinisch sichtbaren Parese führt, *vorausgesetzt,* daß die verbliebenen 30–50% der Nervenfasern intakt sind. Mit nur 10% intakter Fasern kann immer noch gut 50% der alltäglichen mimischen Innervation geleistet werden. Der Auffälligkeitsgrad der mimischen Schwäche hängt außerdem stark von der Elastizität und Straffheit des nicht-muskulären Gewebes ab. Die Differenz zwischen alltäglicher Gebrauchsleistung und möglicher innervatorischer Höchstleistung ist bei den Gesichtsmuskeln recht groß. Nur bei wenigen Berufen und Verrichtungen spielt die maximale Leistungsfähigkeit der Gesichtsmuskeln eine Rolle (Blasinstrumente, Glasbläser, Komödianten etc.).

Ganz anders als in der präoperativen Phase eines Acusticusneurinoms gestaltet sich das Problem der *postoperativen* Facialisparese. Trotz moderner mikrochirurgischer Technik gelingt es nicht immer, noch vorhandene Teilfunktionen des N. facialis zu erhalten, so daß zur Enttäuschung von Patient und Operateur ein an sich sehr schöner operativer Erfolg durch einen totalen Facialisausfall getrübt wird. Etwas überspitzt könnte man sagen: Beim Acusticusneurinom beginnen die Facialisprobleme erst während und nach der Operation.

Man kann sich bei dieser Sachlage fragen, ob es überhaupt der Mühe wert sei, bei der präoperativen Abklärung etwas mehr Zeit und technischen Aufwand für die exaktere Bestimmung des Funktionszustandes des motorischen Gesichtsnerven aufzuwenden als bisher. Es gibt jedoch einige Argumente, die *für* eine verbesserte Funktionsdiagnostik des Nerven sprechen, sowohl in der präoperativen Abklärungs- wie in der postoperativen Restitutionsphase:

1. In einer ganzen Reihe von Fällen (z.B. unklarer Schwerhörigkeit, Tinnitus, Trigeminusaffektion) würde die *verläßliche* Objektivierung einer Facialisaffektion schon zeitiger den Verdacht auf ein Acusticusneurinom lenken oder konkretisieren können.

2. Besonderer diagnostischer Wert käme auch dem *eindeutigen* Nachweis einer Progredienz der Facialisparese zu. Umgekehrt würde der verläßliche Nachweis einer auch nur relativ geringen Rückbildung einer Facialisparese ein starkes Argument gegen ein Acusticusneurinom (oder anderweitige Kleinhirnbrückenwinkel-Tumoren) sein.

3. In der postoperativen Phase ist bei Komplikationen seitens des N. facialis eine frühzeitige verläßliche Prognose sehr erwünscht.

Die an anderer Stelle (Esslen, 1973, 1977) ausführlich dargestellte Methode der elektroneurographischen Bestimmung des Funktionszustandes des N. facialis ist in der Lage, diese wünschbaren diagnostischen und prognostischen Verbesserungen zu erbringen.

Methode

Prinzip

Es muß bei maximaler elektrischer Reizung[1] des N. facialis am Kieferwinkel das Summationspotential einer *repräsentativen* Population motorischer Einheiten der Gesichtsmuskeln registriert werden. Das Summationspotential der latent oder manifest paretischen Seite wird mit demjenigen der gesunden Seite verglichen, welches als Referenz dient. Die Amplitude des Summationspotentials der affizierten Seite wird in Prozent zu derjenigen der gesunden Seite ausgedrückt. Beispiel: Gesunde Seite 6000 µV Amplitude, affizierte Seite 4000 µV Amplitude; Summationspotential der affizierten Seite = 66,6% der gesunden Seite. Die Differenz von 33,4% entspricht dem Prozentsatz degenerierter Facialisfasern im affizierten Nerven.

Anatomische und pathophysiologische Voraussetzungen

Der N. facialis enthält etwa 6000 motorische Fasern (entsprechend einem Faseranteil von etwa 60%). Angestrebt wird eine *statistische* Aussage über den Funktionszustand des Nerven (prozentualer Anteil degenerierter, blockierter oder intakter Fasern). Da der Läsionsort des Nerven proximal von der Reiz- und Ableitestelle liegt, gelten folgende einfache Regeln: (1) degenerierte Fasern sind nicht erregbar, sie leisten auch keinen Beitrag zum Summationspotential; (2) für die Impulsleitung blockierte Fasern sind distal der Läsionsstelle erregbar, sie tragen (falls ihre Leitungsgeschwindigkeit nicht herabgesetzt ist) gleichviel zum Summationspotential bei wie die nicht blockierten, intakten Fasern. Das Defizit des Summationspotentials des affizierten Nerven repräsentiert daher den

---

[1] Maximal bedeutet diejenige Reizstärke, bei der mit Sicherheit alle erregbaren motorischen Facialisfasern entladen

Anteil degenerierter Fasern. Vergleichsmessungen beider Seiten an einem Kollektiv gesunder Versuchspersonen haben ergeben, daß die normalen Seitendifferenzen im Bereich von 3% liegen.

Methodische Erfordernisse

Eine repräsentative Population motorischer Einheiten kann nur mittels Oberflächenelektroden registriert werden, nicht mit coaxialen Nadelelektroden.

Ein Vergleich beider Seiten ist nur möglich, wenn *korrespondierende* Populationen registriert werden. Diese beiden Forderungen bedingen:

Oberflächenelektroden, deren Durchmesser und Abstand rigoros konstant bleibt. Dies ist nur gewährleistet, wenn die beiden Pole in einem Kunststoffblock fixiert sind.

Die Orientierung für die Plazierung der Elektrode muß an anatomisch leicht erkennbaren Strukturen erfolgen. Am besten bewährt hat es sich, den einen Ableitepol neben den Nasenflügel, den andern in die Fissura nasolabialis zu setzen.

Apparative Voraussetzungen

Die Reizung erfolgt mit genau definierten Rechteckimpulsen. Das Summationspotential wird auf dem Bildschirm eines für Elektromyographie geeigneten Oscillographen beobachtet und optimal eingestellt. Die Zeitablenkung des Oscillographen wird vom Reizgerät getriggert. Es sollte außerdem unbedingt eine Registriervorrichtung verfügbar sein, die das aufgezeichnete Summationspotential sofort sichtbar und damit ausmeßbar macht (also nicht auf einem Film, der später entwickelt werden muß).

Auswertung

Signifikanz: In der Hand des Geübten sind Seitendifferenzen der Amplituden von 10% signifikant. Aber auch dann, wenn man aus Gründen der diagnostischen Sicherheit erst eine Seitendifferenz von 20% als signifikant gelten lassen will, wäre die Methode gut brauchbar, da es auch bei dieser Voraussetzung gelänge, einen großen Teil subklinischer Facialisparesen zu identifizieren.

Prognose: Bei postoperativen bzw. intra operationem entstandenen Facialisparesen gelten folgende Regeln:

Bei einem Degenerationsgrad bis 50% ist innerhalb von 10–30 Tagen nach Lähmungsbeginn mit einer klinisch vollwertigen Funktionswiederkehr zu rechnen.

Bei einem Degenerationsgrad bis 90% ist in jedem Fall eine gute bis sehr gute Funktionswiederkehr gewährleistet, doch kann sich diese bis zu 5 Monaten nach Lähmungsbeginn hinziehen.

Bei Degenerationsgraden von 90–95% zeigt die Mehrzahl der Patienten eine befriedigende bis gute Funktionswiederkehr, doch kommen in dieser Gruppe einzelne Fälle von Mitbewegungen und Facialiskontraktur vor.

Bei Degenerationsgraden von über 95% ist eine verläßliche Prognose nicht mehr zu stellen. Bis 98% Degeneration bestehen jedoch immer noch Aussichten auf ein wenigstens befriedigendes funktionelles Endresultat. Erst bei mehr als 98% Degeneration ist eine befriedigende Funktionswiederkehr unwahrscheinlich, wenngleich nicht völlig ausgeschlossen.

Graphische Darstellung der Befunde

Bei wiederholten Messungen des Summationspotentials über einen bestimmten Zeitraum hat sich die graphische Darstellung der Meßwerte bewährt. Die ursprüngliche Aufzeichnung der Potentiale untereinander (Abb. 37) wurde ersetzt

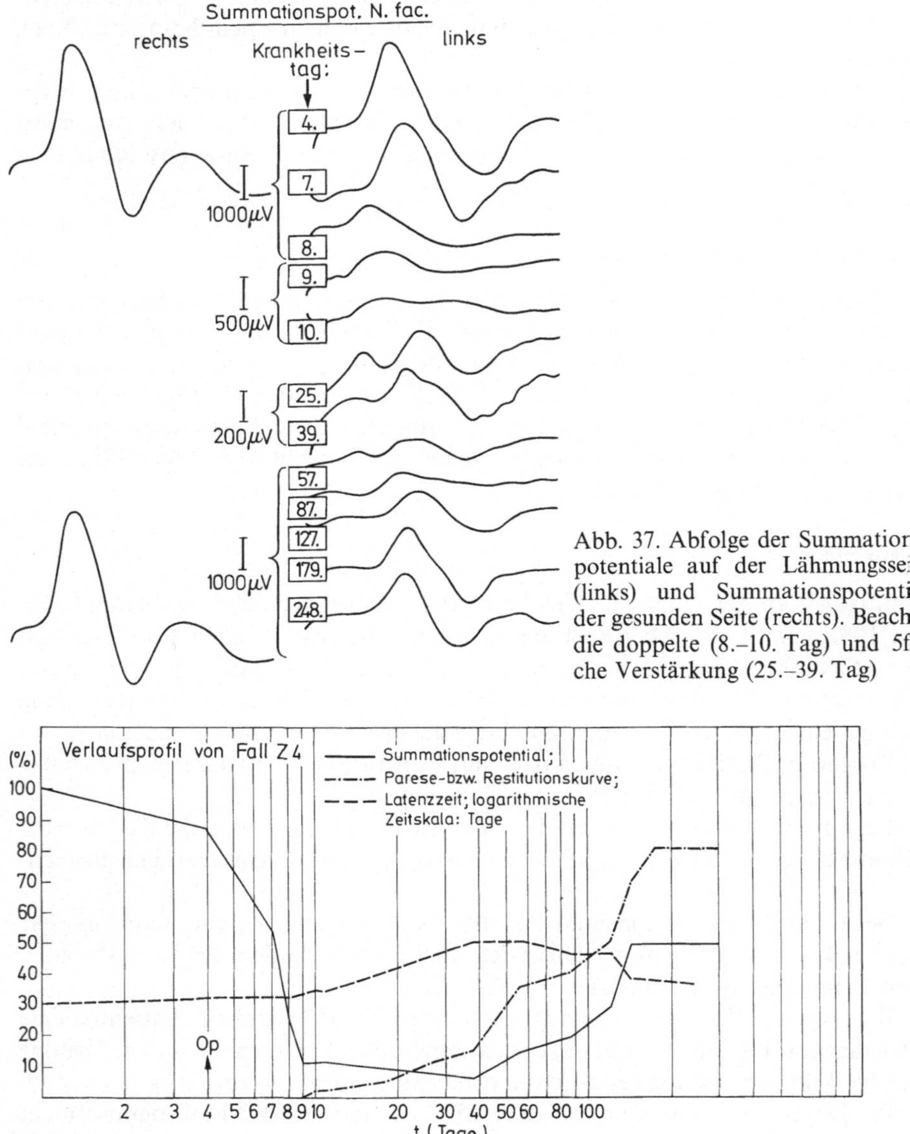

Abb. 37. Abfolge der Summationspotentiale auf der Lähmungsseite (links) und Summationspotential der gesunden Seite (rechts). Beachte die doppelte (8.–10. Tag) und 5fache Verstärkung (25.–39. Tag)

Abb. 38

durch die wesentlich einfacher überblickbare und aussagekräftigere Darstellung auf einer logarithmischen Zeitachse (Abb. 38). Die Amplitude des Summationspotentials der Lähmungsseite wird in Prozent von derjenigen der gesunden Seite auf der Ordinate aufgetragen. Die miteinander durch eine Kurve verbundenen Meßwerte gestatten, die Zunahme der Degeneration (bzw. der Regeneration) unmittelbar abzulesen (———). Außerdem lassen sich gleichzeitig noch Latenzzeiten (in msec – – –) und der klinisch geschätzte Parese- bzw. Innervationsgrad, ebenfalls in Prozent zur gesunden Seite, eintragen — · — · — · —).

Literatur

Esslen, E.: Electrodiagnosis of Facial Palsy. In: Surgery of the facial nerve (A. Miehlke, Hrsg.). München: Urban & Schwarzenberg 1973
Esslen, E.: The Acute Facial Palsies (Schriftenreihe Neurologie-Neurology Series, Bd. **18**, Hrsg. H.J. Bauer, H. Gänshirt u. P. Vogel). Berlin-Heidelberg-New York: Springer 1977
Miehlke, A.: Surgery of the facial nerve. München: Urban & Schwarzenberg 1973
Pool, J.L., Pava, A.A.: The early diagnosis and treatment of acoustic nerve tumors. Springfield/Ill.: Thomas 1957

Nativdiagnostik mit Tomographie der Kleinhirnbrückenwinkel-Tumoren

G. Canigiani

Die Nativdiagnostik raumfordernder Prozesse der Kleinhirnbrückenwinkel-Region einschließlich des Schichtaufnahmeverfahrens erfordert genaue anatomische Kenntnisse sowie das entsprechende Wissen um die verschiedenen Variationsmöglichkeiten. In weiterer Folge muß der Betrachter die Einstelltechnik und Projektionslehre mit den daraus resultierenden Projektionsvarianten beherrschen, um patho-anatomische Veränderungen richtig erfassen und deuten zu können.

Bevor auf nähere Einzelheiten pathologischer Veränderungen am Röntgenbild des Felsenbeines eingegangen wird, muß über die Varianten am Meatus acusticus internus berichtet werden.

Eine Studie über die Variationsbreiten stammt von Biedermann und Loewe (1966). Tabelle 6 gibt einen Überblick über die Extrem- und Durchschnittswerte der Weite (vertikaler Durchmesser der inneren Gehörgänge), Tabelle 7 über die Werte bei Längsmessung (horizontaler Durchmesser der inneren Gehörgänge), zusammengestellt nach verschiedenen Literaturangaben. Die Längsmessungen erfolgten an der Hinterwand des inneren Gehörganges vom Fundus bis zur lateralen Grenze des Porus acusticus, bei Biedermann und Loewe (1966) vom Fundus bis zur Porusmitte, was die höheren Durchschnittswerte erklärbar macht. Nach Appel et al. (1971) ist die Variationsbreite des Längsdurchmessers an der Vorderwand des inneren Gehörganges, gemessen vom Fundus bis zum medialen Rand des Porus, 6–19 mm mit einem Mittelwert von 12 mm. Lindgren (1954) fand unter normalen Umständen Unterschiede in der Weite beider innerer Gehörgänge von 2–3 mm. Im Gegensatz dazu nimmt Graf (1952) eine Seitendifferenz von über 1,5 mm und Mayer (1959) bereits eine solche von mehr als 1 mm als pathologisch an. Ebenius (1934) nahm eine prozentuale Aufgliederung der Seitendifferenz in der Weite der inneren Gehörgänge vor und fand keine Seitendifferenz in 67%, eine Seitendifferenz von 1 mm in 30%, von 2 mm in 2% und von 3 mm in 1% der Fälle. Zu ähnlichen Werten kommen Camp und Cilley (1939), hingegen konnte Valvassori (1966) eine Seitendifferenz bis zu 1 mm in 75%, eine solche von 1–2 mm in 23% und eine Differenz von 3 mm in 2% seiner Fälle beobachten. Biedermann und Loewe (1966) fanden Unterschiede in der Seitendifferenz im Rahmen der Variationsbreiten in 18,3% ihrer Fälle; sie ist demnach nicht allzu selten, beträgt jedoch nach ihren Beobachtungen nicht mehr als 1 mm. Zieht man aus all diesen Angaben den Schluß, so ist mit Ausnahme der Feststellungen von Valvassori und Lindgren ein Unterschied in der Weite von über 1,5 mm extrem selten und im Rahmen der Befundehebung mit großer Dignität als pathologisch zu werten.

Hinsichtlich der Form des Meatus acusticus sind verschiedene Varianten zu finden. Camp und Cilley (1939) unterscheiden einen röhrenförmigen, einen innen oder außen verengten und einen ovalen Meatus acusticus internus. Bieder-

Tabelle 6. Extrem- und Durchschnittswerte der Weite (vertikaler Durchmesser) der inneren Gehörgänge

	Extremwerte (mm)		Durchschnitts-werte (mm)
	Minimum	Maximum	
Ebenius (1934)	5	9	6,3
Camp and Cilley (1939)	2,5	11	5,23
Graf (macerierter Schädel) (1952)	3,5	8	5
Valvassori und Pierce (1964)	2	8	4
Biedermann und Loewe (1966)	3	6	4,7
Lapayowker und Cliff (1969)	3	10,5	nicht angegeben

Tabelle 7. Extrem- und Durchschnittswerte der Längsmessung (horizontaler Durchmesser) der inneren Gehörgänge

	Extremwerte (mm)		Durchschnitts-werte (mm)
	Minimum	Maximum	
Camp und Cilley (1939)	3	16	7,8
Graf (1952)	5	11	8
Valvassori und Pierce (1964)	4	11	8
Biedermann und Loewe (1966)	9	13	10,5

Tabelle 8. Häufigkeit der fünf Formen des Meatus acusticus internus bei 240 Felsenbeinen (aus Biedermann u. Loewe, 1966)

Form	Zahl	%
röhrenförmig	127	52,9
innen verengt	54	22,5
außen verengt	36	15,0
oval	11	4,6
Mitte verengt	12	5,0

mann und Loewe (1966) veröffentlichten eine Tabelle über den Prozentsatz der Häufigkeit der Formvarianten (Tabelle 8) und konnten anhand ihrer Beobachtungen in 5% auch einen in der Mitte verengten inneren Gehörgang nachweisen.

Aus diesen angeführten Form- und Variationsbreiten mit den entsprechenden Extremwerten ist ersichtlich, daß der Radiologe erst nach Kenntnis vieler Röntgenaufnahmen des gleichen Objektes und unter Berücksichtigung der entsprechenden Klinik weiß, wo die Grenzen des Normalen verlaufen und die Grenzen des Pathologischen beginnen. Diese Erfahrung und die Anwendung einer subtilen Untersuchungstechnik sind die Voraussetzung für die Bildinterpretation. Hinzu kommt, daß Kleinhirnbrückenwinkel-Tumoren nicht immer Knochenveränderungen setzen müssen und daher radiologisch stumm verlaufen können. Tabelle 9 gibt einen Überblick über die Angaben einzelner Autoren hinsichtlich des pro-

Tabelle 9. Angaben verschiedener Autoren hinsichtlich des prozentualen Nachweises radiologisch faßbarer, einschließlich fraglicher Knochenveränderungen bei Acusticusneurinomen

Autor	Gesamtzahl der radiologisch untersuchten Fälle	Knochenveränderungen einschließlich fraglicher Fälle (%)
List (1933)	39	59
Ebenius (1934)	34	80
Lassila (1937)	43	90,7
Olivecrona (1940)	217	81,5
Nielsen (1942)	90	64,7
Olsen und Horrax (1944)	15	60
Gonzales und Revilla (1947)	114	45,6
Hodes et al. (1949)	122	84
Epstein (1950)	21	30
Zaunbauer (1952)	95	80
Reichel (1952)	57	65
Brown et al. (1952)	150	43
Lundborg (1952)	296	84,8
Bernasconi (1952)	20	80
Lévy und Botelli (1953)	32	82
Lindgren (1954)	296	85
Graf (1955)	92	93,5
Rausch und Rembold (1956)	133	80,5
Dalle Ore und Godina (1957)	40	82
Pool und Pava (1957)	101	45,5
Cecchini (1959)	68	82,3
Schlungbaum (1959)	66	83
Lapayowker und Cliff (1969)	28	100
Wackenheim und Metzger (1962)	57	94,7
Appel et al. (1971)	nicht angegeben	95

Tabelle teilweise entnommen aus A. Cecchini (1960), ergänzt nach weiteren Literaturberichten.

zentualen Nachweises radiologisch faßbarer Knochenveränderungen der Acusticusneurinome. Ein negativer Röntgenbefund kann daher niemals den Verdacht auf ein Acusticusneurinom ausschließen, ein positiver hingegen bei auch nur lückenhafter klinischer Symptomatik wesentlich zur Diagnoseerstellung beitragen.

Untersuchungstechnik

Die Röntgenzeichen der Kleinhirnbrückenwinkel-Tumoren und insbesondere der vom inneren Gehörgang ausgehenden Acusticusneurinome — dieser Tumor ist bei weitem der häufigste — können in einer Ausweitung des inneren Gehörganges, einer Arrosion seiner Wände oder einer Destruktion des medialen Felsenbeinabschnittes ihren Ausdruck finden. Unter den zahlreichen radiologischen Untersuchungsverfahren ist nach unseren Erfahrungen folgender Untersuchungsgang durchzuführen:

1. Zwei Schädelübersichtsaufnahmen im sagittalen und frontalen Strahlengang, da bekanntermaßen Kleinhirnbrückenwinkel-Tumoren oft durch Störung der Liquorzirkulation zu einer endokraniellen Drucksteigerung und somit zu indirekten Veränderungen am ganzen Schädel führen können. Rausch und Rembold (1956a, b) sahen unter anderem in 48% der Fälle von Acusticusneurinomen Druckveränderungen an der Sella. Beim occipito-frontalen Strahlengang ist es zweckmäßig, die Pyramiden in den oberen Anteil der Orbitae zu projizieren, wie sie Grashey und Birkner (1964) in ihrem Atlas typischer Röntgenbilder unter „Orbitale Felsenbeinvergleichsaufnahme nach Schüller" (1928) anführen. Nach Mayer (1930) soll bei der seitlichen Übersichtsaufnahme der Zielstrahl durch die in die Sella turcica gelegte Frontalebene verlaufen und die Sella etwas schräg von oben nach unten durchsetzen, so daß er mit der deutschen Horizontalebene einen nach lateral oben offenen Winkel von wenigen Graden bildet. Die Processus clinoidei gelangen dadurch nicht zur Deckung, sondern werden knapp untereinander getrennt dargestellt. Im p.a. Röntgenbild sei vor einer Wertung unterschiedlicher Strahlentransparenz der Pyramiden gewarnt, da bekanntermaßen die Hinterhauptschuppe eine unterschiedliche Dicke aufweist und dadurch die unterschiedliche Dichte der Pyramiden vorgetäuscht werden kann. Mayer (1930) führt auch eine einseitig starke Pneumatisation der Pyramide, die zu einer Differenz in der Schattendichte der Pyramiden führen kann, an. Er weist auch auf den Umstand hin, daß sich bei der sagittalen Vergleichsaufnahme die Canales carotici auf die inneren Gehörgänge projizieren können und sich von diesen nicht genau differenzieren lassen. Dadurch ist es möglich, daß ein abnorm weiter Canalis caroticus in dieser Projektion eine Usur am inneren Gehörgang vortäuschen kann.

2. Die Darstellung der Schädelbasis in axialer Richtung, vertico-submental. Man kann in dieser Projektion die Erweiterung des inneren Gehörganges oft gut erkennen, mit der Gegenseite vergleichen, andererseits gibt sie uns Aufschluß über das Verhalten der Foramina des Bodens der mittleren Schädelgrube.

3. Felsenbeinspezialaufnahmen in p.a. Projektion nach Stenvers (1928). Kennzeichnend für eine exakte Einstellung ist die Freiprojektion der Pyramidenspitze, wobei die Crista occipitalis interna knapp lateral des lateralen Bogenganges zur Darstellung kommen soll. Die Längsachse der Pyramide verläuft parallel zur Filmebene. In dieser Projektionsrichtung ist der innere Gehörgang verkürzt, da seine Achse in der Frontalebene verläuft. Der Fundus einschließlich des Meatus acusticus ist gut dargestellt. Arrosionen im medialen Pyramidenanteil sind gerade auf dieser Aufnahme bereits frühzeitig erkennbar.

Eine ähnliche Aufnahmerichtung stellt die Projektion nach Chaussé IV dar, die im französischen Schrifttum (Fischgold et al., 1956, 1961; Wackenheim, 1960; Wackenheim u. Metzger, 1962) eingehend Berücksichtigung findet. Der Kopf wird dabei etwas seitlicher geneigt, so daß die Felsenbeinspitze besser zu sehen ist.

4. Die Felsenbeinvergleichsaufnahme nach Grashey (1964), der sie erstmalig 1912 anführte und bei der in halbaxialer Projektion im fronto-nuchalen Strahlengang die Pyramiden und die hintere Schädelgrube dargestellt werden. Diese Aufnahme wurde unter anderem von Towne (1926), Pancoast et al. (1940),

Altschul-Uffenorde (Zit. bei Grashey u. Birkner, 1964) und Lysholm (1941) modifiziert und wird unter diesen Bezeichnungen in der Literatur angeführt. Der Zielstrahl bildet mit der deutschen Horizontalebene einen nach vorne oben offenen Winkel von etwa 30–45°, zielend auf das Hinterhauptsloch. In dieser Projektion werden in der Regel die inneren Gehörgänge in ihrer gesamten Länge ausreichend dargestellt, so daß die Möglichkeit des Seitenvergleiches der Weite der inneren Gehörgänge, ohne auf projektionsbedingte Unterschiede Rücksicht nehmen zu müssen, besteht.

5. Eine seitliche Aufnahme des Schläfenbeines nach Schüller kommt laut Mayer (1930) als Ergänzung dann in Frage, wenn es sich darum handelt, festzustellen, ob der Tumor auch an den angrenzenden Partien des Clivus und der Hinterhauptschuppe Veränderungen gesetzt hat. Henschen hat 1910 erstmalig Veränderungen an der Pyramidenspitze und eine Ausweitung des inneren Gehörganges bei Vorhandensein eines Acusticusneurinoms beobachtet. Zum Nachweis derselben bediente er sich der Schläfenbeinaufnahmen nach Schüller, doch sind die Resultate, die mit dieser Projektion erzielt werden, wenig befriedigend, so daß von dieser Aufnahmerichtung normalerweise Abstand genommen wird.

6. Das Körperschichtverfahren der Felsenbeine, wobei wir die vergleichende Schichtuntersuchung beider Felsenbeine im sagittalen Strahlengang, fronto-occipital, die deutsche Horizontale senkrecht zur Filmebene, bevorzugen. Die technische Entwicklung der Schichtgeräte mit unterschiedlichen Verwischungsmöglichkeiten (wir verwenden ein Polytome — hypocycloidale Verwischung —) gestattet uns, Tomogramme bis zu 1 mm Schichtunterschied anzufertigen. Nach Vornahme einer Probeaufnahme zur Kontrolle der Einstellung, der Belichtung und der Feststellung der Schichttiefe werden nach Fixierung des Schädels mit einer Kopfhalterung Aufnahmen in 2 mm Abständen, in Ausnahmefällen mit Zwischenschichten in 1 mm Abstand, durchgeführt. Nach Vergau (1972) ist die Angabe des realen Maßes unter Berücksichtigung des Vergrößerungsfaktors beim Polytome 1,3, beim Stratomatikgerät 1,07. In diesem Zusammenhang sei auf die größtmögliche Einblendung bei der Anfertigung der Schichtaufnahmen zur Hebung der Bildqualität hingewiesen. Die Schichtuntersuchung der Felsenbeine ist keineswegs dazu berufen, die bereits angeführten, vielfach bewährten Vergleichs- und Spezialaufnahmen zu ersetzen, sie stellt vielmehr eine Ergänzung des Untersuchungsvorganges in den Fällen dar, die einer weiteren Klärung bedürfen und bei denen die Übersichtsaufnahmen eine exakte und ausreichende Diagnosestellung nicht zulassen.

Zu den weiteren radiodiagnostischen Aufnahmemöglichkeiten sei auf die Arbeiten von Vergau (1972), Appel et al. (1971) sowie auf die entsprechenden Kapitel neuroradiologischer Untersuchungsmethoden, wie unter anderem die Pantopaque- und Luftzisternographie, die Hirnszintigraphie und die Angiographie im vorliegenden Buche hingewiesen.

Röntgensymptomatologie

Die Acusticustumoren stellen, wie bereits wiederholt erwähnt, das größte Kontingent der Neubildungen im Kleinhirnbrückenwinkel dar. Sie sollen demnach

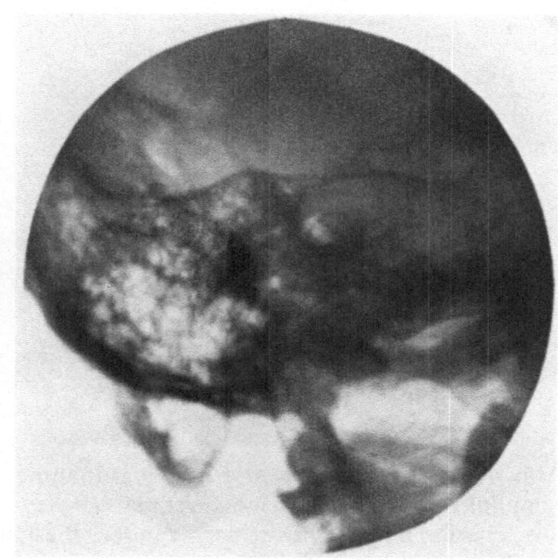

Abb. 39. Aufnahme des rechten Schläfenbeines nach Stenvers. (Typische Einstellung) Acusticusneurinom. 32jährige Frau, seit über 2 Jahren Schwindel, Ohrensausen und rechtsseitige
Schwerhörigkeit, Facialisparese rechts. Das Röntgenbild zeigt eine hochgradige Ausweitung
des inneren Gehörganges. Seine obere und untere Begrenzung sind noch erhalten; seine
obere Begrenzung fällt mit der oberen Pyramidenkontur zusammen. Die Pyramide ist medial
vom Labyrinth als Ausdruck einer Usur an ihrer Hinterfläche abnorm strahlendurchlässig.
Die Schnecke tritt mit großer Deutlichkeit in Erscheinung. Da sie in der Strahlenrichtung
vor dem inneren Gehörgang liegt, kann die Usur nur die Hinterfläche der Pyramide betreffen
(aus Psenner, 1963)

hinsichtlich der hierbei anzutreffenden Knochenveränderungen als erstes abgehandelt werden, wobei die beidseitig auftretenden Acusticustumoren im Rahmen
der Neurofibromatose von Recklinghausen später besprochen werden.

Nach den grundlegenden Arbeiten von Brunner (1935a, b, 1936) und Henschen (1910, 1912, 1915) werden in der Literatur die Acusticusneurinome nach
ihrem Ausgangspunkt in einen lateralen Typ (Typ Henschen) und in einen
medialen Typ (Typ Brunner) unterschieden. Erstere führen in der Regel zu
einer Ausweitung des inneren Gehörganges und somit zum „klassischen Symptom des Acusticustumors", worauf Henschen 1910 erstmalig aufmerksam
machte. Die Ausweitung des inneren Gehörganges kann im Röntgenbild in
unterschiedlicher Weise zutage treten, wobei die verschiedenen Formen der
Excavation durch die divergente Ausbreitungs- und Wachstumstendenz des Tumors hervorgerufen werden. Am häufigsten findet man nach Psenner (1963)
eine den ganzen inneren Gehörgang gleichmäßig betreffende Ausweitung, wobei
dessen ursprüngliche Form und Konturierung erhalten bleiben (Abb. 39 u. 40).
Die Excavation des Meatus acusticus internus ist gerade bei dieser gleichmäßigen
Ausweitung nicht immer die Folge einer direkten lokalen Usur durch die Neubildung, sondern kommt auch als Folge einer allgemeinen endokraniellen Drucksteigerung ohne Vorhandensein eines Tumors beidseitig oder als Folge einer
lokalen Drucksteigerung einseitig vor. Beidseitig findet sich eine Excavation
häufig bei einer höhergradigen Craniostenose — wobei auf die Variationsbreiten
des Durchmessers Rücksicht genommen werden muß —, einseitig bei einem

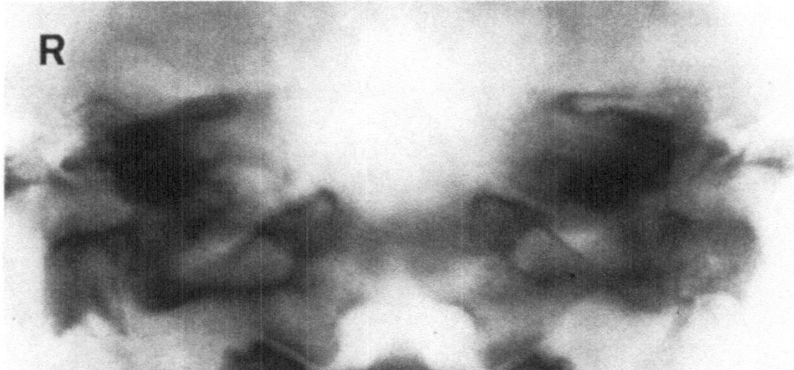

Abb. 40. Ausschnitt aus einer Schichtaufnahme (Felsenbeinvergleich a.p.): Acusticusneurinom links. Man erkennt eine gleichmäßige Ausweitung des Meatus acusticus internus links mit scharfer Begrenzung seiner Wände. Oberhalb des Meatus acusticus internus links ist die Pyramide pneumatisiert

gleichseitigen Tumor infolge einer lokalen Liquorstauung oder aber durch einen gegenseitigen raumfordernden Prozeß indirekt durch Massenverschiebung des Gehirnes und entsprechender Liquorstauung. Für die Entstehung einer Ausweitung des inneren Gehörganges infolge einer lokalen Liquorstauung ist die durch letztere bedingte Verquellung der Cisterna meatus acustici interni von ausschlaggebender Bedeutung. Der erweiterte Gehörgang ist in diesen Fällen regelmäßig und scharf begrenzt. Eine Zerstörung der Wände durch Liquorstauung (indirekte Usur) ist nach Psenner (1963) bisher nicht beobachtet worden. Findet sich somit auf der klinisch erkrankten Seite eine gleichmäßige Ausweitung des inneren Gehörganges, so kann diese einerseits durch das expansive Wachstum des Tumors, andererseits durch eine Liquorstauung bedingt sein. In diesen Fällen ist an das Vorliegen eines medialen Acusticusneurinoms oder eines anderen Kleinhirnbrückenwinkel-Tumors zu denken, die indirekt über eine Verquellung der Cisterna meatus acustici interni denselben excavieren. Spricht hingegen die Klinik für einen raumfordernden Prozeß der Gegenseite, so muß an die Massenverschiebung des Gehirnes und eine dadurch bedingte Liquorstauung mit konsekutiver Ausweitung des inneren Gehörganges auf der gesunden Seite gedacht werden. Als Fernsymptom kann in diesen Fällen eine Erweiterung des Foramen ovale auf der Gegenseite des Tumors beobachtet werden, wogegen eine Ausweitung desselben auf der gleichen Seite nach Mayer nicht vorkommt. Diese Fernsymptome eines raumbeengenden Prozesses der Gegenseite werden nicht nur bei Kleinhirnbrückenwinkel-Tumoren gefunden, sondern können auch durch raumfordernde Prozesse im Bereich des Stirnhirnes beobachtet werden, worauf ebenfalls Mayer hinwies. Nicht immer müssen die Begrenzungslinien des ausgeweiteten Meatus acusticus internus gleichmäßig verlaufen, manchmal sind sie wellenförmig oder ausgebuckelt. Der Knochenabbau erfolgt durch Druck der gutartig und expansiv wachsenden Geschwülste, wobei die Abbaukonturen meist glattrandig, bei starker Rarefikation und lacunärer Arrosion unregelmäßig, wie angefressen oder stellenweise nicht ganz scharf erscheinen (Loepp u. Lorenz, 1954) (Abb. 41a u. b).

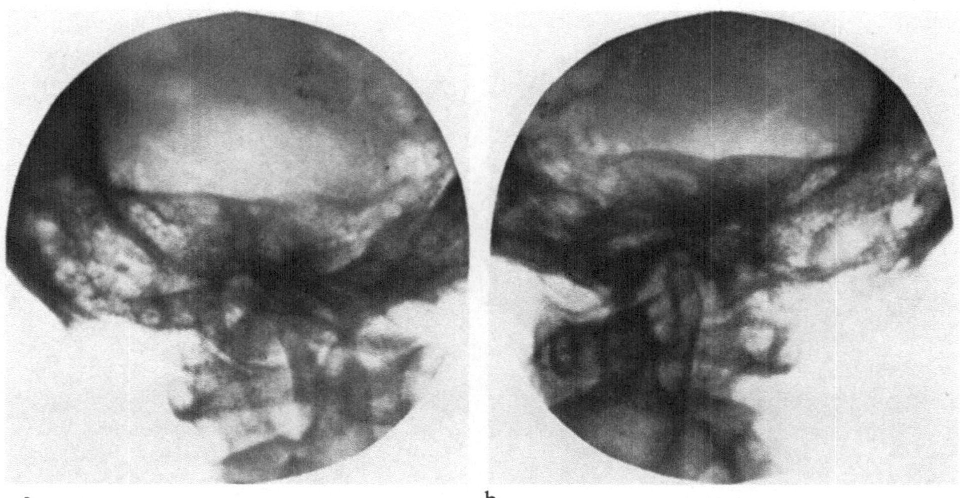

a   b

Abb. 41a u. b. Aufnahme beider Schläfenbeine nach Stenvers. (a) Rechte (b) linke Seite,
Acusticusneurinom rechts. Man erkennt eine deutliche Ausweitung des inneren Gehörganges
rechts, wobei die Wandkontur stellenweise undeutlich und unscharf ist. In den basalen
Zisternen finden sich Kontrastmittelreste nach Pantopaque-Füllung. Links: gesunde Seite,
im Bereich des inneren Gehörganges erkennt man Kontrastmittelreste nach der Pantopaque-
Füllung

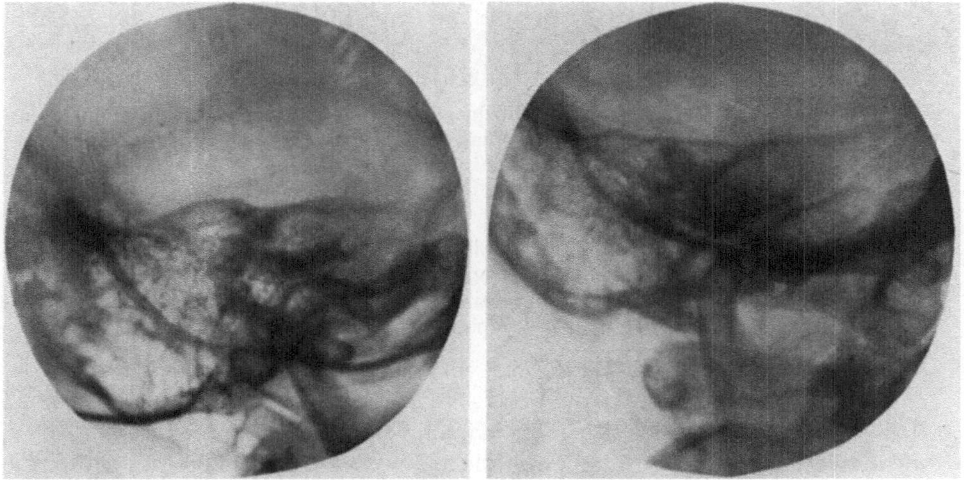

Abb. 42   Abb. 43

Abb. 42. Aufnahme des rechten Schläfenbeines nach Stenvers. Acusticusneurinom rechts.
Es besteht eine ampulläre Ausweitung des inneren Gehörganges im mittleren Anteil, wobei
die Begrenzung scharf und regelmäßig ist

Abb. 43. Aufnahme des rechten Schläfenbeines nach Stenvers. Acusticusneurinom. Man
erkennt eine hochgradige ampulläre Ausweitung des inneren Gehörganges, vorwiegend
in seinem mittleren Abschnitt, wobei die Ausweitung bis fast an die obere Pyramidenkante
reicht. Die Konturen des ausgeweiteten inneren Gehörganges sind scharf und regelmäßig

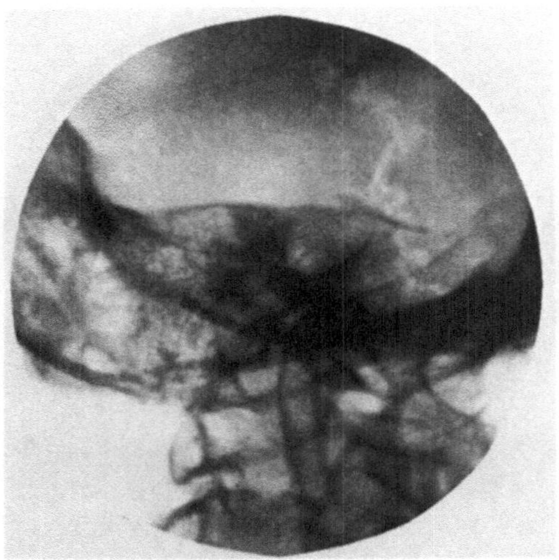

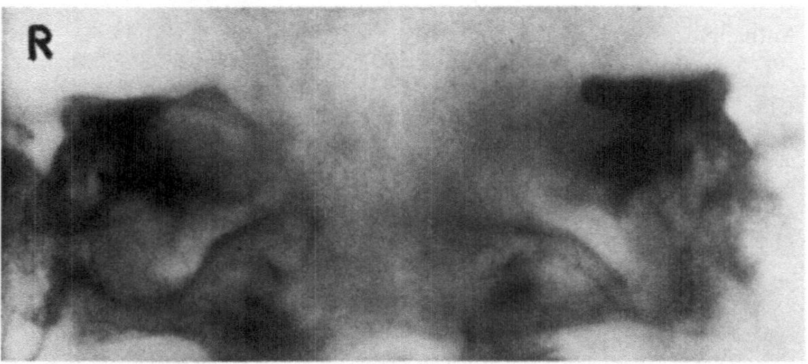

Abb. 44a. Aufnahme des rechten Schläfenbeines nach Stenvers. Acusticusneurinom. Man erkennt eine hochgradige ampulläre Ausweitung des inneren Gehörganges, wobei die obere Kontur des inneren Gehörganges bis an die obere Pyramidenkante reicht und schlecht abgrenzbar ist

Abb. 44b. Derselbe Fall wie Abb. 44a. Ausschnitt aus einer Schichtaufnahme (Felsenbeinvergleich a.p.). Auf dieser Aufnahme ist die ampulläre Ausweitung ebenfalls deutlich erkennbar. Die Grenzen des inneren Gehörganges sind scharf; er reicht bis knapp an die obere Pyramidenkante heran, dieselbe ist jedoch erhalten

An zweiter Stelle findet sich in der Häufigkeitsskala die ampulläre Ausweitung des Meatus acusticus internus, die dadurch zustande kommt, daß der innere Gehörgang in seinem mittleren Abschnitt am stärksten, im Fundus- und Porusbereich hingegen weniger stark excaviert wird (Abb. 42 u. 43). Diese Form der Ausweitung ist bei scharfer Begrenzung derselben wohl als pathognomonisch für das Vorhandensein eines lateralen Acusticustumors (Typ Henschen) anzusehen und kann durch eine lokale oder generelle endokranielle Drucksteigerung wohl nicht ausreichend erklärt werden. Sie kann in geringerem oder stärkerem Maße ausgeprägt sein und bis an die obere Kontur der Pyramide heranreichen (Abb. 44a u. b).

Viel seltener trifft man im Röntgenbild eine regelmäßige runde oder auch

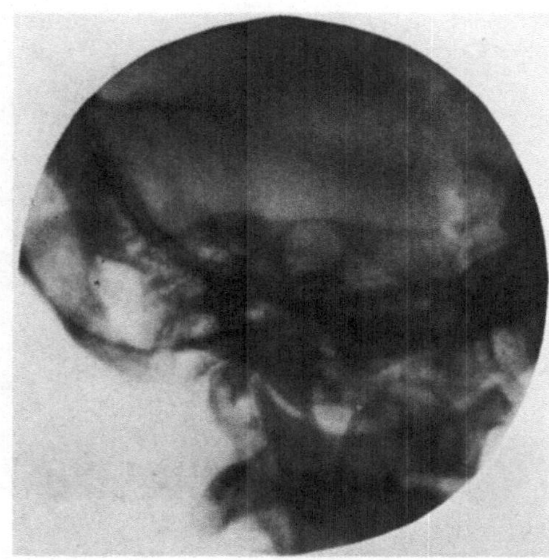

Abb. 45. Aufnahme des rechten Schläfenbeines nach Stenvers. Acusticusneurinom Typ Henschen. Es findet sich eine kreisrunde, scharf begrenzte Ausweitung des inneren Gehörganges im Fundusbereich, wobei die obere Kontur des ausgeweiteten Fundusanteiles bis nahe an die Pyramidenkante heranreicht

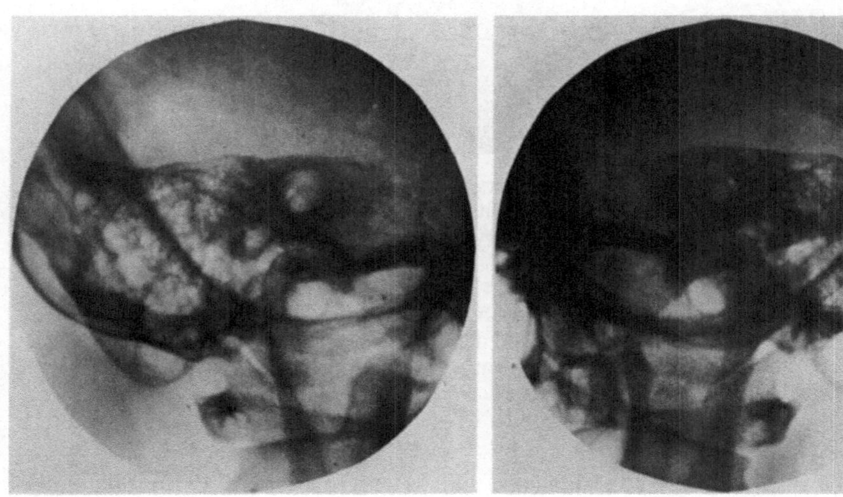

a   b

Abb. 46a u. b. Aufnahme beider Schläfenbeine nach Stenvers. (Der Focus der Röhre stand bei beiden Aufnahmen etwas zu weit caudal und nach der Seite des filmfernen Schläfenbeines.) (a) Rechte, (b) linke Seite. Beiderseitiges Acusticusneurinom bei Morbus Recklinghausen. 21jähriges Mädchen mit einer nicht ganz charakteristischen Symptomatik der hinteren Schädelgrube beiderseits. Es besteht eine beiderseitige, annähernd kreisrunde Ausweitung der inneren Gehörgänge (aus Psenner, 1963)

ovale Aufhellung, die lediglich den Fundusanteil des inneren Gehörganges betrifft. Auch diese Form der Ausweitung ist als charakteristisch für das laterale Acusticusneurinom anzusehen (Abb. 45) und bei beidseitigem Auftreten hinweisend für das Vorliegen einer zentralen Neurofibromatose im Rahmen des Morbus Recklinghausen (Abb. 46a u. b). Diese im Fundusbereich gelegene, runde

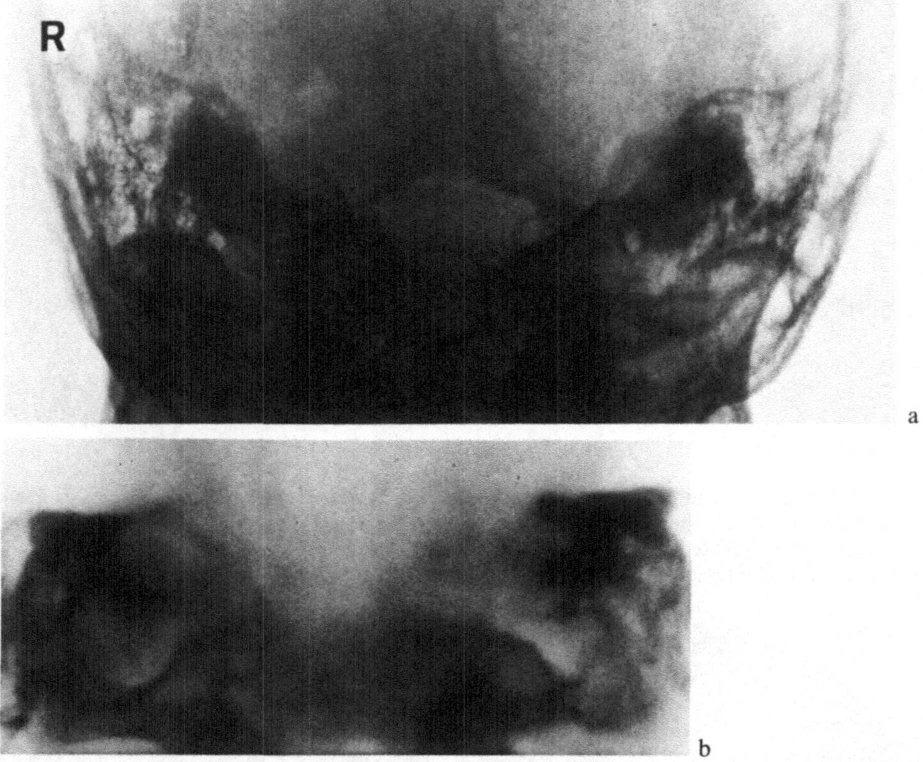

Abb. 47a. Ausschnitt aus einer Felsenbeinvergleichsaufnahme im fronto-nuchalen Strahlengang. Acusticusneurinom rechts. Man erkennt eine den Porusabschnitt betreffende Excavation des Meatus acusticus mit Verkürzung sowohl der oberen als auch der unteren Begrenzungslinie des inneren Gehörganges

Abb. 47b. Derselbe Fall wie Abb. 47a. Ausschnitt aus einer Schichtaufnahme beider Pyramiden a.p. Man erkennt die Verkürzung sowohl der oberen als auch der unteren Begrenzungslinie des Meatus acusticus, eine atypische Kontur bildend deutlicher. Der porusnahe Anteil des Meatus acusticus ist auch links etwas excaviert (Drucksymptom)

oder ovale Aufhellung kann nach cranial bis an die obere Pyramidenkante heranreichen, diese dabei verdünnen oder in geringerem oder größerem Umfang durchbrechen.

Die nur den Porus und die medialen Anteile des Meatus acusticus internus betreffende Excavation ist noch seltener anzutreffen und kann im Röntgenbild auf zweierlei Arten in Erscheinung treten. Bleiben die Konturen der erweiterten Mündung erhalten, so zeigt der innere Gehörgang Flaschenform, es kann aber auch zu einer Verkürzung sowohl der oberen als auch der unteren Begrenzungslinie des Meatus acusticus internus, die dann eine atypische Kontur bilden, kommen. Diese Art der Usur ist leicht zu übersehen, besonders dann, wenn keine Vergleichsaufnahmen vorliegen. In diesen Fällen wird wohl in der Regel eine ergänzende Schichtuntersuchung, die die pathologischen Veränderungen deutlicher zur Darstellung bringt, unerläßlich sein (Abb. 47a, b u. 48).

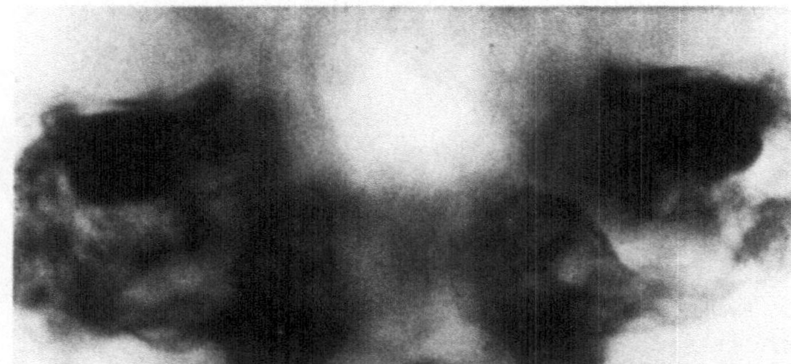

Abb. 48. Ausschnitt aus einer Schichtaufnahme beider Pyramiden a.p. Acusticusneurinom links. Man erkennt links eine Ausweitung des inneren Gehörganges im porusnahen Anteil, wobei die Excavation nach caudal zu stärker in Erscheinung tritt als nach cranial. Der innere Gehörgang ist durch diese Excavation angedeutet flaschenförmig. Die Excavation war auf der Aufnahme in Stenvers-Projektion andeutungsweise, auf der transorbitalen Aufnahme gut erkennbar

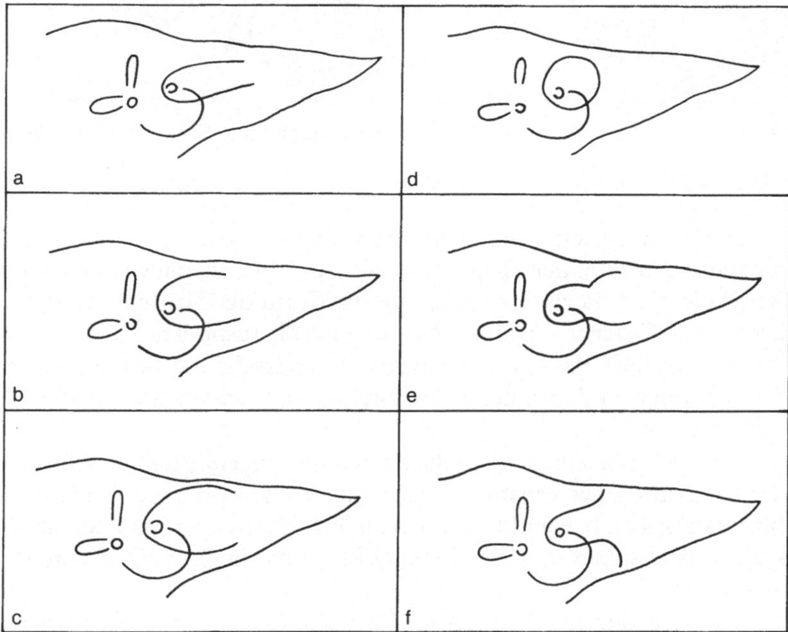

Abb. 49a–f. Schematische Skizze von sechs Pyramidenspitzen mit innerem Gehörgang, die die verschiedenen Formen des erweiterten inneren Gehörganges demonstriert. (a) Normal weiter innerer Gehörgang, (b) gleichmäßige Ausweitung des inneren Gehörganges, (c) ampulläre Ausweitung des inneren Gehörganges, (d) kreisrunde Ausweitung des inneren Gehörganges, (e) flaschenförmige Ausweitung des inneren Gehörganges, nur seine Mündung (den Porus) betreffend, (f) Ausweitung des Einganges des inneren Gehörganges, charakterisiert durch eine Verkürzung der oberen und unteren Kontur des Meatus, der in atypischer Weise nach oben bzw. unten verläuft (aus Psenner, 1963)

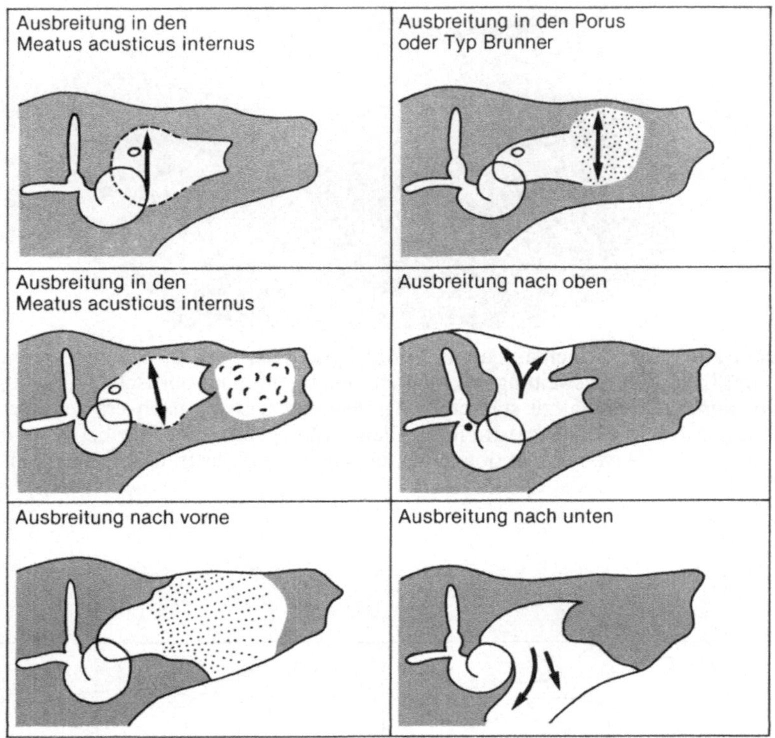

Abb. 50. Acusticusneurinom: Ausbreitungsformen (aus Wackenheim u. Metzger, 1962)

Diese beiden letztgenannten Arten der Ausweitung lassen eine Differentia.-
diagnose des lateralen Typ Henschen und des medialen Typ Brunner in der
Regel nicht zu, da einerseits die laterale Form der Neubildung sich nach medial
gegen die Cisterna meatus acustici interni ausbreiten kann und vorwiegend
den porusnahen Abschnitt excaviert, andererseits die mediale Form mit einem
Tumorzapfen in den inneren Gehörgang einwachsen und so diesen in gleicher
Art ausweiten kann.

Abb. 49 gibt einen Überblick über die angeführten verschiedenen Formen
der Excavation des Meatus acusticus internus, wobei die in dieser Skizze angeführten Formen b, e und f auch bei anderen Prozessen des Kleinhirnbrückenwinkels, worauf später in der Differentialdiagnose noch hingewiesen wird, vorkommen können.

Wackenheim und Metzger (1962) weisen in ihrer radiologischen Studie über
Knochenveränderungen bei Neubildungen des Kleinhirnbrückenwinkels auf die
Ausbreitungsmöglichkeiten der Acusticusneurinome und auf die verschiedenen
Möglichkeiten der Zerstörung des Felsenbeines oder der Arrosion der Pyrami-
denkanten bzw. ihrer Hinterfläche hin (Abb. 50). Das Acusticusneurinom ist
in der Regel scharf abgegrenzt, ein malignes Verhalten im Sinne von infiltrativem
Wachstum kommt beim solitären Acusticusneurinom nach Stout (1935) nicht
vor. Hingegen konnte Graf (1952) bei dem Fall eines Rezidivtumors Zeichen

von infiltrativem Wachstum feststellen. Der dem Tumor benachbarte Knochenabschnitt erfährt infolge Druckwirkung durch das expansive Wachstum eine Arrosion und somit eine scharfe und regelmäßige Begrenzung des Defektes. Im Gegensatz dazu charakterisieren unregelmäßige und unscharfe Begrenzungen den infiltrierend wachsenden Tumor. Besteht an der Grenze des Defektes mit dem randbildenden Knochen kein entsprechender Dichteunterschied, sondern eine allmähliche Abnahme der Dichte infolge einer Porose, so können die Grenzen des Defektes unscharf und undeutlich werden. Ebenso kann eine unscharfe Begrenzung dadurch zustande kommen, daß die Strahlen zum Rand des Defektes nicht tangential, sondern schräg verlaufen, ein Umstand, der ebenfalls bei der Beurteilung von Pyramidenusuren heranzuziehen ist. In Stenvers-Projektion kann unter anderem die Arrosion des medialen Anteiles der Pyramide eine erhöhte Strahlendurchlässigkeit vortäuschen und als Osteoporose imponieren. Es ist somit zur Vermeidung von Irrtümern naheliegend zu versuchen, Defekte auf einer Felsenbeinvergleichsaufnahme im fronto-nuchalen Strahlengang oder auf einer axialen Vergleichsaufnahme gesondert darzustellen. Auf die differentialdiagnostischen Schwierigkeiten zwischen der Osteoporose oder Arrosionen der Pyramidenhinterfläche und Usuren im Bereiche der Pyramidenspitze in Stenvers-Projektion hat Psenner (1963) mehrfach hingewiesen. Eine Arrosion der oberen Pyramidenkante wird in der Regel häufiger beobachtet als eine der hinteren Kante, da normalerweise der im Niveau des inneren Gehörganges entstandene Acusticustumor die obere Kante früher als die hintere erreicht, andererseits die hintere Kante der Pyramide im Röntgenbild weniger deutlich zur Darstellung zu bringen ist als die obere. Die Usur der oberen Pyramidenkante findet sich meist medial von der Eminentia arcuata und ist charakterisiert durch eine mehr oder weniger stark ausgeprägte Zerstörung derselben (Abb. 51, 52 u. 53). In fortgeschrittenen Fällen kann man außer der Usur der oberen oder hinteren Pyramidenkante auch eine Zerstörung der hinteren Partien der Felsenbeinspitze sehen, während ihr vorderer Anteil zunächst noch erhalten sein kann. Bei weiterem Fortschreiten wird auch dieser Pyramidenabschnitt destruiert, es fehlt dann die ganze Pyramidenspitze, wobei der Defekt regelmäßig oder unregelmäßig begrenzt sein kann, als Ausdruck des Tumordurchbruches in die mittlere Schädelgrube.

Die Arrosion des medialen Pyramidenanteiles stellt somit ebenfalls eine typische Veränderung des Kleinhirnbrückenwinkel-Tumors bzw. Acusticusneurinoms dar. Die Destruktion am medialen Felsenbeinabschnitt ist abhängig von Lokalisation und Wachstumsrichtung des Tumors und kann, muß aber nicht immer mit einer entsprechenden Ausweitung des inneren Gehörganges kombiniert sein. In diesem Zusammenhang muß die Feststellung von Schlungbaum (1959) Erwähnung finden, der bei seinem Krankengut die als pathognomonisch angesehene Erweiterung des Meatus acusticus internus beim Acusticustumor in 47% seiner Fälle, hingegen eine Arrosion des Felsenbeines in 62,1% beobachten konnte. Eine Excavation des inneren Gehörganges als einziges Röntgenzeichen wurde von diesem Autor nur in 6% seiner Fälle beobachtet, eine Feststellung, die nach unseren Erfahrungen sowie Literaturberichten (E.G. Mayer, 1930; Psenner, 1963; Lapayowker, 1969; Ebenius, 1934; Valvassori, 1966; Rausch und Rembold, 1956a, b) nicht zutrifft. Rausch und Rembold (1956a, b) konnten

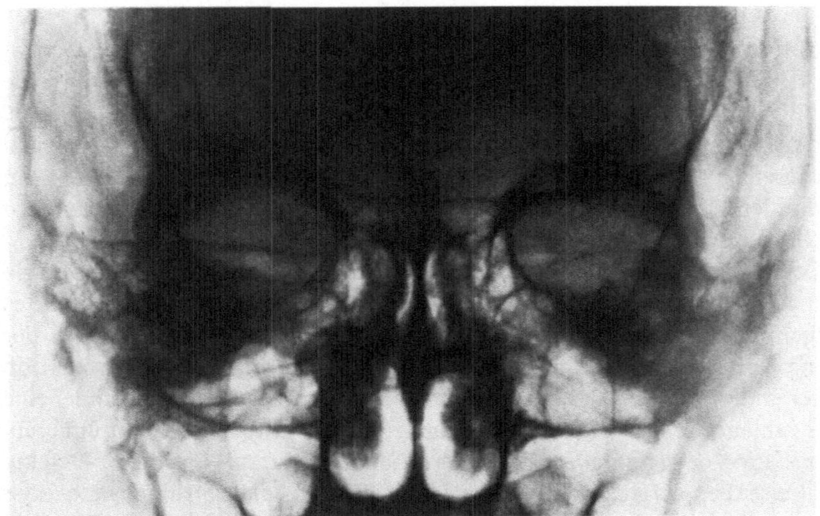

Abb. 51. Ausschnitt aus einer Schädelaufnahme p.a. Acusticusneurinom links. Man erkennt eine Destruktion der linken Pyramide medial der Eminentia arcuata mit Zerstörung der oberen Pyramidenkontur. Die Begrenzung des Defektes ist unregelmäßig, da die Strahlen den Defekt schräg und nicht tangential treffen. Auf einer Aufnahme nach Stenvers war die Begrenzung der Usur ziemlich scharf und regelmäßig

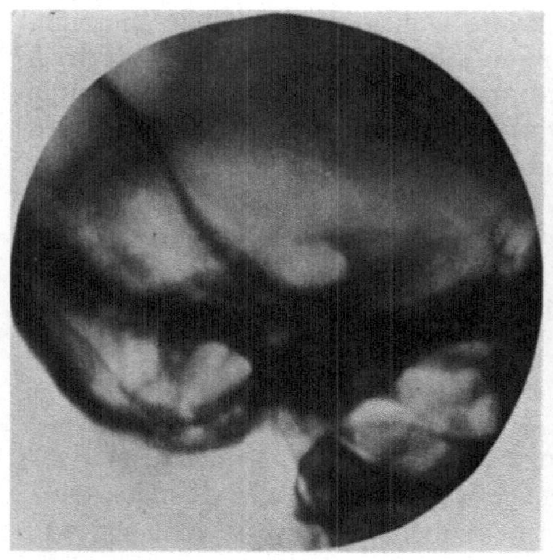

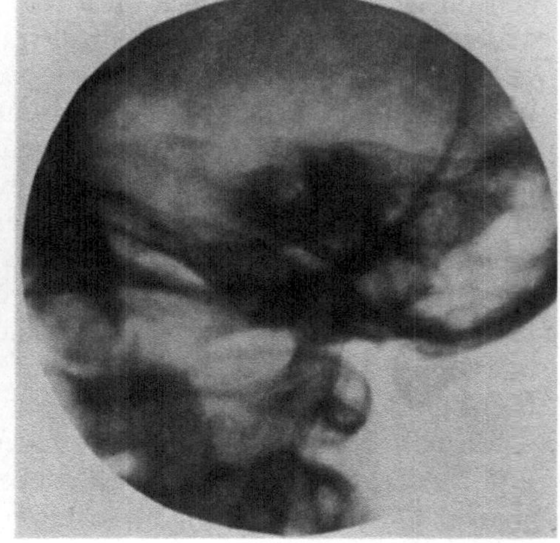

Abb. 52   Abb. 53

Abb. 52. Aufnahme des rechten Schläfenbeines nach Stenvers. (Der Focus der Röhre stand etwas zu weit nach der Seite des filmnahen Schläfenbeines.) Acusticusneurinom. 67jähriger Mann, seit 3 Jahren Facialisparese rechts. Es bestehen Schwindel, Schwerhörigkeit und Gleichgewichtsstörungen. Das Röntgenbild zeigt anstelle des inneren Gehörganges eine intensive Aufhellung, die medial von der Eminentia arcuata auf eine kurze Strecke auch die obere Pyramidenkante miteinbezieht (aus Psenner, 1963)

Abb. 53. Aufnahme des linken Schläfenbeines nach Stenvers. Acusticusneurinom (operativ bestätigt). 65jähriger Mann mit der Symptomatik eines Kleinhirnbrückenwinkel-Tumors. Die Pyramide zeigt einen ziemlich scharf begrenzten, überbohnengroßen Defekt im Bereiche des inneren Gehörganges. Auch die obere Pyramidenkante ist in den Defekt miteinbezogen. Der innere Gehörgang ist nicht mehr abgrenzbar. Canalis facialis, Schnecke, Vestibulum und Bogengänge sind erkennbar (aus Psenner, 1973)

unter anderem eine hochgradige Erweiterung des Porus bzw. Meatus acusticus internus in 20,3%, eine deutliche Erweiterung in 37,6% und eine geringe, nicht eindeutig pathologische Erweiterung in 15,8%, somit insgesamt in 73,7% der Fälle eine Excavation beobachten, eine Destruktion am Felsenbein hingegen nur in 6,8%.

Der innere Gehörgang wird durch eine waagerecht verlaufende feine Knochenleiste — die Crista transversa — in eine obere und in eine untere Hälfte unterteilt. Appel et al. (1971) geben als Variationsbreite der Länge der Crista transversa bzw. falciformis eine Länge von 1–7 mm an. In der oberen Hälfte, in welcher sich die punktförmige Öffnung des Canalis facialis abhebt, verläuft der N. vestibularis, in der unteren der N. cochlearis. Beide vereinigen sich weiter medial zum VIII. Hirnnerven. Die Lage dieser Knochenleiste ist konstant in mittlerer Höhe des Meatus oder knapp darüber. Valvassori (1966) weist darauf hin, daß ihre Position unterhalb der Mittellinie als pathologisch anzusehen ist. In einem auch nur mäßiggradig ausgeweiteten Gehörgang kann somit die Beziehung der Crista transversa zur oberen oder unteren Begrenzung des Gehörganges einen wichtigen Hinweis für den Sitz und Ursprung des Tumors geben. Betrifft die Ausweitung den Raum oberhalb der Knochenleiste, so entsteht der Tumor aus Nervenfasern des N. vestibularis oder facialis. Betrifft hingegen die Ausweitung des Gehörganges den Teil unterhalb der Crista, so ist der Ausgang der Neubildung der N. cochlearis. Es ist demnach die Darstellung der Crista transversa zur Diagnose des lateralen Acusticusneurinoms und seines Ursprunges unerläßlich und soll bei der Beurteilung des inneren Gehörganges nicht vernachlässigt werden.

Nach den bisherigen Ausführungen führen die intracanaliculären Acusticusneurinome, sobald sie eine bestimmte Größe erreicht haben, in der Regel zu Veränderungen im Bereich des inneren Gehörganges und der Pyramide. Im Gegensatz dazu rufen die extracanaliculären Acusticustumoren vom Typ Brunner oft nur geringe oder gar keine Knochenveränderungen hervor. Tänzer (1969) untersuchte nun die berechtigte Fragestellung, ob der Brunner-Typ an den medial der Pyramide gelegenen Strukturen der Schädelbasis Reaktionen hervorruft. In seiner Studie über Veränderungen am Tuberculum jugulare bei raumverdrängenden Prozessen im Kleinhirnbrückenwinkel betont er die Notwendigkeit der Darstellung des Tuberculum jugulare anhand sagittaler Schichtaufnahmen der Pars basilaris des Hinterhauptbeines, wobei das Tuberculum jugulare sich in gleicher Höhe wie die inneren Gehörgänge oder einige mm weiter occipital als gut definierbare höckrige Formation, deren obere Circumferenz von einem corticalisartigen Saum umgeben wird, darstellt. Er fand in seinem Krankenmaterial eine kleine Gruppe von Acusticusneurinomen, die eine Wachstumstendenz nach unten unter Zerstörung des Bodens des inneren Gehörganges, eine Usur des Tuberculum jugulare, aufwiesen. In einem weiteren Fall, bei dem der innere Gehörgang normal weit und scharf konturiert war, die Pyramidenspitze regelrecht strukturiert war, fand er tomographisch eine Usur des Tuberculum jugulare, die in Anlehnung an die klinische Symptomatologie als Zeichen eines Kleinhirnbrückenwinkel-Tumors gedeutet werden konnte. Die Operation ergab ein Acusticusneurinom. Aufgrund seiner Beobachtungen kommt Tänzer zu folgendem Schluß: „Der Usur des Tuberculum jugulare, auch wenn sie die einzige

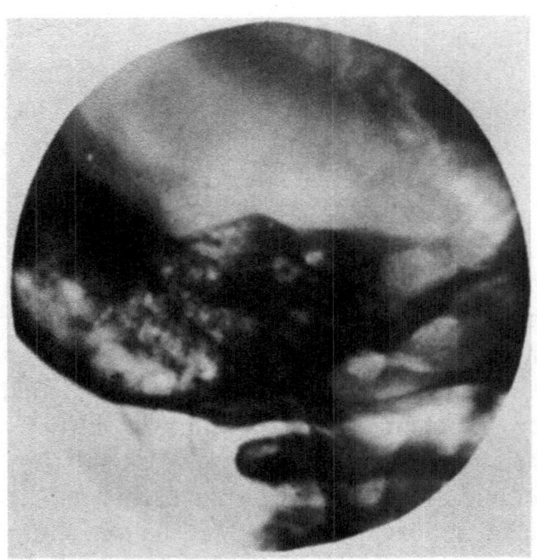

Abb. 54. Aufnahme des rechten Schläfenbeines nach Stenvers. (Der Focus der Röhre stand etwas zu weit cranial.) Kleinhirnbrückenwinkel-Tumor (Acusticusneurinom?). 43jährige Frau, seit Monaten rechtsseitige Schwerhörigkeit, Kopfschmerzen, Schwindelanfälle und Gleichgewichtsstörungen. Das Röntgenbild zeigt im Spitzenbereich der Pyramide einen etwa erbsgroßen, scharf begrenzten Defekt. Die obere Pyramidenkante ist in seinem Bereich noch vollkommen intakt, der innere Gehörgang ist nicht abgrenzbar. Sein Bereich erscheint aber abnorm dicht, was dagegen spricht, daß hier eine Usur vorliegt, als deren Folge die Wände des Meatus nicht mehr nachweisbar wären. Es handelt sich wohl um eine Hyperostose im inneren Gehörgang. Das Vestibulum ist auffallend weit (aus Psenner, 1963)

Veränderung an der Schädelbasis ist, kann das gleiche Vertrauen entgegengebracht werden wie der Erweiterung des inneren Gehörganges. Wenn es mit Hilfe der Analyse des Tuberculum jugulare gelingt, auch nur die Zahl der bisher nicht erfaßbaren extracanaliculären Acusticusneurinome zu verringern, muß die Untersuchung schon als lohnend bezeichnet werden." Eine ähnliche Beobachtung bei Vorliegen eines medialen Acusticusneurinoms stammt aus dem Jahre 1971 von Hammer, wobei auch in diesem Fall die inneren Gehörgänge regelrecht weit ohne Seitendifferenz, die Begrenzung des Porus und des Meatus acusticus internus scharf waren. In Stenvers-Projektion zeigt sich undeutlich an der unteren medialen Pyramidenkontur ein scharf begrenzter Defekt. Die Tomographie ergab eine breite Arrosion des Tuberculum jugulare. Einen Fall einer Usur der hinteren Pyramidenkante bei einem Kleinhirnbrückenwinkel-Tumor stellt Abb. 54 dar, wobei eine Schichtuntersuchung — der Fall liegt viele Jahre zurück — unterlassen wurde.

Liegt eine doppelseitige Ausweitung des inneren Gehörganges vor, und hierbei findet man meistens im Fundusbereich rundliche oder ampulläre Formen (Abb. 46a u. b), so handelt es sich stets um eine Neurofibromatose Recklinghausen, wobei das gleichzeitige Auftreten von Gliomen des Zentralnervensystems sowie Meningiomen beschrieben wird. Gaupp (1949) veröffentlichte einen autoptisch untersuchten Fall einer zentralen Neurofibromatose, bei dem sich ein Neurofibrom des rechten N. acusticus, des linken N. trigeminus, ein Meningiom der linken Fossa Sylvia sowie ausgedehnte Knochenwucherungen der rechten mittleren Schädelgrube und der Vorderfläche der gleichseitigen Pyramide fanden, und bezeichnete diesen Prozeß als „Rheostose" des Felsenbeines. In diesem Zusammenhang ist eine Feststellung von Graf (1952) erwähnenswert, der bei der Neurofibromatose in 10% der Fälle eine maligne Entartung sehen konnte, wogegen eine solche beim solitären Acusticustumor nicht vorkommt. Ein Einwachsen in die Hohlräume der Schnecke und des Ohrlabyrinthes ist beim solitären Acusticustumor bisher nicht beobachtet worden, dagegen konnte bei einer zentralen Neurofibromatose mehrmals eine Tumorbildung im Ohrlabyrinth selbst festgestellt werden (Mayer, 1930). Differentialdiagnostische Schwierigkeiten bestehen in der Regel bei derartigen Knochenveränderungen nicht, da fast immer gleichzeitig neurofibromatöse Veränderungen der Haut vorkommen.

Meningiome des Kleinhirnbrückenwinkels lassen, setzen sie Veränderungen im Bereich der Pyramidenspitze und des inneren Gehörganges, nicht immer eine Differentialdiagnose zum Acusticustumor zu. Zahlreiche Literaturhinweise sowie unsere Beobachtungen ergeben in vielen Fällen jedoch wesentliche Unterscheidungsmerkmale, die eine Differentialdiagnose gestatten, obwohl dieser keine praktische Bedeutung zukommen dürfte. Einer der differentialdiagnostischen Faktoren ist die Tatsache, daß Meningiome einerseits zu einer Hyperostose des Knochens und sogar zu einer Einengung des inneren Gehörganges führen, andererseits außerhalb der Pyramiden zu schalenförmigen Verkalkungen, Kapselverkalkungen, Anlaß geben können. Gerade die Tatsache der reaktiven Hyperostose und der Verkalkung im Kapselbereich ist wesentlich in der Differentialdiagnose zum Acusticustumor, da bei letzterem Verkalkungen oder reaktive Knochenveränderungen noch nie beobachtet wurden. Auch sind die Meningiom-Defekte der Pyramide häufig unregelmäßig, sie bieten das Bild eines mehr infiltrativ destruierenden Wachstums, wobei zusätzlich auch bei ausgedehnten Zerstörungen der medialen Pyramidenanteile eine Ausweitung des inneren Gehörganges fehlen kann (Abb. 55 u. 56).

Bei den Cholesteatomen bzw. Epidermoiden handelt es sich um versprengte Epidermiskeime, wobei der Defekt beim Epidermoid immer scharf und regelmäßig begrenzt ist und stellenweise eine verdichtete Randzone aufweist (Abb. 57a, b u. 58). Loepp und Lorenz (1954) konnten bei Cholesteatomen punktförmige und flächenhafte Verkalkungen beobachten. Ebenso beschreibt Du Boulay (1965) Kapselverkalkungen bei Epidermoiden. Im Gegensatz dazu stehen unsere Erfahrungen an einem recht umfangreichen Krankenmaterial, wobei wir bei Epidermoiden, dies trifft auch auf Manifestationen im Bereich des übrigen Schädelskelets zu, lediglich ein einziges Mal mehr flächenhafte Tumorverkalkungen fanden, Kapselverkalkungen jedoch nie anzutreffen waren. Jirout (1966) konnte bei Epidermoiden niemals Verkalkungen beobachten.

Tuberculöse Granulationsgeschwülste führen als Ausdruck eines entzündlichen Geschehens im Stadium der Floridität bekanntermaßen zu einer deutlichen Osteoporose des umgebenden Knochens, ähnlich wie es bei den sehr seltenen Sarkomen im Schädelbereich vorkommt, während ähnliche Veränderungen bei Bestehen eines benignen Tumors nie zur Beobachtung gelangen. Außerdem können diese spezifischen Granulationsgeschwülste Verkäsungsherde in Form von kleinen, mehr fleckförmigen Verkalkungen aufweisen, die in manchen Fällen eine Vermutungsdiagnose zulassen. Luische Geschwülste, die keinerlei charakteristische Röntgenzeichen zeigen, sind wohl durch entsprechende anamnestische Angaben und Laboruntersuchungen diagnostizierbar.

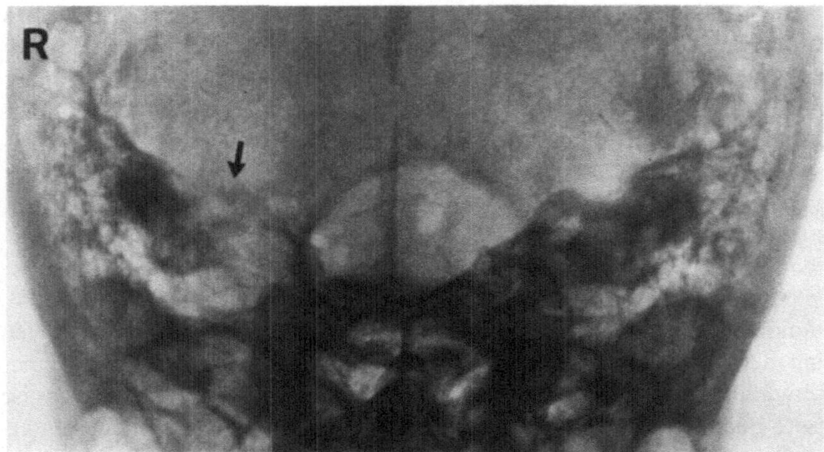

Abb. 55. Ausschnitt aus einer Felsenbeinvergleichsaufnahme im fronto-nuchalen Strahlengang. Kleinhirnbrückenwinkel-Tumor (Meningiom rechts). Man erkennt eine Destruktion im medialen Anteil der rechten Pyramide, wobei die Destruktion unregelmäßig begrenzt und auch die obere Pyramidenkante teilweise zerstört ist. Der Fundus des inneren Gehörganges ist rechts gut differenzierbar, nicht nachweisbar ausgeweitet. Im Bereich der oberen Pyramidenkante, etwa in der Gegend des Porus, erkennt man eine bizarr geformte, kaum reiskorngroße, mehr flächenhafte Verkalkung (Pfeil)

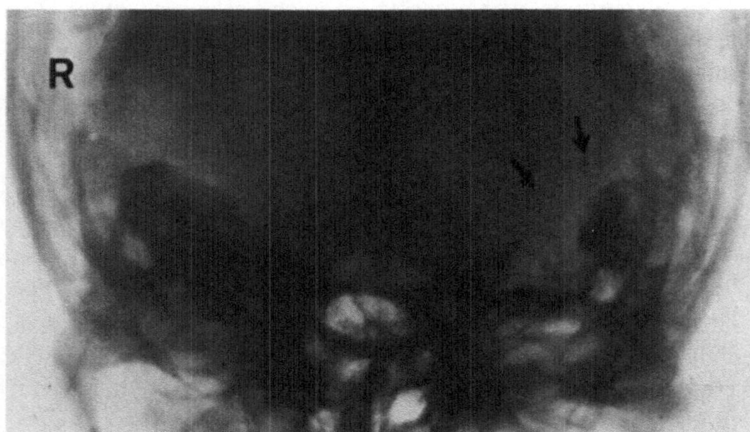

Abb. 56. Hinterhauptaufnahme nach Grashey (symmetrische Einstellung). Meningiom der linken Pyramide. 64jähriger Mann mit einer seit 15 Jahren bestehenden Facialisparese. Patient ist taub. Man sieht einen das ganze mittlere Drittel der linken Pyramide einnehmenden Defekt, der den gesamten Bereich des inneren Gehörganges umfaßt und ziemlich scharfe Grenzen zeigt. Der eigentliche Apex ist in Form eines dreieckigen Kalkschattens noch erhalten. Sowohl an der medialen als auch an der lateralen, oberen Begrenzung des Defektes findet sich je ein zarter, nach oben konvex gekrümmter Kalkschatten (Pfeile). Durch ergänzende Aufnahmen konnte außerdem festgestellt werden, daß auch der an die hintere Kante der Pyramide angrenzende Teil des Bodens der hinteren Schädelgrube destruiert war (aus Psenner, 1963)

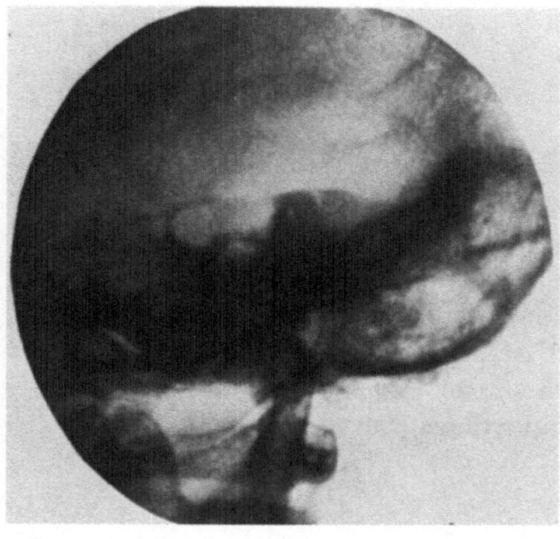
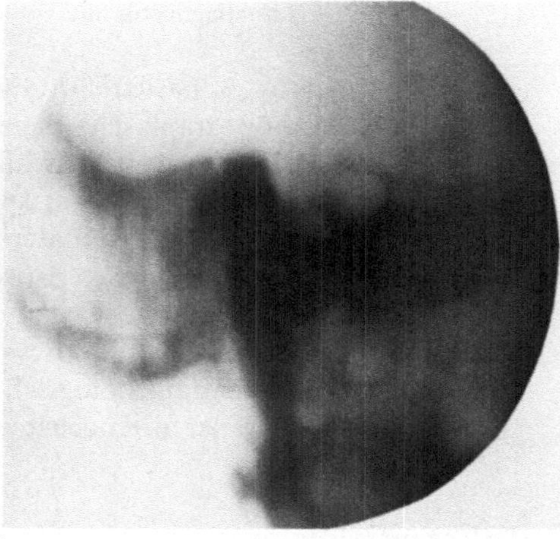

a   b

Abb. 57a. Aufnahme des linken Schläfenbeines nach Stenvers. Epidermoid der Pyramide (operativ bestätigt). 49jähriger Mann, als Kind häufig Otitiden, seit 1 Jahr Facialisparese links, Laesio auris internae. Das Röntgenbild zeigt medial vom oberen Bogengang einen überbohnengroßen, scharf begrenzten Defekt, in welchen der innere Gehörgang größtenteils miteingeschlossen ist. Die obere Pyramidenkante ist in den Defekt zum Teil miteinbezogen, die Grenzen der Usur sind auffallend scharf, sie zeigen stellenweise eine verdichtete Randzone. Das Röntgenbild erlaubt die Diagnose eines gutartigen, expansiv wachsenden Prozesses. Differentialdiagnostisch kommt ein Neurinom des VIII. Hirnnerven in Frage (aus Psenner, 1973)

Abb. 57b. Derselbe Fall wie Abb. 57a. Schichtaufnahme in Stenvers-Projektion. Die Grenzen des Defektes kommen noch deutlicher zur Darstellung, sie sind scharf. Die Pyramidenspitze selbst zeigt keine pathologischen Veränderungen. Der innere Gehörgang ist nicht differenzierbar (seitenverkehrt!)

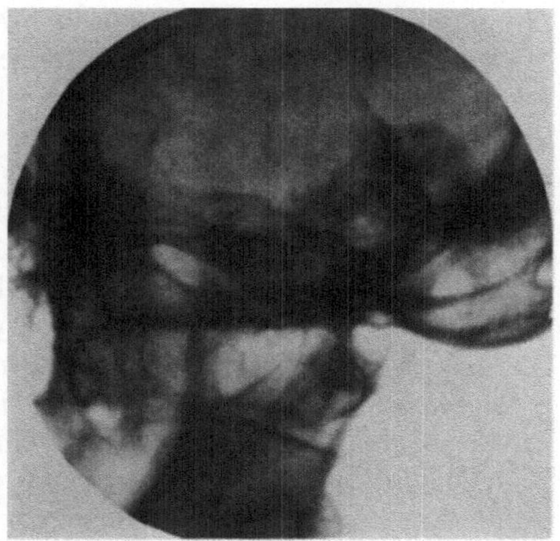

Abb. 58. Aufnahme des linken Schläfenbeines nach Stenvers. Epidermoid der Pyramide (operativ bestätigt). 50jährige Frau, seit Jahren taub, Facialisparese. Im Bereich der Pyramide findet sich ein ausgedehnter Defekt, der von einem kleinen, noch erhaltenen Teil der Spitze nach lateral bis unmittelbar an das Labyrinth heranreicht. Die Grenzen des Defektes sind scharf und z.T. durch eine verdichtete Randzone markiert. Die obere Pyramidenkante ist an der lateralen Grenze des Defektes noch ein Stück erhalten und nach oben disloziert, als Ausdruck des gutartigen, expansiv wachsenden Prozesses. Der innere Gehörgang ist in die Destruktion miteinbezogen. Die Schnecke und ihre Basalwindung sind noch andeutungsweise erkennbar (aus Psenner, 1963)

Aneurysmen der A. basilaris sind gekennzeichnet durch Verkalkungen ihrer Wand sowie ihre topographische Lage.

Alle übrigen Kleinhirnbrückenwinkel-Tumoren sind, wie eingangs erwähnt, extrem selten und zeigen keine artspezifischen Kennzeichen und Unterscheidungsmöglichkeiten. Sie führen in der Regel zu mehr oder minder ausgeprägten Destruktionen und uncharakteristischen Verkalkungen (Chondromyxome, Chondrosarkome, Chordome, Ependymome, Papillome des Plexus chorioideus sowie Hämangioblastome). Liquorcysten sind bei entsprechender Klinik dann zu vermuten, wenn sie röntgenologisch außer einer Erweiterung des Porus acusticus internus keine weiteren Knochenveränderungen setzen.

Differentialdiagnose

Zur Erfassung raumfordernder Prozesse im Bereich des Kleinhirnbrückenwinkels sind nach den allgemeinen Richtlinien zwei Faktoren maßgebend, und zwar einerseits die durch genügenden Kalkgehalt ermöglichte Sichtbarkeit der Geschwulst selbst, andererseits das Vorhandensein lokaler, durch den Tumor direkt oder indirekt bedingter Veränderungen am Knochen. Bestehen eine gleichmäßige Ausweitung des inneren Gehörganges bei Erhalt seiner Konturen, weiterhin eine regelrechte Struktur des medialen Pyramidenabschnittes und keinerlei Verkalkungen, so stehen zur Differentialdiagnose das Acusticusneurinom und eine lokale endokranielle Drucksteigerung, wogegen eine generelle Drucksteigerung zu einer meist beidseitigen Ausweitung des inneren Gehörganges führt. Sind hingegen die Konturen des ausgeweiteten inneren Gehörganges teils undeutlich und unscharf, so liegt in der Regel ein Acusticusneurinom vor.

Runde und ampulläre Ausweitungen des inneren Gehörganges sind wohl als pathognomonisch für den lateralen Typ Henschen des Acusticusneurinoms anzusehen. Eine Verlagerung der Crista transversa bzw. falciformis läßt in manchen Fällen auf den Ursprung des Tumorgeschehens (vestibulärer Anteil oder cochleärer Anteil) schließen. Eine Ausweitung des Meatus acusticus internus im porusnahen Anteil bei Erhalt seiner Konturen bzw. Verkürzung und atypischer Verlauf derselben sprechen mit großer Wahrscheinlichkeit für das Vorliegen eines medialen Acusticusneurinoms, Typ Brunner, wobei zur Differentialdiagnose auch das laterale Acusticusneurinom, Typ Henschen, steht. Wie bereits erwähnt, kann der mediale Tumor in den Gehörgang einwachsen, der laterale aus dem Gehörgang sich gegen den Kleinhirnbrückenwinkel zu ausbreiten. Differentialdiagnostisch ist bei dieser Form der Ausweitung in weiterer Folge auch an die Arachnoidalcyste zu denken, die in der Regel ebenfalls eine Ausweitung des porusnahen Abschnittes bei Erhalt seiner Konturen macht. In diesen Fällen empfiehlt sich eine ergänzende Schichtuntersuchung, einschließlich der Erfassung des Tuberculum jugulare.

Bestehen eine Ausweitung des inneren Gehörganges sowie eine Destruktion der medialen Pyramidenabschnitte, und sind keine Verkalkungen oder reaktive Knochenveränderungen nachweisbar, so ist in erster Linie an das Vorliegen eines Acusticustumors zu denken (Abb. 59 u. 60). In diesen Fällen ist eine axiale Aufnahme der Schädelbasis sowie eine Felsenbeinvergleichsaufnahme der

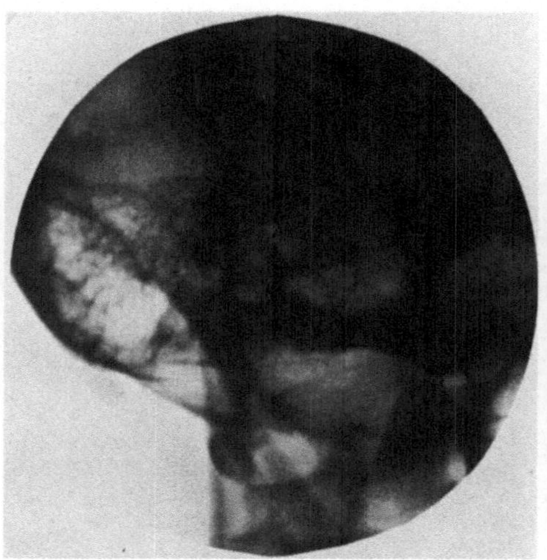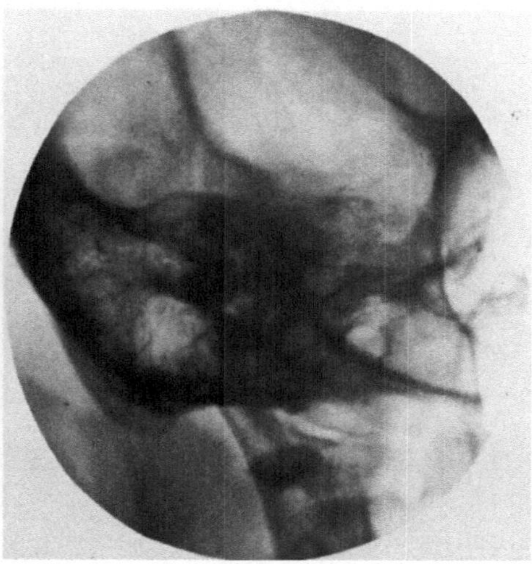

Abb. 59   Abb. 60

Abb. 59. Aufnahme des rechten Schläfenbeines nach Stenvers. (Der Focus der Röhre stand etwas zu weit caudal.) Acusticusneurinom. 38jährige Frau, die seit 2 Jahren an rechtsseitiger Schwerhörigkeit, Kopfschmerzen und Schwindel leidet. Die Pyramide ist medial vom Labyrinth infolge Usur durch den Tumor hochgradig strahlendurchlässig. Die Konturen des inneren Gehörganges sind nicht mehr erkennbar. Hingegen tritt die Schnecke mit auffallender Deutlichkeit in Erscheinung. Da sie in der Strahlenrichtung vor dem inneren Gehörgang liegt, kann die Usur nur die Hinterfläche der Pyramide betreffen (aus Psenner, 1963)

Abb. 60. Aufnahme des rechten Schläfenbeines nach Stenvers. Acusticusneurinom. Es besteht eine Destruktion im medialen Anteil der Pyramide, wobei die Begrenzung des zerstörten Pyramidenanteiles stellenweise scharf, stellenweise unregelmäßig ist. Der innere Gehörgang ist nicht abgrenzbar. Die obere Pyramidenkante sowie die Felsenbeinspitze sind noch teilweise erhalten

Pyramiden im fronto-nuchalen Strahlengang zur Erfassung des Pyramidendefektes angezeigt, da eine Porose im Rahmen eines Entzündungsvorganges (Gradenigo-Komplex) ähnliche Bilder, jedoch ohne nachweisbare Ausweitung des inneren Gehörganges, ergibt. Allerdings wird in diesen Fällen auch die Klinik wesentlich zur Differentialdiagnose beitragen. Besteht eine Zerstörung der medialen Pyramidenanteile mit oder ohne Ausweitung des inneren Gehörganges, und findet man kapselförmige Verkalkungen oder reaktive Knochenveränderungen, so ist die Annahme eines Meningioms berechtigt, wobei insbesondere reaktive Knochenveränderungen ebenso wie vereinzelt zur Beobachtung gelangende Einengungen des inneren Gehörganges infolge Hyperostose artspezifisch für diese Tumorform sind.

Scharf begrenzte Knochendefekte im medialen Pyramidenabschnitt finden sich, abgesehen vom Acusticusneurinom, beim Epidermoid, wobei die verdichtete Randzone, die jedoch nicht immer zutage treten muß, für letzteres spricht. Destruktive Knochenveränderungen mit unregelmäßiger Begrenzung und atypische Verkalkungen finden sich, abgesehen vom Meningiom, auch bei den eingangs erwähnten, eher seltenen Kleinhirnbrückenwinkel-Prozessen. Tuberculöse

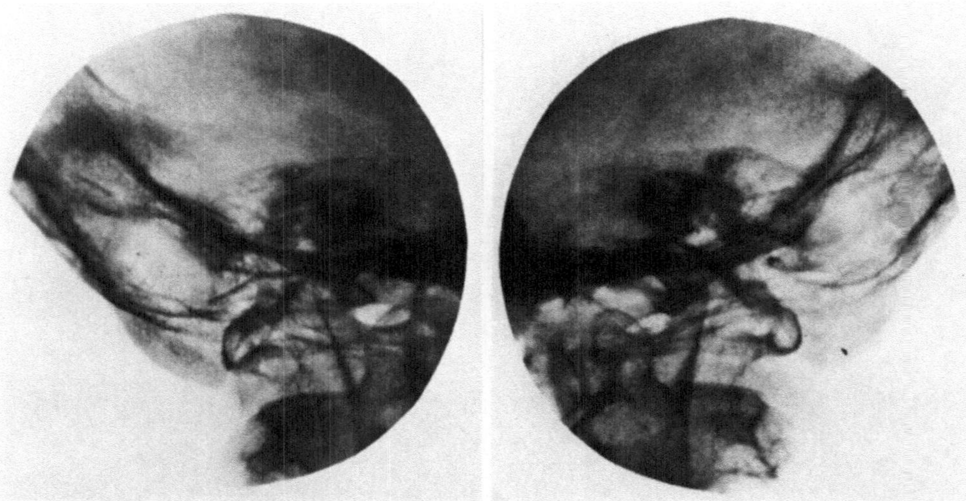

a   b

Abb. 61a und b. Aufnahme beider Schläfenbeine nach Stenvers. Altersporose: (a) rechts,
(b) links. Man erkennt beidseits eine abnorme Strahlentransparenz im medialen Pyramidenabschnitt. Die Kontur im Bereich der Pyramidenspitze ist stellenweise undeutlich, der innere
Gehörgang ist unauffällig. Der Labyrinthblock tritt auffallend deutlich in Erscheinung.
Diese Tatsache sowie das seitengleiche Verhalten sprechen eindeutig für die Altersporose

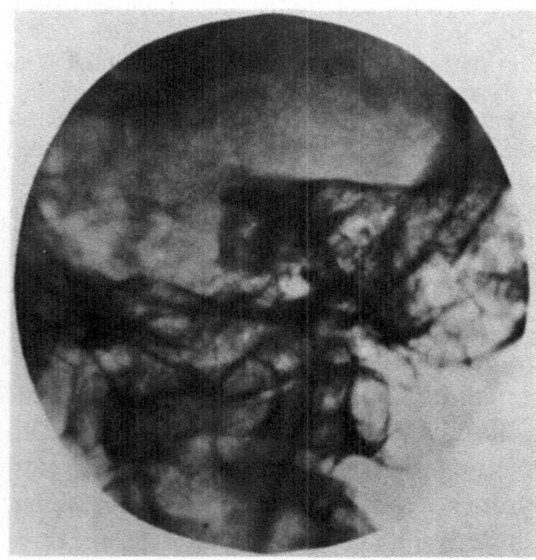

Abb. 62. Aufnahme des linken Schläfenbeines nach Stenvers. Plasmocytom der linken Pyramide. Defekt im medialen Anteil der linken Pyramide. Die Grenze der Usur ist unregelmäßig aber scharf. Der innere Gehörgang ist nicht nachweisbar ausgeweitet. Der Defekt
ist uncharakteristisch, er kann auch durch ein Sarkom, eine Metastase oder einen anderen
malignen Prozeß hervorgerufen sein

Geschwülste gehen mit mehr fleckförmigen Verkalkungen und einer hochgradi-
gen Porose der benachbarten Knochenabschnitte einher, wobei zur Feststellung
der Porose eine Vergleichsaufnahme der gesunden Seite notwendig ist, um Veränderungen im Rahmen einer Altersporose (Abb. 61a u. b) auszuschließen.

Abb. 63. Kleinhirnbrückenwinkel-Tumoren

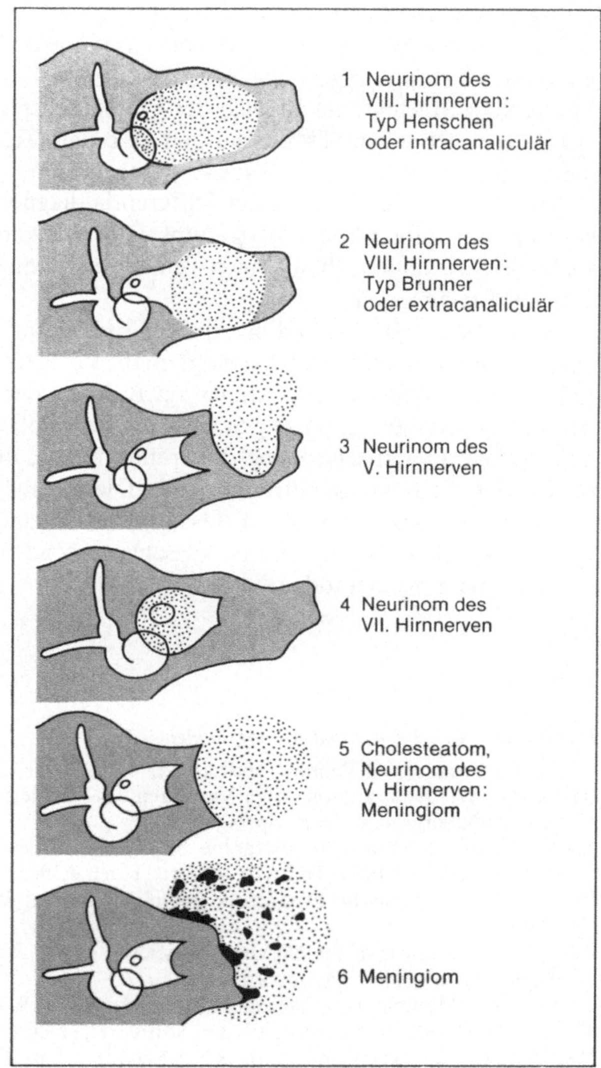

Schalenförmige Verkalkungen bei entsprechender Topographie sind kennzeichnend für Aneurysmen der A. basilaris, die zu scharf und bogig begrenzten Defek-
ten im Bereiche der Pyramidenspitze Anlaß geben können. Chordome setzen
in der Regel nebst ausgedehnten destruktiven Veränderungen entsprechend ihrem Ausgangspunkt zusätzliche Destruktionen im Bereich des Dorsum sellae
und im Clivusbereich und lassen somit Rückschlüsse auf ihren Ursprung zu.
Besteht eine vollkommene Zerstörung der Pyramide im medialen Anteil, ohne
Ausweitung des inneren Gehörganges (Abb. 62), so muß auch an eine Zerstörung
im Rahmen anderer blastomatöser Erkrankungen (Metastase, Plasmocytom,
Destruktionen im Rahmen eines durchgebrochenen Epipharynxtumors) gedacht
werden.

Die differentialdiagnostischen Probleme primärer und sekundärer Usuren
im Bereiche der Pyramidenspitze und ihrer medialen Anteile sind demnach vielge-

staltig und würden, um darauf näher einzugehen, den Rahmen des vorliegenden Beitrages sprengen. Es sei in diesem Zusammenhang auf die „Differentialdiagnose der Erkrankungen des Schädelskelettes" von Psenner (1973) und eine Studie über „Defekte im Bereich der Pyramidenspitze" von Loepp und Lorenz (1954) die sich ebenfalls ausführlich mit den Zerstörungen im Bereiche der medialen Pyramidenanteile befassen, hingewiesen.

Eine Skizze, die Hinweise zur Differentialdiagnose der Kleinhirnbrückenwinkel-Tumoren gibt (Abb. 63), stammt von Wackenheim und Metzger (1962), sie berücksichtigt jedoch nur einen Teil der bisher angeführten differentialdiagnostischen Erwägungen.

Betrachtet man das radiologische Erscheinungsbild der Kleinhirnbrückenwinkel-Tumoren und berücksichtigt man die Häufigkeit der aus Tabelle 9 ersichtlichen Knochenveränderungen im Rahmen der Nativdiagnostik einschließlich der Tomographie, so zeigen sich in einem hohen Prozentsatz teils typische, teils uncharakteristische Knochenveränderungen, die im Rahmen dieser raumfordernden Prozesse anzutreffen sind. Die Nativdiagnostik einschließlich der Tomographie leistet bei der Erfassung der Kleinhirnbrückenwinkel-Tumoren den wesentlichen Beitrag und ist ausschlaggebend für den Einsatz weiterer Spezialuntersuchungsmethoden.

Literatur

Handbücher, Lehrbücher und Monographien

Bailey, P.: Intracranial Tumors. Springfield/ Il.: Thomas 1948

Bergerhoff, W.: Atlas anatomischer Varianten des Schädels im Röntgenbild. Berlin-Göttingen-Heidelberg-New York: Springer 1964

Bret, J.: Die Vertebralis-Angiographie bei Tumoren der hinteren Schädelgrube. Dtsch. Röntgenkongreß 1964, Teil A. Stuttgart: Thieme 1965

Brunner, H.: Otologische Diagnostik der Hirntumoren. Wien: Urban & Schwarzenberg 1936

Cushing, H.: Tumors of the Nervus Acousticus and the Syndrom of the Cerebello-pontine Angle. Philadelphia: Saunders 1917

Cushing, H.: Meningiomas. Springfield/Ill.: Baltimore 1938

Decker, K.: Klinische Neuroradiologie. Stuttgart: Thieme 1960

Dietrich, H.: Neuroröntgendiagnostik des Schädels. Jena: VEB Fischer 1954

Du Boulay, G.H.: Principles of X-ray Diagnosis of the Skull. London: Butterworths 1965

Fischgold, H., Metzger, J., Salamon, G.: Les neurinomes du VIII. Bd. 1. Paris: Garnier 1961

Graf, K.: Geschwülste des Ohres und des Kleinhirnbrückenwinkels. Stuttgart: Thieme 1952

Grashey, R., Birkner, R.: Atlas typischer Röntgenbilder vom normalen Menschen. München-Berlin: Urban & Schwarzenberg 1964

Henschen, F.: Über die Geschwülste der hinteren Schädelgrube, insbesondere des Kleinhirnbrückenwinkels. Jena: Fischer 1910

Jirout, J.: Neuroradiologie. Berlin: VEB Volk & Gesundheit 1966

Lindgren, E.: Röntgenologie. In: Handbuch der Neurochirurgie. Bd. 2. Berlin-Göttingen-Heidelberg: Springer 1954

Loepp, W., Lorenz, R.: Röntgendiagnostik des Schädels. Stuttgart: Thieme 1954

Lorenz, R.: Röntgendiagnostik des Schädels. 2. Aufl. Stuttgart: Thieme 1971

Maspetiol, R., Semette, M., Metzger, J.: Le diagnostic des tumeurs du nerf acoustique. Problèmes actuels d'oto-rhino-laryngologie. Paris: Maloine 1966

Mayer, E.G.: Otologische Röntgendiagnostik. Wien: Springer 1930
Mayer, E.G.: Diagnose und Differentialdiagnose in der Schädelröntgenologie. Wien: Springer 1959
Mündnich, K., Frey, K.W.: Das Röntgenschichtbild des Ohres. Stuttgart: Thieme 1959
Pancoast, H.K., Pendergrass, E.P., Schaeffer, J.P.: The Head and Neck in Roentgen Diagnosis. Springfield/Ill.: Thomas 1940
Parnitzke, K.H.: Endokranielle Verkalkungen im Röntgenbild. Leipzig: VEB Thieme 1961
Psenner, L.: Die Röntgendiagnostik des Schläfenbeines. In: Handbuch der medizinischen Radiologie, Bd. VII/2 (red. L. Diethelm u. F. Strnad). Berlin-Göttingen-Heidelberg: Springer 1963
Psenner, L.: Schädel. In: Lehrbuch der Röntgendiagnostik, Bd. III (Hrsg. H.R. Schinz, W.E. Baensch, W. Frommhold, R. Glauner, E. Uehlinger, J. Wellauer). Stuttgart: Thieme 1966
Psenner, L.B.: Differentialdiagnose der Erkrankungen des Schädelskelettes. Stuttgart: Thieme 1973
Reisner, K., Gosepath, J.: Schädeltomographie. Stuttgart: Thieme 1973
Schüller, A.: Röntgendiagnostik der Erkrankungen des Kopfes. Wien: Hölder 1912
Schüller, A.: Röntgendiagnose der Acusticustumoren. In: Ergebnisse der Medizinischen Strahlenforschung, Bd. III. Berlin: Springer 1928
Shanks, S.C., Kerley, P.: A Text-Book of X-ray Diagnosis. Vol. 1: Head and Neck. London: Lewis 1957
Stenvers, H.W.: Röntgenologie des Felsenbeines und des bitemporalen Schädelbildes. Berlin: Springer 1928
Wackenheim, A.: Neuroradiologie. Paris: Doin 1960
Welin, S., Ratjen, E.: Schläfenbein. In: Lehrbuch der Röntgendiagnostik, Bd. III (Hrsg. H.R. Schinz, W.E. Baensch, W. Frommhold, R. Glauner, E. Uehlinger, J. Wellauer). Stuttgart: Thieme 1966

Einzelarbeiten

Alagna, G.: Sur les tumeurs de l'acoustique. Arch. int. Laryng. **27**, 751 (1909); **28**, 461 (1909); **29**, 142 (1910)
Amjad, A.H., Scheer, A.A., Rosenthal, J.: Human internal auditory canal. Arch. Otolaryng. **89**, 709–714 (1969)
Anacker, H., Strehle, H.: Die Angiographie der A. vertebralis durch selektive Katheterisierung und ihre Ergebnisse. Fortschr. Röntgenstr. **107**, 169–189 (1967)
Anschütz, W.: Über Cholesteatome des Kleinhirnbrückenwinkels. Dtsch. Z. Chir. **201**, 1–20 (1927)
Appel, L., Metzger, J., Pertuiset, B.: Le Diagnostic du Neurinome de l'acoustique par la Radiographie conventionelle, la tomographie et les examens de contraste. J. belge Radiol. **54**, 233–260 (1971)
Bager, C.C.: The Differential Diagnosis between Acoustic Neurinoma and Meningioma of the posterior Face of the petrous Bone. Acta psychiat. scand. **19**, 23–31 (1944)
Bernasconi, V.: Tomografia cranica nei neurinomi del nervo acustico. Atti. Soc. ital. Neurochir. **108** (1952)
Biedermann, F., Loewe, G.: Die Varianten des Meatus acusticus internus. Radiol. diagn. (Berl.) **7**, 141–157 (1966)
Bonnal, J., Demanez, J.P., Thibaut, A., Stevenaert, A.: Diagnostic O.R.L. et neuroradiologique d'un neurinome de l'acoustique. Neurochirurgia (Stuttg.) **11**, 46–56 (1968)
Brunner, H.: Zur Diagnose der Akustikustumoren. Mschr. Ohrenheilk. **69**, 549–561 (1935a)
Brunner, H.: Zur Differentialdiagnose der Kleinhirnbrückenwinkeltumoren. Mschr. Ohrenheilk. **69**, 708–721 (1935b)
Buci, P.C.: Early diagnosis of acoustic neurinomas. Arch. Otolaryng. **89**, 294–298 (1968)
Camp, J.O., Cilley, E.J.L.: Die Bedeutung der Asymmetrie der Pori acustici als Hilfe für die Diagnose des Akustikustumors. Amer. J. Roentgenol. **41**, 713–718 (1939)
Carr, G.L.: Roentgen ray-findings in the skull in cases of brain tumors, with special reference to the porus acusticus. Amer. J. Roentgenol. **4**, 405 (1917)

Cecchini, A.: Il quadro radiologico del neurinoma del nervo acustico: Considerazioni su 68 casi. Radiol. med. **44**, 183–199 (1960)

Chausse, C.: Premiers résultats d'une méthode personelle de radiodiagnostic des tumeurs de l'auditif. Acta oto-laryng. (Stockh.) **2**, 245 (1948)

Craig, W.M., Steenrod, E.J.: Bilateral acoustic neurofibromas. Arch. Otolaryng. **28**, 404–411 (1938)

Cushing, H.: On convulsive spasm of the face produced by cerebello-pontine tumours. J. nerv. ment. Dis. **44**, 312–321 (1916)

Dale, K.: The value of the subtraction method in the diagnosis of acoustic neurinomas. Europ. Neurology **2**, 175–183 (1969)

Dalle, O.G., Godina, A.: Tumori dell'acustico. Considerazioni radiologiche. Minerva neuro-chir. **1**, 92 (1957)

Dermann, G.L.: Zur Kenntnis der Kleinhirnbrückenwinkelneurinome. Virchows Arch. path. Anat. **39**, 261 (1926)

Ebenius, B.: Results of examination of petrous bone in auditory nerve tumors. Acta radiol. (Stockh.) **15**, 284–290 (1934)

Epstein, B.S.: The roentgenologic manifestations of acoustic neuromas. Amer. J. Roentgenol. **64**, 265 (1950)

Finze, H.: Exostosen der oberen Felsenbeinpyramidenkante. Fortschr. Röntgenstr. **87**, 415 (1957)

Fischer, W.: Symptomatologie und Diagnostik der Tumoren des Kleinhirnraumes. In: Beiträge zur Neurochirurgie. Heft **10**, 104 (1965)

Fischgold, H., Metzger, J., Juster, M.: Radiographie segmentaire du conduit auditif interne dans les neurinomes de la 8e paire. Acta radiol. (Stockh.) **46**, 130–142 (1956)

Gardner-Frazier, Ch.: Familie mit Acusticusneurinomen. Arch. Neur. **23**, 266 (1930)

Gaupp, R.: Rheostose des Felsenbeines bei intracranieller Neurinomatose (Recklinghausen). Nervenarzt **20**, 29–31 (1949)

Givré, A.: La radiología de los tumores del nervo acustico. Pren. méd. argent. **38**, 199 (1951)

Glasscock, M.E.: History of the diagnosis and treatment of acoustic neuroma. Arch. Otolaryng. **83**, 578–585 (1968)

Hackel, W.: Über das Neurinom der Hörnerven. Beitr. path. Anat. **80**, 60–100 (1931)

Hammer, B.: Röntgensymptomatik des medialen Akustikusneurinoms. Fortschr. Röntgenstr. **115**, 260–262 (1971)

Henneberg, Koch, M.: Über zentrale Neurofibromatose und die Geschwülste des Kleinhirn-brückenwinkels (Acusticus-Neurinome). Arch. Psychiat. Nervenkr. **36**, 251–304 (1903)

Henschen, F.: Die Acusticustumoren, eine neue Gruppe radiographisch darstellbarer Hirn-tumoren. Fortschr. Röntgenstr. **18**, 207–216 (1912)

Henschen, F.: Zur Histologie und Pathogenese der Kleinhirnbrückenwinkeltumoren. Arch. Psychiat. Nervenkr. **56**, 21 (1915)

Hermann, G., Terplan, K.: Beitrag zur Klinik und Anatomie der Kleinhirnbrückenwinkeltu-moren. Z. Neur. **93**, 528–540 (1924)

Hirsch, J.F., Metzger, J., Calabro, A., Doyon, D.: Problèmes posés par l'association d'un neurinome de l'acoustique et d'un méningiome temporal. J. Radiol. Électrol. **43**, 871–876 (1962)

Hitselberger, W.E., House, W.F.: Classification of acoustic neuromas. Arch. Otolaryng. **84**, 245–246 (1966)

Hodes, Ph.J., Pendergrass, E.P., Dennis, J.M.: Cerebellopontine angle tumors: Their roentgenologic manifestations. Radiology **57**, 395–406 (1951)

Hodes, Ph.J., Pendergrass, E.P., Young, B.R.: Eighth nerve tumors: Their roentgen manifestations. Radiology **53**, 633–665 (1949)

Horrax, G., Buckley, R.C.: Clinical study of the differentiation of certain pontine tumors from acoustic tumors. Arch. Neurol. Psychiat. (Chic.) **24**, 1217 (1930)

Isfort, A.: Gutartige Tumoren im Vertebralisangiogramm. Fortschr. Röntgenstr. **92**, 676–689 (1960)

Jacob, W., Lemcke, W.: Beitrag zur exakten Röntgendiagnose des Acusticus-Neurinoms mit Hilfe der Tomographie. Fortschr. Röntgenstr. **81**, 409–411 (1954)

Kraus, L.: Doppelseitiger Acusticustumor auf der Basis einer Neurofibromatosis. Fortschr. Röntgenstr. **53**, 793–797 (1936)

Lapayowker, M.S., Carter, B.L., McGann, M.J.: Use of pesiosectional tomography in diagnosis of eighth nerve tumors. Amer. J. Roentgenol. **88**, 1187–1193 (1962)

Lapayowker, M.S., Cliff, M.M.: Bone changes in acoustic neurinomas. Amer. J. Roentgenol. **107**, 652–658 (1969)

Lassila, Y.: Resultate der Röntgenuntersuchung bei Acusticustumoren. Nervenarzt **10**, 448–453 (1937)

Legre, J., Salamon, G., Bonnal, J., Serratrice, G.: Aspects radiologiques du rocher dans les neurinomes de l'acoustique. Ann. Radiol. **3–4**, 211–224 (1962)

Lévy, A., Botelli, J.: Signes radiologiques des neurinomes de l'acoustique. Arguments statistiques. J. Radiol. Électrol. **34**, 842 (1953)

Lin, S.R., Silverstein, H.: False positive roentgenologic diagnosis of small intracanalicular acoustic neurinomas. Amer. J. Roentgenol. **118**, 511–516 (1973)

List, C.F.: Die operative Behandlung der Acusticusneurinome. Langenbecks Arch. klin. Chir. **171**, 282–325 (1930)

List, C.F.: Die Differentialdiagnose der Kleinhirnbrückenwinkelerkrankungen mit besonderer Berücksichtigung der Tumoren. Z. Neurol. Psych. **144**, 54–95 (1933)

Listwan-Susser, I.: About the so-called acoustic neurinomata. Acta oto-laryng. orient. (Tel-Aviv) **3**, 3 (1947)

Loepp, W.: Die Pathologie der Pyramidenspitze im Röntgenbild. Fortschr. Röntgenstr. **61**, 205 (1940)

Lotsy, G.O.: Kleinhirnbrückenwinkel-Symptomenkomplex hervorgerufen durch eine Erkrankung des Felsenbeines. Fortschr. Röntgenstr. **34**, 658–660 (1926)

Lysholm, E.: Skelettveränderungen bei 2 Fällen mit einem, einen Acusticustumor vortäuschenden Brückenwinkelmeningeom. Acta chir. scand. **85**, 195–197 (1941)

Muntean, E.: Das Röntgentomogramm des Felsenbeines. Fortschr. Röntgenstr. **63**, 184–194 (1941)

Nielsen, A.: Acoustic tumors with special reference to end results and sparing of the facial nerve. Ann. Surg. **115**, 849 (1942)

Olivecrona, H.: Acoustic tumors. J. Neurol. Psychopath. **3**, 141 (1940)

Olivecrona, H., Givré, A.: Tumours of the acoustic nerve. Review of 250 cases by clinicosurgical study. Pren. méd. argent. **36**, 262 (1949)

Olsen, A., Horrax, G.: Symptomatology of acoustic tumors with special reference to atypical features. J. Neurosurg. **1**, 371 (1944)

Parker, H.L.: Tumors of the nervus acusticus. Arch. Neurol. (Chic.) **20**, 309–318 (1928)

Pette, H.: Zur Symptomatologie und Differentialdiagnose der Kleinhirnbrückenwinkeltumoren. Arch. Psychiat. Nervenkr. **64**, 98–132 (1922)

Pia, H.W.: Tumoren des Kleinhirnbrückenwinkels. Regensburg. Jb. ärztl. Fortbild. **6**, 316 (1958)

Plester, D.: Die Differentialdiagnose des Acusticusneurinoms. Dtsch. med. Wschr. **93**, 762–764 (1968)

Psenner, L.: Über tumorbedingte Destruktionsprozesse der Pyramiden. Radiologe **3**, 87–99 (1963)

Rausch, F.: Typische Knochenveränderungen an der Schädelbasis beim Neurinom des Nervus V und XII. Acta neurochir. (Wien) **4**, 432–448 (1956)

Rausch, F., Rembold, F.: Zur Röntgendiagnostik der Acusticusneurinome. Fortschr. Röntgenstr. **84**, 702 (1956a)

Rausch, F., Rembold, F.: Die Bedeutung der Röntgenuntersuchung für die Diagnose des Acusticusneurinoms. Zbl. Neurochir. **16**, 220–229 (1956b)

Reeves, D.L.: Bilateral acoustic neurofibromas; report of case in 16 year old patient with operative removal and autopsy examination. Bull. Los Angeles neurol. Soc. **6**, 91–103 (1941)

Revilla, G.A.: Differential diagnosis of tumors of the cerebellopontine recess. Bull. Johns Hopk. Hosp. **83**, 47 (1948)

Rohmer, F., Wackenheim, A., Thomas, Ch., Fertigue, J.: Neurofibromatose de Recklinghausen avec neurinome bilateral de l'acoustique et calcification des noyaux dentelés du cervelet. Rev. Oto-neuro-ophtal. **33**, 72–76 (1961)

Schlungbaum, W.: Zur Röntgendiagnostik des Acusticusneurinoms. Radiol. clin. (Basel) **28**, 139–149 (1959)

Schmitz, A.L., Haveson, S.B.: The roentgen diagnosis of eighth nerve tumors. Radiology **75**, 531–543 (1960)

Schulze, A.: Die Frühdiagnose der Acusticusneurinome. H.N.O. (Berl.) **5**, 103 (1955)

Schwartz, C.W.: Tumors of acoustic nerve from roentgenological viewpoint. Amer. J. Roentgenol. **47**, 703 (1942)

Sheehy, J.L.: The neuro-otologic evaluation (of acoustic neuroma). Arch. Otolaryng. **88**, 592–597 (1968)

Stenvers, H.W.: Röntgendiagnose der Tumoren der hinteren Schädelgrube. Dtsch. Z. Nervenheilk. **124**, 11–16 (1932)

Stout, Ph.: The peripheral manifestations of the specific nerve sheath tumor (neurilemmoma). Amer. J. Cancer **24**, 751–796 (1935)

Tänzer, A.: Die Veränderungen am Tuberculum jugulare bei raumbeschränkenden Prozessen im Kleinhirnbrückenwinkel. Radiologe **9**, 484 (1969)

Towne, E.B.: Erosion of the petrous bone by acoustic nerve tumor. Demonstration by roentgen ray. Arch. Otolaryng. **4**, 515 (1926)

Valvassori, G.E.: The radiological diagnosis of acoustic neuromas. Arch. Otolaryng. **83**, 582–587 (1966)

Valvassori, G.E.: The abnormal internal auditory canal: The diagnosis of acoustic neuroma. Radiology **92**, 449–459 (1969)

Valvassori, G.E., Pierce, R.H.: The normal internal auditory canal. Amer. J. Roentgenol. **92**, 1232–1241 (1964)

Vergau, W.: Röntgendiagnostische Möglichkeiten bei Verdacht auf Acusticusneurinom. Röntgenpraxis **25**, 78–92 (1972)

Verocay, J.: Zur Kenntnis der Neurofibrome. Beitr. path. Anat. **48**, 1–69 (1910)

Wackenheim, A., Metzger, J.: Étude radiologique des altérations osseuses dans 65 cas de néoformations de l'angle ponto-cérébelleux. J. Radiol. Électrol. **43**, 860–871 (1962)

Wende, S., Ciba, K.: Der Wert der Cisternographie für die Diagnostik des Kleinhirnbrückenwinkel-Tumors. Radiologe **6**, 438–442 (1966)

Wollschlaeger, P.B., Wollschlaeger, G., Black, S.P.W., Sights, W.P., Lopez, V.F.: Tumoren der hinteren Schädelgrube und des Spinalkanals. Dtsch. Röntgenkongreß 1967, Teil A, Beih. Fortschr. Röntgenstr. 1967

Zaunbauer, W.: Zur Röntgendiagnostik der Acusticustumoren. Wien. Arch. Psychol. **2**, 166 (1952)

Zisternographie mit negativen und positiven Kontrastmitteln

S. WENDE und N. NAKAYAMA

Die neuroradiologische Nativdiagnostik kann die Frage nach der Größe eines Kleinhirnbrückenwinkel-Tumors nicht beantworten. Auch kann sie nicht dazu Stellung nehmen, ob ein Tumorrezidiv vorliegt, denn auch nach der Operation bleiben die pathologischen Veränderungen des Meatus acusticus internus erhalten. Der sehr kompakte Knochenbau der Pyramide macht eine völlige Wiederherstellung der knöchernen Strukturen unmöglich. Es gibt nun spezielle neuroradiologische Untersuchungsmethoden, den Kleinhirnbrückenwinkel-Tumor nachzuweisen und auch seine Größenausdehnung zu bestimmen. Dazu gehören die Brachialis- bzw. Vertebralisarteriographie mit Vergrößerungstechnik zur Darstellung der A. auditiva interna, die Hirnszintigraphie und die Zisternographie mit negativem und positivem Kontrastmittel. Eine neue Untersuchungsmethode — die Computer-ausgewertete axiale Tomographie — erleichtert die Früherkennung der Kleinhirnbrückenwinkel-Tumoren in der ambulanten Diagnostik.

Im vorliegenden Kapitel werden die Technik, die Indikationen bzw. Kontraindikationen der Zisternographie mit negativen und positiven Kontrastmitteln abgehandelt. Dabei werden besonders die normale Röntgenanatomie und die pathologischen Veränderungen des Kleinhirnbrückenwinkel-Bereiches hinsichtlich der Zisternen, des Mittelhirns und des Kleinhirns besprochen.

Luftencephalo-Zisternographie

Der erste ausführliche Bericht über die Bedeutung der lumbalen Luftencephalographie zur Darstellung von raumfordernden Prozessen im Bereich der hinteren Schädelgrube stammt von Lindgren (1949, 1950). Lil)equist legte dann im Jahre 1959 eine umfassende anatomische und luftencephalographische Studie über die subarachnoidalen Zisternen vor. Im gleichen Jahr erschien von ihm eine weitere Monographie über den Wert der Luftencephalographie bei Kleinhirnbrückenwinkel-Tumoren. Dabei wurden die Röntgenbefunde von 64 Geschwülsten im Kleinhirnbrückenwinkel-Bereich diskutiert.

Untersuchungstechnik. Die Technik der Luftencephalographie/Zisternographie soll hier nicht im einzelnen besprochen werden. Es wird dazu auf die speziellen Lehr- und Handbücher verwiesen. Hier sei lediglich hervorgehoben, daß die lumbale Luftfüllung im Überdruckverfahren in fraktionierter Form im Sitzen erfolgt (Abb. 64). Dabei ist die Kopfhaltung des Patienten besonders wichtig, denn die Luft muß nicht nur in das Ventrikelsystem, sondern besonders in die Zisternen eintreten. Die Luftinjektionen erfolgen relativ rasch, etwas schneller als bei der normalen fraktionierten Luftencephalographie. Da nur eine geringe Menge Luft in der Zeiteinheit in das Ventrikelsystem eindringen kann, geht die übrige Luft dann in den Subarachnoidalraum. Die Darstellung

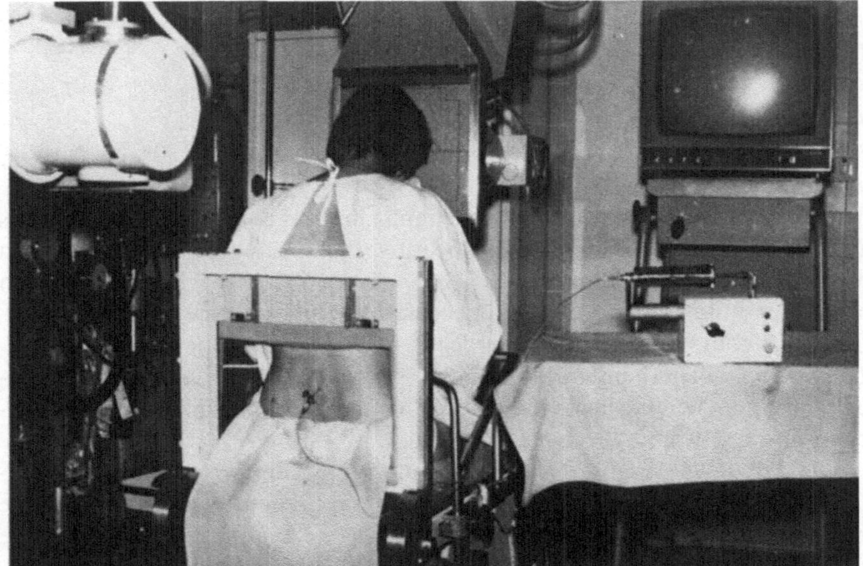

a

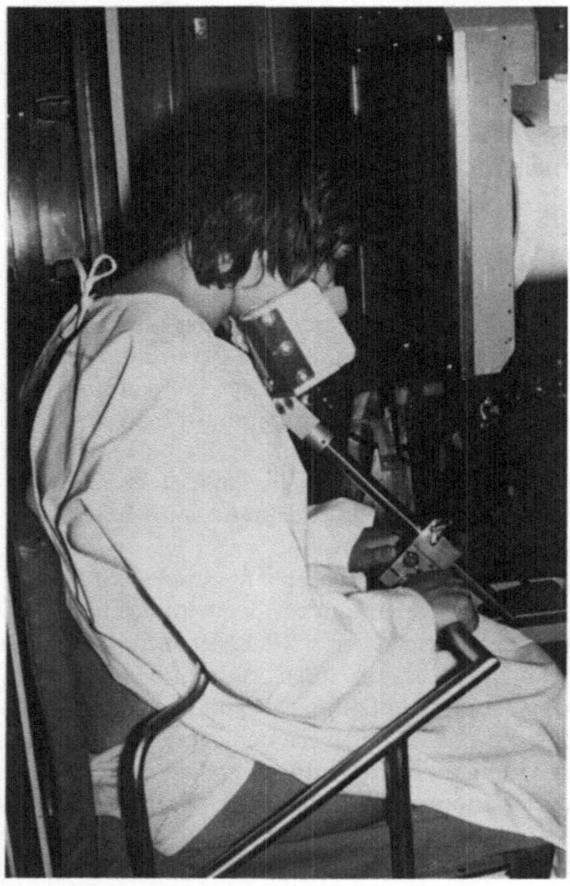

b

Abb. 64a u. b. Position des Patienten bei der Luftencephalographie

der Zisternen ist bei dem Verdacht auf einen Kleinhirnbrückenwinkel-Tumor entscheidend, denn die Ventrikel können bei kleinen Tumoren eine normale Form und Größe aufweisen.

Bei der Untersuchung im Überdruckverfahren ist möglichst wenig Liquor zu entnehmen (lediglich die Menge, die zur Bestimmung des Eiweißgehalts und der Zellzahl erforderlich ist). Während der Injektion muß das Aufsteigen der Luft in die intrakraniellen Abschnitte durch Röntgenaufnahmen kontrolliert werden. Besser ist es, wenn die Untersuchung an einem speziellen Encephalographiegerät (wie z.B. Diagnost N oder MIMER) durchgeführt wird, bei dem die Möglichkeit der Durchleuchtung während des Füllungsvorgangs besteht. Auch ist bei diesen Geräten die Möglichkeit der Tomographie gegeben, auf die in der Mehrzahl der Fälle nicht verzichtet werden sollte.

In der Regel sind bereits nach der Injektion von 10–15 ml Luft der IV. Ventrikel, der Aquaeductus und der III. Ventrikel, ebenfalls die Cisterna magna gut dargestellt. Dieser Befund wird dann durch Röntgenaufnahmen, insbesondere durch Röntgenschichtaufnahmen im seitlichen Strahlengang kontrolliert. Dabei ist auch auf die Abbildung des cranio-cervicalen Übergangs zu achten, um einen Tonsillentiefstand als Zeichen einer beginnenden Einklemmung nachzuweisen oder auszuschließen. Haben sich die genannten Räume unauffällig abgebildet, so wird weiterhin Luft injiziert. Während die erste Luftinjektion zur Ventrikeldarstellung bei anteflektiertem Kopf des Patienten erfolgt, soll jetzt das Kinn des Patienten langsam angehoben werden, so daß die Luft vorwiegend in die Subarachnoidalräume eintritt.

Für die Diagnostik eines Kleinhirnbrückenwinkel-Tumors sind die Cisterna pontocerebellaris, die Cisterna medullaris und die Cisterna ambiens von besonderer Bedeutung. Die Röntgenuntersuchung dieser Zisternenabschnitte erfolgt im halbaxialen pa-Strahlengang. Dabei wird für die Röntgenaufnahmen der Kopf des Patienten anteflektiert, so daß die Pyramidenoberkanten nicht von anderen Knochenstrukturen überlagert werden. Auch hier ist eine Röntgentomographie erforderlich: Nur so lassen sich kleine Veränderungen im Bereich der Zisternen mit Sicherheit erkennen.

Das Röntgenbild der Zisternen

Die oben genannten Zisternen sollen jetzt in ihrer normalen und pathologischen Form im einzelnen besprochen werden (Abb. 65).

Die *Cisterna medullaris* liegt ventral von der Medulla oblongata. Sie ist nur im Sitzen im halbaxialen pa-Strahlengang — noch besser im axialen Strahlengang — oder im Seitenbild durch die Tomographie röntgenologisch darstellbar. Bei Kleinhirnbrückenwinkel-Tumoren ist diese Zisterne unterhalb des Tumors dilatiert, wie Liliequist (1959) bei den luftencephalographischen Untersuchungen von 50 Patienten mit Acusticusneurinomen in 90% der Fälle feststellen konnte.

Als weitere für die Diagnostik von Kleinhirnbrückenwinkel-Tumoren wichtige Zisterne ist die *Cisterna pontocerebellaris* anzuführen. Sie ist paarig angelegt und kommuniziert mit den Cisternae pontis, ambiens und medullaris und führt beiderseits von der Mittellinie in den Kleinhirnbrückenwinkel. Normalerweise

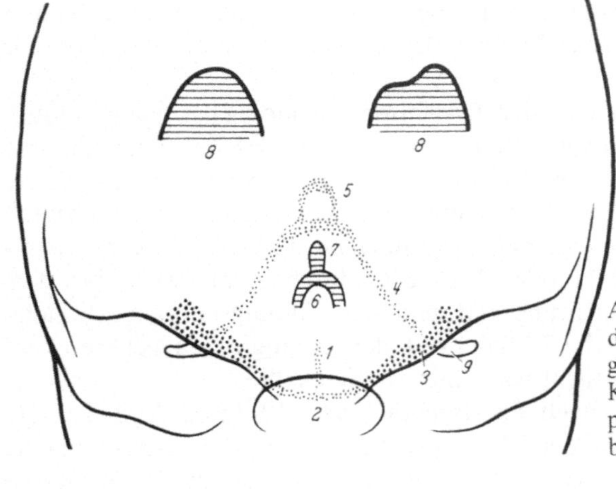

Abb. 65. Schematische Darstellung der Zisternen der hinteren Schädelgrube in halbaxialer Projektion (aus Kautzky u. Zülch, 1976): *3* Cisterna pontocerebellaris, *4* Cisterna ambiens, *9* Meatus acusticus internus

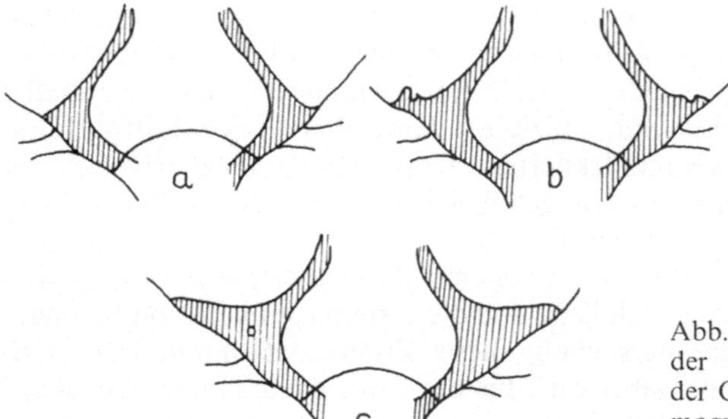

Abb. 66. Schematische Darstellung der unterschiedlichen Ausbildung der Cisterna pontocerebellaris (Tomogramm) (aus Liliequist, 1959)

haben die Cisternae pontocerebellares auf beiden Seiten gleiche Ausdehnung und gleiches Aussehen. Geringe Variationen können durch eine Asymmetrie des Schädels, besonders durch eine unterschiedliche Höhe und Größe der knöchernen Pyramiden bedingt sein (Abb. 65–69).

Es ist hier auf die von Liliequist (1959) unterschiedenen drei Gruppen der Zisternenform hinzuweisen:

1. Die Cisterna pontocerebellaris endet kurz neben dem Porus und der äußeren Begrenzung der Cisterna ambiens

2. Die Kleinhirnbrückenwinkel-Zisterne endet lateral vom Porus in einer Aufweitung

3. Bei der dritten Gruppe reicht die Zisterne weit nach lateral. Ihr Ausläufer ist so dünn, daß eine genaue Abgrenzung nicht mehr möglich ist.

Liliequist teilt die durch die Cisterna pontocerebellaris ziehenden cranialen Nerven in drei Gruppen ein:

1. Vordere Gruppe = N. trigeminus
2. Mittlere Gruppe = N. facialis und statoacusticus
3. Hintere Gruppe = N. glossopharyngeus und vagus

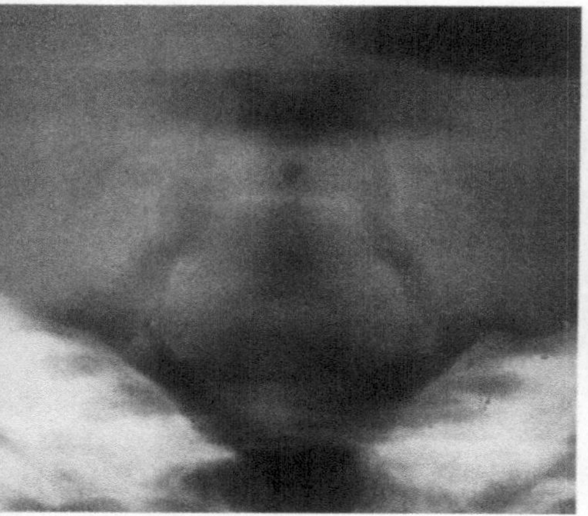 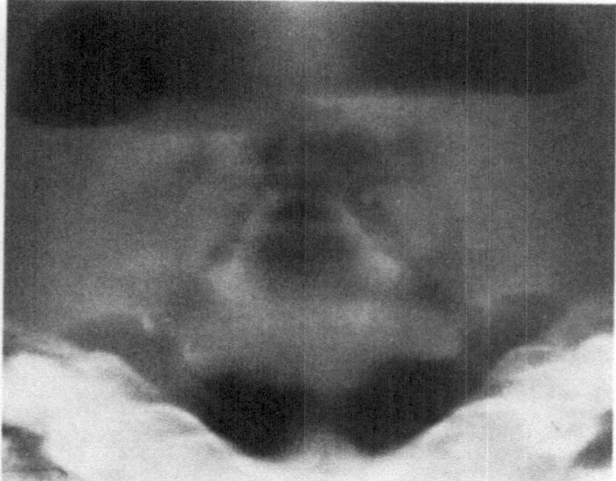

Abb. 67   Abb. 68

Abb. 67. Normale Darstellung der Kleinhirnbrückenwinkel-Zisternen und der Ambiens-zisternen im Luftencephalogramm. Im lateralen Abschnitt der Cisterna pontocerebellaris bildet sich beidseits der N. trigeminus ab

Abb. 68. Darstellung der Cisterna pontocerebellaris und der Cisterna ambiens beidseits. Im Bereich der Cisterna pontocerebellaris, lateral von der Cisterna ambiens, ist beidseits die V. petrosa erkennbar. Ausgeprägte Luftfüllung der Cisterna medullaris, in deren Mitte sich die Medulla oblongata abbildet (Tomogramm)

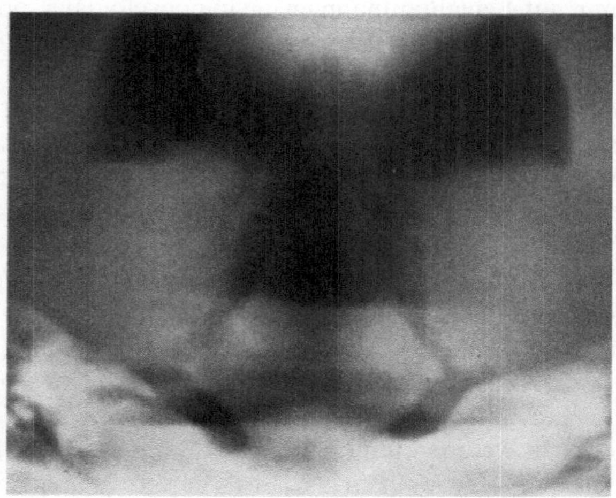

Abb. 69. Darstellung einer relativ kurzen Cisterna pontocerebellaris beidseits. Gute Luftfüllung der Cisterna ambiens beidseits (Tomogramm)

Ferner zieht die A. cerebellaris anterior inferior durch die Kleinhirnbrücken-winkel-Zisterne und gibt in der Regel kurz vor dem Porus acusticus internus die A. auditiva interna ab. Im lateralen Abschnitt der Zisterne findet sich die V. petrosa, die in den Sinus petrosus superior mündet. Die V. petrosa liegt lateral vom N. trigeminus und medial vom Porus acusticus internus.

Während sich der N. trigeminus und auch die V. petrosa im halbaxialen Röntgenschichtbild gut erkennen lassen, sind die Nn. facialis und statoacusticus

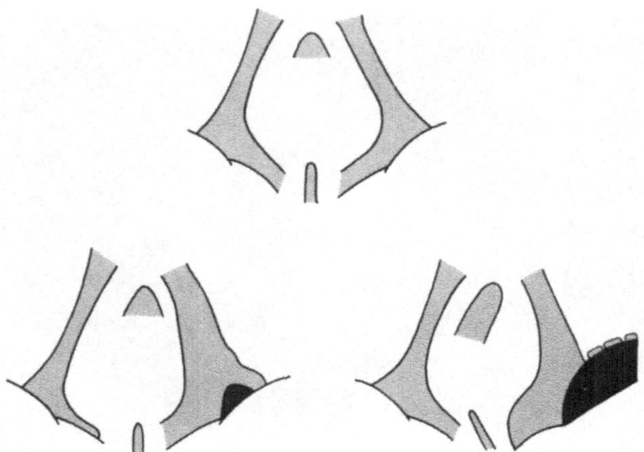

Abb. 70. Schematische Darstellung der normalen Cisternae pontocerebellares, der Cisternae ambientes, des IV. Ventrikels und der Vallecula (oberer Teil der Abbildung). Links unten: Kleiner Tumor im Bereich der Cisterna pontocerebellaris. Aufstauung der Cisterna pontocerebellaris und der Cisterna ambiens links. Druckbedingte Abflachung der Cisterna pontocerebellaris rechts. Der Tumor ist vollständig von einem Luftsaum umgeben. Rechts unten: Aufstauung der Cisterna pontocerebellaris links und der Cisterna ambiens links. Ein großer Tumor ragt in die Zisterne. Der IV. Ventrikel und die Vallecula sind verlagert. Ebenfalls findet sich eine Verlagerung des Pons

nur auf Schichtaufnahmen in hypocycloidaler oder spiraliger Verwischung in Schrägposition des Kopfes nachweisbar.

Liegt ein kleiner Tumor vor, so ist die Cisterna pontocerebellaris als Zeichen der Liquorstauung aufgeweitet. Der Tumor kann dann völlig von einem Luftsaum umgeben sein. Das Bild der Zisterne gibt damit die tatsächliche Ausdehnung der Geschwulst wieder. Größere Neubildungen zeigen ausgeprägtere Veränderungen. Der Pons wird deformiert, seine laterale Oberfläche erscheint abgeflacht. Die Zisterne ist nach medial aufgestaut und weist eine nach lateral konkave Grenze auf. Sie kann aber auch von der Felsenbeinkante abgehoben sein. Gleichzeitig findet sich oft als Zeichen einer intrakraniellen Drucksteigerung eine Abflachung der Zisterne auf der Gegenseite (Abb. 70).

Diagnostische Schwierigkeiten treten auf, wenn es sich um primär sehr weite Zisternen handelt oder wenn die Luftfüllung der Cisterna pontocerebellaris nicht erreicht werden konnte. Bei sehr weiten Zisternen ist eine komplette Luftfüllung schwierig; es kann in der Zisterne ein Flüssigkeitsspiegel zu sehen sein. Man muß den Kopf weiter zur Seite neigen, evtl. eine größere Portion Liquor ablassen und nochmals Luft injizieren. Wenn sich die Zisterne nicht mit Luft füllt, kann ein Tumor vorliegen, der die Zisterne vollständig verschließt. In diesen Fällen ist die Cisterna medullaris stark erweitert. Es ist aber auch möglich, daß Verklebungen bestehen oder daß lediglich die Untersuchungstechnik unzureichend war. An eine unzureichende Untersuchungstechnik muß besonders gedacht werden, wenn keine anderen Zeichen einer intrakraniellen Drucksteigerung vorliegen. Der Hals des Patienten muß dann stark gestreckt, der Kopf muß zur Gegenseite geneigt werden. Dann sind die Luftinjektionen zu wiederholen. Es

Abb. 71. Luftencephalogramm eines Kleinhirnbrückenwinkel-Tumors rechts. Die Cisterna pontocerebellaris rechts ist angehoben, links erscheint sie komprimiert

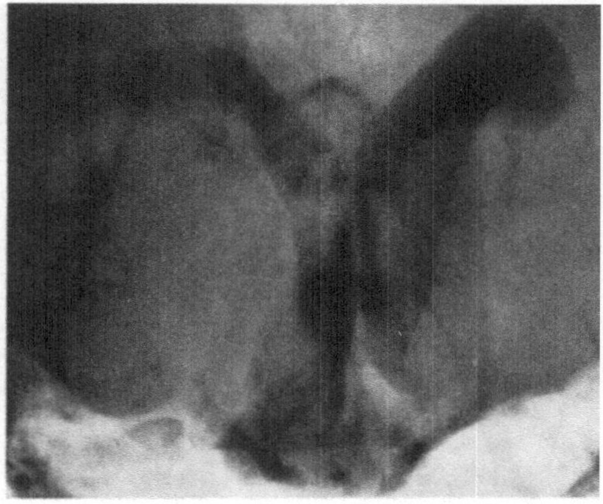

Abb. 72. Großer Tumor im Bereich des Kleinhirnbrückenwinkels links. Die Cisterna pontocerebellaris ist angehoben und nach medial gestaucht (Tomogramm)

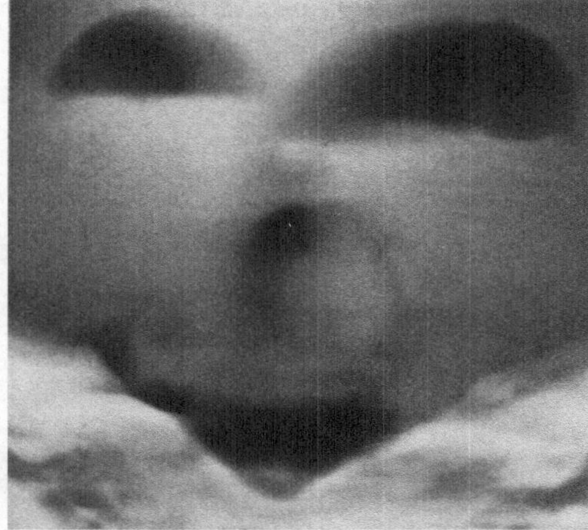

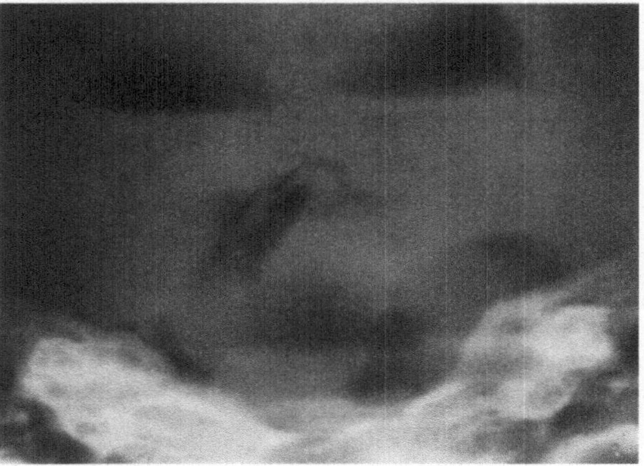

Abb. 73. Großer Tumor im Bereich des Kleinhirnbrückenwinkels links, der die Cisterna pontocerebellaris aufgeweitet und verlagert hat. Der Tumor ist von Luft umgeben. Verlagerung des IV. Ventrikels. Druckbedingte Kompression der Cisterna pontocerebellaris rechts (Tomogramm)

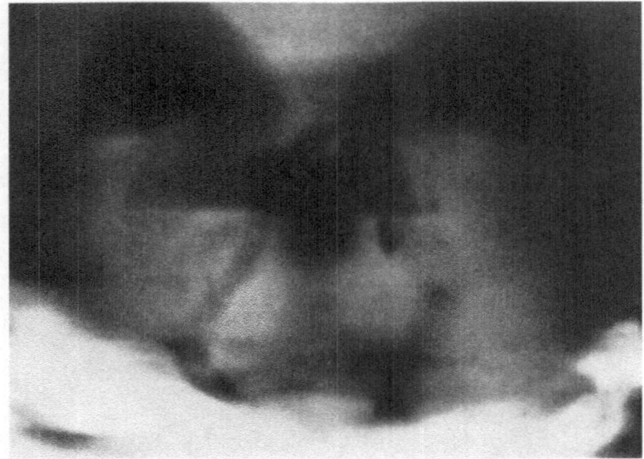

Abb. 74. Großer Tumor im Bereich des Kleinhirnbrückenwinkels links mit Aufweitung und Verlagerung der Cisternae medullaris und pontocerebellaris (Tomogramm)

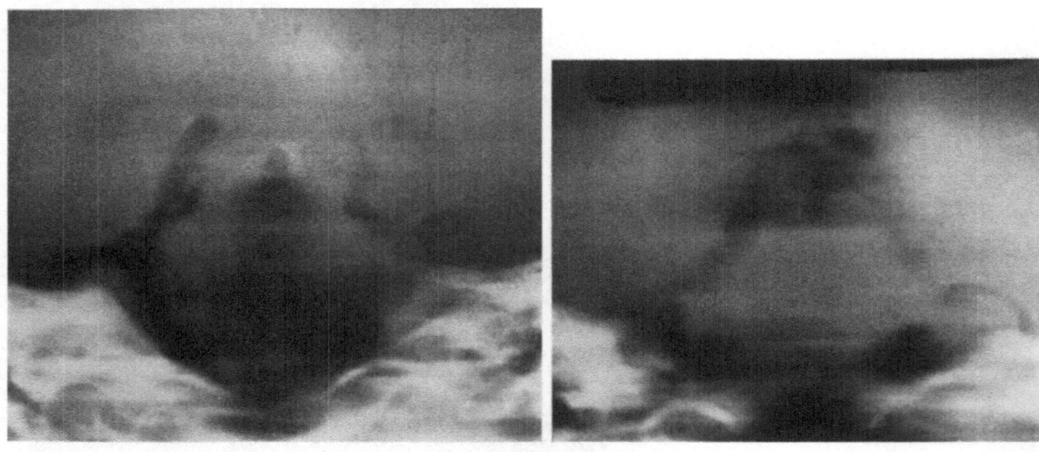

Abb. 75   Abb. 76

Abb. 75. Doppelseitiger Tumor im Bereich der Kleinhirnbrückenwinkel. Links ist der Tumor vom Hirnstamm nicht abzugrenzen. Rechtsseitig wird er im Bereich der Cisterna pontocere-bellaris allseitig von Luft umgeben (Tomogramm)

Abb. 76. Tumor im Bereich des Kleinhirnbrückenwinkels links, allseitig von Luft umgeben (Tomogramm)

ist hier darauf hinzuweisen, daß bei einer richtigen Kopfhaltung und bei Einhalten der oben beschriebenen Untersuchungstechnik immer eine Luftfüllung der Zisternen gelingt.

Die röntgenologische Darstellung der *Cisterna ambiens* ist ebenfalls erforderlich. Diese Zisterne ist paarig angelegt und schwingt von den Cisternae crurales beiderseits um das Mittelhirn auf die Pinealis zu. Dort gewinnt sie Anschluß an die Cisterna quadrigeminalis. Nach vorn und seitlich entsendet sie zwei Fortsätze, die wie eine Schwinge die Pulvinaria umfassen (Ambiensflügel). In die Cisternae ambientes ragt von seitlich die scharfe Kante des Tentoriumschlitzes vor. Dadurch wird sie in einen supra- und infratentoriellen Abschnitt unterteilt. Im halbaxialen pa-Strahlengang projizieren sich infra- und supratentorieller Abschnitt übereinander, dadurch erscheint die Zisterne breiter als sie in Wirklichkeit ist (Abb. 71–76).

Die Cisterna ambiens ist bei einem Kleinhirnbrückenwinkel-Tumor ipsilateral erweitert, ihr basaler Abschnitt kann aufgestaut und deformiert sein. Es ist allerdings zu betonen, daß eine Hochdrängung der Cisterna ambiens auch durch eine falsche Kopfhaltung vorgetäuscht werden kann. Diagnostische Irrtümer werden dadurch möglich.

Ist der Kleinhirnbrückenwinkel-Tumor sehr groß, so kann die erhebliche Drucksteigerung im Bereich der hinteren Schädelgrube eine Luftfüllung der genannten Zisternen unmöglich machen. Es kommt dann zu einer Erweiterung der Cisterna corporis callosi (supratentoriell gelegen) und zu einer Erweiterung der Cisterna veli interpositi. Die Darstellung einer aufgeweiteten und schräggestellten Cisterna corporis callosi (sog. Kaninchenohrform) und die Luftfüllung der darunter liegenden großen Cisterna veli interpositi sind charakteristisch für einen raumfordernden infratentoriellen Prozeß. Veränderungen dieser Zisternen sind jedoch nicht pathognomonisch für Kleinhirnbrückenwinkel-Geschwülste. Die geschilderte Zisternenerweiterung ist als Folge der Verlagerung des Hirnstamms und des Kleinhirnwurms durch den Tentoriumschlitz nach oben anzusehen (aufsteigende transtentorielle Herniation bzw. Praeherniation).

Das Röntgenbild des Ventrikelsystems

Will man die Größe eines Kleinhirnbrückenwinkel-Tumors bestimmen, so reicht das Zisternenbild nicht immer aus. Der IV. Ventrikel, der sehr oft eine Rotation erkennen läßt, muß ebenfalls dargestellt werden. Der Boden des IV. Ventrikels kann mäßig angehoben und auf der ipsilateralen Seite deformiert sein. Der craniale Abschnitt des IV. Ventrikels und der caudale Abschnitt des Aquädukts können eine bogenförmige Verlagerung nach lateral zeigen. Auch läßt sich fast immer eine Deformierung des lateralen Recessus erkennen. Ruggiero (1957) zeigte anhand seiner Untersuchungen, daß die luftencephalographisch nachweisbare Rückwärtsverlagerung des IV. Ventrikels und des Hirnstamms für die Tumorlokalisation sehr nützlich ist, ohne eine Zisternendarstellung jedoch keine entscheidende Bedeutung haben.

Breitet sich der Tumor zwischen Pons und Clivus aus, so wird der IV. Ventrikel nach hinten verlagert. Bei Messungen ist dann festzustellen, daß sich der Twining-Punkt außerhalb des IV. Ventrikels befindet.

Der Twining-Punkt halbiert die Verbindungslinie des Tuberculum sellae zur Protuberantia occipitalis interna, er liegt normalerweise im IV. Ventrikel.

Das Luftencephalogramm zeigt dann das Bild wie bei einem besonders halbseitig ausgeprägten Ponsgliom. Selten aber wächst der Tumor so weit nach lateral und hinten, daß der Aquädukt nur zur Seite verlagert wird und sogar einen Knick wie bei einem Kleinhirntumor aufweist.

Der Aquädukt, der III. Ventrikel und die Seitenventrikel können bei Klein-

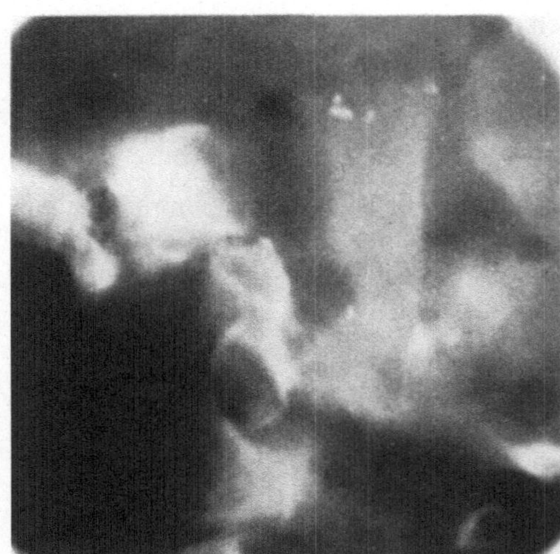

Abb. 77. Darstellung eines Kleinhirn-brückenwinkel-Tumors nach der Methode von Siew et al. (1968). Der innere Gehörgang ist aufgeweitet. In die Kleinhirnbrückenwinkel-Zisterne ragt ein weichteildichter Schatten. Rechts seitlich ist der IV. Ventrikel erkennbar (Tomogramm)

hirnbrückenwinkel-Tumoren erweitert sein. Diese Veränderungen sind jedoch nicht obligat und sind für die Ortslokalisation des Tumors und für die Diagnose der Art der Geschwulst ohne Bedeutung.

Eine weitere spezielle Technik der Luftencephalographie/Zisternographie wurde von Siew et al. (1968) entwickelt (Abb. 77). Dabei liegt der Patient bei der Lumbalpunktion in Seitenlage auf einem kippbaren Röntgenschichtgerät, der Kopf des Patienten wird in Stenvers-Position eingestellt. Die Seite des Kopfes, in der der Tumor vermutet wird, muß oben liegen, da sich die injizierte Luft in der höher gelegenen Zisterne ansammelt. Nach Aufrichten des Röntgenschichtgerätes auf ca. 30° werden ca. 10–15 ml Luft injiziert, anschließend werden Röntgenschichtaufnahmen des Felsenbeines angefertigt. Hier ist dann die zu untersuchende Cisterna pontocerebellaris optimal abgebildet. Ebenfalls stellen sich die laterale Oberfläche des Pons und der dorso-caudale Abschnitt der Cisterna ambiens dar. Bei hypocycloidaler Verwischung können in der luftgefüllten Cisterna pontocerebellaris der N. facialis bzw. der N. statoacusticus als ein schräg verlaufender Weichteilschatten erkannt werden.

Um einen Vergleich zur Röntgenanatomie der anderen Seite zu ermöglichen, kann nach Drehung des Kopfes in die Stenvers-Position der Gegenseite anschließend die gegenseitige Cisterna pontocerebellaris mit Luft gefüllt und untersucht werden.

Komplikationen. Bei der geschilderten Technik der Luftencephalographie/Zisternographie sind Komplikationen nicht zu erwarten, wenn man die Indikationen und Kontraindikationen einer Lumbalpunktion beachtet. Die vegetativen Reaktionen, wie Kopfschmerzen, Übelkeit, Blässe und Kühle der Haut, stellen zwar eine Belästigung des Patienten dar, ernste Zwischenfälle treten dabei jedoch nicht auf. Zur Bekämpfung des Hirnödems sollte zusätzlich eine Dexamethason-Verordnung erfolgen.

Allerdings ist zu beachten, daß bei großen Tumoren mit einem deutlich gesteigerten intrakraniellen Druck (Stauungspapille ab 3 dptr) jede Lumbalpunktion wegen der Gefahr der Einklemmung kontraindiziert ist. In diesen Fällen ist das Anlegen eines frontalen Bohrlochs zur Entlastung erforderlich. Anschließend kann auch hier die lumbale Luftencephalographie durchgeführt werden.

Zusammenfassend lassen sich folgende pathologische Veränderungen der Zisternen bzw. des Ventrikelsystems bei der Luftencephalographie von Patienten mit Kleinhirnbrückenwinkel-Tumoren erkennen:

1. *Cisterna pontocerebellaris.* a) kleine Tumoren werden komplett von einem Luftsaum umgeben; b) die Zisterne ist bei größeren Tumoren nach medial aufgestaut und weist eine nach lateral konkave Grenze auf.

2. *Cisterna medullaris.* Erweiterung der Zisterne unterhalb des Tumors.

3. *Cisterna ambiens.* Erweiterung und Deformierung dieser Zisterne auf der Tumorseite.

4. Verlagerung und Deformierung (Rotation) des IV. Ventrikels und des Aquädukts.

5. Unspezifische Erweiterung des III. Ventrikels und beider Seitenventrikel.

Alle diese genannten pathologischen Veränderungen sind je nach Größe des Tumors unterschiedlich ausgeprägt.

Zisternographie mit positiven Kontrastmitteln

Seit einigen Jahren hat sich die Darstellung des inneren Gehörgangs mit positiven Kontrastmitteln für den Nachweis von kleinen Acusticusneurinomen als Fortschritt erwiesen. Nachdem bereits seit längerer Zeit die Pantopaque-Füllung der hinteren Schädelgrube zur Diagnostik pathologischer Veränderungen in dieser Region bekannt war (Brown u. Aye, 1955), wies Gass (1963) mit der Pantopaque-Zisternographie ein Meningiom im Kleinhirnbrückenwinkel-Bereich und ein Acusticusneurinom nach. Der Verfasser bezeichnete seine Untersuchungsmethode als „Pantopaque anterio-basal cisternography of the posterior fossa". Er betonte, daß diese Untersuchung für die Früherkennung des Kleinhirnbrückenwinkel-Tumors eine entscheidende Bedeutung habe.

Danach berichteten verschiedene Autoren ebenfalls über die diagnostische Aussagekraft der positiven Zisternographie (Scanlan, 1964; Shafron u. Wiener, 1965; Valvassori, 1966; Wortzmann, 1966).

Eine genaue Beschreibung der Untersuchungstechnik legten 1967 Reese und Bull vor. Sie wiesen darauf hin, daß nach der Pantopaque-Füllung durch die Aufnahmen im seitlichen Strahlengang in Schrägposition des Kopfes (oblique cross table lateral view) der innere Gehörgang, das Foramen jugulare und das Cavum Meckeli genau darstellbar sind.

Auch Burrows berichtete 1969 über seine Erfahrungen mit der Pantopaque-Zisternographie bei extrameatal gelegenen größeren Acusticusneurinomen. Anhand von 12 nachgewiesenen Tumoren (1,5–3,8 cm im Durchmesser) wurde die Bedeutung der Pantopaque-Zisternographie hinsichtlich der Form der Kontrastmittelaussparung auf dem Röntgenbild und der Größe des Tumors diskutiert. Burrows betonte, daß die Kontrastmittelbegrenzung die tatsächliche Größe der medialen Tumorhälfte angibt. Er war der Ansicht, daß diese neue Untersuchungsmethode für den Nachweis von intracaniculär gelegenen Tumoren nicht geeignet sei. Diese kleinen Tumoren würden lediglich einen Füllungsdefekt der

Kontrastmittelsäule im Bereich des inneren Gehörganges verursachen, dabei sei eine Unterscheidung zwischen einem Tumor und einer Arachnoiditis nicht möglich.

Als entscheidender diagnostischer Fortschritt müssen die Untersuchungen von Hitselberger und House (1968) angesehen werden. Während bei den bisher angeführten Untersuchungen durchschnittlich 6–9 ml Pantopaque lumbal injiziert wurden, berichteten diese Autoren über die sog. Polytome-Pantopaque-Zisternographie mit Anwendung von 1 ml Kontrastmittel. Sie betonten, daß diese Untersuchungsmethode besonders den Nachweis von intracanaliculär gelegenen Acusticusneurinomen gestatten würde.

In den Publikationen der letzten Jahre wurde der Wert der Zisternographie mit positivem Kontrastmittel zur Darstellung der Cisterna pontocerebellaris und des inneren Gehörgangs bestätigt (Britton et al., 1968; Siqueira et al., 1963; Stitt et al., 1968; Fisch, 1969; Hastings-James, 1969; Valvassori, 1969; Wellauer, 1969; Wilner, 1970; Wilner et al. 1970; Piepgras u. Partsch, 1970; Piepgras et al., 1971; Wende u. Lüdecke, 1971; Wende u. Nakayama, 1972; Crouzet et al., 1974).

Valvassori teilte 1973 seine Erfahrungen anhand von 600 Kontrastmitteluntersuchungen des inneren Gehörgangs mit. Bei 202 positiven Befunden wurde nur in zwei Fällen eine falsch-positive Diagnose gestellt: der Füllungsdefekt des Kontrastmittels war fälschlich auf einen Tumor zurückgeführt worden.

Die Arbeitsgruppe von Crouzet (1974) wertete die eigenen Untersuchungsergebnisse von 514 positiven Zisternogrammen aus. Es ließen sich 57 Tumoren nachweisen, von denen 14 intracanaliculär gelegen waren, während 43 bereits in die Cisterna pontocerebellaris ragten. In drei Fällen fand sich ein falsch-positives Ergebnis.

Untersuchungstechnik. Es werden hier die Untersuchungsmethoden wiedergegeben, die sich aufgrund der eigenen Erfahrungen am besten bewährt haben. Dabei muß unterschieden werden zwischen einer Untersuchung mit der Möglichkeit zur Durchführung von Röntgenschichtaufnahmen und einer Untersuchung ohne Tomographie. Die Besprechung soll hier mit der ersten Methode begonnen werden.

Bei der Zisternographie mit positiven Kontrastmitteln werden nach Lumbalpunktion im Sitzen unter Lokalanaesthesie 1–1,5 ml Pantopaque bzw. Durolicpaque injiziert. Nach Entfernung der Lumbalkanüle wird der Patient in Seitenlage auf ein kippbares Röntgenschichtgerät (Polytome U) gelegt. Dabei soll die Kopfseite, in der die Geschwulst vermutet wird, dem Tisch aufliegen. Der Untersuchungstisch wird für die Dauer von ca. 3 min um 35° gekippt, so daß der Patient in Kopftieflage verharrt. Während dieser Zeit ist der Patient mit einem Gurt gegen ein Abrutschen gesichert. Während der Kopftieflage gleitet das positive Kontrastmittel aus dem Spinalkanal in das Schädelinnere bis zur Kleinhirnbrückenwinkel-Zisterne und in den inneren Gehörgang (Abb. 78). Nach 3 min wird das Röntgenschichtgerät wieder in die waagerechte Position gebracht und bei dem Patienten eine Einstellung des Schädels in Stenvers-Position vorgenommen. Der Kopf wird dann mit einer Kopfstütze fixiert, anschließend erfolgen Röntgenschichtaufnahmen (Zonographie, kleiner Kreis, Schichtwinkel 8°). Zeigt eine Probe-Röntgenaufnahme eine optimale Einstellung

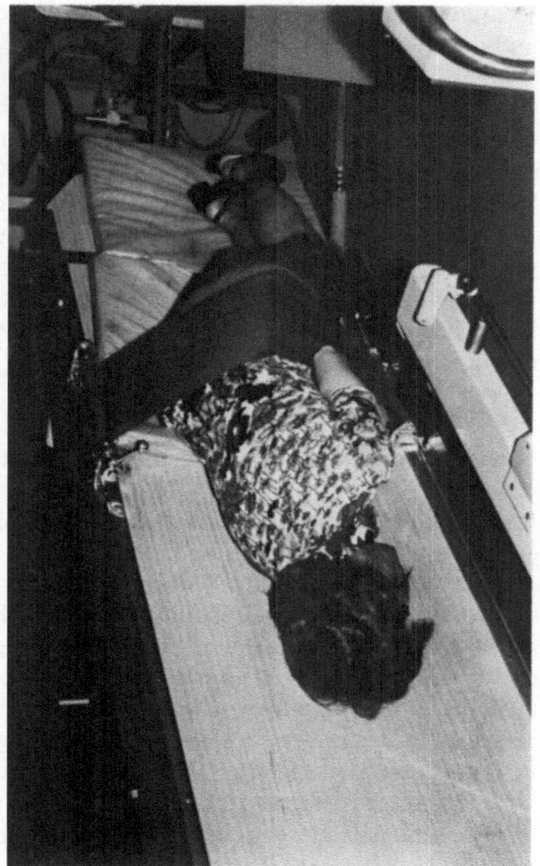

Abb. 78. Lagerung des Patienten zur Polytome-Zisternographie. Das Kontrastmittel gleitet bei Kopftieflage in den inneren Gehörgang und in die Cisterna pontocerebellaris

und Belichtung, eine exakte Füllung des inneren Gehörgangs bzw. der Cisterna pontocerebellaris, so erfolgen in der Regel vier Aufnahmen in der Schichttiefe, in der der innere Gehörgang optimal angeschnitten ist.

Anschließend wird der Patient in Seitenlage gedreht, die Kopfhälfte mit dem vermuteten Tumor liegt der Röntgentischplatte auf. Dann wird der innere Gehörgang im seitlichen Strahlengang geschichtet.

Anschließend kann durch eine Drehung von Kopf und Oberkörper des Patienten zur Gegenseite das Kontrastmittel in die gegenseitige Kleinhirnbrücken-winkel-Zisterne und in den gegenseitigen inneren Gehörgang geleitet werden.

Bei jeder positiven Zisternographie sollten beide Seiten untersucht werden, damit Vergleichsmöglichkeiten vorliegen, damit aber auch bilateral gelegene Neurinome (z.B. beim Morbus Recklinghausen) ausgeschlossen werden können.

Zeigen die Röntgenaufnahmen keine oder keine ausreichende Füllung der Cisterna pontocerebellaris und des inneren Gehörgangs, so wird der gesamte Untersuchungsvorgang wiederholt. Vor dieser Wiederholung soll der Patient umherlaufen, damit das Kontrastmittel wieder in den Lumbalsack abfließt. Ist auch jetzt keine Kontrastmittelfüllung der zu untersuchenden Region erfolgt, so muß an eine Mißbildung im Bereich des craniocervicalen Übergangs bzw. im Bereich des gesamten Spinalkanals gedacht werden, z.B. Arachnoidaltaschen (Mones u. Werman, 1958).

Besteht keine Möglichkeit zur Tomographie, so kann der oben geschilderte Untersuchungsvorgang auch an einem Durchleuchtungsgerät vorgenommen werden. Der Vorteil liegt darin, daß der Patient in Kopftieflage durchleuchtet werden kann. Anschließend werden Röntgenaufnahmen in Stenvers-Position angefertigt. Mit einer seitlichen Röhre kann der mit Kontrastmittel gefüllte innere Gehörgang auch in Seitenlage des Patienten (Projektion der Pyramiden in die Orbita) röntgenologisch dargestellt werden. Übersichtsaufnahmen im axialen und im halbaxialen Strahlengang (Towne-Projektion) vervollständigen die Untersuchung.

Normale und pathologische Befunde bei der positiven Zisternographie

Im Normalfall kann das positive Kontrastmittel ungehindert in den Porus acusticus internus eintreten und sowohl den inneren Gehörgang als auch die Cisterna pontocerebellaris ausfüllen. Oftmals sind die Nn. vestibularis und cochlearis als Aussparung des Kontrastmitteldepots im Fundusbereich sichtbar. Auch ist in der Mehrzahl der Fälle die Crista falciformis zu erkennen. Es ist zu beachten, daß der Duralsack nicht immer den gesamten knöchernen inneren Gehörgang ausfüllt, so daß zwischen der normal begrenzten Kontrastmittelsäule und der knöchernen Begrenzung des inneren Gehörgangs noch ein kleiner Zwischenraum besteht. Dieser Befund ist nicht als pathologisch zu werten.

Im medialen oberen Anteil der Cisterna pontocerebellaris bildet sich der N. trigeminus als umschriebene Kontrastmittelaussparung ab (Abb. 79).

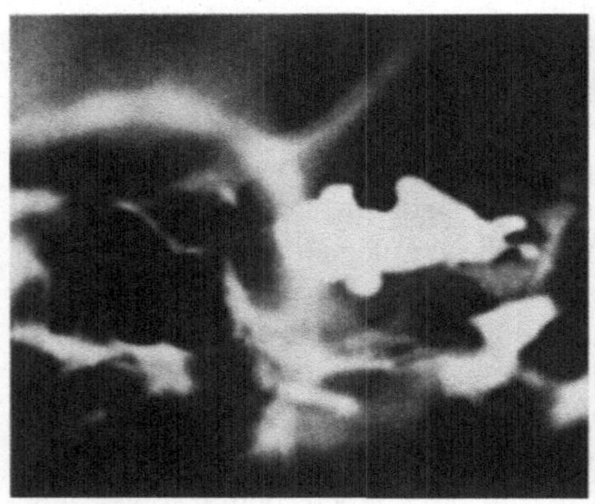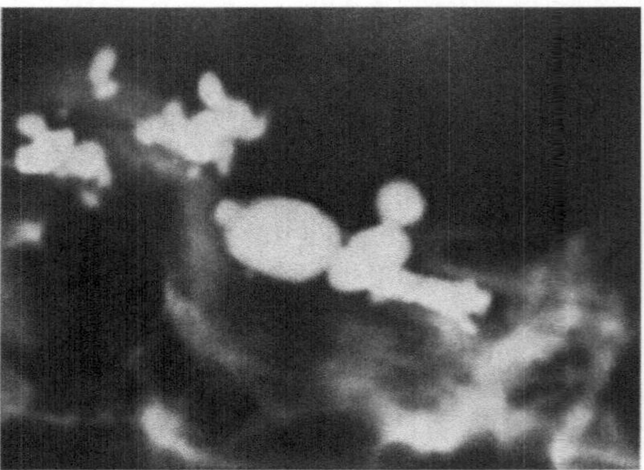

Abb. 79   Abb. 80

Abb. 79. Kontrastmitteleinlagerung im Bereich der Cisterna pontocerebellaris und im Bereich des inneren Gehörgangs. Die obere Eindellung wird durch den N. trigeminus hervorgerufen. Am Fundus des inneren Gehörgangs ist die Crista falciformis erkennbar

Abb. 80. Normale Kontrastmitteldarstellung des inneren Gehörgangs mit Abbildung der Crista falciformis

Abb. 81. Normale Darstellung des inneren Gehörgangs. Kreisförmige Kontrastmittelaussparungen am Fundus durch die Nn. vestibularis und cochlearis

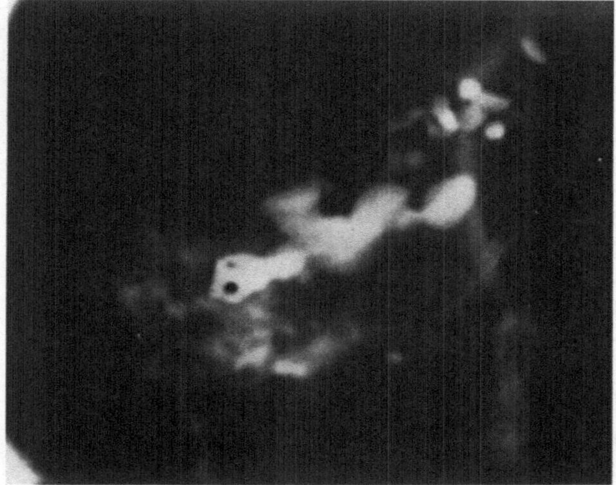

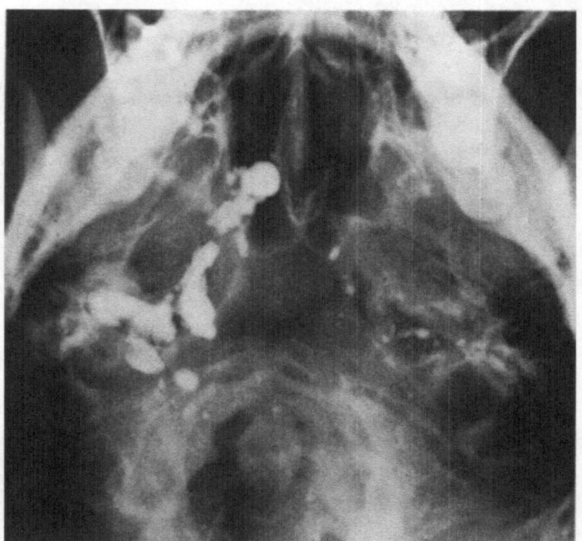

Abb. 82. Kontrastmitteleinlagerung im inneren Gehörgang (axialer Strahlengang; Übersichtsaufnahme)

Liegt ein pathologischer Befund vor, so dringt das Kontrastmittel nicht vollständig in den Meatus acusticus internus ein. Es kommt zu einer halbkreisförmigen Tumoraussparung des Kontrastmittels, die je nach Ausdehnung des Tumors eine unterschiedliche Größe aufweisen kann (Abb. 86–93).

Manchmal gelangt das Kontrastmittel nicht vollständig als Bolus in den inneren Gehörgang. Erreichen jedoch einige Kontrastmitteltröpfen den Fundus, wird dadurch bereits ein intracaniculär gelegenes Acusticusneurinom ausgeschlossen.

Es sind jedoch auch *Fehldiagnosen* im Sinne falsch-positiver Ergebnisse möglich. So konnte Fisch (1969) in 12 Fällen, bei denen sich der innere Gehörgang nicht mit Kontrastmittel gefüllt hatte, nur bei einem Patienten ein Acusticusneu-

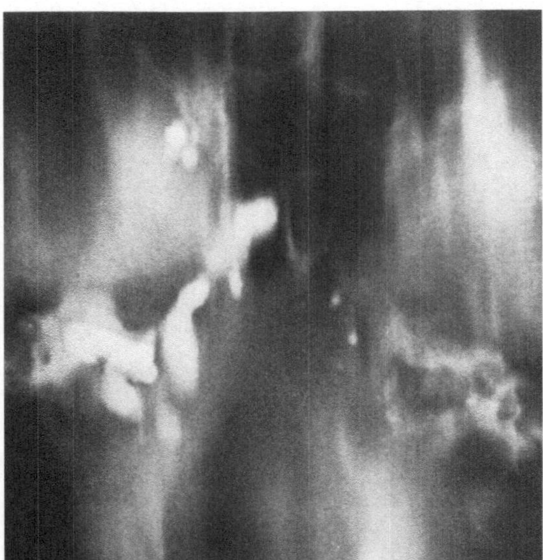

Abb. 83. Gleicher Patient wie Abb. 82. Röntgenschichtuntersuchung in axialen Strahlengang

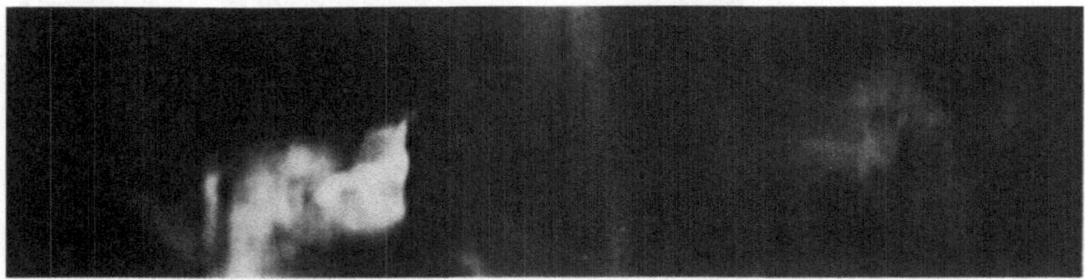

Abb. 84. Kontrastmitteleinlagerung im inneren Gehörgang. Normalbefund. Untersuchung in Seitenlage des Patienten. Tomographie der Pyramiden im sagittalen Strahlengang

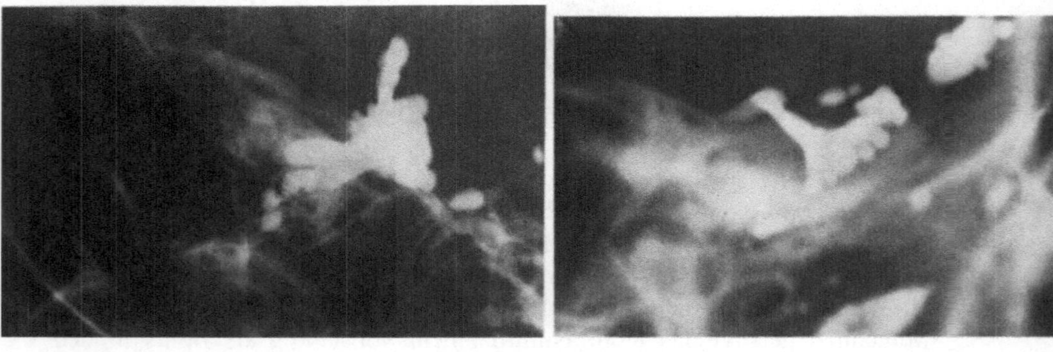

Abb. 85   Abb. 86

Abb. 85. Zisternographie mit positivem Kontrastmittel. Seitenlage des Patienten. Halbaxialer Strahlengang. Normalbefund

Abb. 86. Zisternographie mit positivem Kontrastmittel bei einem Acusticusneurinom. Halbkreisförmige Aussparung des Kontrastmittelschattens, hervorgerufen durch den Tumor. Gleicher Patient wie Abb. 71

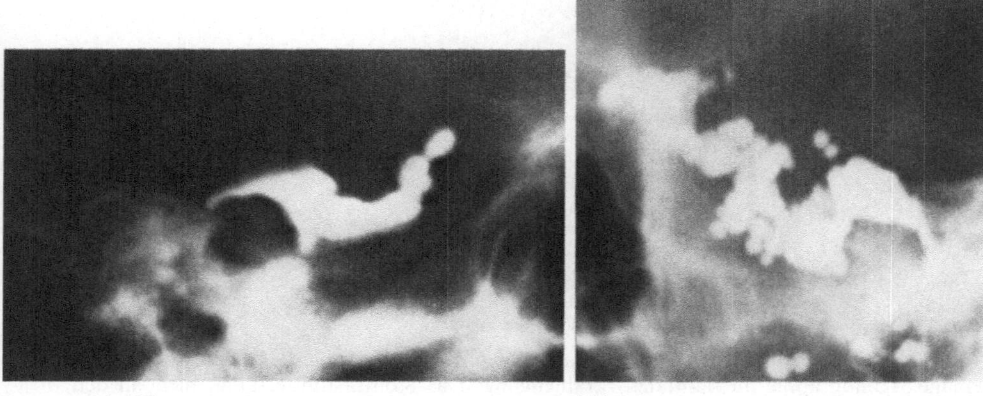

Abb. 87   Abb. 88

Abb. 87. Polytome-Pantopaque-Zisternographie bei einem Patienten mit einem Acusticusneurinom. Halbkreisförmige, tumorbedingte Kontrastmittelaussparung. Die Aufweitung des
inneren Gehörgangs ist deutlich erkennbar

Abb. 88. Eindellung des positiven Kontrastmittels von basal her durch ein Acusticusneurinom

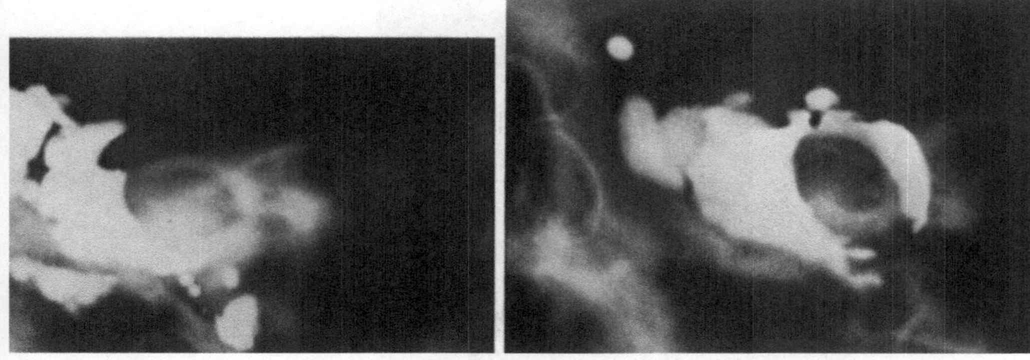

Abb. 89   Abb. 90

Abb. 89. Halbkreisförmige Tumoraussparung des Kontrastmittels bei einem Acusticusneurinom

Abb. 90. Kreisförmige Aussparung des Kontrastmittels bei einem Acusticusneurinom

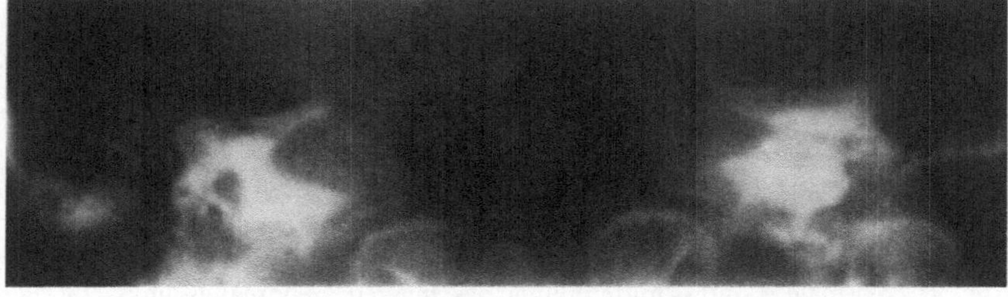

Abb. 91. Deutliche Aufweitung des inneren Gehörgangs rechts bei einem Acusticusneurinom
(Tomogramm)

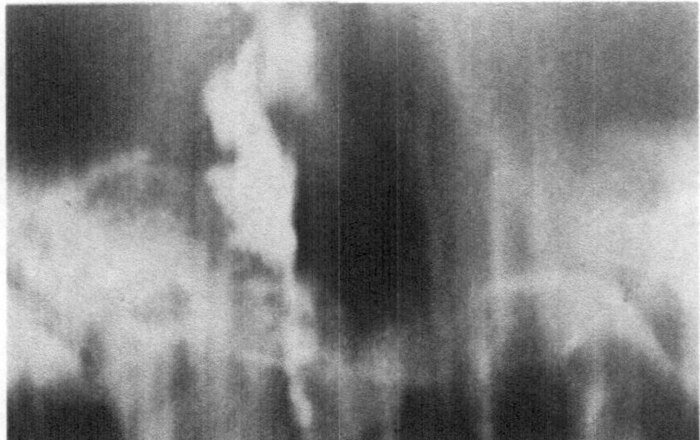

Abb. 92. Gleicher Patient wie Abb. 91. Pantopaque-Zisternographie. Untersuchung in Seitenlage. Tomographie im sagittalen Strahlengang. Das Kontrastmittel kann nicht in den inneren Gehörgang und in die Cisterna pontocerebellaris eintreten

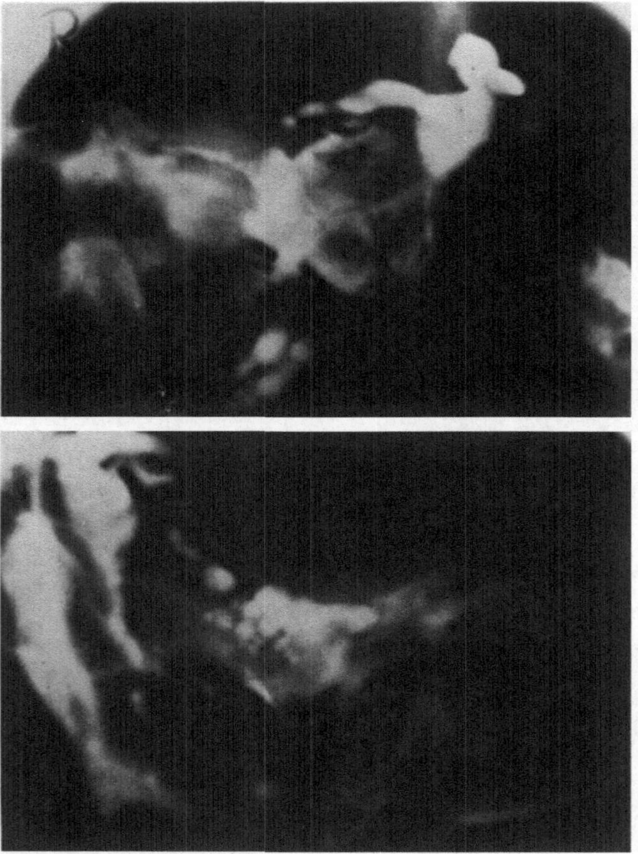

Abb. 93. Normale Kontrastmittelfüllung des inneren Gehörgangs links. Im Bereich des rechten inneren Gehörgangs findet sich nur in der oberen Begrenzung ein schmaler Kontrastmittelsaum. Es handelt sich um eine Arachnoiditis

rinom feststellen. Die Hauptursache dieser falsch-positiven Ergebnisse war eine Arachnoiditis. Fisch hob in seiner Arbeit hervor, daß das klinische und radiologische Bild eines intrameatalen Neurinoms durch eine Zunahme des arachnoidalen Gewebes im inneren Gehörgang, durch eine ödematöse Schwellung des Ganglion vestibulare sowie durch abnorm enge Verhältnisse im Fundus meatus vorgetäuscht werden kann.

Lin und Silverstein (1973) demonstrierten zwei falsch-positive Fälle bei der Diagnostik mit positiven Kontrastmitteln. Es handelte sich dabei um eine entzündliche Veränderung des N. vestibularis und um eine Arachnoiditis mit Verwachsungen zwischen der Dura und dem VII. und VIII. Hirnnerven. Auf zwei falsch-positive Diagnosen von Valvassori (1973) wurde bereits oben hingewiesen.

Als Besonderheit der Befunde einer Zisternographie mit positiven Kontrastmitteln ist der sog. „leere" innere Gehörgang hervorzuheben. Es handelt sich dabei um Patienten mit einer bestehenden Schwerhörigkeit, teilweise liegt auch ein pathologischer Vestibularisbefund vor; ebenfalls ist der Gesamteiweißgehalt des Liquor cerebrospinalis erhöht. Bei diesen Fällen ist es möglich, daß durch die Zisternographie mit positiven Kontrastmitteln kein Tumor nachgewiesen wird. Es läßt sich dann aber das Nervenbündel in dem sehr weiten inneren Gehörgang vom Fundus bis zum Porus darstellen. Das Kontrastmittel dringt immer bis zum Fundus vor (Helms, 1974).

Bei fraglich positiven Fällen der Kontrastmittel-Zisternographie wird in der letzten Zeit eine sog. diagnostische Labyrinthotomie vorgeschlagen. Bei dieser diagnostischen Labyrinthotomie läßt sich Perilymphe zur Bestimmung des Eiweißgehalts gewinnen. Die Eiweißerhöhung in der Perilymphe (normal 225 mg/ 100 ml) kann einer Eiweißerhöhung im Liquor cerebrospinalis vorausgehen. Diese diagnostische Methode soll besonders bei asymptomatisch verlaufenden Acusticusneurinomen mit fraglich positivem Befund der Kontrastmittel-Zisternographie vorgenommen werden (Silverstein u. Griffin, 1970; Silverstein, 1971).

Komplikationen. Die Zisternographie mit positivem Kontrastmittel ist ungefährlich und kann ambulant durchgeführt werden. Während frühere Untersucher noch vor einer möglichen Arachnoiditis warnten (Schober, 1964), zeigten die Untersuchungen der letzten Jahre jedoch, daß eine Schädigung der Meningen und eine Arachnoiditis weitgehend unwahrscheinlich sind. Es sei hierzu auf die Ausführung von Kuhlendahl (1969) verwiesen, der sich eingehend mit diesen Problemen der Kontrastmittelschäden auseinandersetzte. So konnten Wende und Schliack bereits 1961 in einer größeren Untersuchungsserie nachweisen, daß auch nach langjährigem Verbleiben intrakranieller Kontrastmittelreste neurologische, otologische oder ophthalmologische Folgeerscheinungen nicht zu erwarten sind. Es wird allgemein betont, daß der Patient nach der Untersuchung herumlaufen soll, so daß das Kontrastmittel aus dem intrakraniellen Raum wieder in den Lumbalsack abfließt. Eine Entfernung der geringen Kontrastmittelreste aus dem Lumbalsack ist nicht erforderlich. Diese Ansicht wird auch durch die Veröffentlichungen weiterer Autoren bestätigt. So beobachteten Britton et al. (1968) bei 727 Zisternographien mit positiven Kontrastmitteln, Wellauer (1969) bei 100 positiven Zisternographien und Valvassori (1973) bei 600 Untersuchungen weder akute Zwischenfälle noch nennenswerte Spätreaktionen.

Indikationen zur Zisternographie mit positiven und negativen Kontrastmitteln

Besteht der Verdacht auf eine kleine Geschwulst im Bereich des N. statoacusticus (lediglich otologische, jedoch keine weiteren neurologischen Ausfälle), so sollte die Zisternographie mit positiven Kontrastmitteln erfolgen. Bestehen aber zusätzliche neurologische Ausfälle, so ist der Luftencephalographie (Zisternogra-

Tabelle 10. Zisternographie

Vermutete Tumorlokalisation und -größe	Positive Zisternographie	Luftencephalographie/ Zisternographie
intracanaliculärer Tumor	Methode der Wahl	nicht geeignet
intracanaliculärer Tumor mit extrameatalem Wachstum	Methode der Wahl	geeignet
extracanaliculärer Tumor		
a) mittelgroße Geschwulst	nicht geeignet	Methode der Wahl
b) große Geschwulst	nicht geeignet	Methode der Wahl, falls überhaupt erforderlich

Tabelle 11

Ausfallserscheinungen	Neuroradiologische Untersuchungen
Klinisches Frühstadium Otologische Ausfallserscheinungen, evtl. mit beginnender Facialisbeteiligung	1. Nativdiagnostik (Schädel in zwei Ebenen, Aufnahmen nach Stenvers usw.) 2. Tomographie der Felsenbeine 3. Computer-ausgewertete axiale Tomographie 4. Vergrößerungsangiographie der A. auditiva interna 5. Pantopaque- bzw. Duroliopaque-Zisternographie
Klinisches Spätstadium Otologische und ausgeprägte neurologische Ausfallserscheinungen, evtl. mit Hirnstamm-Symptomatik	1. Nativdiagnostik 2. Tomographie der Felsenbeine 3. Isotopenszintigraphie 4. Computer-ausgewertete axiale Tomographie 5. Vergrößerungsangiographie der A. auditiva interna 6. Luftencephalographie/Zisternographie

phie) der Vorzug zu geben, da bei dieser Untersuchungsmethode *zusätzlich* die Veränderung des Ventrikelsystems, des Kleinhirns und des Mittelhirns (IV. Ventrikel, Aquädukt, Pons) nachgewiesen werden können. Die Untersuchungsmethoden der Luftencephalographie und der Zisternographie mit positivem Kontrastmittel ergänzen sich gegenseitig. Für die Frühdiagnostik eines Kleinhirnbrückenwinkel-Tumors ist eindeutig die Pantopaque- bzw. Duroliopaque-Zisternographie die Methode der Wahl (Tabelle 10).

Tabelle 11 gibt den bei uns durchgeführten Untersuchungsgang bei einem Verdacht auf einen Kleinhirnbrückenwinkel-Tumor wieder.

Literatur

Biedermann, F., Loewe, G.: Die Variationen des Meatus acusticus internus. Beitrag zur Röntgendiagnostik der Acusticus-Neurinome. Radiol. diagn. (Berl.) **7**, 141 (1966)

Britton, B.H. jr., Hitselberger, W.E., Hurley, B.J.: Iophendylate examination of posterior fossa in diagnosis of cerebellopontine angle tumors. Arch. Otolaryng. **88**, 608–617 (1968)

Brown, F.M., Aye, R.C.: Myelographic demonstration of basilar artery. Amer. J. Roentgenol. **73**, 32–34 (1955)

Burrows, E.H.: Positive contrast examination (cerebellopontine cisternography) in extra meatal acustic neurofibromas. Brit. J. Radiol. **42**, 902–913 (1969)

Cabral, G., Carneiro, F.A., Pianetti, P., Lauar, E.H., Gomes de Sousa, O., Mariani, M.D., Rocha, D.: Iophendylate cisternography in diagnosis of cerebellopontine angle tumors. Report of 60 cases. J. Neurol. **208**, 267–277 (1975)

Cawthorne, T.: Diagnosis of acoustic neuroma. Arch. Otolaryng. **89**, 299 (1969)

Crouzet, G., Dorland, P., Doyon, D., Jeanmart, J.L., Legre, J., Metzger, J., Simon, J., Sterkers, J.M., Trujillo, M., Vignaud, J.: Results of 514 Opaque Cisternograms. Fortschr. Hals-Nas.-Ohrenheilk. **21**, 76–81 (1974)

Fisch, U.: Zur Indikation der Pantopaque-Cisternographie. Radiologe **9**, 473–476 (1969)

Fisch, U.: Person. communication. Internat. Course in transtemporal microsurgery of the internal auditory canal. Zürich 1972

Gass, H.: Pantopaque anterior basal cisternography of posterior fossa. Amer. J. Roentgenol. **90**, 1197–1204 (1963)

Graf, K.: Die Kleinhirnbrückenwinkel-Geschwülste. Fortschr. Hals-Nas.-Ohrenheilk. **2**, 146 (1955)

Grehn, S., Helms, J.: Der erweiterte, „leere" innere Gehörgang. Fortschr. Röntgenstr. **124**, 150–154 (1976)

Hastings-James, R.: Acustic neurinoma: Some aspects of the cisternographic investigation. J. Canad. Ass. Radiol. **20**, 43–47 (1969)

Hastings-James, R.: The anatomy of the posterior fossa in relation to positive contrast cisternography. Radiology **92**, 1065–1072 (1969)

Helms, J.: Zur Differentialdiagnose des Kleinhirnbrückenwinkel-Tumors. Z. Laryng. Rhinol. **53**, 194–199 (1974)

Helms, J., Grehn, S.: Atrophy of the labyrinthine nerves presenting with symptoms of acoustic neuroma, S. 159. Anals VI Simpos. ibero-am. otoneurolog. Sao Paulo 1974

Hitselberger, W.E., House, W.F.: Polytome-Pantopaque: A technique for the diagnosis of small acoustic tumors. J. Neurosurg. **29**, 214–217 (1968)

Hitselberger, W.E., House, W.F.: Polytome-Pantopaque: Technique for diagnosis of small acoustic tumors. Acta oto-laryng. (Stockh.) **65**, 555–564 (1976)

Kautzky, R., Zülch, K.J., Wende, S., Tänzer, R.: Neuroradiologie auf neuropathologischer Grundlage. 2. neubearb. und erw. Aufl. Berlin-Heidelberg: Springer 1955

Kuhlendahl, H.: Schäden durch Kontrastmittel bei der Myelographie. In: Die Wirbelsäule in Forschung und Praxis, Band 41. Stuttgart: Hippokrates 1969

Liliequist, B.: The subarachnoid cisterns. An anatomic and roentgenologic study. Acta radiol. (Stockh.) Suppl. **185**, (1959)

Liliequist, B.: Pontine angle tumor: Encephalographic appearances. Acta radiol. (Stockh.) Suppl. **186**, (1959)

Lin, S.R., Silverstein, H.: False positive roentgenologic diagnosis of small intracanalicular acoustic neurinomas. Amer. J. Roentgenol. **118**, 511–516 (1973)

Lindgren, E.: Some aspects of the technique of encephalography. Acta radiol. (Stockh.) **31**, 161–177 (1949)

Lindgren, E.: Encephalographic examination of tumors in the posterior fossa. Acta radiol. (Stockh.) **34**, 331–338 (1950)

Mones, R., Werman, R.: Pantopaque fourth ventriculography via the lumbar route (REG). J.Mt Sinai Hosp. **25**, 201–206 (1958)

Morris, L., Wylie, I.G.: A combined technique for investigation of the cerebello-pontine angle cistern and internal auditory canal. Amer. J. Roentgenol. **122**, 560–570 (1974)

Piepgras, U., Fischer, D., Deininger, K., Kammerer, V.: Die positive Zisternographie in der Diagnostik der Kleinhirnbrückenwinkel-Tumoren. Radiologe **11**, 29–33 (1971)

Piepgras, U., Partsch, C.J.: Der Wert der Zisternographie für die Diagnostik des Acusticus-Neurinoms. Z. Laryng. Rhinol. **49**, 762–767 (1970)

Plester, D.: Die Differentialdiagnose des Acusticusneurinoms. Dtsch. med. Wschr. **93**, 762 (1968)

Reese, D.F., Bull, J.W.D.: Positive contrast demonstration of normal internal acoustic meatus, Meckels cave, and jugular foramen. Amer. J. Roentgenol. **100**, 650 655 (1967)

Ruggiero, G.: L'Encéphalographie fractionée. Paris: Masson 1957

Scanlan, R.L.: Transtemporal bone microsurgical removal of acoustic neuromas: Positive contrast medium (iophendylate) in diagnosis of acoustic neuromas. Arch. Otolaryng. **80**, 698–706 (1964)

Scanlan, R.L.: Roentgen diagnosis of acoustic neuroma with particular reference to the use of pantopaque. Laryngoscope (St. Louis) **74**, 999–1003 (1964)

Schober, R.: Röntgenkontrastmittel und Liquorraum. Berlin-Heidelberg-New York: Springer 1964

Shafron, M., Wiener, S.N.: Pantopaque examination of the cerebellopontine angle. Radiology **85**, 921–925 (1965)

Sheehy, J.L.: Monography II, The neurootologic evaluation in acoustic neuromas (Zit. nach: W.F. House, ed.). Arch. Otolaryng. **88**, 592 (1968)

Siew, F.P., Kricheff, I.I., Chase, N.E.: Demonstration of small acoustic neuromas, using negative contrast medium with tomography. Radiology **91**, 764–769 (1968)

Silverstein, H.: Indications for diagnostic labyrinthotomy in acoustic neurinoma suspected. Arch. Otolaryng. **94**, 195–196 (1971)

Silverstein, H., Griffin, W.L.: Diagnostic labyrinthotomy in otologic disorders. Arch. Otolaryng. **91**, 414–423 (1970)

Siqueira, E.B., Bucy, P.C., Cannon, A.H.: Positive contrast ventriculography, cisternography and myelography. Amer. J. Roentgenol. **104**, 132–138 (1968)

Sones, P.J. jr., Cioffi, C.M., Hoffman, J.C. jr.: A practical approach to the diagnosis of cerebellopontine angle tumors. Amer. J. Roentgenol. **122**, 554–559 (1974)

Stitt, H.L., Dunbar, H.S., Schick, R.W., Dunn, A.A.: Pontocerebellar cisternography. Radiology **90**, 942–945 (1968)

Valvassori, G.E.: Radiological diagnosis of acoustic neuromas. Arch. Otolaryng. **83**, 582–587 (1966)

Valvassori, G.E.: The contribution of radiology to the diagnosis of acoustic neuroma. Laryngoscope (St. Louis) **76**, 1104–1112 (1966)

Valvassori, G.E.: Diagnosis of acoustic neuromas. Arch. Otolaryng. **89**, 285 289 (1969)

Valvassori, G.E.: The diagnosis of acoustic neuromas. Semin. Roentgen **4**, 171 177 (1969)

Valvassori, G.E.: Abnormal internal auditory canal: Diagnosis of acoustic neuroma. Radiology **92**, 449–459 (1969)

Valvassori, G.E.: The diagnosis of acoustic neuromas. Otolaryngolog. Cl. North America **6**, 391–400 (1973)

Vergau, W., Heilmann, H.P., Helms, J.: Tomographische Diagnostik des Felsenbeines mit spiraliger Verwischung. Fortschr. Röntgenstr. **116**, 686 (1972)
Wellauer, J.: Jod-Oel-Diagnostik der hinteren Schädelgrube. Radiologe **9**, 477–481 (1969)
Wende, S., Lüdecke, B.: Technique and value of gas and pantopaque cisternography in the diagnosis of cerebellopontine angle tumors. Neuroradiology **2**, 24–29 (1971)
Wende, S., Nakayama, N.: Die neuroradiologische Diagnostik des Kleinhirnbrückenwinkel-Tumors. Z. Neurol. **203**, 1–12 (1972)
Wende, S., Schliack, H.: Zur Frage von Pantopaque-Spätschäden. Nervenarzt **32**, 415–416 (1961)
Wilner, H.I.: The neuroradiologist and the ear. Amer. J. Roentgenol. **110**, 190–191 (1970)
Wilner, H.I., Fenton, J.L., Eyler, W.R., Knighton, R.S.: Tomographic evaluation of internal auditory canal using positive contrast material. Radiology **95**, 95–99 (1970)
Wortzman, G.: Posterior fossa myelopgraphy using positive contrast medium. J. Canad. Ass. Radiol. **17**, 188–197 (1966)

Hirnszintigraphie (einschließlich computer-ausgewertete axiale Tomographie)

E.H. Burrows

Die relative Seltenheit von Kleinhirnbrückenwinkel-Tumoren, einschließlich Acusticusneurinomen, von denen in den meisten Untersuchungszentren nicht mehr als 10/Jahr vorkommen, hat verhindert, daß einzelne Untersucher größere Erfahrung in der szintigraphischen Diagnostik gewinnen konnten. Die Szintigraphie ist eine Untersuchungsmethode, die erst im letzten Jahrzehnt klinische Geltung erreichte. Überdies hat die klinische Anwendung gezeigt, daß die topographischen und biologischen Merkmale einiger dieser Tumoren ungünstig für die szintigraphische Methode sind. So ist der Wert der Szintigraphie bei Kleinhirnbrückenwinkel-Erkrankungen wahrscheinlich vernachlässigt worden.

Die Zuverlässigkeit der szintigraphischen Methode bei der intrakraniellen Diagnose hängt von drei Variablen ab: dem Sitz, der Größe und der Art der Erkrankung. Alle Tumoren, die in diesem Buch beschrieben werden, haben einen gemeinsamen Sitz, den Kleinhirnbrückenwinkel, der an sich einen relativ ungünstigen Ort darstellt. Zum Beispiel wird ein Meningiom von 2 cm Durchmesser über der Hirnkonvexität leicht erkennbar sein. Liegt es jedoch im Kleinhirnbrückenwinkel, so kann das Untersuchungsergebnis negativ sein. Die unterschiedlichen Ergebnisse in der Literatur (Tabelle 12) mögen teilweise durch technische Einschränkungen bedingt sein. Ein direkter Vergleich zwischen den Ergebnissen verschiedener Autoren ist meistens unmöglich, da zu viele Faktoren und Parameter unbestimmt bleiben. Die Tatsache, daß nach einem Untersuchungsjahrzehnt weiterhin große Unterschiede in der diagnostischen Aussagekraft bestehen, bestätigt die Auffassung des Verfassers, daß das Tentorium cerebelli und nicht das Foramen magnum die topographische Begrenzung der klinischen Zuverlässigkeit bei der cerebralen Szintigraphie darstellt (Abb. 94; Burrows, 1972a). Wichtige Ausnahmen dieser Regel werden nachfolgend diskutiert.

Größe und Histologie der Läsion sind unentwirrbar verknüpft mit ihrem Sitz. Trotz optimaler Kollimation und günstiger Tumorlokalisation (z.B. bei einem Konvexitätsmeningiom) ist es unwahrscheinlich, daß eine Geschwulst unter 2 cm Durchmesser nachgewiesen werden kann (Burrows, 1972b). Diese

Tabelle 12. Diagnostische Genauigkeit — Szintigraphie der hinteren Schädelgrube

Takahashi (1965)	29/41 Fälle (71%)
De Roo (1967)	(72%)
Lincke (1968)	39/56 Fälle (70%)
Hirschbiegel und Böckem (1969)	41/54 Fälle (76%)
Rasmussen et al. (1970)	20/48 Fälle (42%)
Steinhoff (1972)	7/20 Fälle (35%)
Moody et al. (1972)	29/37 Fälle (78%)
Klaus et al. (1972)	36/42 Fälle (86%)
Burrows (1974)	34/72 Fälle (47%)

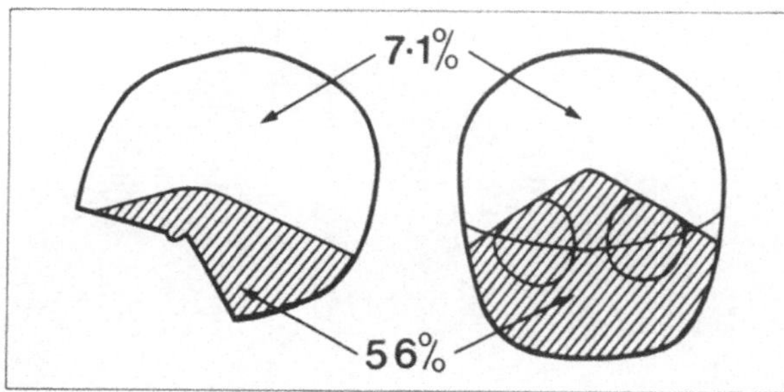

Abb. 94. Topographie von falsch-negativer cerebraler Szintigraphie, basierend auf 847 nachgewiesenen Läsionen (Burrows, 1972a). Eine verschattete Zone umfaßt den mediobasalen
Teil des Gehirns und das Innere der hinteren Schädelgrube

Einschränkung betrifft besonders die Acusticusneurinome (Baum et al., 1972).
Es ist bekannt, daß infratentorielle Tumoren frühzeitig neurologische Symptome
hervorrufen, obwohl sie noch nicht sehr groß sind. Dies wird durch die kritischen
Beziehungen zwischen Gehirn, Hirnnerven und dem knöchernen Schädel der
hinteren Schädelgrube bedingt. Es liegen also mehr Faktoren vor als bei den
supratentoriellen Geschwülsten.

Die selektive Affinität verschiedener Radionuclide zur Hirntumordiagnostik
schließt gutartige Tumoren, wie Meningiome und Acusticusneurinome, sowie
nicht-neoplastische Erkrankungen, wie intrakranielle Haematome, ein. Diese
Affinität — wenn auch mißverstanden — wurde klinisch bewiesen. In der Tat
zeigen Meningiome und Neurofibrome die dichteste und konsistenteste Aktivitätsanreicherung aller intrakraniellen Tumoren. Andererseits werden Epidermoide nur selten dargestellt.

Klinische Serien

Von den 65 histologisch bestätigten Läsionen des Kleinhirnbrückenwinkels, die
in den letzten 5 Jahren im Wessex Neurological Centre in Southampton registriert wurden, erfolgten in 19 Fällen szintigraphische Untersuchungen (Tabelle 13); 11 von den 19 waren pathologisch, d.h. 58%, eine Ziffer, die identisch
ist mit der von Lincke (1968) angegebenen. Bei der Mehrzahl der hier berichteten
Fälle wurde die Zisternographie mit positiven Kontrastmitteln oder die Pneumographie vorgezogen. Dabei wurde die Pneumographie als die Methode angesehen, die die besten präoperativen Informationen erzielt. Der Verfasser hatte
bereits 1974 Einzelheiten seiner persönlichen Erfahrung mit der szintigraphischen
Diagnostik bei Läsionen der hinteren Schädelgrube, einschließlich des Kleinhirnbrückenwinkels, geschildert. Dabei zeigte sich eine allgemeine Anreicherungsrate
in 47% der Fälle (Tabelle 12). Betrachtet man die Acusticusneurinome gesondert,
so ist ein weiteres Absinken der diagnostischen Genauigkeit zu verzeichnen:

72 infratentorielle Tumoren	— 34	(47%)

12 Acusticusneurinome	— 10	(83%)
60 andere Tumoren	— 24	(40%)

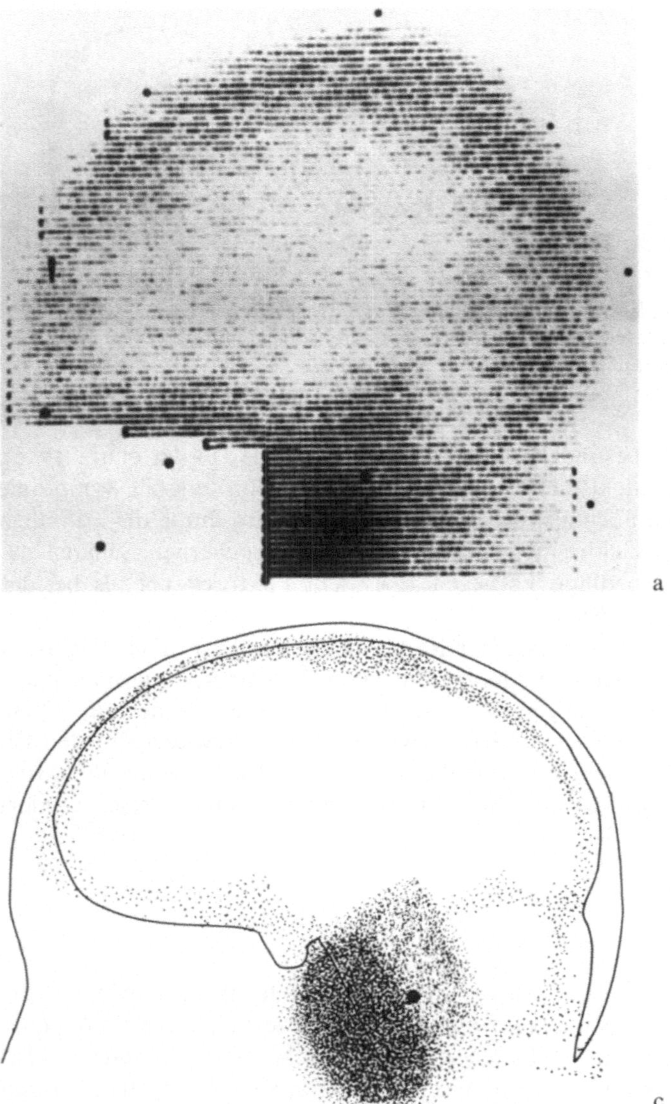

Abb. 95 a–d. Acusticusneurinom rechts, 3 cm Durchmesser. Cerebrales Hirnszintigramm.
(a) und (c) rechts laterale Aufnahme, (b) und (d) posterior halbaxiale Aufnahme

Acusticusneurinom (Abb. 95). Die Tumoren können in ihrer Größe von einem
Streichholzkopf bis zu einem Durchmesser von über 4 cm variieren. Dabei
wird die diagnostische Grenze der Szintigraphie deutlich: Es können nur solche
Acusticusneurinome nachgewiesen werden, deren Durchmesser über 2 cm liegt.
Damit sind alle intrameatalen und kleine extrameatale Geschwülste (die sog.
„otologischen" Tumoren) ausgeschlossen. Die Diskussion bezieht sich hier ausschließlich auf große extrameatale Tumoren (sog. „neurochirurgische", intrakra-

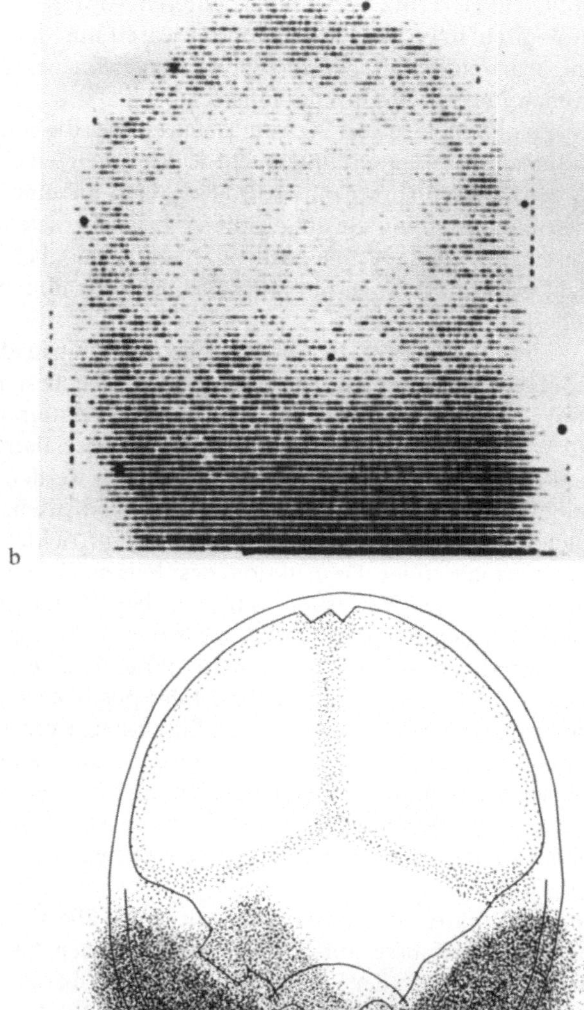

niell raumfordernde Acusticusneurinome), die neben dem neurosensorischen Hörverlust zu klinischen Zeichen einer Hirnstammbeteiligung und auch zu einer Stauungspapille führen. Diese Einschränkung des Wertes der Szintigraphie ist jedoch nicht so groß, da die Mehrzahl der Acusticusneurinome von „neurochirurgischer" Größe ist. Die durchschnittliche Größe eines Acusticusneurinoms beträgt bei der Operation 3–4 cm im Durchmesser (Northfield, 1970); nur 50 von Olivecrona's 300 Fällen, d.h. 1/6 waren „walnuß"groß oder kleiner (Lundborg, 1952). Trotz der weitverbreiteten Anwendung von audiometrischen und otologischen Tests in Southampton waren nur die letzten sechs der dem Autor zur neuroradiologischen Diagnostik zugewiesenen 55 Fälle von Acusticusneurinomen unter 2 cm im Durchmesser.

Zehn von 12 dieser Acusticusneurinome, die mit Hilfe einer herkömmlichen Scantechnik (s. unten) untersucht wurden, zeigten ein eindeutig abnormales Bild in den zwei entsprechenden Projektionen, die eine Diagnose ermöglichen. Die zusammengefaßten Resultate dreier britischer Neurochirurgischer Zentren beweisen, daß zu 85% eine positive Diagnose möglich ist (Tabelle 14). Die Durchsicht der Literatur ergibt nur eine geringgradig niedrigere Genauigkeit (Tabelle 15).

Eine annähernde Beziehung scheint zwischen den einfachen Befunden der Röntgendiagnostik und der Tumorgröße zu bestehen (Burrows, 1969; Baum et al., 1972), eine Beziehung, die für die szintigraphische Beurteilung wichtig ist. Wenn die Übersichtsaufnahmen durch Spezialaufnahmen des Porus acusticus und des inneren Gehörgangs vervollständigt werden (eine Tomographie ist nicht unbedingt erforderlich), dann ist die diagnostische Genauigkeit aufgrund der nachweisbaren knöchernen Veränderungen (trichterförmige Aufweitung des Porus acusticus oder Destruktion des Felsenbeins) sehr hoch: In der Untersuchungsserie des Verfassers war dies bei 46 Patienten von insgesamt 55 der Fall. Von den neun Patienten, die keine pathologischen Veränderungen in der Röntgendiagnostik aufwiesen, hatte nur einer einen Tumor über 3 cm im Durchmesser. In Tabelle 14 zeigen alle 10 der positiven Fälle des Autors Knochenerosionen, im Gegensatz zu den zwei falsch-negativen Fällen. Dieses Resultat kann zufällig sein, da die Szintigraphieserie des Autors zu klein ist, um gültige Schlüsse zu ziehen; doch die bewiesene Beziehung zwischen Knochenerosion und Tumorgröße sollte bei der Differentialdiagnose von Kleinhirnbrückenwinkel-Erkrankungen nutzbringend in Betracht gezogen werden (s. unten, diagnostischer Vorgang).

Epidermoid (Cholesteatom). Alle drei Fälle wiesen falsch-negative szintigraphische Ergebnisse auf. Übersichtsaufnahmen bei zwei Fällen zeigten ausgedehnte Erosionen der Pyramidenspitze und -oberkante. Bei dem dritten Patienten wurde operativ eine Geschwulst von 3 cm Durchmesser nachgewiesen, hier war jedoch der Röntgenbefund negativ (Abb. 96). Bogdanowicz und Wilson (1972) berichteten über einen Fall einer Dermoidcyste des IV. Ventrikels mit einer dichten, zentralen infratentoriellen Aktivitätsanreicherung.

Tabelle 13. Szintigraphische Ergebnisse bei 19 neurochirurgisch nachgewiesenen Kleinhirnbrückenwinkel-Läsionen

		+	−
Acusticusneurinom	– 12 Fälle	10	2
Epidermoid	– 3 Fälle	–	3
Meningiom	– 2 Fälle	1	1
Metastase	– 1 Fall	–	1
Adhäsionen (Angiom ?)	– 1 Fall	–	1
Total		11	8

Tabelle 14. Szintigraphische Ergebnisse bei 60 Acusticusneurinomen (britische Serien)

		+	−
Addenbrooke's Hospital, Cambridge	− 34 Fälle	31	3
Atkinson Morley's Hospital, London	− 14 Fälle	10	4
Wessex Neurological Centre, Southampton	− 12 Fälle	10	2
Total		51	9

Tabelle 15. Szintigraphische Diagnostik bei Acusticusneurinomen: Literatur-übersicht

106		+	− (oder ±)
Afifi et al. (1965)	− 2 Fälle	2	0
Goodrich und Tutor (1965)	− 5 Fälle	4	1
Takahashi (1965)	− 6 Fälle	5	1
Bender und Williams (1966)	− 3 Fälle	0	3
De Roo (1967)	− 5 Fälle	5	0
Deland und Wagner (1969)	− 14 Fälle	12	2
Hirschbiegel und Böckem (1969)	− 17 Fälle	15	2
Rasmussen et al. (1970)	− 10 Fälle	6	4
Klaus et al. (1972)	− 11 Fälle	10	1
Ostertag und Mundinger (1972)	− 31 Fälle	19	12
Baum et al. (1972)	− 22 Fälle	18	4
Moody et al. (1972)	− 12 Fälle	10	2
Total	− 138 Fälle	106	32

Meningiom. Viele Untersucher, wie Mishkin und Mealey (1969), Ancri (1972) sowie Ploncard (1972), beobachteten, daß eine auffällige Eigenschaft der Meningiome Radionuclide anzureichern sowohl bei infra- als auch bei supratentoriellen Tumoren besteht. Allerdings kommt es aufgrund der Lage im Kleinhirnbrücken-winkel zu frühzeitigen klinischen Symptomen, möglicherweise bevor der Tumor die kritische Größe von 2 cm erreicht hat. Durch diese früh auftretende klinische Symptomatik setzt auch frühzeitig die Diagnostik ein. Dadurch sind einige Tumoren mit der Hirnszintigraphie noch nicht erfaßbar. Einer der beiden Fälle in Tabelle 13 war bei der Operation walnußgroß, der andere wies bei der Operation einen Durchmesser von ungefähr 3,5 cm auf (Abb. 97).

Standardtechnik

Das Problem, eine angemessene szintigraphische Darstellung des Kleinhirnbrük-kenwinkels zu erzielen, hängt hauptsächlich von dem „Durchleuchten" der großen, intrakraniellen venösen Sinus und der Nackenmuskeln ab, die über der hinteren Schädelgrube liegen und sie verdecken. Wichtig ist eine korrekte Lage des Kopfes des Patienten, obgleich verschiedene Neuerungen eine Verbesserung

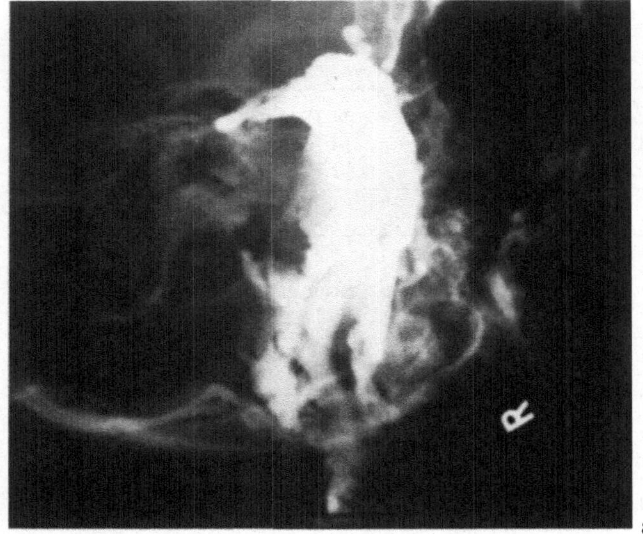

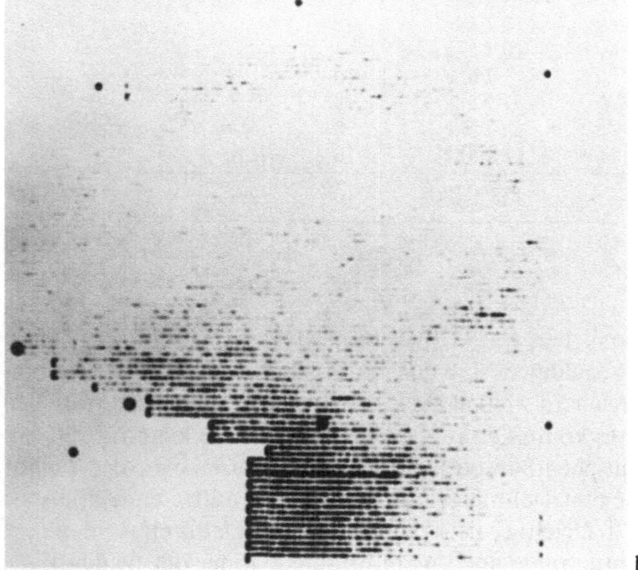

Abb. 96 a–c. Epidermoid des rechten Kleinhirnbrückenwinkels. (a) Zisternographie mit positivem Kontrastmittel, gelappte Begrenzung einer Geschwulst von 3 cm Durchmesser. (b) Hirnszintigramm, rechts laterale Aufnahme und (c) posterior halbaxiale Aufnahme. Falsch-negatives Ergebnis

der Untersuchungsqualität des infratentoriellen Raumes und damit eine Anhebung der diagnostischen Genauigkeit versprechen.

Dieser Abschnitt, der auf einer jahrzehntelangen klinischen Szintigraphieerfahrung beruht, soll mit einer allgemeinen Zusammenfassung der technischen Aspekte eingeleitet werden. Das bedeutet, daß die klinische Genauigkeit, die das Hauptproblem darstellt, nicht von einem Gerätetyp abhängig ist. Voraussei-

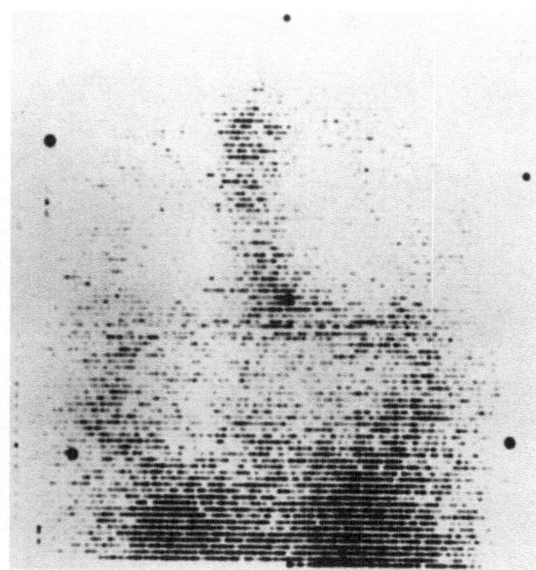

Abb. 96c

zung ist lediglich, daß der angewandte Apparat für die Hirnszintigraphie geeignet ist und optimal eingesetzt wird.

Radiopharmazeutica. Das am weitesten verbreitete Radionuklid ist zur Zeit das ^{99m}Technetium, eine Tochtersubstanz des Molybdäns. Dieses Isotop besitzt die vorteilhaften Eigenschaften geringer Kosten, monoenergetischer γ-Strahlung und einer kurzen physikalischen Halbwertzeit. Es sammelt sich selektiv in den Speicheldrüsen und dem Plexus chorioideus. Um das Risiko eines diagnostischen Irrtums zu vermeiden, sollte vor der Untersuchung Kaliumperchlorat gegeben werden. Der Patient kann 20 min nach der Injektion untersucht werden. Ein weiteres klinisch gebräuchliches Radionuklid ist ^{197}Hg-Chlormerodrin. Trotz erheblicher physikalischer und biologischer Nachteile, z.B. das notwendige Intervall von 4 h zwischen Injektion und Szintigraphie, erleichtert dieses Isotop die Beurteilung, da durch die Absorption des Radionuklids von den venösen Sinus nur eine schwache Hintergrundstrahlung auftritt. Aus diesem Grunde wurde es bei seiner Einführung als eine günstige Substanz für die Szintigraphie der hinteren Schädelgrube begrüßt (Bender u. Williams, 1966; Frigeni et al., 1967). Jedoch hat es bisher noch keinen überzeugenden Beweis seiner Überlegenheit gegenüber möglicherweise weniger schädlichen Radionukliden erbracht.

Baum und Rothballer (1972) führten autoradiographische Studien an Mäusegliomen und sechs Acusticusneurinomen durch, die kurz nach der Szintigraphie entnommen wurden. Diese Untersuchungen ergaben keine Unterscheidungsmerkmale, die anzeigten, welche der Tumoren das ^{99m}Te nicht anreichern und somit falsch-negative klinische Resultate ergeben.

Gerät. Szintillationskameras werden heute ebenso häufig für die Organdarstellung verwandt, wie konventionelle rectilineare Scanner. Direkte vergleichende klinische Untersuchungen haben keinen wesentlichen Unterschied in der klini-

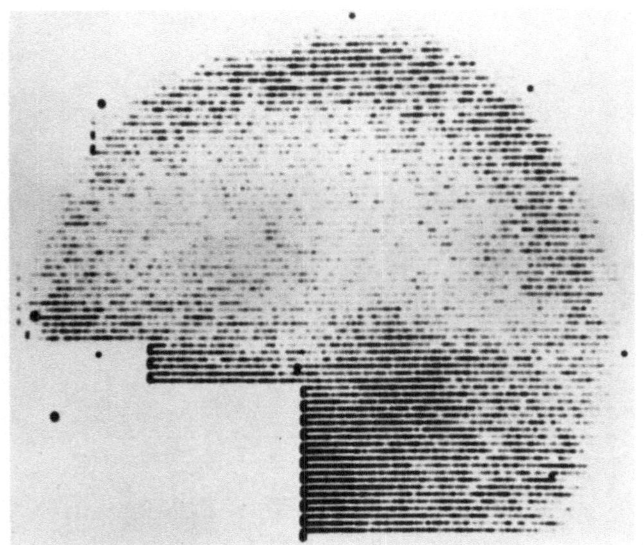

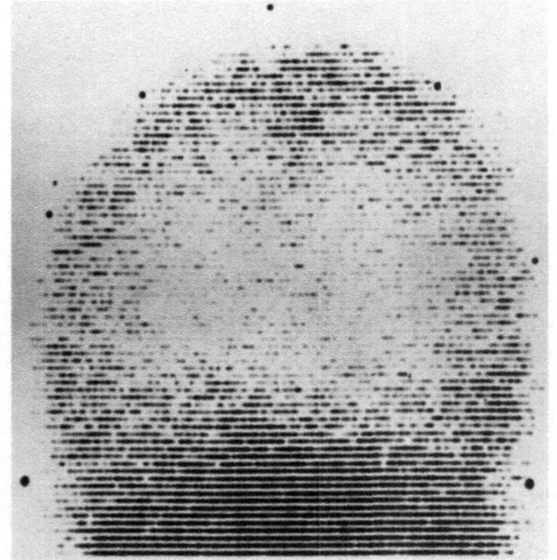

Abb. 97 a u. b. Meningiom des Kleinhirnbrückenwinkels rechts. (a) Die rechtsanliegende
Aufnahme zeigt einen dichten Aktivitätsherd hinter dem äußeren Gehörgang. Beachte,
daß anstelle der posterior-halbaxialen Untersuchung eine anterior-Untersuchung (b) durchgeführt wurde. Daher wurde die Tumoranreicherung nicht nachgewiesen

schen Genauigkeit zwischen den beiden Methoden ergeben (Pedersen u. Haase,
1970; Burrows, 1973). Jedoch versprechen zwei Entwicklungen eine genauere
Lokalisation von intrakraniellen Läsionen, besonders in der schwierigen infratentoriellen Region:

1. Transverse Section Scanning (Kuhl et al., 1966). Diese Technik, die eine
spezielle Ausstattung verlangt, untersucht Querschnitte des Gehirns von ca

2 cm Dicke vom Schädeldach bis zur Basis. Das erzielte Bild ist ein Vertexbild des Gehirns, das dem herkömmlichen Vertexscan gleicht, d.h. man sieht von oben in die Schädelhöhle, jedoch hat jedes Bild eine Dicke von 2 cm. Läsionen der basalen Hirnabschnitte, z.B. Kleinhirnbrückenwinkel-Prozesse, werden besonders gut dargestellt. Diese Läsionen stellen sich auf den Standardvertexaufnahmen wegen des großen Abstandes zwischen Tumor und Detektor nicht dar. Die zusätzliche Ausstattung für diese Technik ist kostspielig, und das Transverse Section Scanning wird von der Computer-ausgewerteten transversalen axialen Tomographie des Gehirns übertroffen (s. unten).

2. Computer-Analyse, d.h. Erkennung von Abnormalitäten durch numerische Analyse. Diese Techniken umfassen Datenausgleich, Bildverschärfung und statistische Analyse. Dabei wurde über gute Resultate bei unklaren Fällen berichtet, bei denen die Counts von 2-cm^2-Bezirken des Szintigramms mit den Standardwerten der Durchschnittscounts von normalen Szintigrammen verglichen wurden (Popham et al., 1970; Dowsett u. Perry, 1970; Popham, 1972).

Untersuchungstechnik. Die Beachtung von Einzelheiten ist bei der Szintigraphie der hinteren Schädelgrube außerordentlich wichtig. Dies betrifft besonders die Lagerung des Patienten, wenn der Kranke mit einem konventionellen Scanner untersucht wird. Der Patient muß in Bauchlage mit angezogenem Kinn für 30 min bewegungslos liegen. Eine Sedierung kann notwendig sein.

Im Idealfall sollte der Detektor so nahe wie möglich an den pathologischen Herd gebracht werden. Dazu sind die folgenden Projektionen erforderlich:

1. Halbaxiale p.a.-Projektion als anerkannte Methode zur Untersuchung der Strukturen der hinteren Schädelgrube (Witcofski u. Roper, 1965; Samuels, 1968). Sie kann nur bei Anteflexion des Kopfes und bei cranialwärts gerichtetem Detektor angewandt werden. Drei anatomische Punkte, die bei der Beurteilung behilflich sind, sollten auf dem Röntgenscan vermerkt oder mit einem Stift auf dem Papierscan markiert werden: die Protuberantia occipitalis externa (Torcular Herophili) und beide äußere Gehörgänge.

2. Das entsprechende seitliche Bild. Die Lage des ipsilateralen äußeren Gehörgangs sollte wie vorher markiert werden, ebenso die Protuberantia occipitalis externa, der äußere Augenwinkel und das Schädeldach (Abb. 95). Eine nochmalige, spätere Untersuchung kann die diagnostische Genauigkeit verbessern und eine Differentialdiagnose erlauben. Die Aktivitätsanreicherung im Acusticustumor steigt einige Stunden nach der Injektion des Radionuklids an. Baum et al. (1972) fanden heraus, daß ein Szintigramm 2 1/2 h nach der Injektion des Radionuklids eine optimale Darstellung ergibt. In 5 von 13 Fällen, die 1 und 2 1/2 h nach der Injektion untersucht wurden, war der Tumor nur auf den späteren Szintigrammen sichtbar. Rodermond (1973) hat gezeigt, daß die schnelle Sequenzszintigraphie (innerhalb der ersten 30 min nach der Injektion) eine Differenzierung zwischen Meningiomen und anderen gutartigen Tumoren wie Acusticusneurinomen gestattet.

Kuhl und Sanders (1970) zeigten überzeugend — in Verbindung mit der Methode des Transverse Section Scanning —, daß die Vertexansicht des Kleinhirnbrückenwinkels wahrscheinlich die beste für diagnostische Zwecke ist, vorausgesetzt, daß die angewandte Methode genügend genau ist, um kleine Schädigungen klar abzugrenzen.

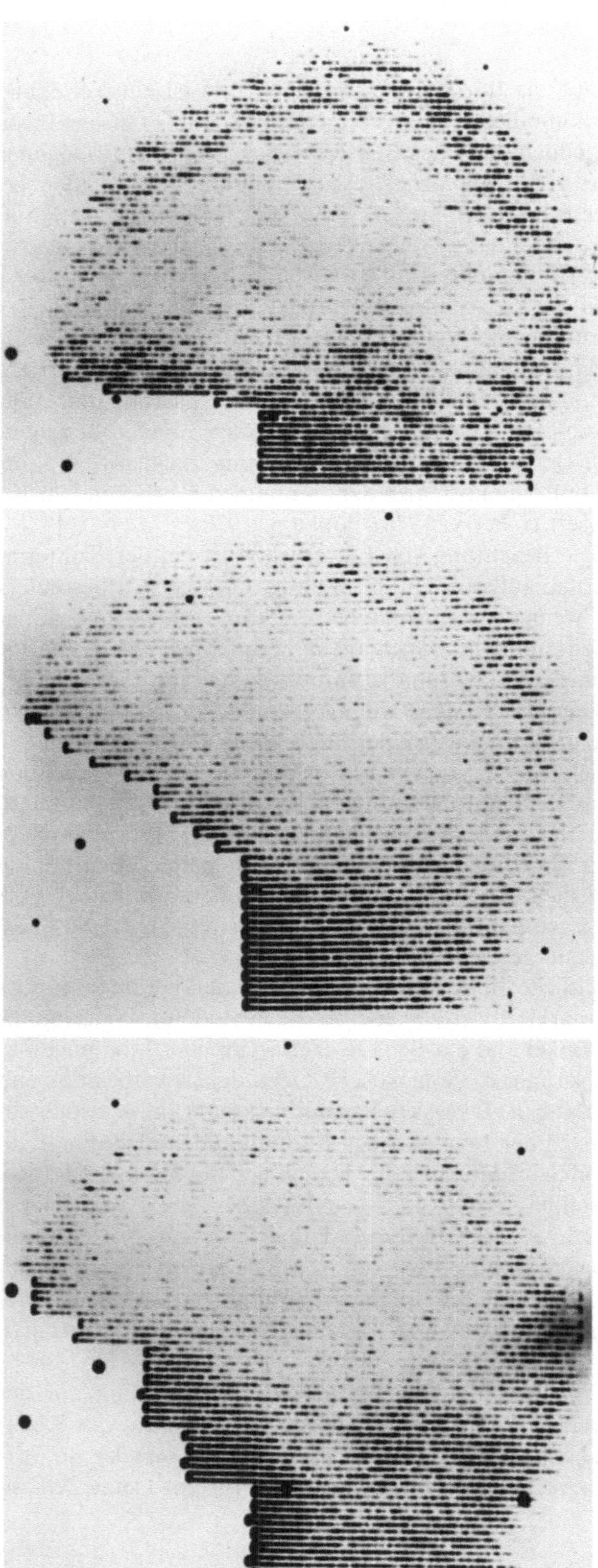

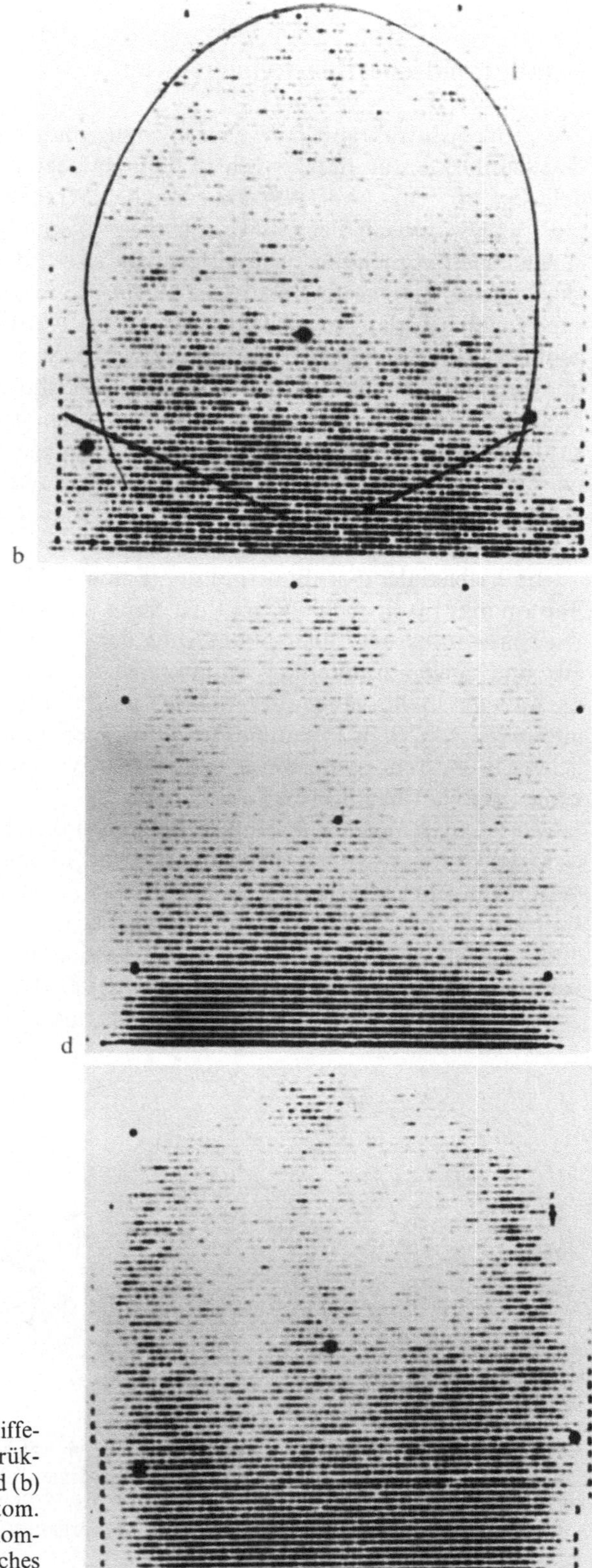

Abb. 98 a–f. Szintigraphische Differentialdiagnose von Kleinhirnbrükkenwinkel-Läsionen. Oben (a) und (b) verkalktes cerebelläres Astrocytom. Mitte, c) und d) Mammacarcinom-Metastase. Unten, e) und f) cystisches capilläres Hämangioblastom

Szintigraphische Beurteilung

Die großen, intrakraniellen venösen Sinus und der Blutreichtum in der dicken
Nackenmuskulatur umfassen einen Aktivitätsbereich, der genau die hintere Schädelgrube abgrenzt (Abb. 99). Im seitlichen Strahlengang ist der Torcular Herophili ungewöhnlich dicht und zeigt die Ansammlung des radioaktiven Blutes.
Weiter nach vorn können die folgenden Strukturen nachgewiesen werden: der
gleichseitige Sinus transversus, der Sinus sigmoideus und der Sinus petrosus
superficialis. Entlang der Schädelbasis ist die Aktivitätsaufnahme besonders ausgeprägt über der Parotis, die anterior-inferior vom äußeren Gehörgang liegt
(markiert durch Photopunkt). Der innere Gehörgang, durch den sowohl der
N. facialis als auch der N. statoacusticus ziehen, liegt nur 1 cm anterior-superior
zu dem äußeren Gehörgang, der somit die Lage des Kleinhirnbrückenwinkels
im seitlichen Strahlengang bezeichnet. Normalerweise ist keine vermehrte Aktivität in dieser relativ „freien" Zone nachweisbar, die von dem Sinus transversus
und der Schädelbasis begrenzt wird.

Im halbaxialen p.a.-Bild sind der Torcular Herophili (gekennzeichnet durch
Photopunkt (3) in Abb. 99) und die Sinus transversi die wichtigsten Merkmale.
Die Sinus transversi füllen eine Grube der Tabula interna der Occipitalschuppe
aus und zeigen somit die Verbindungslinie des Tentoriums an. Seitlich sind
die äußeren Gehörgänge (gekennzeichnet durch Photopunkte) durch die Zonen
intensiver Aktivitätsaufnahme der Ohrspeicheldrüsen überlagert. Wie im seitlichen Bild ist normalerweise in der relativ „freien" infratentoriellen Region
keine Aktivität nachweisbar.

Differentialdiagnose. Kleinhirnbrückenwinkel-Tumoren stellen einen charakteristischen Bezirk von vermehrter Aktivität in den entsprechenden Projektions-
richtungen dar, wie in der halbaxialen p.a.- und der ipsilateralen seitlichen
Projektion. Der Tumor kann übersehen werden, wenn diese Einstellungen nicht
durchgeführt werden (Abb. 97). Die Aktivität ist ortsspezifisch und stellt eine
von drei Möglichkeiten abnormaler Aktivität dar, die in der hinteren Schädelgrube feststellbar sind (Lincke, 1968; Pertuiset, 1970; Klaus et al., 1972). Im

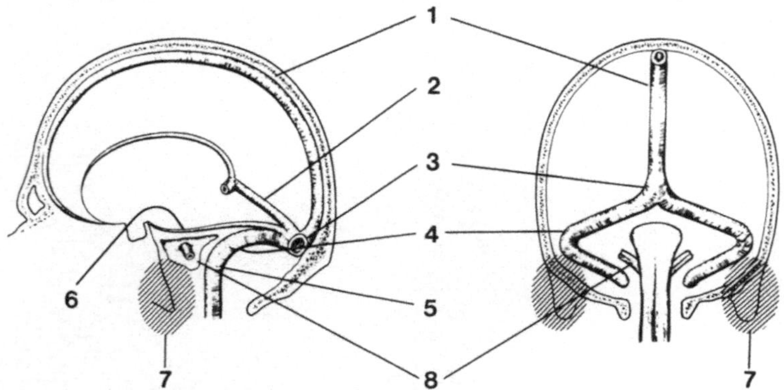

Abb. 99. Anatomische Punkte eines normalen Hirnszintigramms in lateraler und p.a.-halb-
axialer Position mit Angabe der inneren Gehörgänge. *1* Sinus sagittalis superior, *2* Sinus
rectus, *3* Torcular Herophili, *4* Sinus transversus, *5* Sinus sigmoideus, *6* Sinus petrosus
superficialis, *7* Ohrspeicheldrüse, *8* innere Gehörgänge (mit VII. und VIII. Hirnnerven)

Seitenbild findet sich die Aktivitätsanreicherung hinter und oberhalb des äußeren Gehörgangs, der Parotis und der Temporalismuskulatur (Abb. 95). Acusticus-neurinome und Meningiome zeigen eine deutliche Aktivitätsanreicherung, die nur geringgradig weniger ausgeprägt ist als die der Ohrspeicheldrüsen. Sie ist homogen und weist einen glatten, halbmondförmigen oder scharfen oberen Saum auf. Eine physiologische Aktivität im Sinus sigmoideus, der den Kleinhirnbrük-kenwinkel in dieser Aufnahmerichtung überlagert, kann irreführend sein (Deland et al., 1970), daher sollten beide entsprechende Einstellungen zusammen beurteilt werden. Im halbaxialen p.a.-Bild ist die paramediane Lage der Aktivitätsanrei-cherung, die vom Boden der hinteren Schädelgrube ausgeht und die normaler-weise „freie" Zone einnimmt, charakteristisch für einen Kleinhirnbrückenwinkel-Tumor. Somit wird eine genaue szintigraphische Auswertung dieser Region möglich (Abb. 98). Serienuntersuchungen und neurinomspezifische Verände-rungen auf den Röntgenaufnahmen gestatten eine histologische Diagnose.

Andere szintigraphische Methoden

γ-Encephalographie (Planiol, 1965). Planiol und Oberson (1966) berichteten über eine Studie von 145 infratentoriellen Untersuchungen mit der γ-Encephalogra-phie. Dabei lag die diagnostische Genauigkeit bei 58,3%. Allerdings gestattet diese Methode keine Differentialdiagnose zwischen Acusticusneurinom und Me-ningiom.

Radioisotopen-Zisternographie. Mamo et al. haben am Hôpital Lariboisière in Paris erfolgreich intrathecal injiziertes, radioaktives jodiertes Serumalbumin angewandt, um extra-cerebrale Tumoren darzustellen, die teilweise die basalen Zisternen ausfüllen (Mamo et al., 1971; Mamo u. Houdart, 1972). Es wird behauptet, daß diese Technik bei der Suche nach Kleinhirnbrückenwinkel-Tumo-ren verläßlicher sei als die konventionelle Szintigraphie, da die mediale und untere Begrenzung der Geschwulst ebenfalls sichtbar gemacht werden kann (Abb. 100). Die Methode ist für kleine Tumoren ungeeignet.

Computer-ausgewertete transversale axiale Tomographie (CT)

Diese neue und fundamental unterschiedliche Röntgenmethode zur Gehirnunter-suchung wurde in London in Zusammenarbeit des Erfinders, Dr. G.N. Houns-field (EMI Ltd.), mit Dr. J.A. Ambrose (Neuroradiologe, St. George's Hospital) entwickelt. Sie stellt eine Kombination von konventioneller Tomographie und der Computeranalyse von Röntgenstrahlen dar, die den Schädel durchdringen (Hounsfield, 1973; Ambrose, 1973).

Röntgenspezialisten schätzen, daß während der Routinetomographie 99% der Informationen, die in den Photonenstrahlen enthalten sind, auf den her-kömmlichen Röntgenbildern nicht wiedergegeben werden. Dieser Informations-verlust ist bedingt durch die Schwierigkeit, zwischen Gewebe von nahezu ähn-lichen Absorptionskoeffizienten (wie sie bei normalen intrakraniellen Verhältnis-sen vorliegen) zu unterscheiden, sowie durch die Übertragung der dreidimensio-

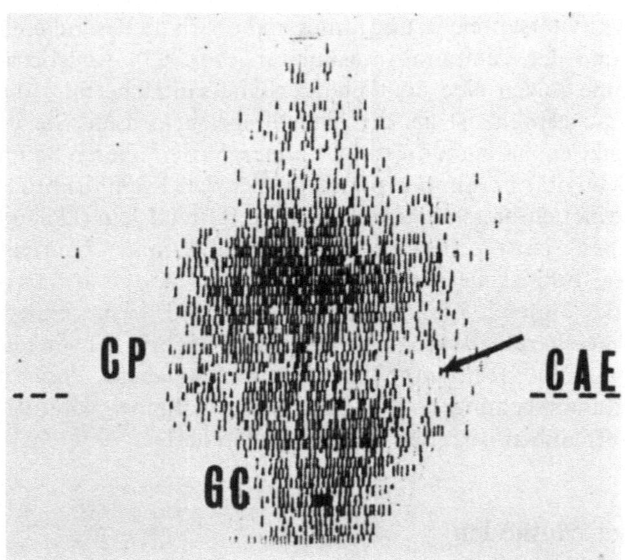

Abb. 100. Radioisotopen-Zisternogramm, a.p.-Bild. Darstellung eines Füllungsdefektes im rechten Kleinhirnbrückenwinkel durch ein Acusticusneurinom. *CP* Cisterna pontis, *GC* Cisterna magna, *CAE* äußerer Gehörgang (mit freundlicher Erlaubnis von Dr. Manno)

nalen Bilder auf einen zweidimensionalen Film. Die gesamte Abweichung in den Absorptionskoeffizienten der intrakraniellen Strukturen — weiße und graue Substanz, Membranen, Blut, Liquor cerebrospinalis — beträgt nur 4%, so daß äußerst sensible Detektoren notwendig sind, um zwischen den verschiedenen Gewebsdichten innerhalb dieses Bereiches zu unterscheiden. Das tomographische Prinzip wird angewandt, um das dreidimensionale Bild des Gehirns in eine Serie von zweidimensionalen Schichten umzuwandeln (Abb. 101). Die Darstellung jeder Schicht erfolgt in Form einer Matrix der Computerkalkulation. Eine dauernde Aufzeichnung des Bildes kann durch eine Polaroidphotographie erfolgen. Die Bilder liefern Vertexansichten des Gehirns, die von oben bis nach unten zur Schädelbasis reichen. Eine optimale Genauigkeit wird angegeben — 1,5 mm × 1,5 mm × Dicke der Schicht (8–13 mm). Selbstverständlich hängt dies von der Dichte des pathologischen, untersuchten Gewebes ab. Die verkalkte Pinealis kann immer nachgewiesen werden.

Die großen Erwartungen, die die Computertomographie für die intrakranielle Diagnostik geweckt hatte, wurden voll erfüllt. Seit 1971 wurden viele tausend Patienten mit Hirnläsionen untersucht und exakt diagnostiziert. Die Methode wurde auf zwei Arten verbessert, nämlich durch die Umwandlung der 80 × 80 Matrix in eine 160 × 160 Matrix und durch die intravenöse Injektion größerer Mengen Kontrastmittel. Dadurch ist eine bessere Tumordarstellung möglich. Als Resultat ergab sich, daß die diagnostische Genauigkeit bei Tumor-Patienten von 87% auf fast 100% und bei Nicht-Tumor-Patienten auf 96% erhöht wurde (Ambrose et al., 1975).

Ungefähr 50 Kleinhirnbrückenwinkel-Tumoren wurden bis heute am Atkin-

Abb. 101. (a) Das Prinzip der Computer-ausgewerteten transversalen axialen Tomographie des Gehirns (CT). (b) Schnitte von 0,8–1,3 cm Dicke erfolgen parallel zur orbitomealen Linie. Der schwarze Punkt in Schnitt 1 soll einen Kleinhirnbrückenwinkel-Tumor darstellen (Abb. 102)

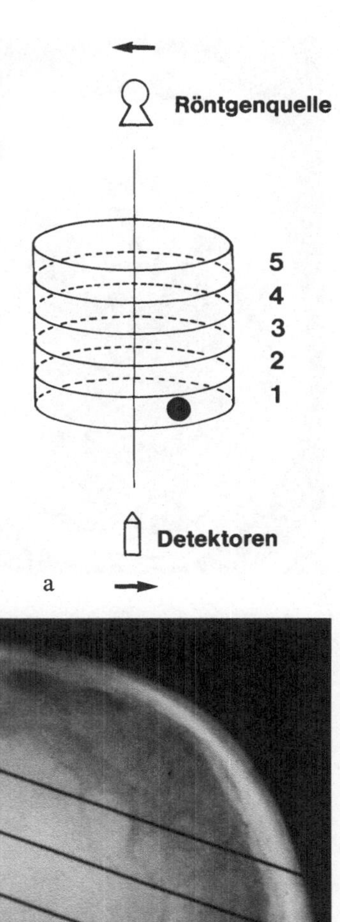

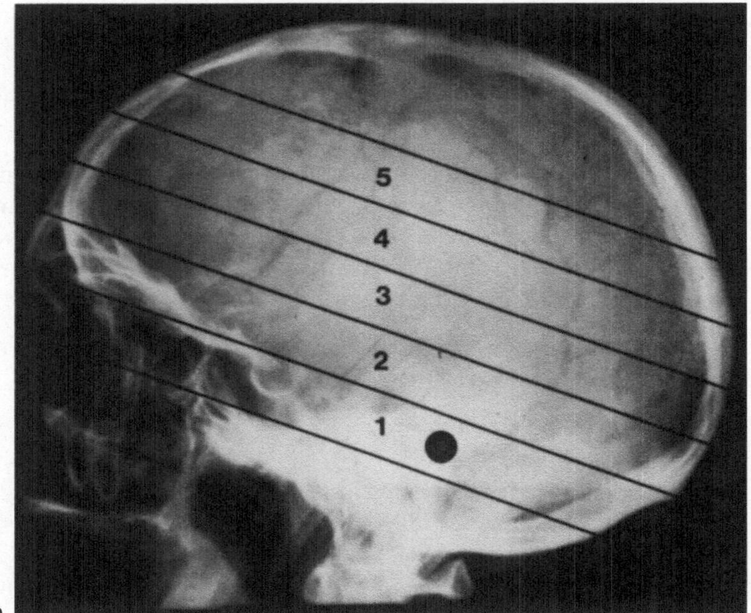

son Morley's (St. George's) Hospital in London untersucht. Alle Tumoren, bei denen die Technik der Kontrastanreicherung angewandt wurde, wurden überzeugend nachgewiesen (Abb. 102 u. 103). Kleine intrameatale Acusticusneurinome — Tumoren, die nicht auf den intrakraniellen Raum übergreifen und die gewöhnlich das Felsenbein nicht arrodieren — können unbemerkt bleiben; extrameatale Tumoren lassen sich stets nachweisen. Die Möglichkeit der Kontrastanreicherung mag eine diagnostische Unterscheidung verschiedener Tumoren im Klein-

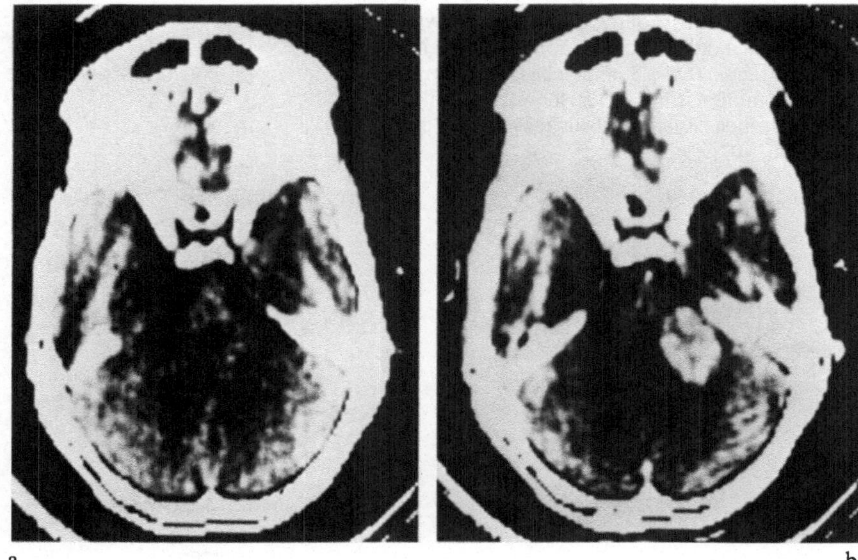

a   b

Abb. 102a. CT-Nativscan

Abb. 102b. CT nach intravenöser Kontrastmittelinjektion. Gleicher Patient wie Abb. 102a. Acusticusneurinom rechts (mit freundlicher Erlaubnis von Dr. James Ambrose)

hirnbrückenwinkel ermöglichen. Acusticusneurinome[1] pflegen eine niedrige oder heterogene Dichte zu zeigen und stellen sich bei der Kontrastanreicherung als „heller" Bezirk dar, während Meningiome eine homogenere Gewebsdichte besitzen und sich oftmals schon im Nativscan abbilden. Die Dichtezunahme nach Kontrastmittelinjektion scheint geringer als bei Neurinomen zu sein (Gooding, 1976).

Diagnostischer Vorgang

Wenn neue intrakranielle diagnostische Verfahren eingeführt werden, ist es angebracht zu fragen: Was ist die Aufgabe des Radiologen? Die Antwort muß sicherlich sein:

1. Die Diagnostik in einer für den Patienten möglichst wenig belastenden Weise durchzuführen und

2. danach — und nur wenn nötig — dem Neurochirurgen technische Hilfe zu leisten.

Wenn dem zugestimmt werden kann, dann haben Szintigraphie und CT die Priorität im Untersuchungsvorgang (Tabelle 16). Der Grund ist, daß beide

[1] Anmerkung der Herausgeber: In einer Gemeinschaftsstudie der CT-Arbeitsgruppen der Universitätskliniken Berlin, Mainz und München wurden 96 Acusticusneurinome untersucht. Lediglich in sieben Fällen war der Tumor weder im Nativscan noch im Kontrastmittelscan nachweisbar. Die übrigen Tumoren konnten in Größe und Ausdehnung exakt durch die Computertomographie diagnostiziert werden.

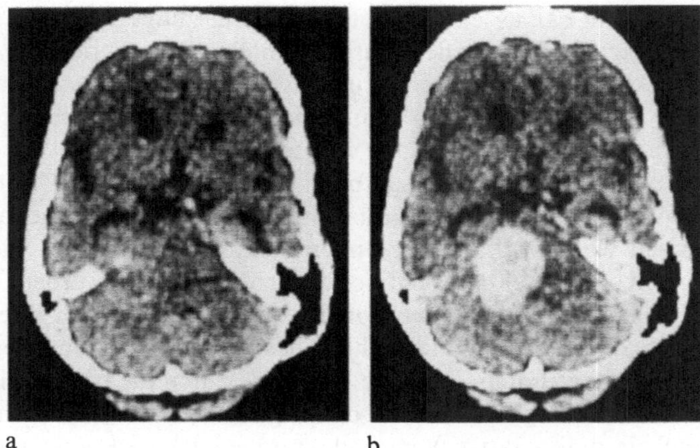

a   b

Abb. 103a. CT-Nativscan

Abb. 103b. CT nach intravenöser Kontrastmittelinjektion. Gleicher Patient wie Abb. 103a.
Linksseitig ist jetzt ein Kleinhirnbrückenwinkel-Tumor deutlich erkennbar. Seine Größe
beträgt 3 cm × 4 cm

Tabelle 16. Reihenfolge der Untersuchungen bei Kleinhirnbrückenwinkel-Tumoren

---

Röntgenuntersuchung des Schädels:
    Schädelübersichtsaufnahmen
    Spezialaufnahmen der Felsenbeine

„Unblutige" Untersuchungen:
    Szintigraphie
    Computer-Tomographie

„Risiko"-Untersuchungen:
    Zisternographie mit positiven Kontrastmitteln
    Vertebralisangiographie

Untersuchungen für den Patienten im wesentlichen harmlos sind und ihm wenig
Unannehmlichkeiten bereiten und darüber hinaus eine definitive Diagnose ermöglichen können. Es ist angebracht zu bedenken, daß dieser doppelte Vorteil
— diagnostische Genauigkeit und Sicherheit für den Patienten — von keiner
anderen neuroradiologischen Methode erreicht wird. Pathognomonische Veränderungen auf den Übersichtsaufnahmen zusammen mit vermehrter Aktivitätsanreicherung im Kleinhirnbrückenwinkel sind so typisch für ein Acusticusneurinom, daß die eigentliche Diagnose nur durch die histologische Untersuchung
des entfernten Tumors bestätigt werden kann.
    Die Bedeutung der Auswertung der Übersichtsaufnahmen und der Szinti-
gramme vor der Durchführung von weiteren Untersuchungen wurde bereits

1967 von Paillas et al. betont und neuerdings von Baum et al. (1972) wieder bestätigt. In der von den Autoren untersuchten Serie waren 57% der Kleinhirn-brückenwinkel-Tumoren Acusticusneurinome von „neurochirurgischer" Größe, d.h. Tumoren, die groß genug sind, um das Felsenbein zu arrodieren und ein pathologisches Szintigramm hervorzurufen.

Wenn die Übersichtsaufnahmen und der Scan — entweder das eine oder andere oder beide — abnormal sind, dann ist bereits eine radiologische Diagnose erzielt worden, die die besonderen Anforderungen des Falles zufriedenstellend erfüllt. In dieser Hinsicht sollte nicht vergessen werden, daß Harvey Cushing und nachfolgende Generationen von Neurochirurgen ihrer präoperativen Diagnose die *klinische* Untersuchung des Patienten zugrunde legten und die Radiologie nur anwandten, um diese Diagnose durch die pathologischen Veränderungen auf den Röntgenbildern zu bestätigen. Moderne Neurochirurgen, die sich nur auf die präoperative Ventriculographie verlassen, sind nicht weitergekommen: Während der Grad der Verlagerung des IV. Ventrikels einen indirekten Hinweis auf die Größe des Tumors gibt, ist die szintigraphische Darstellung wahrscheinlich nicht weniger genau. So stellten Baum et al. (1972) eine perfekte Korrelation zwischen der Tumorgröße des Szintigramms und der Operation fest. Für mehr als ein Jahrzehnt waren verschiedene Neurochirurgen aufgrund eines positiven Szintigrammbefundes bereit, eine Schädeltrepanation durchzuführen (Brinkman et al., 1962; Matson, 1968). Natürlich sind keine eingreifenden neuroradiologischen Methoden erforderlich, um das jetzige Niveau des Operationserfolges bei der Entfernung von Kleinhirnbrückenwinkel-Tumoren zu sichern. In anderen Abschnitten des Buches werden die Untersuchungsmethoden, die für die neurochirurgische Operation von großem Wert sind, ausgearbeitet.

Der Autor dankt für die Mitarbeit seiner Kollegen J.D. Hawkins (Addenbrooke's Hospital, Cambridge) und J.A. Ambrose, G.J. de Lacey und J. Reidy (St. George's Hospital, London) bei der Fertigstellung dieses Kapitels.

Literatur

Afifi, A.K., Morrison, R.R., Sahs, A.L., Evans, T.C.: A comparison of chlormerodrin Hg^{203} scintiencephaloscanning with neuroradiology and electroencephalography for the localization of intracranial lesions. Neurology **15**, 56–63 (1965)

Ambrose, J.: Computerized transverse axial scanning (tomography). Part 2. Clinical application. Brit. J. Radiol. **46**, 1023–1047 (1973)

Ambrose, J., Gooding, M.R., Richardson, A.E.: Sodium iothalamate as an aid to diagnosis of intracranial lesions by computerised transverse axial tomography. Lancet **1975** I, 669–674

Ambrose, J., Gooding, M.R., Richardson, A.E.: An assessment of the accuracy of computerized transverse axial scanning (EMI scanner) in the diagnosis of intracranial tumour. A review of 366 patients. Brain **98**, 569–582 (1975)

Ancri, D.: Les méningiomes de la fosse postérieure. Nouv. Presse méd. **4**, 233–238 (1972)

Baum, S., Rothballer, A.B.: The site of accumulation of Tc^{99m} sodium pertechnetate in a human brain tumor (acoustic neuroma). Amer. J. Roentgenol. **114**, 781–783 (1972)

Baum, S., Rothballer, A.B., Shiffman, F., Girolamo, R.F.: Brain scanning in the diagnosis of acoustic neuromas. J. Neurosurg. **36**, 141–147 (1972)

Bender, C.E., Williams, C.M.: The value of radioactive chlormerodrin for the posterior fossa brain scan. Amer. J. Roentgenol. **96**, 698–705 (1966)

Bogdanowicz, W.M., Wilson, D.H.: Dermoid cyst of the fourth ventricle demonstrated on brain scan. Case report. J. Neurosurg. **36**, 228–230 (1972)

Brinkman, C.A., Wegst, A.V., Kahn, E.A.: Brain scanning with mercury 203 labelled Neohydrin. J. Neurosurg. **19**, 644–648 (1962)

Burrows, E.H.: Positive contrast examination (cerebellopontine cisternography) in extrameatal acoustic neurofibromas. Brit. J. Radiol. **42**, 902–913 (1969)

Burrows, E.H.: False-negative results in brain scanning. Brit. med. J. **1972 I**, 473–476 (a)

Burrows, E.H.: The clinical utility of brainscanning in nuclear medicine. Prog. Nucl. Med. **1**, 287–335 (1972b)

Burrows, E.H.: Correct operation of a scintillation camera in cerebral scintigraphy. Neuroradiology **5**, 77–81 (1973)

Burrows, E.H.: Clinical reliability of posterior fossa scintigraphy. Clinical Radiology **27**, 473–481 (1976)

Deland, F.H., Wagner, H.N. Jr.: Brainscanning as a diagnostic aid in the detection of eighth nerve tumors. Radiology **92**, 571–575 (1969)

Deland, F.H., James, A.E. Jr., Wagner, H.N. Jr.: Patterns for differentiation of posterior fossa neoplasms as detected by brain scans. Nucl. Med. (Stuttg.) **9**, 303–316 (1970)

De Roo, M.J.K.: The reliability of cerebral scintigraphy for the detection of intracranial lesions (review of 344 controlled cases). J. belge Radiol. **50**, 424–443 (1967)

Dowsett, D.J., Perry, B.J.: A comparative statistical analysis of brain scans using a digital computer. Brit. J. Radiol. **43**, 617–628 (1970)

Frigeni, G., Paoletti, P., Villani, R.: Valeur des techniques modernes de photoscintigraphie dans le diagnostic des processus expansifs endocraniens. Neuro-chirurgie **18**, 813–826 (1967)

Goodrich, J.K., Tutor, F.T.: The isotope encephalogram in brain tumor diagnosis. J. nucl. Med. **6**, 541–548 (1965)

Hirschbiegel, H., Böckem, K.: Isotopendiagnostik bei Prozessen der hinteren Schädelgrube. Radiologe **9**, 481–484 (1969)

Hounsfield, G.N.: Computerized transverse axial scanning (tomography). Part 1. Description of system. Brit. J. Radiol. **46**, 1016–1022 (1973)

Klaus, E., Kuba, J., Ševčik, M.: Der Wert der Szintigraphie in der Diagnostik von infratentoriellen Raumforderungen. Zbl. Neurochir. **33**, 53–62 (1972)

Kuhl, D.E., Pitts, F.W., Sanders, T.P., Mishkin, M.M.: Transverse section and rectilinear brain scanning using Tc^{99m} pertechnetate. Radiology **86**, 822–829 (1966)

Kuhl, D.E., Sanders, T.P.: Comparison of rectilinear vertex and transverse section views in brain scanning. J. nucl. Med. **11**, 2–8 (1970)

Lanksch, W., Kazner, E. (Ed.): Cranial Computerized tomography. Berlin-Heidelberg-New York: Springer 1976

Lincke, H.O.: Möglichkeiten der Hirnszintigraphie bei Raumbeschränkungen der hinteren Schädelgrube. Radiologe **8**, 401–406 (1968)

Lundborg, T.: Diagnostic problems concerning acoustic tumors. A study of 300 verified cases and the Békésy audiogram in the differential diagnosis. Acta oto-laryng. (Stockh.) Suppl. **99** (1952)

Mamo, L., Cophignon, J., Rey, A., Houdart, R.: Intérêt de la cisternographie isotopique dans le diagnostic des tumeurs de l'angle ponto-cérébelleux. Presse méd. **79**, 627–630 (1971)

Mamo, L., Houdart, R.: Radioisotopic cisternography contribution to the diagnosis of cerebellopontine angle tumors. J. Neurosurg. **37**, 325–331 (1972)

Matson, D.D.: Surgery of posterior fossa tumors in childhood. Clin. Neurosurg. **15**, 247–264 (1968)

Mishkin, F.S., Mealey, J. Jr.: Use and interpretation of the brain scan. Springfield/Ill.: Thomas 1969

Moody, R.A., Olsen, J.O., Gottschalk, A., Hoffer, P.B.: Brain scans of the posterior fossa. J. Neurosurg. **36**, 148–151 (1972)

Northfield, D.W.C.: Surgical treatment of acoustic neuroma. Proc. Roy. Soc. Med. **63**, 769–775 (1970)

Ostertag, C., Mundinger, F.: Die Gammaenzephalographie bei pathologischen Prozessen der hinteren Schädelgrube. Med. Klin. **67**, 1447–1451 (1972)

Paillas, J.E., Combalbert, A., Vigouroux, M., Salamon, G., Naquet, R., Pellet, W.: Approche préopératoire du diagnostic histologique des tumeurs sous-tentorielles de l'adulte. Neuro-chirurgie **13**, 791–800 (1967)

Pedersen, M., Haase, J.: Scintillation camera and rectilinear scanner for detection of space-occupying intracranial lesions. Acta radiol. (Diagnosis) **10**, 534–544 (1970)

Pertuiset, B.: Les neurinomes de l'acoustique developpés dans l'angle pontocérébelleux. Neuro-chirurgie **16**, 68–73 (1970)

Planiol, T.: Gamma-encephalography after ten years of utilization in neurosurgery. Progr. neurol. Surg. **1**, 94–149 (1965)

Planiol, T., Oberson, R.: La gamma-encéphalographie en pathologie des tumeurs sous-tentorielles. Étude de 160 cas. Presse méd. **74**, 361–366 (1966)

Ploncard, P.: Le diagnostic differentiel des meningiomes de la fosse cerebrale posterieure. Neuro-chirurgie **18**, 57–64 (1972)

Popham, M.G.: Numerical methods for the detection of abnormalities in radionuclide brain scans. Progr. nucl. Med. **1**, 115–144 (1972)

Popham, M.G., Bull, J.W.D., Emery, E.W.: Interpretation of brain scans by computer analysis. Brit. J. Radiol. **43**, 835–847 (1970)

Rasmussen, P., Buhl, J., Busch, H., Haase, J., Harmsen, A.: Brain scanning—cerebral scintigraphy. Acta neurochir. (Wien) **23**, 103–119 (1970)

Rodermond, J.M.: Differentiële diagnostiek met behulp van scintigrafie bij intracraniële afwijkingen. Assen: Van Gorcum 1973

Samuels, L.D.: Demonstration of posterior fossa tumors in children. J. nucl. Med. **9**, 346 (1968)

Steinhoff, H.: Die Leistungsfähigkeit der Hirnszintigraphie in der Differentialdiagnostik intrakranieller Prozesse. Acta neurochir. (Wien) **26**, 99–120 (1972)

Takahashi, M.: Comparison of scintillation scanning with other neuroradiologic procedures in the diagnosis of posterior fossa tumors. J. Canad. Ass. Radiol. **16**, 248–253 (1965)

Witcofski, R.L., Roper, T.J.: A technique for scanning the posterior fossa. J. nucl. Med. **6**, 754–761 (1965)

Angiographie der Kleinhirnbrückenwinkel-Tumoren

A. Wackenheim und J.P. Braun

Eine weitere neuroradiologische Untersuchungsmethode zur Diagnostik von Kleinhirnbrückenwinkel-Tumoren stellt die Vertebralisangiographie dar. Dabei sind mit den Röntgenaufnahmen der arteriellen Phase kleine Tumoren schwierig zu erfassen, obwohl auch hier die Vergrößerungsangiographie und die Subtraktionstechnik eine verbesserte Diagnostik ergeben haben. Besonders wichtig sind jedoch die Aufnahmen der venösen Phase, da die hierbei nachweisbaren Veränderungen fast immer eine umschriebene Raumforderung anzeigen.

Da es hier nicht möglich ist, die gesamte Literatur über die Angiographie der Kleinhirnbrückenwinkel-Tumoren wiederzugeben, wird lediglich auf folgende Arbeiten verwiesen:

Lindgren (1950), Namin (1955), Ruggiero und Constans (1954), Krayenbühl und Yasargil (1957), Greitz (1963), Leifer (1967), Peeters (1969), Huang und Wolf (1970), Castan (1973), Wackenheim und Braun (1978).

Zur besseren Übersicht sollen die angiographischen Veränderungen in der chronologischen Reihenfolge einer Vertebralisarteriographie besprochen werden.

Arterielle Phase

A. cerebelli anterior inferior

Dieses Gefäß ist für die angiographische Diagnostik eines Kleinhirnbrückenwinkel-Tumors von besonderer Bedeutung. Die A. cerebelli anterior inferior entspringt vom proximalen Abschnitt der A. basilaris und kreuzt mit ihrem Hauptstamm den Kleinhirnbrückenwinkel. Das Gefäß gibt die A. auditiva interna ab, die in den inneren Gehörgang eintritt, hier allerdings oftmals nur mit der Vergrößerungsangiographie erkennbar ist. Auf den Aufnahmen im frontalen Strahlengang weist der Hauptstamm der A. cerebelli anterior inferior in Höhe des Porus acusticus internus eine charakteristische Schlinge auf, die als Beweis für den normalen Verlauf des Gefäßes anzusehen ist. Diese Schlinge verschwindet bei Geschwülsten durch Streckung des Gefäßes, durch Spannung und durch eine Bildung von Tumorrandgefäßen (Abb. 104 u. 105). Die Arterie kann außerdem nach oben oder unten verlagert sein; dies ist von der Richtung abhängig, nach der sich der Tumor entwickelt. In Abb. 106 kann gezeigt werden, daß durch einen Tumor ein Ast der A. cerebelli anterior inferior nach oben, ein anderer Ast nach unten verlagert ist. Es entsteht somit eine gabelförmige Verformung dieses Gefäßes.

A. cerebelli superior

Kleinhirnbrückenwinkel-Tumoren verursachen im frontalen Strahlengang eine charakteristische Verformung dieser Arterie: Das angehobene erste Segment

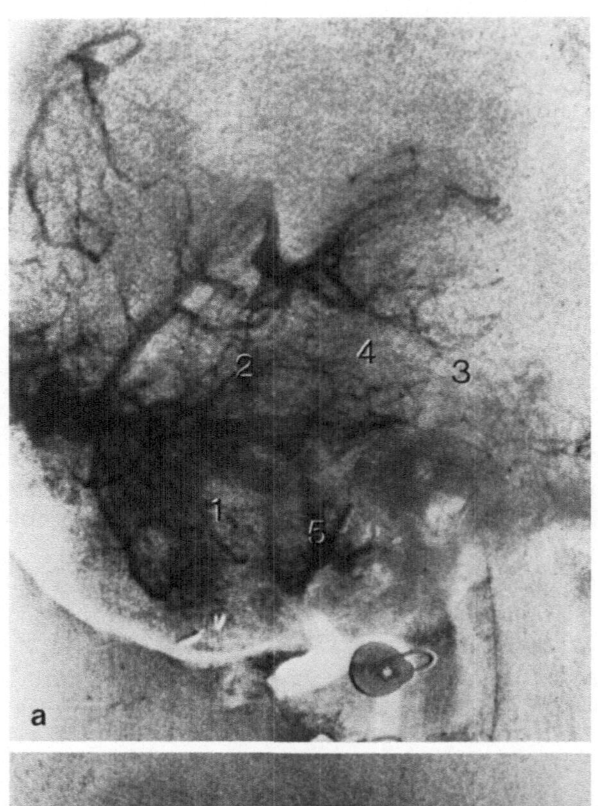

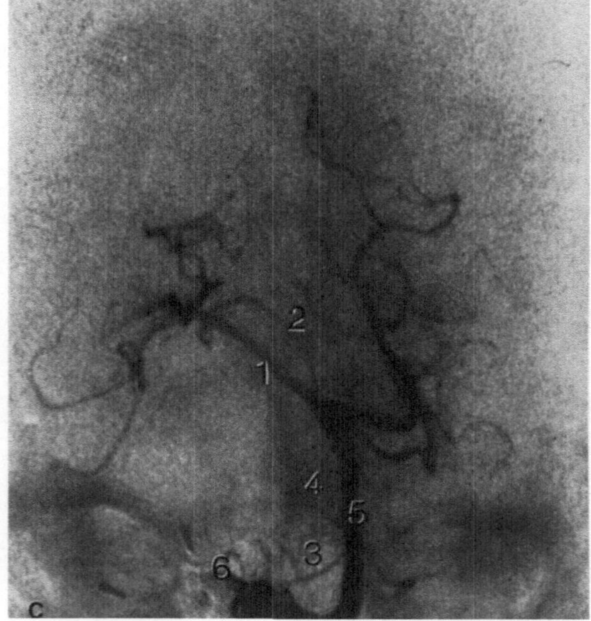

Abb. 104 a–d. Großes Kleinhirnbrückenwinkel-Meningiom rechts (a) Venöse Phase. *1* Die Vene des lateralen Recessus des IV. Ventrikels ist nach hinten verlagert und gibt den hinteren Tumorrand an, *2* die nach hinten verlagerte V. praecentralis weist einen nach vorn gerichteten konkaven Verlauf auf, *3* angehobenes und disloziertes Venensystem der Brücke und der optopedunculären Region, *4* angehobene V. mesencephalica lateralis, *5* Tumorvenen. (b) und (c) Arterielle Phase. *1* Angehobenes erstes Segment der A. cerebri

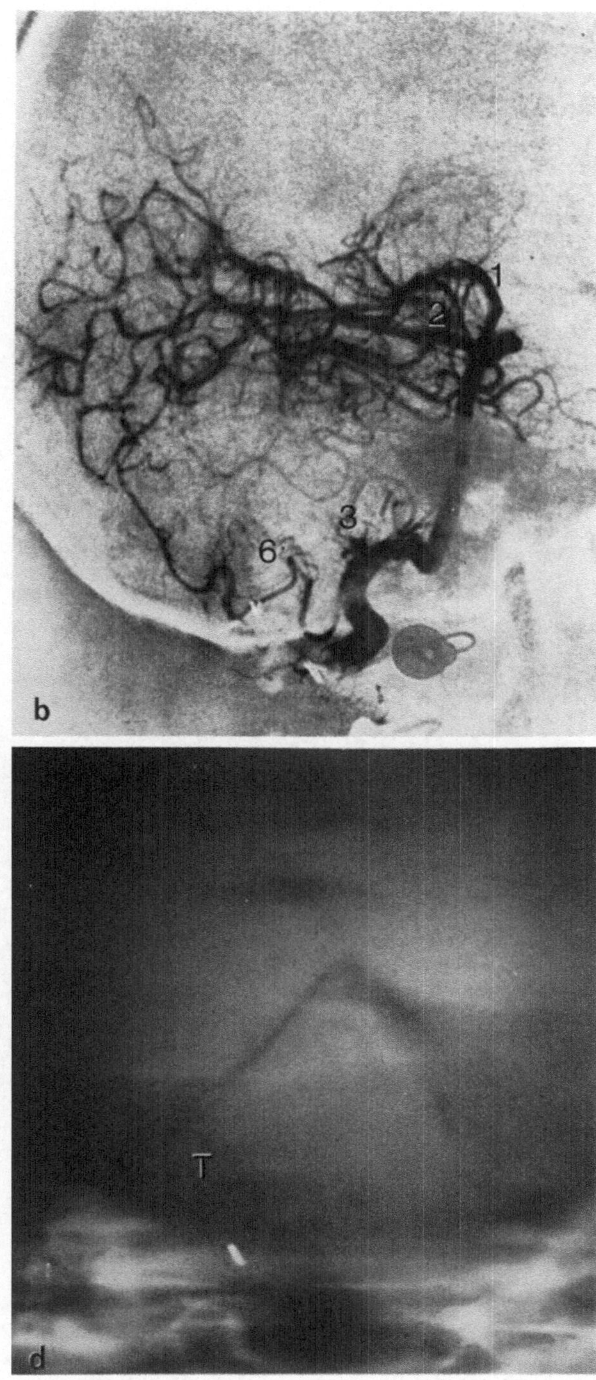

posterior, *2* angehobenes horizontales Segment der A. cerebelli superior, die sich über die A. cerebri posterior projiziert, *3* und *4* bogenförmige Anhebung der A. cerebelli anterior inferior (gespannte Schlinge der Kleinhirnbrückenwinkel-Arterie), *5* Verlagerung der A. basilaris zur Gegenseite, *6* Verlagerung der A. cerebelli posterior inferior nach unten. (d) Tomographiebefund der Luftencephalographie: Keine Veränderungen am inneren Gehörgang

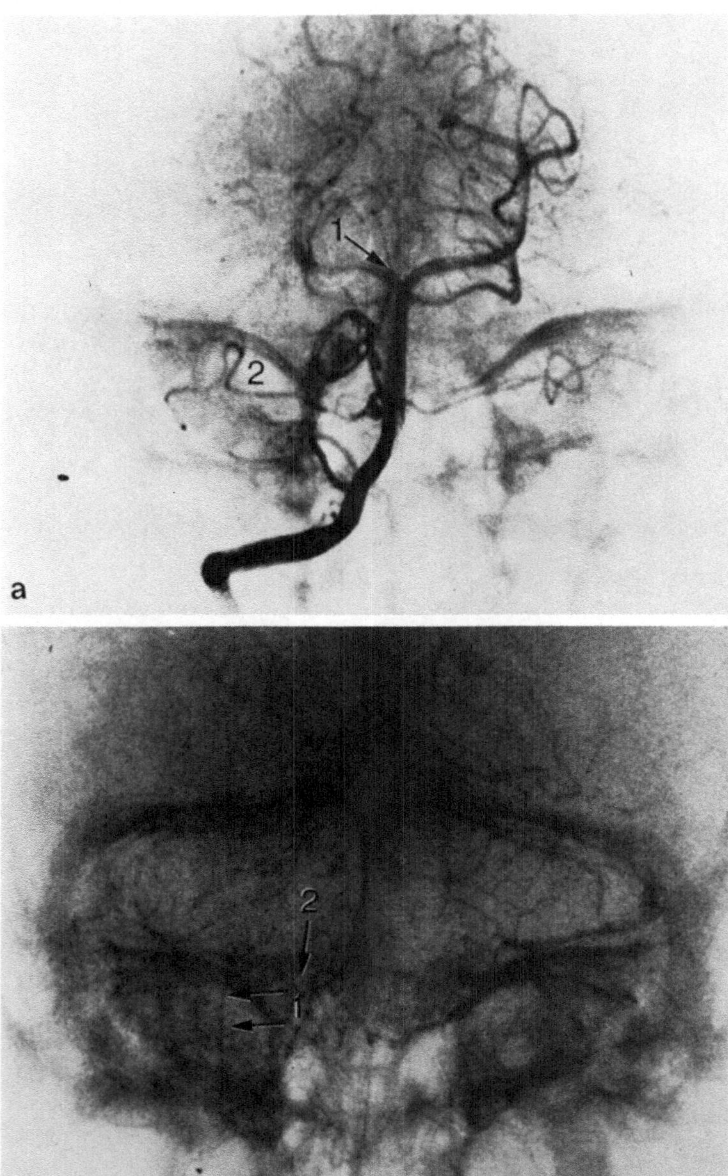

Abb. 105 a–d. Acusticusneurinom rechts, vorwiegend intracanaliculäre Entwicklung (*T*).
(a) *1* Konkaver Verlauf der A. cerebelli posterior inferior, *2* gespannte und hypertrophische
A. cerebelli anterior inferior. Beachte den Unterschied zwischen rechts und links. (b) Tomographiebefund der Pneumoencephalographie. Rechts ist außerdem eine deutliche Destruktion der Pyramide nachweisbar. (c) und (d) Röntgenaufnahmen der venösen Phase im
sagittalen und seitlichen Strahlengang. *1* Nach lateral verlagerte V. lateralis pontis et
medullae oblongatae, *2* gering ausgeprägte Tumoranfärbung

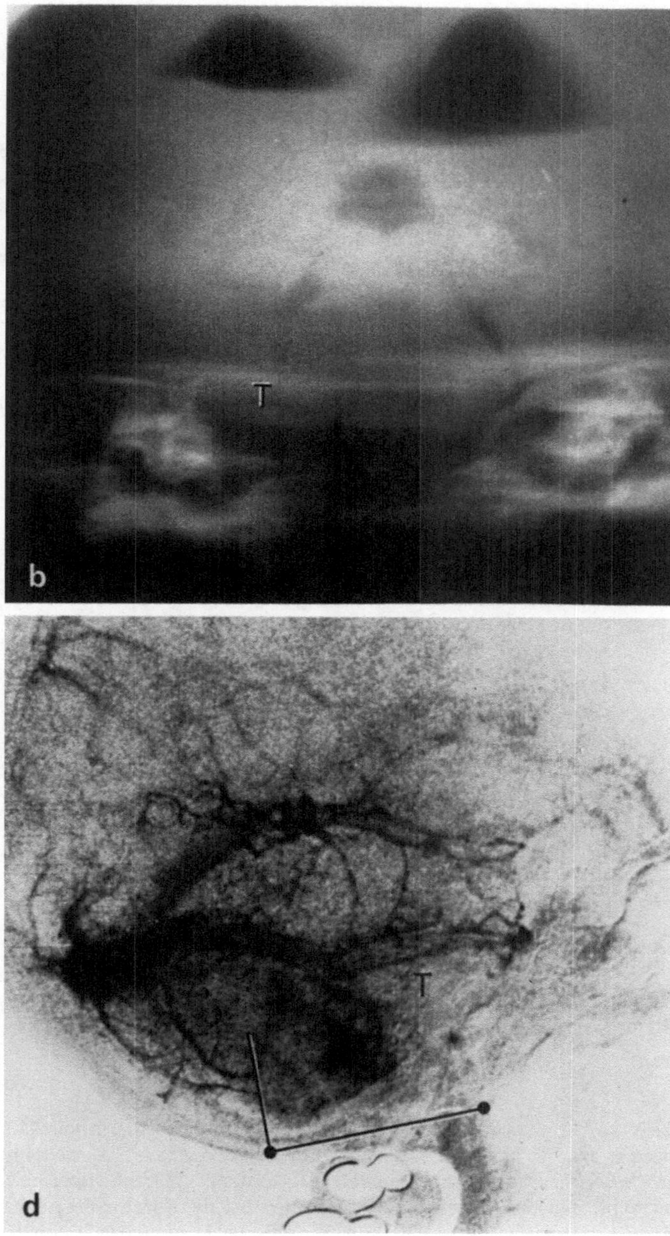

Abb. 105b u. d

geht in einem stumpfen Winkel in das nicht verlagerte zweite Segment über.
Dadurch kann auf Schrägaufnahmen das erste Segment der A. cerebelli superior
über dem ersten Segment der A. cerebri posterior liegen. In Extremfällen
(Abb. 104) weist das erste Segment der A. cerebelli superior sogar einen nach
unten und außen konkaven Verlauf auf. Wie Abb. 105 zeigt, lassen sich auch

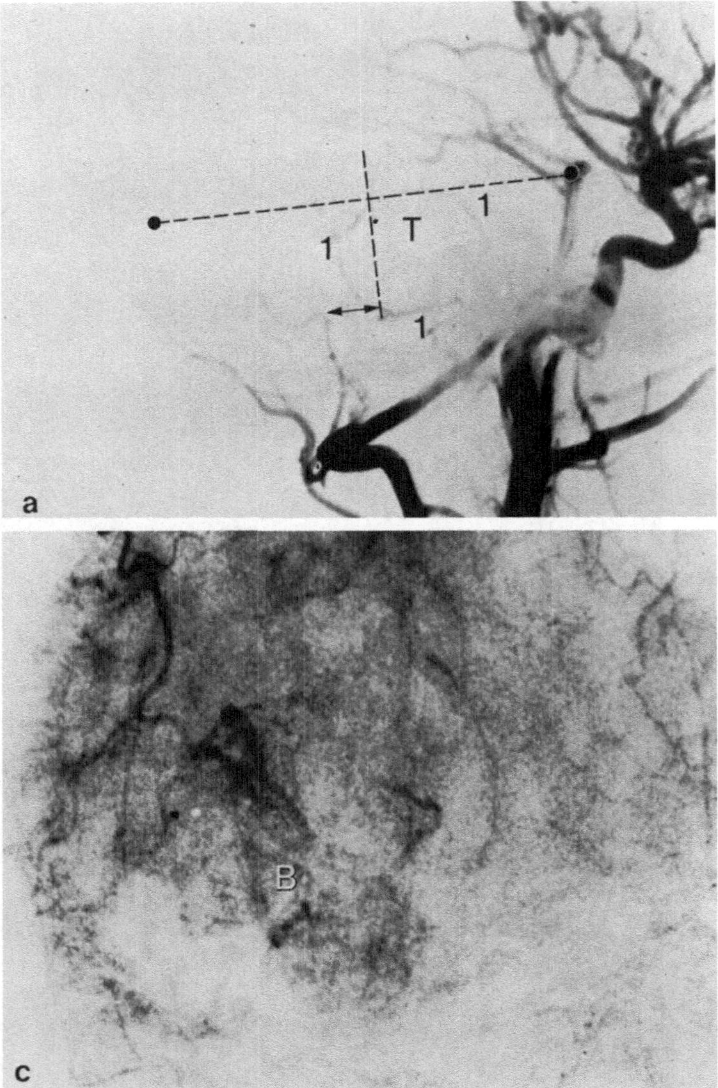

Abb. 106. Acusticusneurinom rechts (*T*). Es finden sich arterielle Randgefäße (*1*), die A. chorioidea des IV. Ventrikels ist nach hinten verlagert (*2*), ausgedehnte Tumoranfärbung (*E*), großes, frühzeitiges Drainagegefäß (*3*), das der V. petrosa superior entspricht (zu vergleichen mit Abb. 111). Verlagerung des Hirnstamms, die durch eine Asymmetrie der Hirnschenkel gekennzeichnet ist (*4, 5*). Die hypertrophische Drainagevene entspricht der Vene des lateralen Recessus des IV. Ventrikels und der V. petrosa superior

mehr oder weniger ausgeprägte Veränderungen des Winkels zwischen der A. basilaris und dem Abgangssegment der A. cerebelli superior beobachten. Dieser Winkel ist in Normalfällen fast rechtwinklig, er wird bei Kleinhirnbrückenwinkel-Tumoren größer. Dies hängt mit der Anhebung des ersten Segments der A. cerebelli superior zusammen.

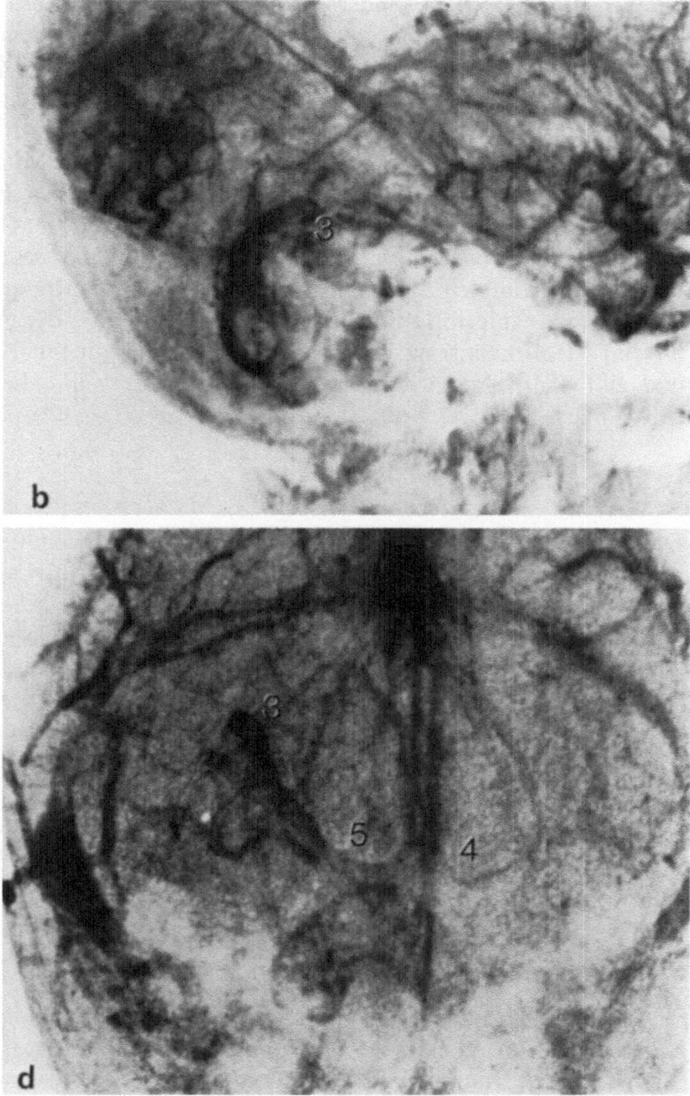

Abb. 106 b u. d

A. cerebelli posterior inferior

Diese Arterie weist bei einer Verlagerung auf einen raumfordernden Prozeß im Sinne eines Tumors hin. Sie zeigt aber auch die mehr generellen Veränderungen an, die durch eine Drucksteigerung im Bereich der hinteren Schädelgrube auftreten. Hierbei sind es besonders die Zeichen einer Tonsilleneinklemmung. Im seitlichen Strahlengang der Vertebralisarteriographie findet sich dann besonders eine Verlagerung der A. cerebelli posterior inferior nach unten und eine Stauchung der einzelnen Äste des Hauptstammes dieses Gefäßes. Dabei müssen

die Aa. chorioidales besonders in Betracht gezogen werden. In Normalfällen
haben diese Arterien eine konstante Lokalisation, die dem Plexus chorioideus
des IV. Ventrikels entspricht. Zur Lagebestimmung kann die Lokalisationsme-
thode von Megret (1972) angewandt werden, die leicht und schnell durchführbar
ist: Zwischen dem Endpunkt der A. basilaris und der Protuberantia occipitalis
interna wird eine Linie gezogen, die dann in ihrem Mittelpunkt durch eine
Senkrechte halbiert wird. Diese Senkrechte verläuft durch den Ursprung der
Aa. chorioidales posteriores. Bei Kleinhirnbrückenwinkel-Tumoren sind die
Aa. chorioidales posteriores hinter diese Megret-Senkrechte verlagert (Abb. 109
u. 110). Im frontalen Strahlengang ist nach einer contralateralen Verschiebung
der A. vermis inferior zu fahnden. Diese Collaterale der A. cerebelli posterior
inferior ist oftmals trotz ihres geringen Kalibers gut mit Kontrastmittel gefüllt
und gibt dann eine zuverlässige Information über ihre Lage in bezug auf die
Mittellinie.

A. cerebri posterior

Dieses Gefäß verläuft außerhalb der Region eines Kleinhirnbrückenwinkel-Tumors und zeigt daher auch keinerlei Veränderungen in Lage und Form. Sollte
jedoch die A. cerebri posterior eine Abweichung ihres normalen Verlaufes aufweisen, speziell eine Anhebung des ersten Hirnschenkelsegments, so muß eine
Ausdehnung der Geschwulst in den supratentoriellen Raum angenommen werden. Abb. 112 zeigt ein Sanduhr-Neurinom mit einem infratentoriellen und supratentoriellen Teil. Diese doppelte Tumorausdehnung wird durch die gleichzeitige Anhebung beider ersten Segmente sowohl der A. cerebelli superior als auch
der A. cerebri posterior bewiesen.
   Es sei hier schon darauf hingewiesen, daß die Venen um den Hirnschenkel
auf den Aufnahmen im frontalen Strahlengang die gleichen Verlagerungen zeigen
wie die A. cerebri posterior (Abb. 112).

A. basilaris

Dieses Gefäß wird nur durch größere Kleinhirnbrückenwinkel-Tumoren in seiner
Lage beeinträchtigt. Eine Verlagerung ist dann sehr ausgeprägt, wenn sich der
Tumor in die Cisterna pontis ausdehnt. In diesen Fällen wird im allgemeinen
auch eine Gefäßverlagerung nach occipital beobachtet.

   Die Verlagerungen der gesamten Arterien im Bereich eines Kleinhirnbrückenwinkel-Tumors können durch Tumorrandgefäße zu einer genauen Abgrenzung
einer Geschwulst führen. Der Tumor selbst stellt sich in der Mehrzahl der
Fälle als gefäßarmes Gebiet dar. Bei einer Vergrößerungsangiographie mit Subtraktion lassen sich jedoch sehr oft auch zarte Tumoranfärbungen nachweisen.
Unter den zahlreichen beschriebenen arteriellen Lage- und Formveränderungen
sind die pathologischen Zeichen im Bereich der A. cerebelli anterior inferior
besonders wichtig und frühzeitig zu erkennen. Dabei bestehen jedoch Unterschiede, die durch die verschiedenen Ausdehnungsrichtungen des Tumors be-

dingt sind. Ein Tumorwachstum nach unten äußert sich durch eine ausgeprägte Verlagerung der A. cerebelli posterior inferior. Eine Ausdehnung nach medial ruft eine Verschiebung der A. vermis inferior und der A. basilaris hervor. Bei einer Ausdehnung des Tumors nach oben oder bei einem Sanduhr-Neurinom zeigen sich deutliche Veränderungen im Verlauf des ersten Segments der A. cerebri posterior.

Capilläre Phase

Am Ende der arteriellen Phase kann eine Anfärbung des Tumors oder zumindest eine Anfärbung einiger Abschnitte des Tumors erkennbar sein („blush"-Phänomen). Diese Tumoranfärbung beginnt am Ende der arteriellen Phase und bleibt bis zur venösen Phase sichtbar. Sie tritt häufig bei Meningiomen, seltener bei Neurinomen auf. Neurinome lassen kleine Anfärbungsbezirke erkennen, während bei Meningiomen eine diffuse Tumoranfärbung zu verzeichnen ist.

Venöse Phase

V. petrosa superior

Das Normalbild dieser Vene ist bekannt; sie verläuft beidseits am äußeren Rande der Cisterna pontocerebellaris. Entwickelt sich ein raumfordernder Prozeß in die Cisterna pontocerebellaris, so wird die V. petrosa superior frühzeitig verändert. Dabei sind folgende pathologische Zeichen zu unterscheiden:

1. Die Vene verläuft normalerweise schräg nach oben zur Mittellinie. Als frühes Tumorzeichen ist die Aufrichtung der Achse dieses Gefäßes anzusehen. Diese Aufrichtung kommt durch eine Verlagerung des oberen Venenabschnittes nach außen zustande.
2. Seltener, aber zuverlässiger für die Diagnostik ist die Anhebung der V. petrosa superior durch den oberen Rand des Tumors in die Cisterna pontocerebellaris. Bei größeren Tumoren kommt es dann zum sog. „Fallschirmzeichen" (Abb. 111).
3. Hat sich die V. petrosa superior nicht mit Kontrastmittel gefüllt, so kann dies durch eine Gefäßkompression bedingt sein. Es sind aber auch besondere Drainagebedingungen möglich, so daß die fehlende Kontrastmittelfüllung der Vene nicht unbedingt als pathologisch verwertet werden kann (Abb. 107b).
4. Bei Kleinhirnbrückenwinkel-Tumoren ist das sicherste angiographische Zeichen im Venensystem die Beteiligung der V. petrosa superior und ihrer Collateralen an der Tumordrainage. In diesen Fällen besteht eine Erweiterung der verschiedenen Gefäßcollateralen, die verlagert zu sein scheinen und die eine große Drainagevene bilden (Abb. 106 u. 111).

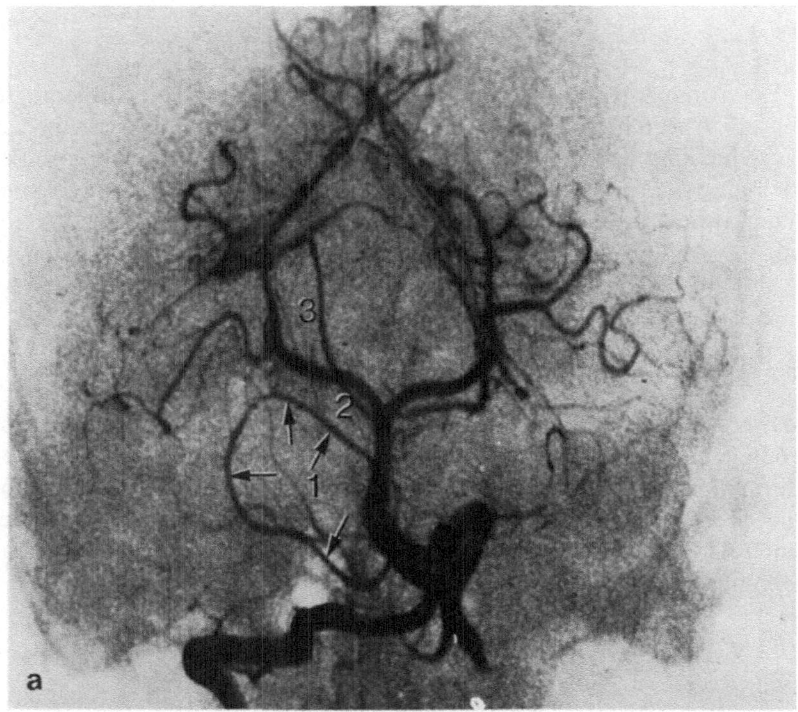

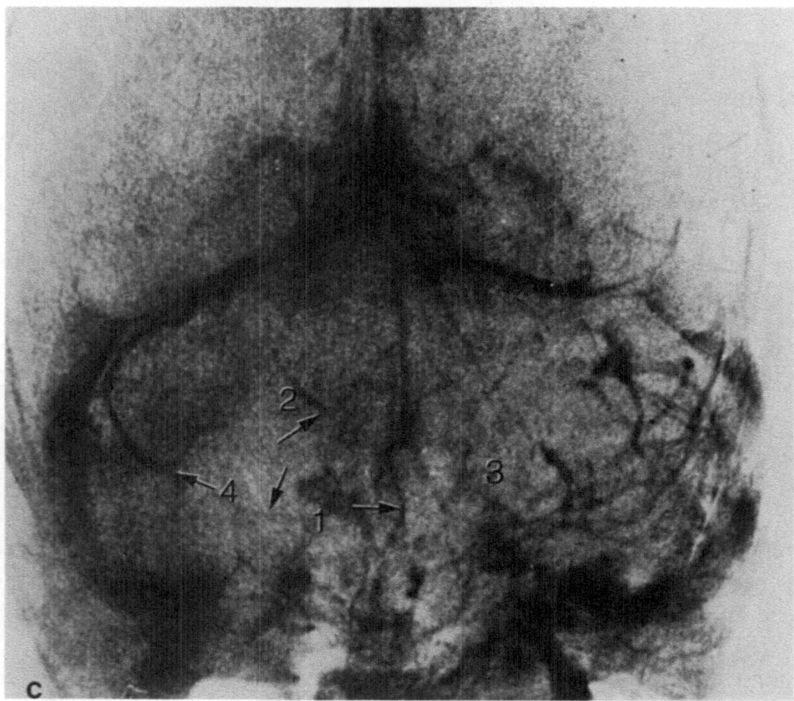

Abb. 107a–d. Acusticusneurinom rechts, (a) arterielle Phase. *1* Begrenzung des Tumors durch eine große Schlinge der A. cerebelli anterior inferior, *2* angehobenes horizontales Segment der A. cerebelli superior, *3* Anhebung und Verlagerung der A. cerebelli superior zur Mittellinie. (b) Späte venöse Phase (seitlicher Strahlengang). *1* gefäßfreier Bezirk in der venösen Phase, *2* Einklemmungszeichen des oberen Kleinhirnwurms, *3* Anhebung des Ursprungssegments der V. mesencephalica lateralis, *4* nach hinten verlagerte Vene des lateralen Recessus des IV. Ventrikels, *5* nach unten verlagerte Tonsillenvenen. (c) Späte

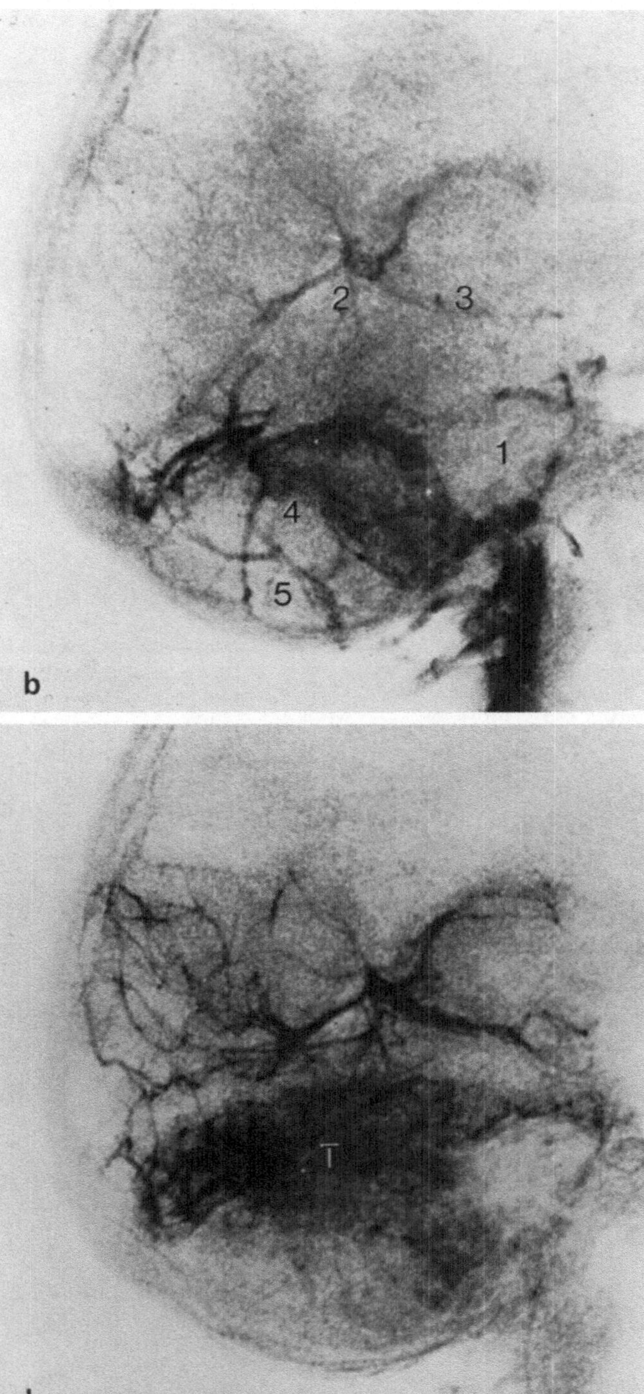

venöse Phase (sagittaler Strahlengang). *1* Anfärbung der Peripherie des Tumors, *2* abge-flachte Schlinge der Vv. peripedunculares, *3* normale V. petrosa superior links, *4* fehlende Kontrastmittelfüllung der V. petrosa superior rechts mit Verlagerung der regionalen Venen. (d) Frühe venöse Phase (seitlicher Strahlengang). Obwohl die Venen des unteren Teils der hinteren Schädelgrube noch nicht mit Kontrastmittel gefüllt sind, ist das gefäßlose Tumorgebiet bereits erkennbar (*T*)

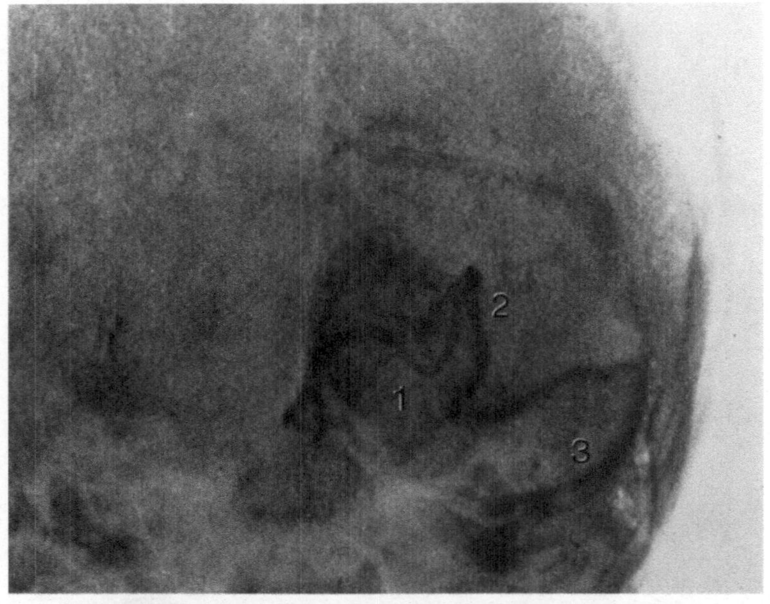

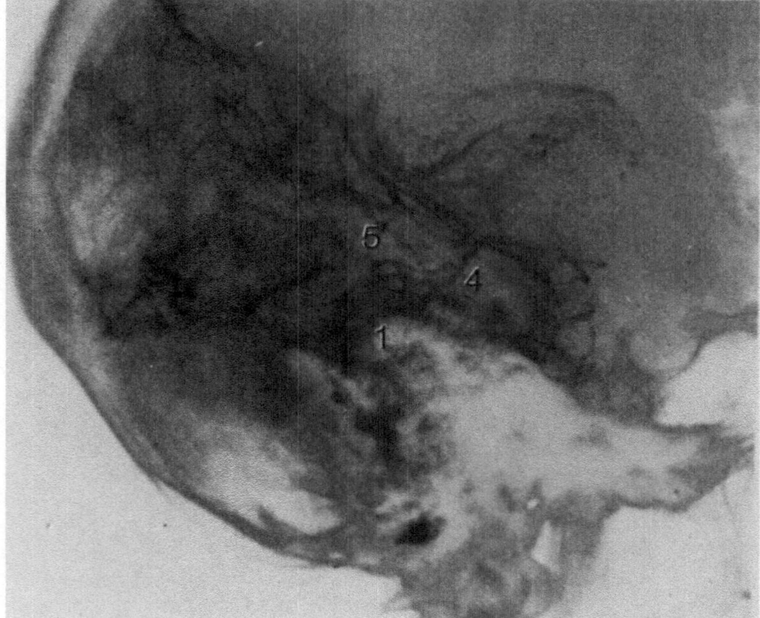

Abb. 108 a

Abb. 108a–c. Acusticusneurinom links (*T*). (a) Unregelmäßig-fleckige Tumoranfärbung. *1* Große Drainagevene über die V. mesencephalica lateralis und posterior (*4*). Angehobene V. praecentralis als Zeichen einer paramedianen Ausdehnung des Tumors (*5*). (b) Vergrößerungsangiogramme im seitlichen Strahlengang, venöse Phase. Venendrainage über die V. mesencephalica lateralis (*1*) und über die V. mesencephalica posterior (*2*). Weitere große Venen münden direkt in den Sinus lateralis (*3*). (c) Vergrößerungsangiogramm, venöse Phase. Deutliche, unregelmäßige Tumoranfärbung. Zeichen einer beginnenden Einklemmung des Oberwurms. Der dreieckige subdurale Raum über dem Vermis ist noch frei

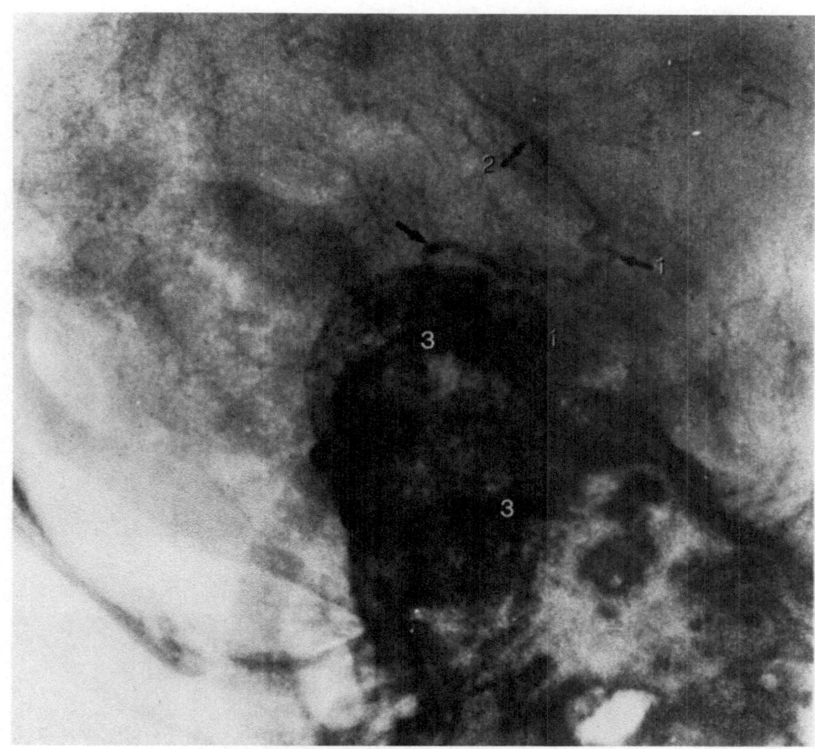

Abb. 108b

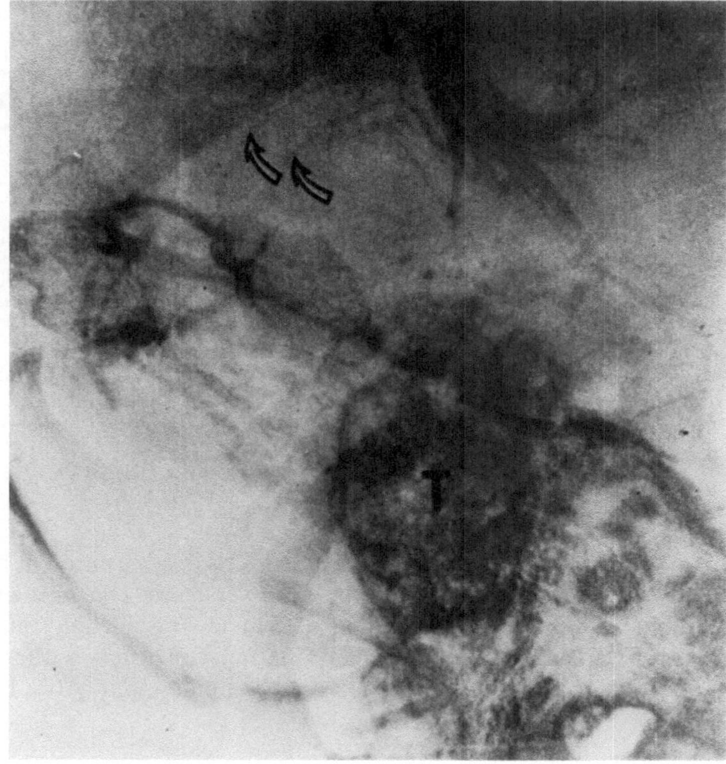

Abb. 108c

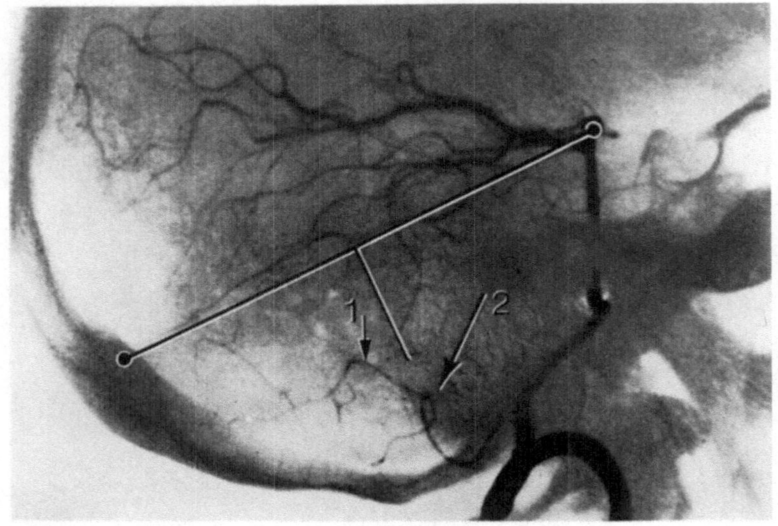

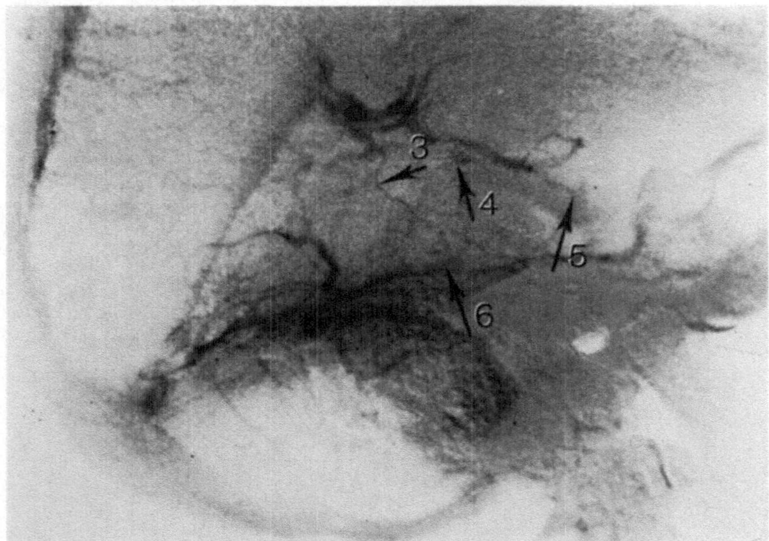

Abb. 109. Acusticusneurinom. *1* Nach hinten verlagerter Chorioidalpunkt, *2* nach unten verlagertes Prächorioidalsegment der A. cerebelli posterior inferior, *3* zurückgedrängte V. praecentralis, *4* angehobene V. mesencephalica lateralis, *5* angehobene V. praepontis longitudinalis, *6* angehobene V. basilaris

5. Im Bereich des Kleinhirnbrückenwinkels sind Tumoren bekannt, die die V. petrosa superior zur Mittellinie hin verlagern. Die eigenen Beobachtungen zeigten, daß diese nach medial gerichtete Verschiebung nur in zwei Fällen von 52 Kleinhirnbrückenwinkel-Tumoren festzustellen war. Es handelte sich hierbei um ein Meningiom und um ein Epidermoid (Abb. 110).

V. praecentralis

Die V. praecentralis wird frühzeitig in die Verlagerungserscheinungen miteinbezogen. Das Gefäß läßt sich im seitlichen Strahlengang gut darstellen. Die V. praecentralis liegt wie ein Pendel auf der Mittellinie der hinteren Schädelgrube und gibt daher die Richtung der Drucksteigerung genau an. Es werden zwei Haupttypen von Verlagerungserscheinungen beobachtet:

1. Die häufigste Verlagerung der V. praecentralis findet sich nach oben und hinten. Sie wird durch Tumoren, die sich nach oben und medial ausdehnen, bedingt. Bei sehr großen Geschwülsten hat die V. praecentralis eine nach vorn gerichtete, konkave Form (Abb. 104, 108, 109 u. 111).
2. Eine Verlagerung nach oben und vorn ist selten. Sie kommt bei Tumoren vor, die sich nach lateral entwickeln.

V. mesencephalica lateralis et posterior und Vv. optopedunculares

Die V. mesencephalica lateralis zeigt ähnliche Verlagerungen wie die V. praecentralis (Abb. 104, 107, 109 u. 111). Dabei kann sie als Drainagevene funktionell vergrößert sein (Abb. 108). Je nach dem Ausdehnungsgebiet des raumfordernden Prozesses wird das System der V. mesencephalica posterior und der Vv. optopedunculares in verschiedener Form beeinflußt. Im Gebiet der Brückenvenen treten eine Dislokation und eine Verlagerung nach hinten auf. Die V. mesencephalica posterior wird ähnlich wie die V. basilaris nach oben und zur Mittellinie verschoben. Peripedunculäre und interpedunculäre Venen sind ebenfalls disloziert oder nach oben verlagert. Dabei ist eine ausgeprägte Verlagerung nach oben für eine supratentorielle Ausdehnung des Tumors beweisend (Abb. 104). Das laterale Segment der peripedunculären Vene wird dann durch den Druck der Geschwulst verformt und in gleicher Weise wie das laterale Segment der A. cerebri posterior beeinflußt (Abb. 112).

Brückenvenen

Diese Venen zeigen den oberen inneren Pol des Tumors und sind ebenfalls als Drainagevenen anzusehen. Dabei sind die longitudinalen Brückenvenen im allgemeinen nach vorn gegen den Clivus verdrängt, sie können bei einer Tumorausdehnung zur Mittellinie aber auch nach hinten verschoben werden. Die lateralen transversalen Brückenvenen zeigen in allen Fällen eine Spannung und Streckung, wie sich auf den Röntgenaufnahmen im frontalen und im lateralen Strahlengang nachweisen läßt.

Vene des lateralen Recessus des IV. Ventrikels

Diese Vene ist auf den Röntgenaufnahmen im frontalen Strahlengang sehr oft schwer erkennbar. Im seitlichen Strahlengang ist sie dagegen leicht zu identifizie-

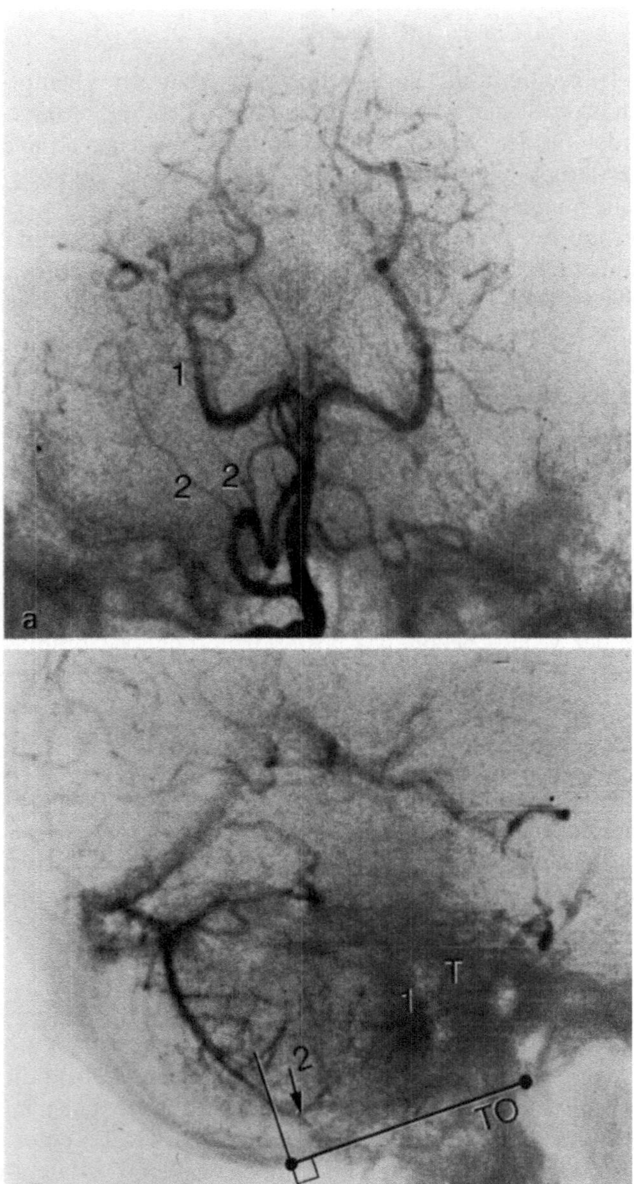

Abb. 110a u. c

Abb. 110a–d. Kleinhirnbrückenwinkel-Epidermoid rechts (*T*). (a) *1* Abflachung des lateralen Hirnschenkelsegments der A. cerebri posterior rechts, *2* Gestreckt verlaufende Gefäße der A. cerebelli posterior inferior. (b) *P* Protuberantia occipitalis interna, *B* Endpunkt der A. basilaris, *a* Verlagerung der Aa. chorioidales des IV. Ventrikels nach hinten in bezug auf die von der Linie PB gefällte Senkrechte. (c) *1* Randvene des Tumors, *2* Normale Tonsillenvenen in bezug auf die Foramen magnum-Linie (*TO*) und auf die am hinteren Rand des Foramens erhobene Senkrechte. (d) Verschiebung der V. petrosa superior zur Mittellinie (a < b)

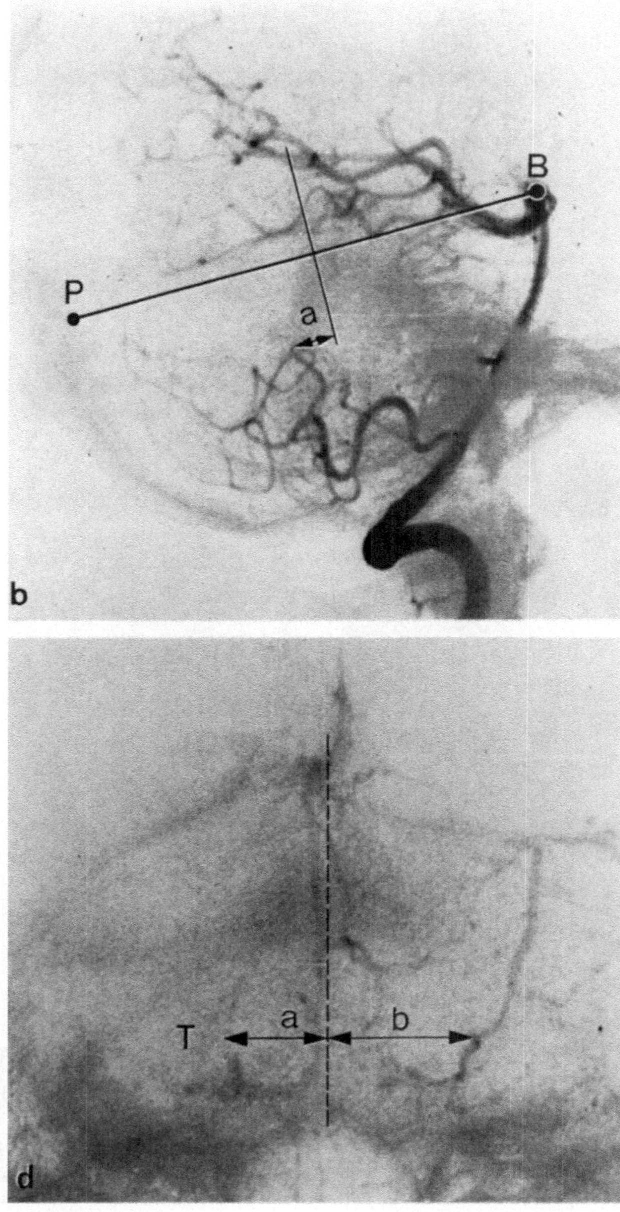

Abb. 110b u. d

ren, besonders bei Tumoren, bei denen eine Erweiterung des Gefäßkalibers besteht. Auch kann die Vene des lateralen Recessus des IV. Ventrikels als ausgeprägtes Drainagegefäß vorkommen (Abb. 106). Sehr oft ist sie eine Randvene des Tumors, die sich auf den Aufnahmen im seitlichen Strahlengang gut erkennen läßt (Abb. 104, 107, 111 u. 114).

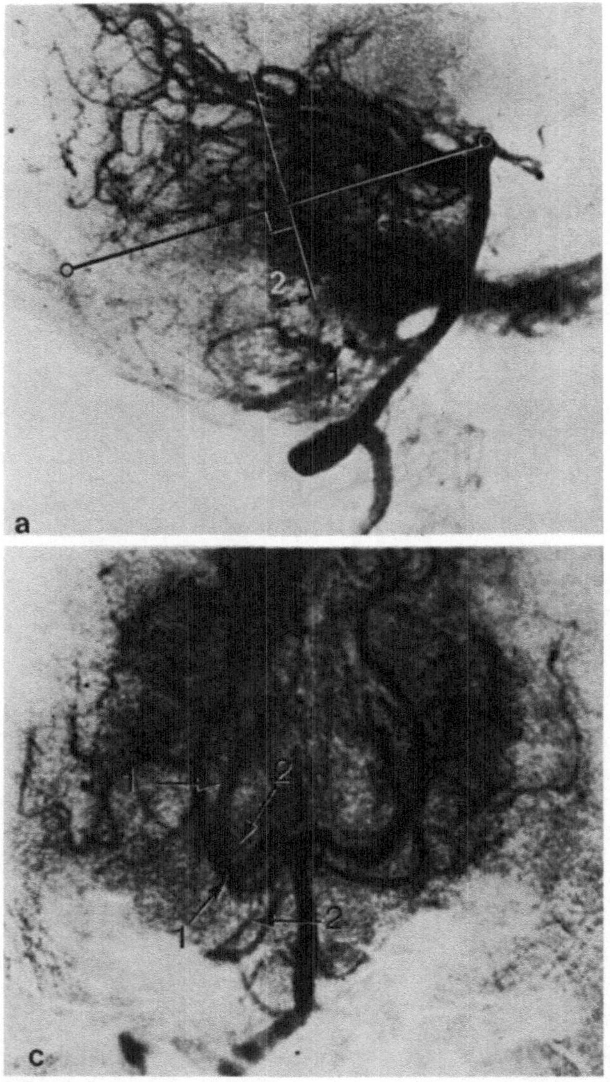

Abb. 111 a u. c

Abb. 111 a–d. Kleinhirnbrückenwinkel-Meningiom rechts. (a) *1* Abgeflachter Verlauf der
A. cerebelli posterior inferior, *2* nach hinten verlagerte Aa. chorioidales. (b) *1* Nach hinten
verlagerte Vene des lateralen Recessus des IV. Ventrikels, *2* und *3* angehobene Vv. praecentralis und mesencephalica lateralis. (c) *1* Nach medial verlagerte A. cerebelli superior, *2*
Randgefäße (A. cerebelli superior und cerebelli anterior inferior). (d) *1* Angehobene V. petrosa superior (Fallschirm-ähnliche Verformung), a > b: nach lateral verlagerte V. petrosa
superior

V. bulbopontis lateralis

Bei Tumoren wird diese Vene, die normalerweise ein sehr enges Lumen hat,
besser sichtbar. Auch kann sie als Collaterale eine Drainagefunktion aufweisen
(Abb. 114).

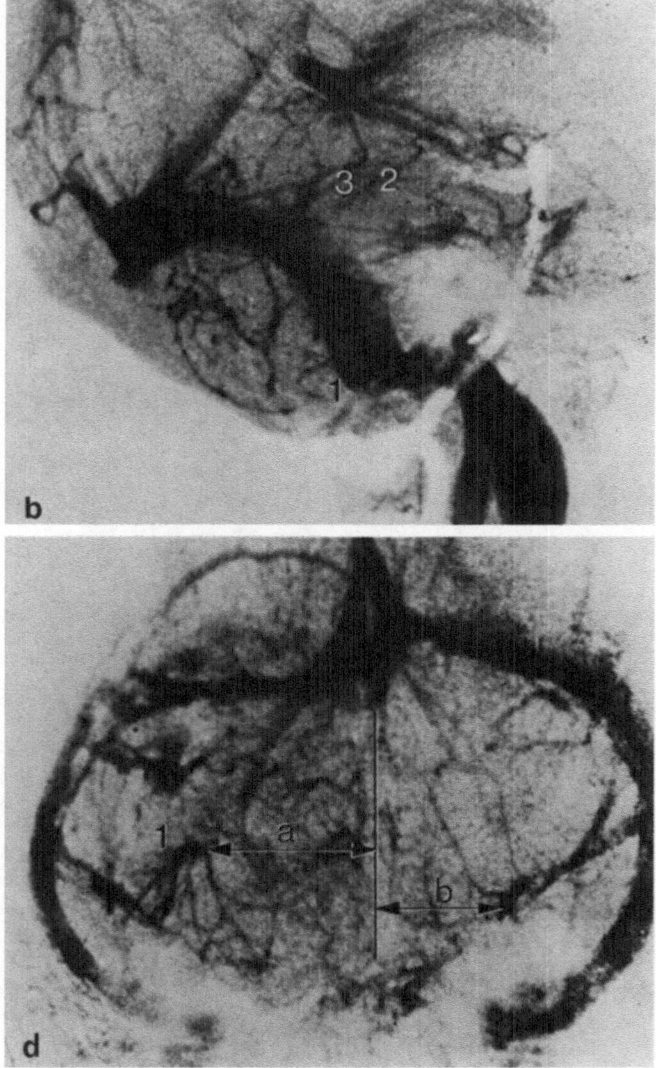

Abb. 111 b u. d

Tonsillenvenen

Diese Venen sind auf den Röntgenaufnahmen im frontalen Strahlengang nur teilweise erkennbar, sie lassen sich jedoch auf den Aufnahmen im lateralen Strahlengang ohne Schwierigkeiten finden. Sie dienen der Lokalisation der Tonsillen und kommen daher besonders für den Nachweis einer Tonsilleneinklemmung in Betracht. Als Hilfsmittel zur Bestimmung der genauen Lage dieser Gefäße wird eine Senkrechte auf den hinteren Rand des Foramen occipitale magnum über der Foramenlinie errichtet. Die y-förmige Vereinigung der Tonsil-

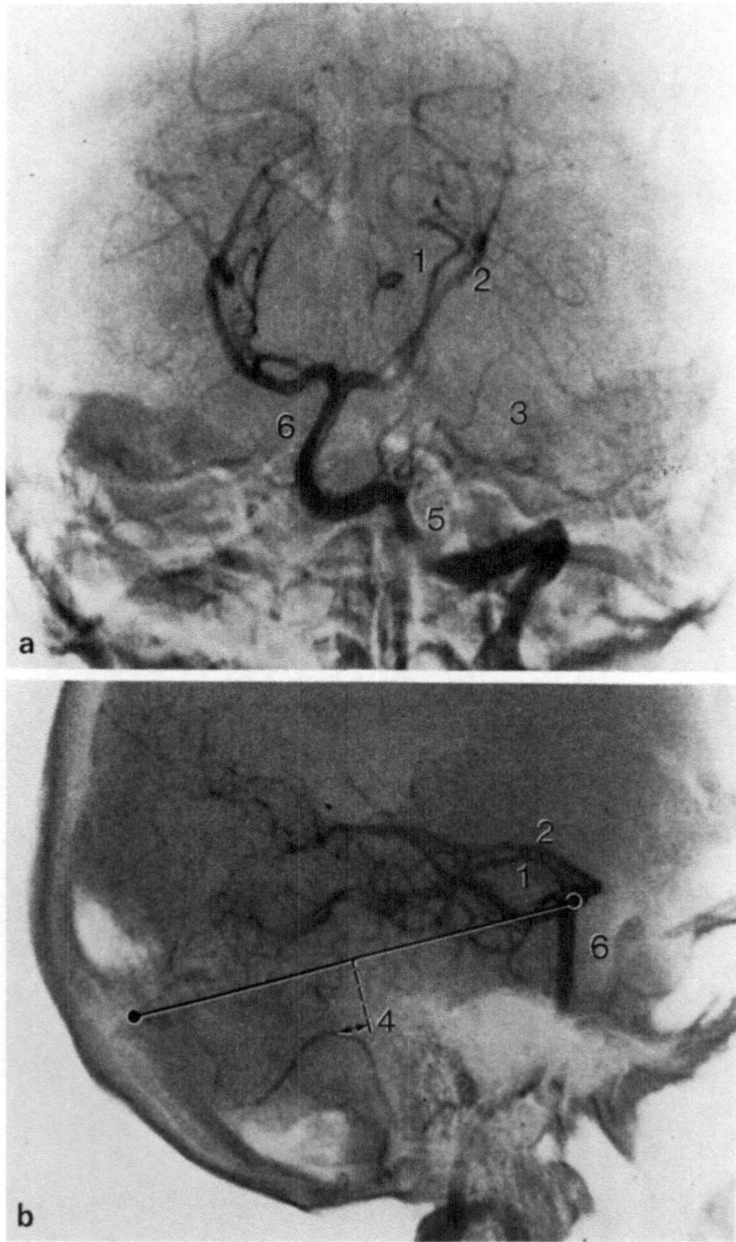

Abb. 112a–c. Sanduhr-Neurinom links bei Neurofibromatose von Recklinghausen. (a) und (b) Die angehobene A. cerebelli superior (*1*) bestätigt die supratentorielle Ausdehnung des Tumors. Die angehobene und verlagerte A. cerebri posterior (*2*) weist auf die infratentorielle Tumorausdehnung hin, *3* verlagerte und gespannte Äste der A. cerebelli posterior inferior um den Tumor herum, *4* nach hinten verlagerte Aa. chorioidales, *5* Zeichen der Tonsil-

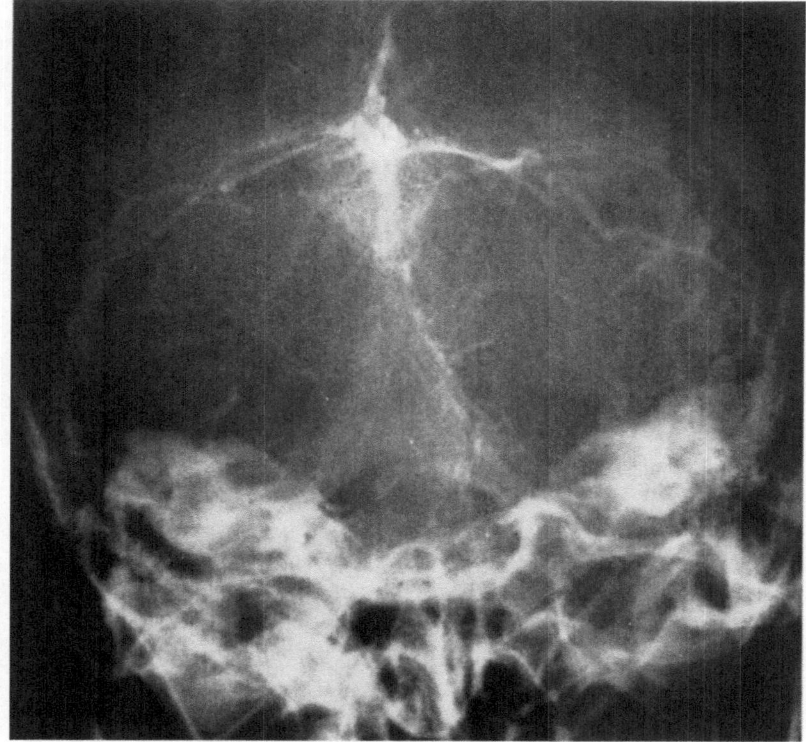

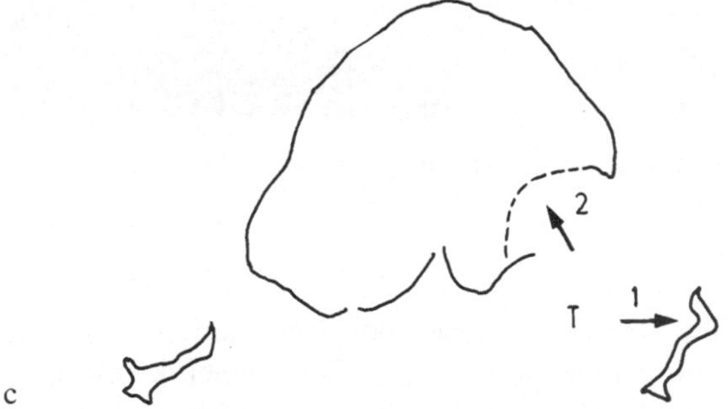

Abb. 112c

leneinklemmung, *6* die A. basilaris ist nach hinten und zur Gegenseite verlagert. (c) Die Aufnahme der venösen Phase im sagittalen Strahlengang zeigt ebenfalls die infra- und supratentorielle Ausdehnung des Tumors an. Dabei bestätigt die Verformung der V. petrosa superior links (*1*) das infratentorielle Tumorwachstum, während die Verformung der V. peripeduncularis links (*2*) die supratentorielle Tumorausdehnung angibt

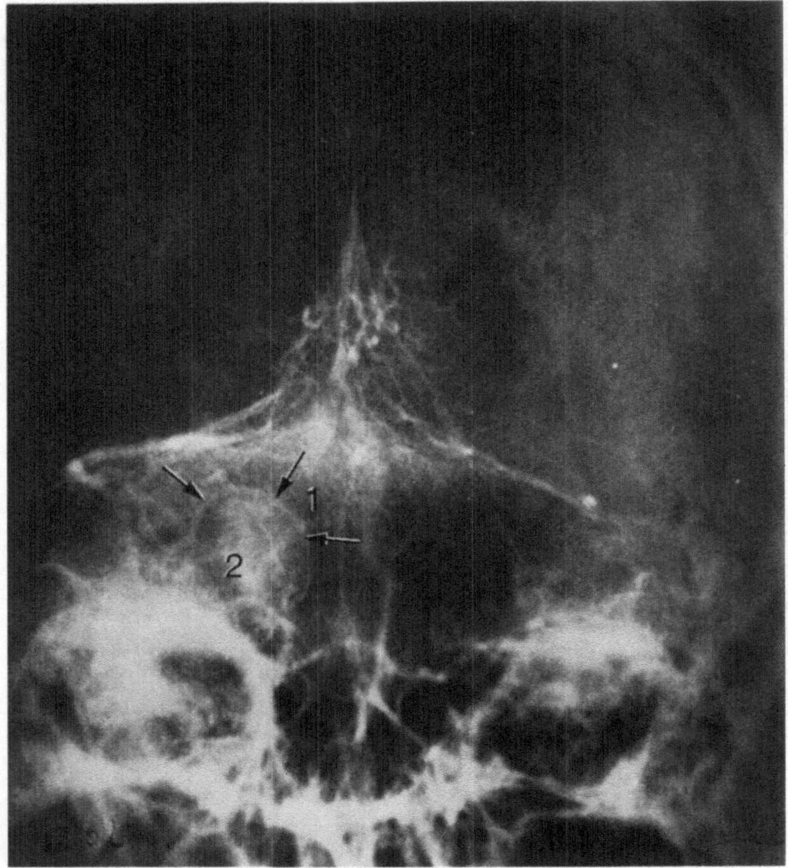

Abb. 113. Kleinhirnbrückenwinkel-Meningiom rechts. *1* Tumorrandvene, *2* unregelmäßige Anfärbung des Tumors

lenvenen liegt im Normalfall über der Foramenlinie und nicht weit von der angegebenen Senkrechten. Liegt eine Tonsilleneinklemmung vor, so ist eine Verlagerung dieses Punktes nach unten und/oder nach hinten erkennbar. Bei Kleinhirnbrückenwinkel-Tumoren kommt es vor dem Stadium der Einklemmung zu einer Verlagerung dieses Punktes nach hinten (Abb. 114).

V. vermis superior

Diese Vene weist keine direkte Beziehung zum Venensystem bei Kleinhirnbrückenwinkel-Tumoren auf. Bei einer ausgeprägten Hirndrucksteigerung im Bereich der hinteren Schädelgrube kommt es zu einer Anhebung dieser Vene. Schließlich findet sich ein Verschluß des über dem Wurm gelegenen Venendreiecks, ein Zustand, den wir „obere Wurmeinklemmung" bezeichnet haben (Abb. 107).

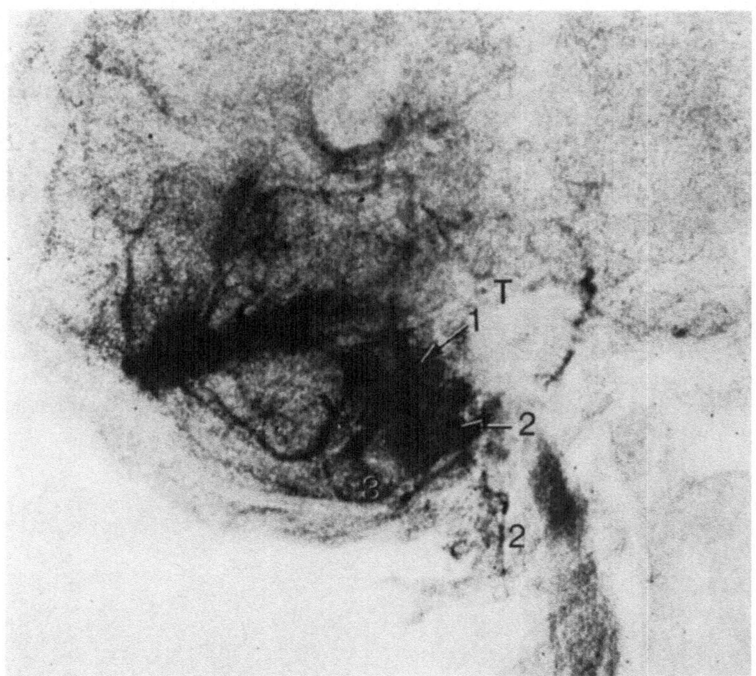

Abb. 114. Kleinhirnbrückenwinkel-Meningiom (*T*). *1* Die Vene des lateralen Recessus des IV. Ventrikels bildet das venöse Randgefäß, *2* der Rand des unteren Tumorpols wird durch die V. bulbopontis lateralis angegeben, *3* nach unten verlagerte Tonsillenvenen

Literatur

Bories, J.: L'artériographie vertébrale. Monographies médicales et scientifiques. Paris: Garnier 1958

Castan, P.: Tumeurs glomiques tympaniques et jugulaires, vascularisation artérielle et aspects jugulographiques, Montpellier: Lafitte — Lauriel 1973

Castellano, F., Ruggiero, G.: Meningiomas of the posterior fossa. Acta radiol. (Stockh.) Suppl. **104** (1953)

Franke, J.P.: Contribution à l'étude des artères vertébrales. Recherches anatomiques. Thèse pour le doctorat en médecine. Lille 1971

Greitz, T., Sjögren, Se.: The posterior inferior cerebellar artery. Acta radiol. (Diagn.) **1**, 284–297 (1963)

Huang, Y.P., Wolf, B.S.: Differential diagnosis of fourth ventricle tumors from brain stem tumors in angiography. Neuroradiology **1**, 4–19 (1970)

Jung, A., Kehr, P.: Pathologie de l'artère vertébrale et des racines nerveuses dans les arthroses et les traumatismes du rachis cervical. Paris: Masson 1972

Kautzky, R., Zülch, K.J., Wende, S., Tänzer, R.: Neuroradiologie auf neuropathologischer Grundlage, 2. neubearb. und erw. Aufl. Berlin Heidelberg New York: 1976

Krayenbühl, H., Yasargil, M.G.: Die vaskulären Erkrankungen im Gebiet der Arteria vertebralis und Arteria basalis, Bd. 1. Stuttgart: Thieme 1957

Leifer, C.: Artériographie vertébrale. Trajets artériels normaux: leurs modifications dans les processus expansifs de la fosse postérieure. Bordeaux: Pechade 1967

Lindgren, E.: Percutaneous angiography of the vertebral artery. Acta radiol. (Stockh.)
    33, 389–404 (1950)
Lindgren, E.: Arteria vertebralis-Gebiet (Angiographie). In: Handbuch der Neurochirurgie
    (Hrsg. H. Olivecrona u. W. Tönnis), Bd. 2: Röntgenologie einschließlich Kontrastmetho-
    den (bearb. von E. Lindgren), S. 103–116. Berlin-Göttingen-Heidelberg: Springer 1954
Loeb, C., Meyer, J.S.: Strokes due to vertebro-basilar disease. Springfield/Ill.: Thomas
    1965
Megret, M.: Repérage des artères choroïdiennes de l'artère cerébelleuse postero-inferieure.
    Strasbourg: Dernières nouvelles 1972
Namin, P.: L'angiographie vertébrale. Paris: Doin 1955
Peeters, F.L.M.: Het vertebralis angiogram bij intracraniele tumoren. Nijmegen: Centrale
    drukkerij N.V. 1969
Ruggiero, G., Constans, J.P.: L'artériographie vertébrale. Analyses de 48 cas d'artériogra-
    phie vertébrale percutanée selon la méthode de Lindgren. Rev. neurol. 90, 467–502
    (1954)
Wackenheim, A., Braun, J.P.: The veins of the posterior fossa. Berlin Heidelberg New York:
    Springer 1978

Cerebrale Vergrößerungsangiographie bei Kleinhirnbrückenwinkel-Tumoren

N. Nakayama und S. Wende

Wird bei dem Verdacht auf einen Kleinhirnbrückenwinkel-Tumor eine Angiographie durchgeführt, so sollte stets die Vergrößerungstechnik angewandt werden. Nur so lassen sich eine eventuelle Tumoranfärbung und eine geschwulstbedingte Verlagerung der Gefäße im Kleinhirnbrückenwinkel-Bereich erkennen. Auf die einzelnen Gefäßabschnitte soll hier nicht näher eingegangen werden, sie wurden bereits in dem Kapitel von Wackenheim und Braun beschrieben. In diesem Kapitel wird besonders über die A. auditiva interna berichtet.

Die Begriffe A. auditiva interna und A. labyrinthi bezeichnen jeweils das gleiche Gefäß, das sowohl anatomisch als auch radiologisch große Variationen aufweisen kann.

Eine der ersten Aussagen über die A. auditiva interna traf Theile (1843), der die Arterie als Begleitgefäß des N. acusticus beschrieb, die sich im inneren Gehörgang in zwei Äste für das Vestibulum und die Cochlea aufteilt. In den darauffolgenden Jahren wurden von mehreren Autoren anatomische Untersuchungen durchgeführt und über den Ursprung der A. auditiva interna berichtet (Schwalbe, 1887; Gegenbauer, 1889; Rauber, 1892; Siebenmann, 1893; Cavatori, 1908; Luna, 1915; Stopford, 1916; Nabeya, 1923; Konaschko, 1927; Adachi, 1928; Bozzi, 1935; Brunetti u. Caramagna, 1938; Lelli, 1939; Atkinson, 1949; Sunderland, 1948; Lazorthes et al., 1950; Aznauriyan, 1958; Levin, 1964; Castaigne et al., 1967; Hansen, 1969; Mazzoni, 1969; Mazzoni u. Hansen, 1970; Hansen, 1971; Mazzoni, 1972).

Aufgrund dieser Untersuchungen kann man trotz einer unterschiedlichen Meinung der Autoren zusammenfassend aussagen, daß die A. auditiva interna in der Mehrzahl der Fälle aus der A. cerebelli anterior inferior entspringt.

Besonders zu erwähnen sind die Arbeiten von Hansen (1969, 1971), die zeigen konnten, daß es sich bei der A. auditiva interna nicht nur um ein Einzelgefäß handelt, sondern daß oft mehrere Arterien (bis zu maximal neun) vorhanden sind. Ferner wurde nachgewiesen, daß die Labyrintharterien keine Endgefäße sind.

Bis jetzt existieren nur einige radiologische Studien über die Innenohrarterie. Es gibt aber auch hier bei den röntgenologischen Untersuchungen ähnlich unterschiedliche Auffassungen über Ursprung und Verlauf der A. auditiva interna wie bei den anatomischen Untersuchungsergebnissen (Smaltino et al., 1971; Caille et al., 1974).

Die A. auditiva interna hat durchschnittlich ein Lumen von 200–300 µm. Sie ist daher auf dem Übersichtsangiogramm im sagittalen Strahlengang nicht immer sicher erkennbar. Zur besseren röntgenologischen Darstellung wurde bei unseren Untersuchungen eine Vergrößerungsangiographie im sagittalen Strahlengang durchgeführt (0,1 mm Feinst-Focus-Röhre, Vergrößerungsfaktor 3). Auf diesen Vergrößerungsaufnahmen ist die A. auditiva interna dann

Tabelle 17. Varianten des Ursprungs der A. auditiva interna

Ursprungsgefäß	Anzahl	%
A. cerebelli anterior inferior	108	45,4
A. cerebelli superior	58	24,4
A. basilaris	38	16,0
A. cerebelli anterior inferior und A. cerebelli superior	16	6,7
A. cerebelli posterior inferior	13	5,4
A. cerebelli superior und A. cerebelli posterior inferior	3	1,3
A. basilaris und A. cerebelli superior	2	0,8
	238	100

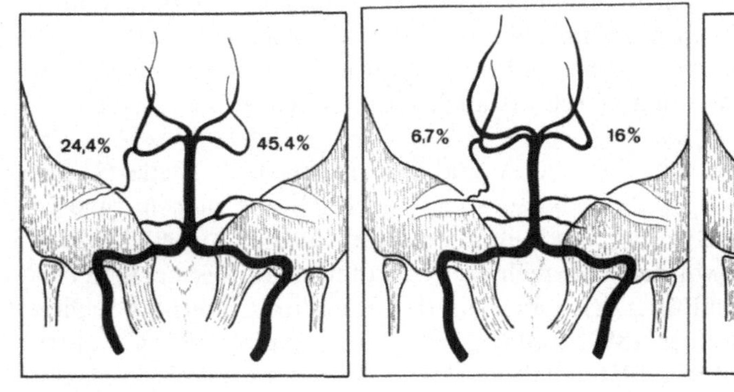

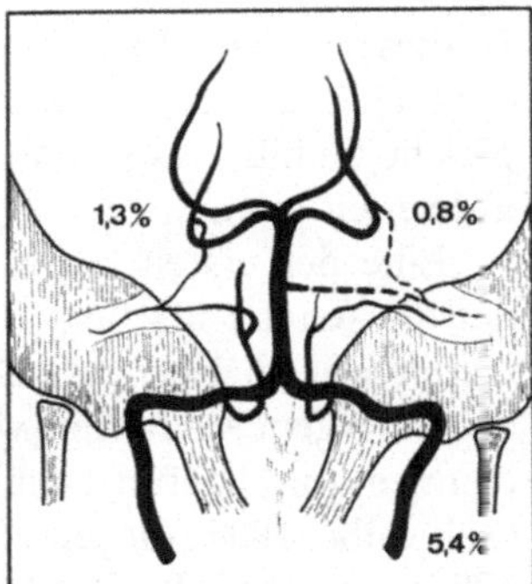

Abb. 115   Abb. 116   Abb. 117

Abb. 115. 45,4%: Ursprung der A. auditiva interna von der A. cerebelli anterior inferior. 24,4%: Ursprung der A. auditiva interna von der A. cerebelli superior

Abb. 116. 16,0%: Ursprung der A. auditiva interna von der A. basilaris. 6,7%: Ursprung der A. auditiva interna von einer Anastomose zwischen der A. cerebelli anterior inferior und der A. cerebelli superior

Abb. 117. 5,4%: Ursprung der A. auditiva interna von der A. cerebelli posterior inferior. 1,3%: Ursprung der A. auditiva interna von einer Anastomose zwischen der A. cerebelli superior und der A. cerebelli posterior inferior. 0,8%: Ursprung der A. auditiva interna von einer Anastomose zwischen der A. cerebelli superior und der A. basilaris

gut zu erkennen, wenn sich beide Pyramiden oberhalb der Orbita oder in die Orbita projizieren. Zusätzlich müssen durch das Subtraktionsverfahren sich überlagernde Knochenstrukturen ausgelöscht werden (Wende et al., 1974). Ferner soll die axiale Einstellung erwähnt werden, die eine optimale Röntgendarstellung der A. cerebelli anterior inferior erlaubt (Gerald et al., 1973).

Bei eigenen Untersuchungen wurden 316 Brachialisarteriographien ausgewertet. Es ließen sich auf diesen Angiogrammen insgesamt 238 Innenohrarterien einwandfrei nachweisen. Dabei waren die folgenden Varianten des Ursprungs der A. auditiva interna festzustellen (Wende et al.; Tabelle 17 u. Abb. 115–117).

Die eigenen angiographischen Untersuchungen bestätigen also, daß die A. auditiva interna verschiedene Anastomosen aufweist. Unsere Untersuchungen

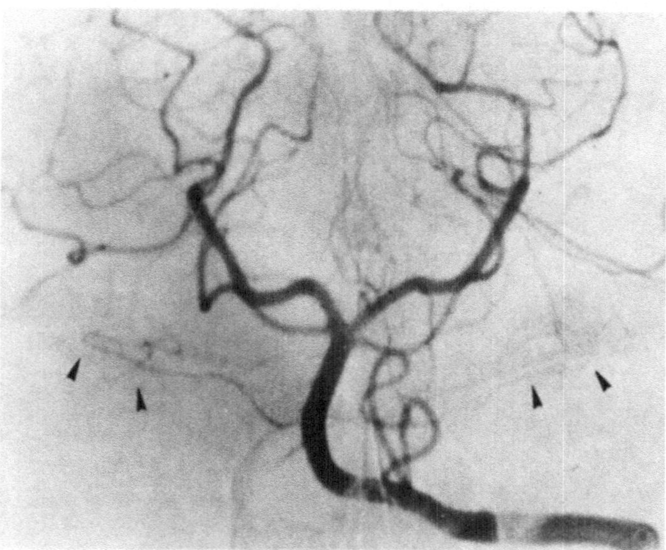

Abb. 118. Vergrößerungsangiographie der A. auditiva interna (Pfeile) im sagittalen Strahlengang. Subtraktion

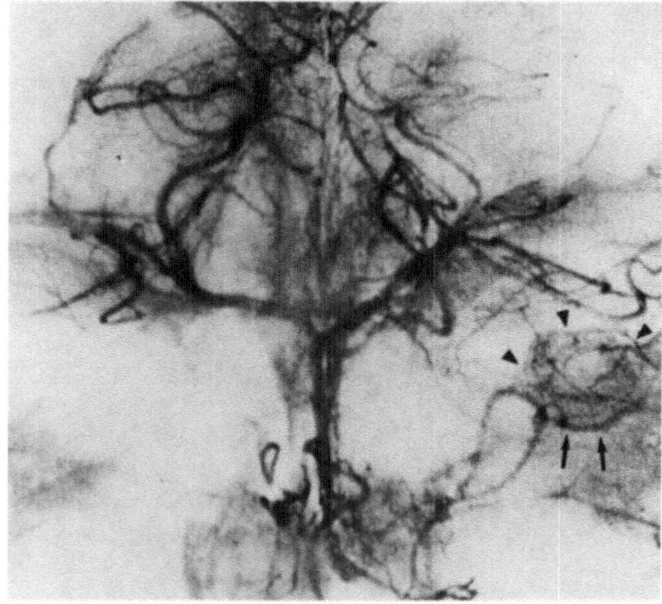

Abb. 119. Vergrößerungsangiogramm im sagittalen Strahlengang. Der zisternale Abschnitt der A. auditiva interna (Pfeile) ist deutlich hypertrophiert und bogenförmig nach caudal verlagert. Zusätzlich sind Kapselgefäße aus der A. cerebelli superior erkennbar (▲). Mammacarcinom-Metastase im Kleinhirnbrückenwinkel links, deutliche Tumoranfärbung. Subtraktion

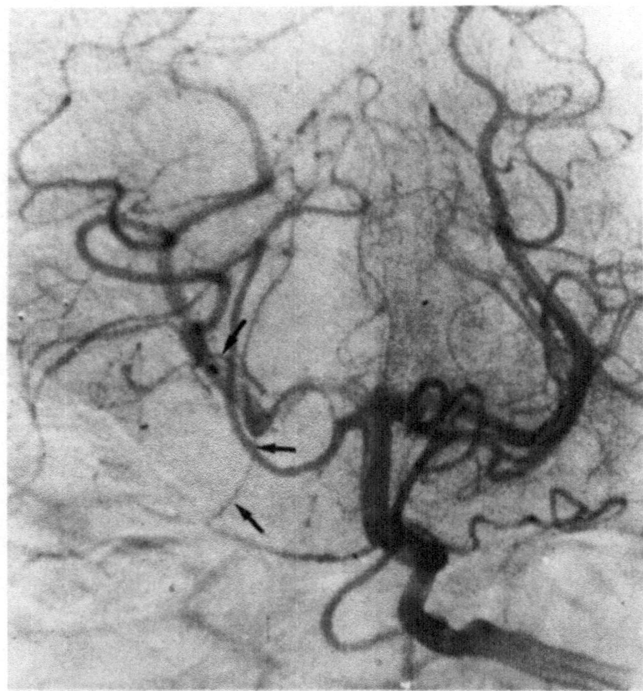

Abb. 120. Vergrößerungsangiogramm im sagittalen Strahlengang. Bogenförmige Verlagerung der A. cerebelli anterior inferior nach medial und cranial (Pfeile). Eine Tumoranfärbung oder Kapselgefäße sind nicht erkennbar. Großes Acusticusneurinom im Kleinhirnbrückenwinkel rechts. Subtraktion

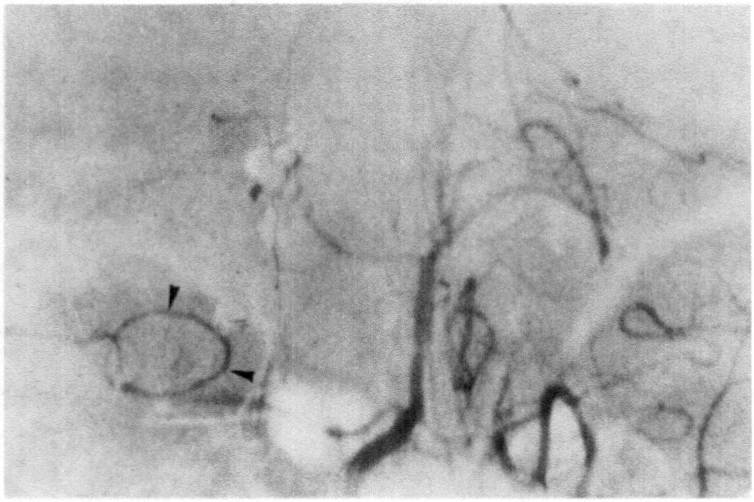

Abb. 121. Vergrößerungsangiogramm im sagittalen Strahlengang. Der zisternale Abschnitt der A. auditiva interna ist kreisförmig deformiert (▲). Keine Tumoranfärbung, keine Kapselgefäße. Acusticusneurinom im Kleinhirnbrückenwinkel rechts mit extrameatalem Wachstum. Subtraktion

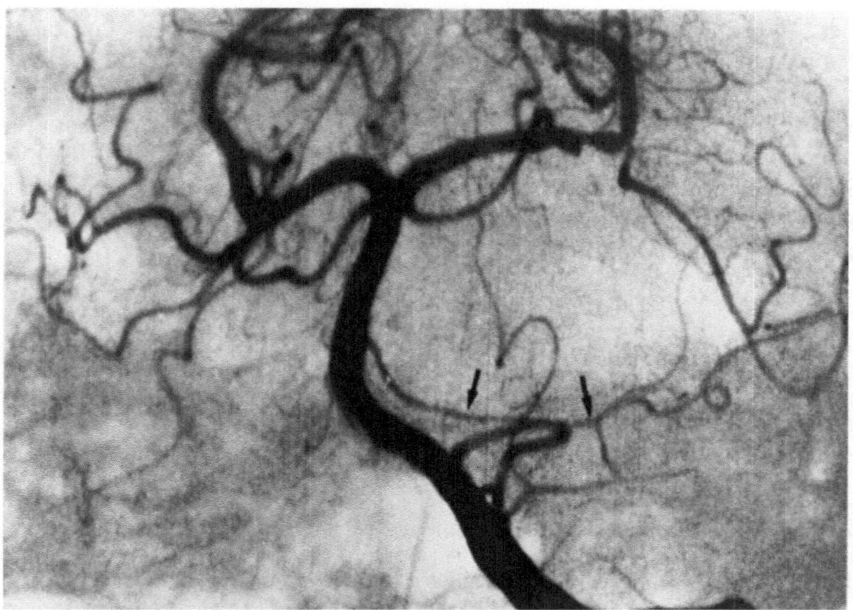

Abb. 122. Vergrößerungsangiogramm im sagittalen Strahlengang. Die A. basilaris ist deutlich über die Mittellinie auf die Gegenseite verlagert. Die A. cerebri posterior ist nach cranial und die A. cerebelli anterior inferior (Pfeile) nach caudal bogenförmig verdrängt. Keine Tumoranfärbung, keine Kapselgefäße. Es handelt sich um ein bis zum Hirnstamm reichendes großes Acusticusneurinom links. Subtraktion

zeigen ferner, daß der genaue Verlauf und die Versorgungsgebiete der A. auditiva interna gegenwärtig angiographisch noch nicht immer ausreichend bestimmt werden können. Nur in wenigen Fällen war eine röntgenologische Darstellung mehrerer Innenohrarterien möglich. Der Widerspruch zwischen den anatomischen Untersuchungen, bei denen eine mehrfach ausgebildete Innenohrarterie nachgewiesen wurde, und den angiographischen Befunden, die nur eine Arterie zeigten, kann möglicherweise durch das unterschiedliche Kaliber der einzelnen Gefäße oder auch durch eine unterschiedliche Kontrastmitteldurchströmung, die nur ein größeres Gefäß sichtbar macht, erklärt werden.

Neben anderen Untersuchungsmethoden soll für die Diagnostik eines Tumors im Kleinhirnbrückenwinkel-Bereich die Angiographie durchgeführt werden, um die Blutversorgung der Geschwulst und die Beziehung des Tumors zu seiner Nachbarschaft zu klären. Nach den eigenen Erfahrungen führen Vertebralis- bzw. Brachialisarteriographien bei Kleinhirnbrückenwinkel-Tumoren selten zu einer diffusen Tumoranfärbung, allerdings kann die Tumorkapsel selbst eine Anfärbung aufweisen (Wilner u. Austin, 1975). In der Mehrzahl der Fälle besteht jedoch eine typische Gefäßverlagerung. Takahashi et al. (1971) beobachteten diese Gefäßverlagerungen besonders an der A. cerebelli superior und der A. cerebelli anterior inferior. Je nach Lokalisation des Tumors wird die A. cerebelli anterior inferior nach oben, nach hinten oder unten verschoben. Bei ausgedehnten Tumoren des Kleinhirnbrückenwinkels lassen sich auch Dislokationen der A. cerebelli posterior inferior und sogar der A. basilaris zur Gegenseite beobachten (Takahashi, 1974).

Auch Smaltino et al. (1971) berichten über den Wert der angiographischen Darstellung der Innenohrarterie bei Acusticusneurinomen. So können also Lage und Ausdehnung des Tumors und die Blutversorgung optimal bestimmt werden. Nach Takahashi et al. (1971) stammt die Blutversorgung bei Kleinhirnbrückenwinkel-Geschwülsten stets aus der A. cerebelli anterior inferior. Dies ist auch für evtl. auftretende postoperative Komplikationen von Bedeutung.

Literatur

Adachi, B.: Das Arteriensystem der Japaner. Bd. I, 123. Kyoto 1928

Atkinson, W.J.: The anterior inferior cerebellar artery: Its variations, pontine distribution and significance in surgery of cerebellopontine angle tumors. J. Neurol. Neurosurg. Psychiat. **12**, 137–151 (1949)

Aznauriyan, K.S.: Differences in the internal ear arterial structure in man. Arkh. Anat. Gistol. Embriol. (Moskau) **35**, 64–68 (1958)

Bozzi, E.: Osservazioni sull'origine e sul decorso dell'arteria uditiva interna. Otorinolaring. ital. **4**, 464–473 (1935)

Brunetti, F. jr., Caramagna, V.: Origine e comportemento della arteria uditiva interna. Valsalva **14**, 413–428 (1938)

Caille, J.M., Piton, J., Boussens, J.: Anatomic-radiological study of the cerebello-labyrinthine arterial system. Fortschr. Hals-, Nas.- u. Ohrenheilk. **21**, 47–60 (1974)

Castaigne, P., Pertuiset, B., Cambier, J., Brunet, P.: Anéurysme de l'artère auditive interne révélé par une paralysie faciale récidivante. Cure radicale. Presse méd. **75**, 2493–2496 (1967)

Cavatori, P.: Il tipo normale e le variazioni delle arterie della base dell'encefalo. Monit. Zool. Ital. **19**, 248–253 (1908)

Gegenbauer, C.: Trattato di anatomia 1889. Zit. nach Lelli

Gerald, B., Wolpert, S.M., Haimovici, H.: Angiographic anatomy of the anterior inferior cerebellar artery. Amer. J. Roentgenol. **118**, 617–621 (1973)

Hansen, C.C.: Die Gefäße im inneren Gehörgang und ihre Verbindung zum Mittelohrgefäßnetz. Arch. Ohr.-, Nas.- u. Kehlk.-Heilk. **194**, 229–232 (1969)

Hansen, C.C.: Vascular anatomy of the human temporal bone. Arch. Ohr.-, Nas.- u. Kehlk.-Heilk. **200**, I: 83–98 (1971), II: 99–114 (1971), III: 115–124 (1971)

Konaschko, P.I.: Die Arteria auditiva des Menschen und ihre Labyrinthäste. Z. Anat. Entwickl.-Gesch. **83**, 241–268 (1927)

Lazorthes, G., Poulhes, J., Espagno, J.: Les artères du cervelet. C.R.Anat. **37**, 279–236 (1950)

Lelli, G.F.: Comportamento dell'arteria uditiva interna e dei suoi rami labyrintici nell'uomo. Z. Anat. Entwickl.-Gesch. **110**, 48–80 (1939)

Levin, N.A.: Die Vaskularisation des Ohrlabyrinthes beim Menschen. Anat. Anz. **114**, 337–352 (1964)

Luna, E.: Morfologia e inorfogenesi delle arterie della superficie del bulbo e del ponte. Ric. Labor. Anat. norm. Univ. Roma **18**, 1915. Zit nach Lelli

Mazzoni, A.: Internal auditory canal arterial relations at the porus acusticus. Ann. Otol. (St. Louis) **78**, 797–814 (1969)

Mazzoni, A.: Internal auditory artery supply to the petrous bone. Ann. Otol. (St. Louis) **81**, 13–21 (1972)

Mazzoni, A., Hansen, C.C.: Surgical anatomy of the arteries of the internal auditory canal. Arch. Otolaryng. **91**, 128–135 (1970)

Nabeya, D.: A study in the comparative anatomy of the blood vascular system of the internal ear in mammalia and in homo. Acta Sch. med. Univ. Kioto **6**, 1–132 (1923)

Rauber, A.A.: Trattato di anatomia 1892. Zit. nach Lelli

Schwalbe, E.: Ein Beitrag zur Kenntnis der Zirkulationsverhältnisse in der Gehörschnecke. Leipzig: 1887

Siebenmann, F.: Die Blutgefäße im Labyrinth des menschlichen Ohres. Wiesbaden: Bergmann 1893

Smaltino, F., Bernini, F., Elefante, R.: Normal and pathological findings of angiographic examination of internal auditory artery. Neuroradiology 2, 216–222 (1971)

Stopford, J.S.B.: The arteries of the pons and medulla oblongata. J. Anat. (Paris) **50**, 131–164 (1916)

Sunderland, S.: Neurovascular relations and anomalies at the base of the brain. J. Neurol. Neurosurg. Psychiat. **11**, 243–254 (1948)

Takahashi, M.: Atlas of vertebral angiography. München-Berlin-Wien: Urban & Schwarzenberg 1974

Takahashi, M., Okudera, T., Tomanaga, M., Kitamura, K.: Angiographic diagnosis of acoustic neurinomas: analysis of 30 lesions. Neuroradiology 2, 191–200 (1971)

Theile: Traité de myologie et d'angéiologie, 1843. Zit. nach Lelli

Wende, S., Nakayama, N., Schwerdtfeger, P.: Internal auditory artery (embryology, anatomy, angiography, pathology). Z. Neurol., **210**, 21–31 (1975)

Wende, S., Zieler, E., Nakayama, N.: Cerebral magnification angiography. Berlin-Heidelberg-New York: Springer 1974

Wilner, H.J., Austin, D.: Magnification angiography. Identifying the capsular vasculature of acoustic neuromas. Amer. J. Roentgenol. **123**, 31–35 (1975)

Otochirurgische Behandlung des Acusticusneurinoms

U. Fisch

Die folgenden Angaben beruhen auf den Erfahrungen, die wir seit 1966 anhand
der chirurgischen Exstirpation von 65 Acusticusneurinomen (davon 12 intrameatale) gesammelt haben. Es hat sich daraus ergeben (Fisch u. Wegmüller, 1974),
daß die Wahl des operativen Zuganges bei einem Acusticusneurinom vor allem
durch die *Größe* des Tumors bestimmt wird. Das Gehör spielt dagegen bei
einseitigen Tumoren eine untergeordnete Rolle, da heute noch die Erhaltung
der Hörfunktion bei der radikalen Entfernung von Tumoren, die den inneren
Gehörgang überschritten haben, nicht (Yaşargil, 1976) oder sehr selten (Smith,
1976) gelingt. Es ist zudem noch fraglich, ob in Anbetracht des häufig bestehenden störenden *Tinnitus* die Erhaltung der Hörfunktion und somit der störenden
Hörgeräusche wünschenswert ist.

In bezug auf die Auswahl des operativen Zuganges lassen sich die folgenden
drei Kategorien von Acusticusneurinomen unterscheiden:

Intrameatale Acusticusneurinome. Diese auf den inneren Gehörgang beschränkten Tumoren sind durch cochleo-vestibuläre Ausfälle und selten durch
eine zusätzliche Facialisparese charakterisiert. Die calorische Reaktion war in
allen unseren Fällen in bezug auf Dauer und/oder maximale durchschnittliche
Geschwindigkeit der langsamen Nystagmuskomponente signifikant gestört. Für
den Nachweis des Vorliegens und die Bestimmung der Größe eines intrameatalen
Tumors hat sich auch im Zeitalter der Computertomographie die Duroliopaque-
Meatozisternographie bewährt (Fisch et al., 1975). Kleine, einen Teil des inneren
Gehörganges ausfüllende Acusticusneurinome sind äußerst selten. Meistens (in
8 von 12 Fällen) hat der Tumor den gesamten Meatus eingenommen (Füllungsdefekt Typ V, Abb. 123).

Intrameatale Acusticusneurinome werden mit Vorteil auf dem transtemporalen Weg durch die mittlere Schädelgrube entfernt (Abb. 123). Dank dieses Zuganges konnte das Gehör bei fünf unserer 12 Patienten (42%) erhalten und
eine bleibende Facialisparese in allen Fällen vermieden werden. Der N. vestibularis mußte in allen Fällen wegen der Radikalität der Excision des Tumors mitreseziert werden.

Bei erloschenem Gehör empfiehlt es sich, große intrameatale Tumoren auf
dem translabyrinthären Weg anzugehen, da dieser Zugang eine bessere Übersicht
am kritischen Übergang zwischen Porus acusticus internus und Kleinhirnbrükkenwinkel gewährleistet.

Intracranielle Acusticusneurinome mit maximalem Durchmesser bis zu 2,5 cm.
Diese Tumoren rufen trotz ihrer Ausdehnung in den Kleinhirnbrückenwinkel
nur „otologische" Symptome hervor, die sich kaum von denjenigen der intrameatalen Tumoren unterscheiden. Eine Beteiligung des *N. trigeminus* läßt sich *nicht
nachweisen.* Die intracranielle Ausdehnung dieser Tumoren sowie ihre klare
Abgrenzung dem N. trigeminus gegenüber lassen sich anhand des Meatozisterno-

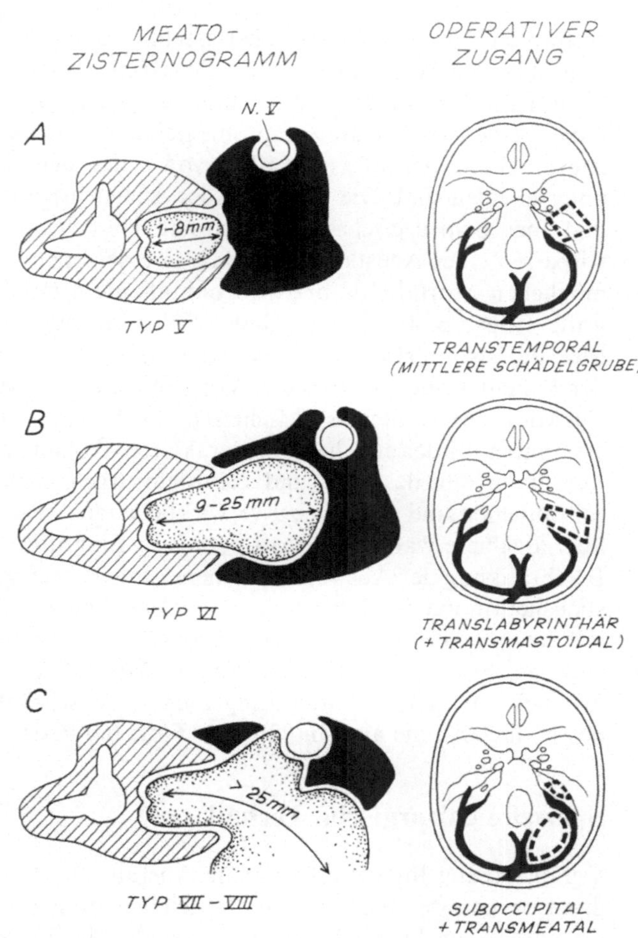

Abb. 123. Die Größe des Acusticusneurinoms bestimmt den operativen Zugang. Tumoren mit reiner otologischer Symptomatik (A u. B) werden vom Oto-Neurochirurgen auf dem transtemporalen oder translabyrinthären Weg angegangen. Beim Auftreten von Nachbarschaftssymptomen, vor allem von seiten des N. trigeminus (C), ist die Größe des Tumors unberechenbar. Tumoren von mehr als 25 mm Durchmesser mit Nachbarschaftssymptomen werden mit Vorteil dem mit der mikrochirurgischen Technik vertrauten Neurochirurgen überlassen. Dieser wird sie auf dem suboccipitalen und transmeatalen Weg angehen (s. Beitrag Yaşargil)

grammes deutlich bestimmen (Abb. 123). Der Zugang der Wahl ist transmastoidal und translabyrinthär (Abb. 123).

Intracranielle Acusticusneurinome mit Durchmesser von über 2,5 cm. Diese Tumoren rufen durch ihre Ausdehnung im Kleinhirnbrückenwinkel immer Nachbarschaftssymptome, vor allem vom N. trigeminus (fehlender Cornealreflex, Hypästhesie der betroffenen Gesichtsseite) hervor. Ihre Größe ist unberechenbar und meatozisternographisch (unter Benützung einer Minimalmenge von Kontrastmittel von 1–2 cm^3) nicht genau erfaßbar (Füllungstyp VII oder VIII, Abb. 123). Diese Tumoren werden mit Vorteil dem mit der Mikrochirurgie vertrauten Neurochirurgen überlassen, der sie auf dem suboccipitalen und transmeatalen Weg angehen wird (Yaşargil, 1976).

Für den HNO-Arzt ist es wichtig zu wissen, daß Acusticusneurinome, welche reine cochleo-vestibuläre Symptome hervorrufen, von denjenigen, die zusätzliche neurologische Ausfälle (vor allem von seiten des N. trigeminus) aufweisen, zu unterscheiden sind. Die Trennung der Acusticusneurinome in ein „otologisches" und „neurochirurgisches" Stadium hat sich bewährt, da somit die radikale Exstirpation eines Acusticusneurinoms in einer operativen Sitzung mit der kleinst möglichen Mortalitäts- und Morbiditätsrate ermöglicht wird. Zweizeitige Eingriffe (wie z.B. translabyrinthäre Teilentfernung mit [1 Woche oder mehrere Monate] späterer suboccipitaler Radikalentfernung) lehnen wir ab, da damit der Patient keine wesentlichen Vorteile, selbst in bezug auf die Erhaltung der Funktion des N. facialis (Michelsen, 1974) hat. Ein weiterer Vorteil der oben erwähnten Einteilung liegt in der klaren Abgrenzung der Kompetenzen und Verantwortung des Oto- und Neurochirurgen. Damit erübrigt sich die häufig zeitraubende und schlecht zu verwirklichende Anwesenheit der Vertreter beider Spezialgebiete während eines operativen Eingriffes. Die Zweckmäßigkeit einer Beschränkung der Auswahl der einem otologischen Zugang zuzuführenden Acusticusneurinome wird durch die damit erzielten Resultate bestätigt. Bei unseren, mit den oben erwähnten Prinzipien operierten 65 Patienten war keine Mortalität zu verzeichnen. Die einzige beobachtete Morbidität — abgesehen vom Gehörverlust bei translabyrinthären Eingriffen — beschränkte sich auf die Funktion des N. facialis, die aber in 92% der Fälle (60 Patienten) erhalten blieb.

Spezielle chirurgische Technik

Voraussetzung für die erfolgreiche Ausführung der nachfolgenden Eingriffe ist das Erlernen der dazu nötigen, speziellen otoneurochirurgischen Technik. Im Gegensatz zur Mittelohrchirurgie, bei der die Funktion eines Organes — das Innenohr — aufs Spiel gesetzt werden kann, hat man es bei der Oto-Neurochirurgie mit *lebenswichtigen Strukturen* zu tun, die entsprechend gehandhabt werden müssen. Nur die engste Zusammenarbeit mit dem Neurochirurgen wird es dem Otologen erlauben, die Bedingungen zu erfüllen, die den Schritt zur Exstirpation eines Acusticusneurinoms gefahrlos für den Patienten machen. Diese sind nicht nur technischer Natur, sondern beziehen sich auch auf die Sterilitätsverhältnisse des Operationssaales, die Art der Assistenz und die Betreuung in der postoperativen Phase. HNO-Eingriffe für Kleinhirnbrückenwinkel-Tumoren gehören zum neuesten Zweig der Ohrchirurgie, den wir im Gegensatz zur Mittelohrchirurgie als *Chirurgie des Felsenbeines* (Fisch, 1977) bezeichnen möchten.

Der transtemporale Zugang (durch die mittlere Schädelgrube)

Anaesthesie. Nach Einleitung mit Pentothal und oraler Intubation wird die Anaesthesie durch Inhalation von Sauerstoff und Lachgas sowie Halothan weitergeführt.

Instrumente. Operationsmikroskop, Elektrobohrer mit geradem und abgewinkeltem Handstück, Rosen- und Diamantbohrer, Spül- und Saugrohre, Mikrodissectoren, Mikromesser (vor allem Neuromikrotome), Mikroneurektomieschere, Duraretractor mit biegbarem Sperrer, bipolare Mikrocoagulation mit Mikropinzetten.

Antibiotische Abschirmung. 2 × 2 Ampullen Diaphtazol-Trimentoprim (Bactrim) i.v. während der ersten 5 postoperativen Tage.

Lagerung. Der Patient liegt auf dem Rücken mit zur Seite geneigtem Kopf. Der Operateur sitzt vor dem Kopf des Patienten.

Operationstechnik

Der Hautschnitt (Abb. 124) wird von der Wurzel des Arcus zygomaticus entlang dem vorderen Ansatz der Ohrmuschel nach oben und etwas nach vorne über zirka 7 cm in die Regio temporalis geführt. Der M. temporalis wird mit dem Diathermiemesser kreuzförmig durchtrennt und die Squama temporalis sowie die Wurzel des Processus zygomaticus freigelegt. Anlegen einer 4 × 3 cm messenden Craniotomie mit dem Rosen-Bohrer (Abb. 125). Der untere Rand der Craniotomie liegt $1^1/_2$ cm oberhalb des Processus zygomaticus. Die Lage der Craniotomie ist so zu wählen, daß die Wurzel des Arcus zygomaticus in der Mitte ihres unteren Randes zu liegen kommt. Erweiterung des unteren Craniotomierandes mit der Hohlmeißelzange und dem Rosen-Bohrer nach unten und seitlich bis zum Erreichen des Bodens der mittleren Schädelgrube (Abb. 126). Incision der freigelegten Dura zur Entlastung des Liquor cerebrospinalis. Ablösen der Dura vom Boden der mittleren Schädelgrube von hinten nach vorne unter Coagulation und Durchtrennung der petrosquamösen Duraansätze. Die Dura wird medialwärts bis zum Erreichen des Sulcus petrosus superior und der Emi-

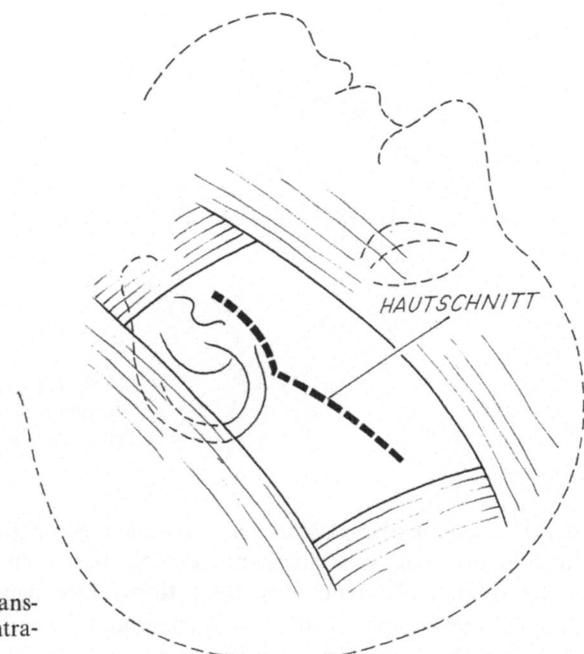

Abb. 124. Hautincision für die transtemporale Exstirpation eines intrameatalen Acusticusneurinoms

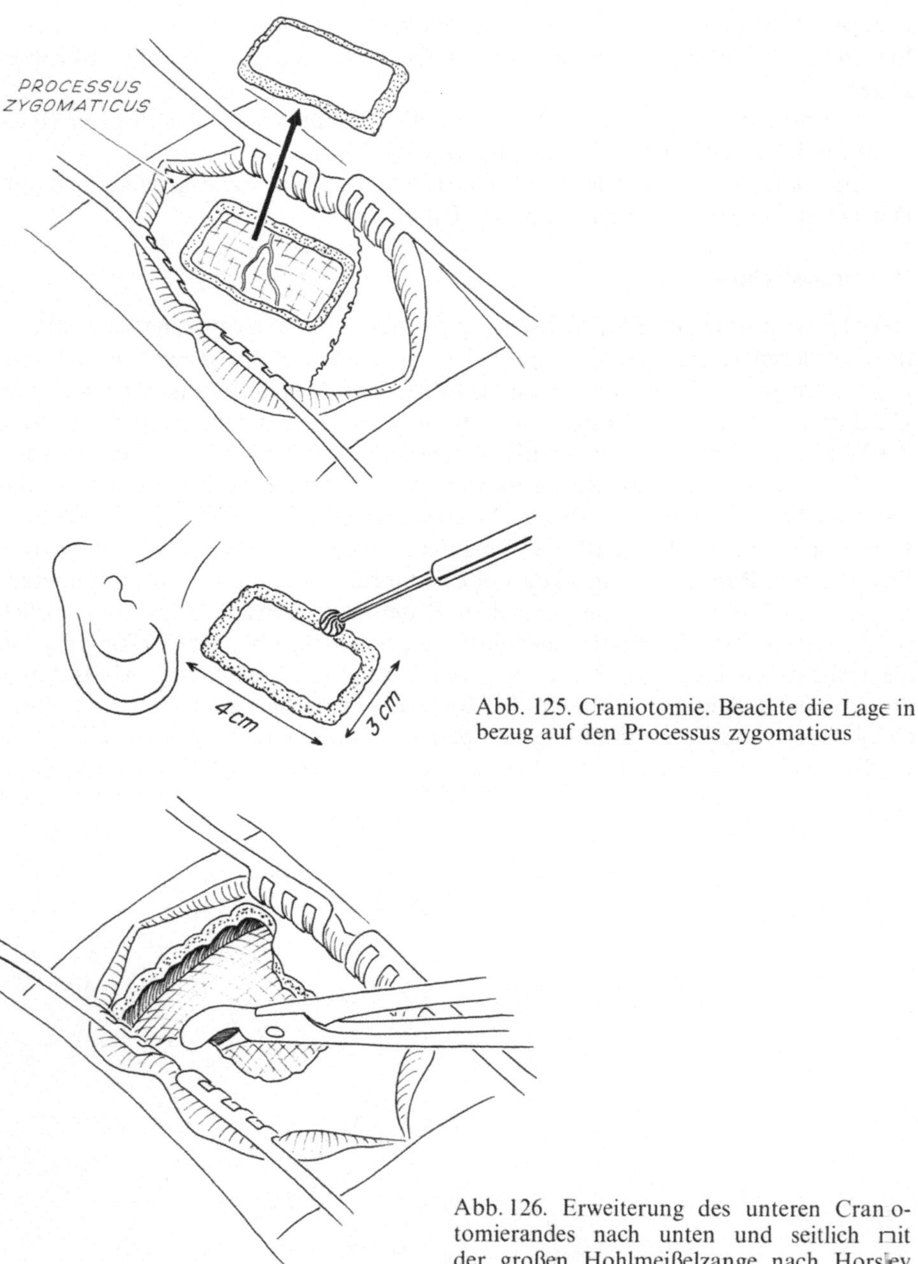

Abb. 125. Craniotomie. Beachte die Lage in bezug auf den Processus zygomaticus

Abb. 126. Erweiterung des unteren Craniotomierandes nach unten und seitlich mit der großen Hohlmeißelzange nach Horsley

nentia arcuata abgehoben. Der zwischen Eminentia arcuata und Hiatus nervi facialis liegende Knochenbereich (den wir Planum meatale genannt haben) sollte in dem Zentrum des Operationsfeldes liegen. Auf eine Freilegung der A. meningea media wird zur Vermeidung einer Blutung aus den zahlreichen, zwischen Dura und Knochen im vorderen Felsenbeinbereich verlaufenden Venen

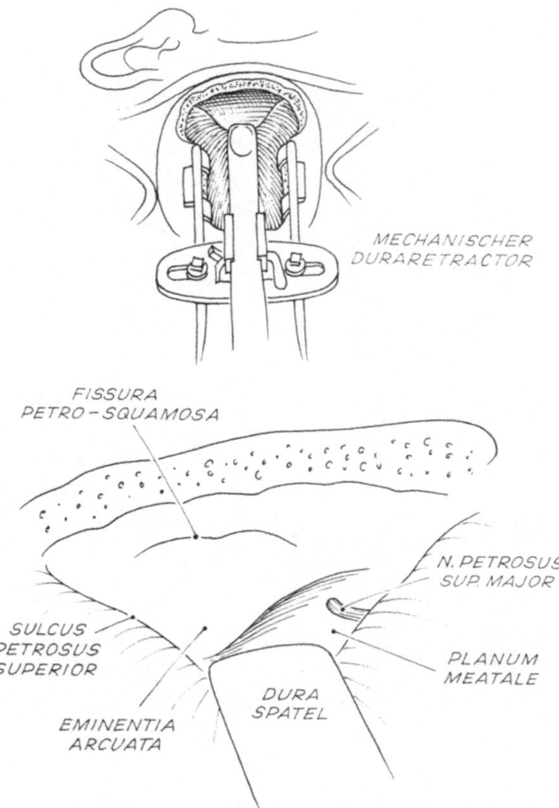

Abb. 127. Einsetzen des mechanischen Duraretractors. Der Gelenksperrer des Retractors wird an den seitlichen Rändern der Craniotomie befestigt. Die Spitze des Duraspatels stützt sich am Sulcus petrosus superior medial vom Planum meatale. Die Operation wird unter Verwendung des Operationsmikroskopes weitergeführt

verzichtet. Nach erfolgter Freilegung des Planum meatale wird der mechanische Duraretractor an den seitlichen Rändern der Craniotomie befestigt (Abb. 127). Die Spitze des Retractorspatels stützt sich auf den Sulcus petrosus superior vor der Eminentia arcuata auf Höhe des Planum meatale. Die Operation wird nun unter Benützung des Operationsmikroskopes weitergeführt. Zunächst erfolgt die Freilegung der blauen Linie des oberen Bogenganges, welche die Voraussetzung für die Identifikation des Meatus acusticus internus bildet. Zu diesem Zweck wird der mit pneumatischen Zellen durchsetzte Knochen hinter der Eminentia arcuata bis zum Erreichen der kompakten Labyrinthkapsel mit dem Diamantbohrer abgetragen (Abb. 128). Nach Skelettierung des knöchernen oberen Bogenganges wird die blaue Linie des Canalis semicircularis superior unter ständiger Spülung wie bei der Fenestration dargestellt (Abb. 128a). Der Meatus acusticus internus wird am einfachsten und sichersten erreicht, indem der Knochen vor dem oberen Bogengang in einem Sektor von 60° abgetragen wird (Abb. 128b). Nach seiner Identifikation wird die meatale Dura vom Fundus bis zum Porus acusticus in der ganzen Breite und Länge freigelegt. Dabei wird

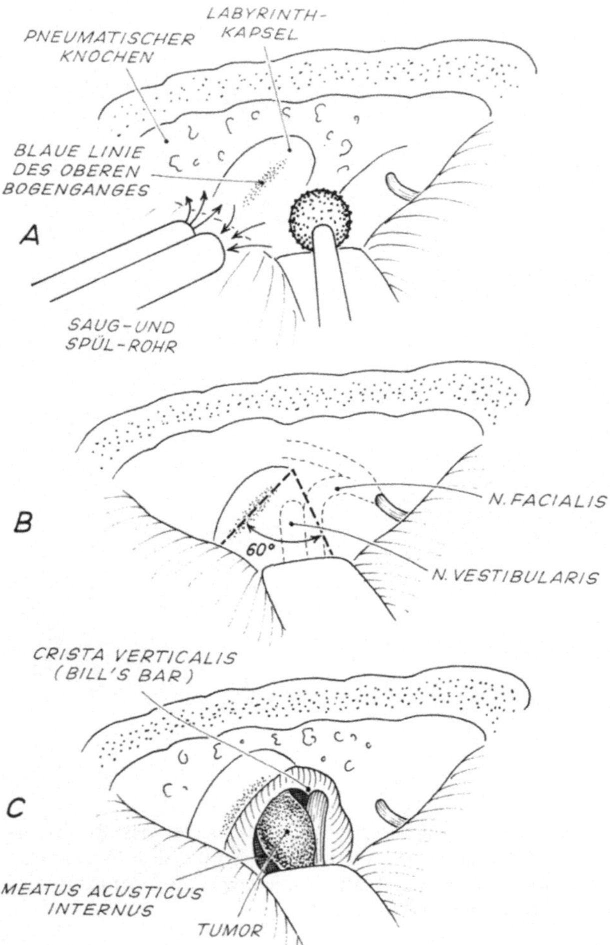

Abb. 128A–C. Identifikation und Freilegung des Meatus acusticus internus. (A) Die blaue Linie des oberen Bogenganges wird mit dem Diamantbohrer freigelegt. (B) Der Meatus acusticus internus befindet sich vor dem oberen Bogengang in einem Sektor von 60°. (C) Freilegung der oberen Circumferenz des Meatus acusticus internus. Die Crista verticalis (Bill's bar) erleichtert die Identifikation der Austrittsstelle des N. facialis aus dem Fundus meatus

die vom Acusticusneurinom verursachte rötliche Verfärbung sichtbar (Abb. 128c). Zur genauen Identifikation des N. facialis wird die knöcherne Leiste verwendet (Crista verticalis, Bill's bar), welche zwischen dem Canalis Falloppii und der Area vestibularis superior nach Abtragen des Knochens im Fundusbereich sichtbar wird (Abb. 128c). Nach Eröffnung der meatalen Dura (Abb. 129a) folgen die Ablösung des Tumors vom N. facialis und die Mikrocoagulation der sichtbaren Tumorgefäße. Nach distaler Durchtrennung des oberen und unteren Vestibularisastes kann der Tumor mit einem feinen Sauger aus dem Meatus acusticus internus herausgehoben werden (Abb. 129b). Bei dieser Man-

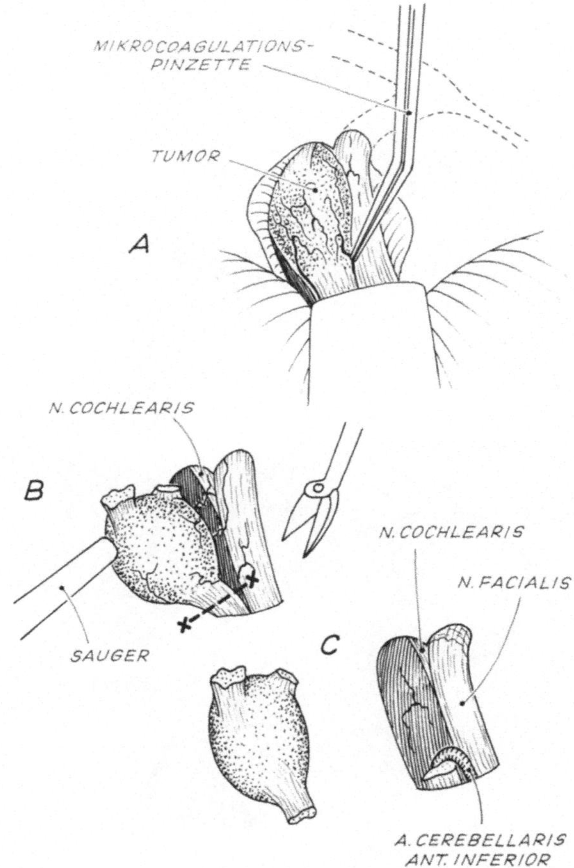

Abb. 129 A–C. Exstirpation eines intrameatalen Acusticusneurinoms. (A) Bipolare Coagulation der Tumorgefäße und Ablösen des Tumors vom N. facialis. (B) Herauslösen des Tumors vom Meatus acusticus internus mit einem Sauger und Durchtrennung des N. vestibularis am Porus acusticus mit der Mikroneurektomieschere. (C) Das Neurinom ist entfernt worden. Man beachte die Schlinge der A. cerebellaris anterior inferior am Porus acusticus

pulation muß jeder Zug auf den N. facialis und auf den darunter liegenden N. cochlearis vermieden werden. Der Stamm des N. vestibularis wird nun proximal vom Tumor mit der Mikroneurektomieschere durchtrennt, und das Excisionspräparat in toto entfernt (Abb. 129c). Beim Ablösen des proximalen Tumorpoles muß auf die in diesem Bereich liegende Schlinge der A. cerebellaris anterior inferior (oder einer ihrer Äste) besonders geachtet werden. Diese Arterie darf nicht verletzt und muß sorgfältig vom umliegenden Gewebe abgelöst werden. Bei großen intrameatalen Tumoren kann es nötig werden, den Eingriff auf dem translabyrinthären Weg weiterzuführen zwecks besserer Übersicht im Kleinhirnbrückenwinkel-Bereich. Diese Maßnahme wurde in zwei von unseren 12 Fällen nötig. Bei starker Verwachsung mit dem N. cochlearis kann es erforderlich werden, den N. facialis aus seinem proximalen labyrinthären und meatalen Verlauf herauszuheben (Abb. 130). Nach erfolgter Tumorexstirpation wird

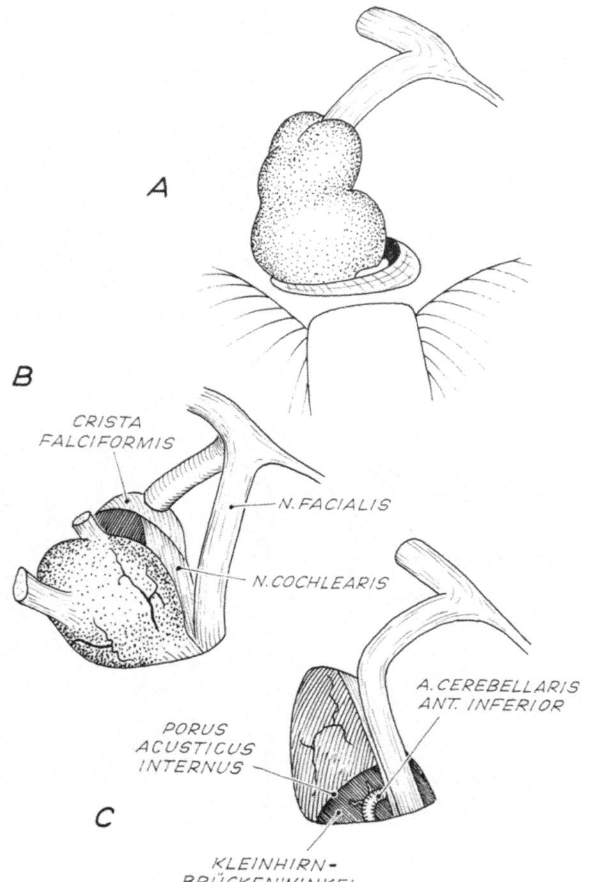

Abb. 130A–C. Herauslösen des N. facialis aus seinem intrameatalen Verlauf bei der Exstirpation eines großen intrameatalen Acusticusneurinoms. (A) Der Tumor hat den N. facialis völlig umgeben. (B) Herauslösen des N. facialis aus dem proximalen labyrinthären und intrameatalen Bereich. Darstellung des N. cochlearis. Absetzen des N. vestibularis am Porus acusticus. (C) Die Schlinge der A. cerebellaris anterior inferior ist sichtbar im Bereich des Porus. Falls die zuführenden Tumorgefäße in diesem Bereich auf dem transtemporalen Weg ungenügend zur Darstellung kommen, empfiehlt es sich, den Eingriff auf dem translabyrinthären Weg fortzusetzen

der Meatus acusticus internus mit einem freien Muskeltransplantat bedeckt. Die Dura wird mit 4×0 atraumatischer Seide an den umgebenden Knochen hochgenäht. Die zur Entlastung des Liquors ausgeführte Incision wird offen gelassen. Der Craniotomieknochen wird zurückgelegt und der M. temporalis mit 1×0 Catgutnähten rekonstruiert. Nach Einführung eines Redondrains zwischen M. temporalis und Galea folgt der Wundverschluß mit Einzelnähten aus 3×0 Prolene.

Translabyrinthärer Zugang

Anaesthesie, Instrumente (mit Ausnahme des Duraretractors) und antibiotische Abschirmung wie für den transtemporalen Zugang.

Lagerung: Der Patient wird flach auf den Rücken mit zur Seite geneigtem Kopf gelegt. Der Chirurg sitzt hinter dem Kopf des Patienten wie bei einem Mittelohreingriff.

Operationstechnik

Der retroauriculäre Hautschnitt erstreckt sich von der Mastoidspitze bis in die Regio temporalis (Abb. 131). Ausführen einer erweiterten Mastoidektomie mit einem Oliven- bzw. Rosen-Bohrer unter ständiger Spülung. Darstellung des lateralen und posterioren Bogenganges. Identifikation und Skelettierung des mastoidalen Segmentes des N. facialis. Freilegung des Sinus sigmoideus, des Bulbus der V. jugularis und der Dura der hinteren und mittleren Schädelgrube unter Belassung der letzten, diese Strukturen bedeckenden Knochenschicht (Abb. 132). Das Epitympanum wird bis zur Darstellung des Incuskörpers und Hammerkopfes eröffnet. Abtragen des posterioren Labyrinthes unter Eröffnung des lateralen und posterioren Bogenganges (Abb. 133). Dabei kommt der Saccus endolymphaticus zur Darstellung. Fortsetzung der Labyrinthektomie unter Eröffnung des oberen Bogenganges, des Crus commune und des Vestibulums (Abb. 134). Die Einmündung des Ductus endolymphaticus in das Vestibulum wird hinter dem Crus commune sichtbar. Eröffnung der Ampullae osseae lateralis und superior (Abb. 135). Zwischen beiden Ampullen wird der Ramus ampullaris superior sichtbar, welcher die obere Begrenzung des Meatus acusticus internus angibt. Die eventuelle Blutung aus der A. subarcuata in der Mitte des oberen Bogenganges wird mit dem Diamantbohrer oder mit der bipolaren Coagulation

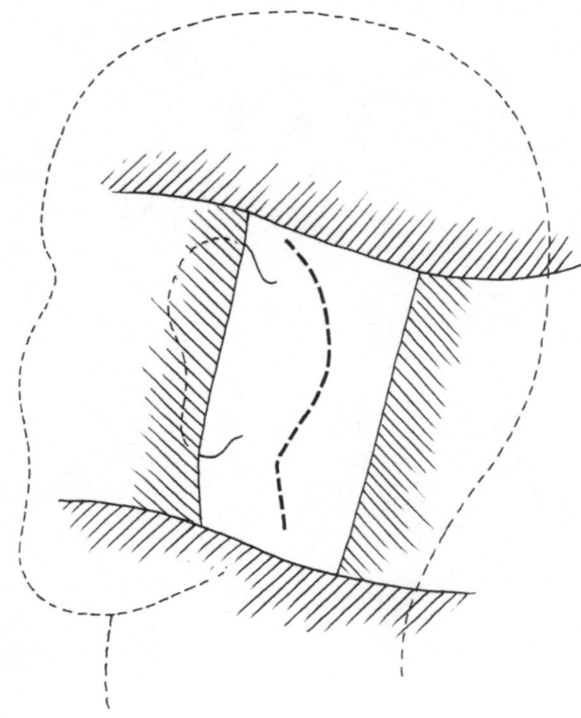

Abb. 131. Hautincision für die transmastoidale, translabyrinthäre Exstirpation eines Acusticusneurinoms

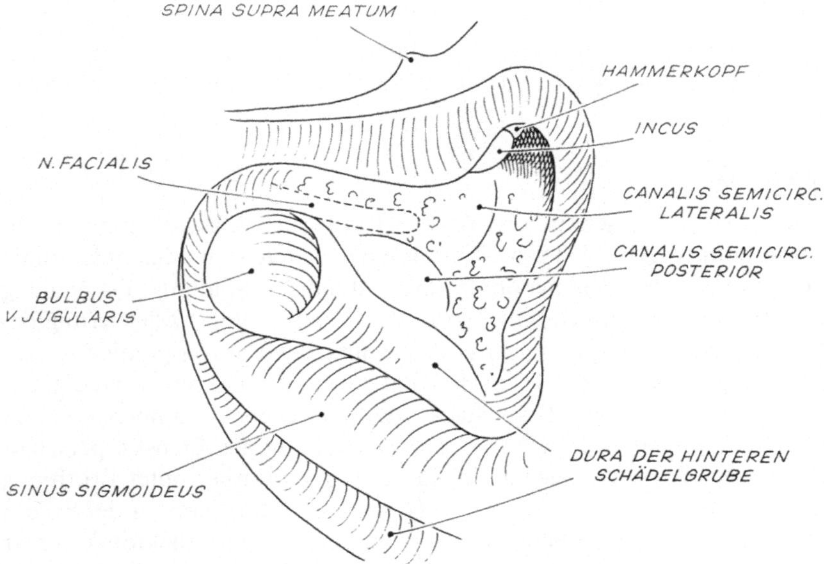

Abb. 132. Erweiterte Mastoidektomie mit Darstellung des lateralen und posterioren Bogenganges sowie der Dura der hinteren Schädelgrube. Der mastoidale Verlauf des N. facialis, der Bulbus der V. jugularis, der Sinus sigmoideus und die Dura der mittleren Schädelgrube werden skelettiert. Das Epitympanum wird bis zur Sichtbarmachung des Incus und Hammerkopfes eröffnet

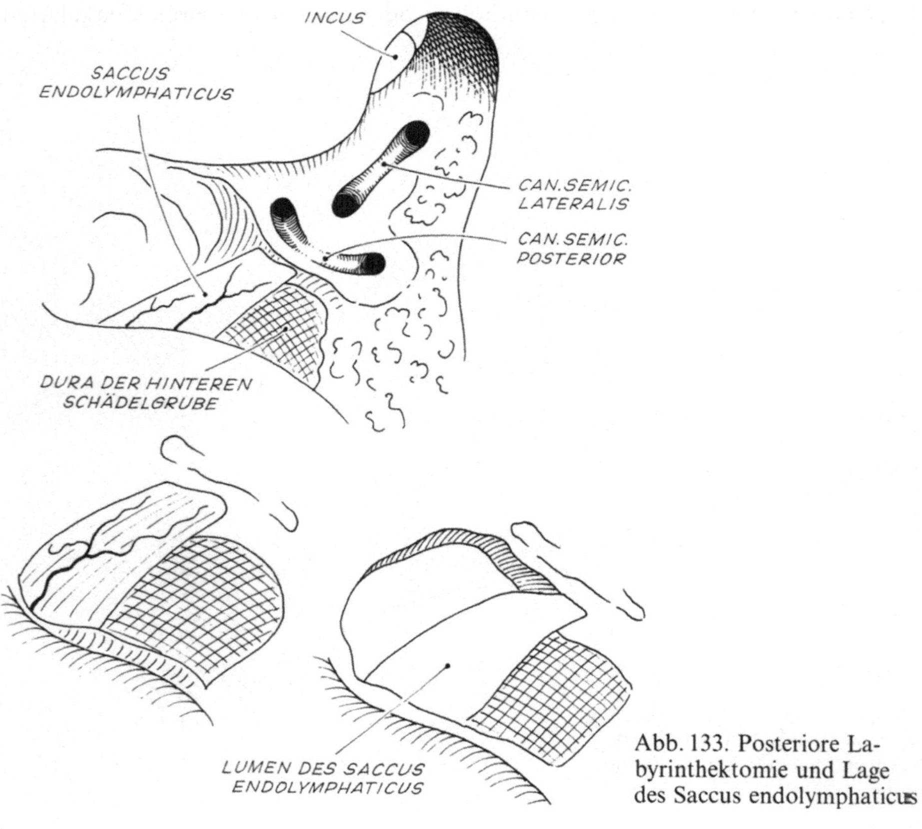

Abb. 133. Posteriore Labyrinthektomie und Lage des Saccus endolymphaticus

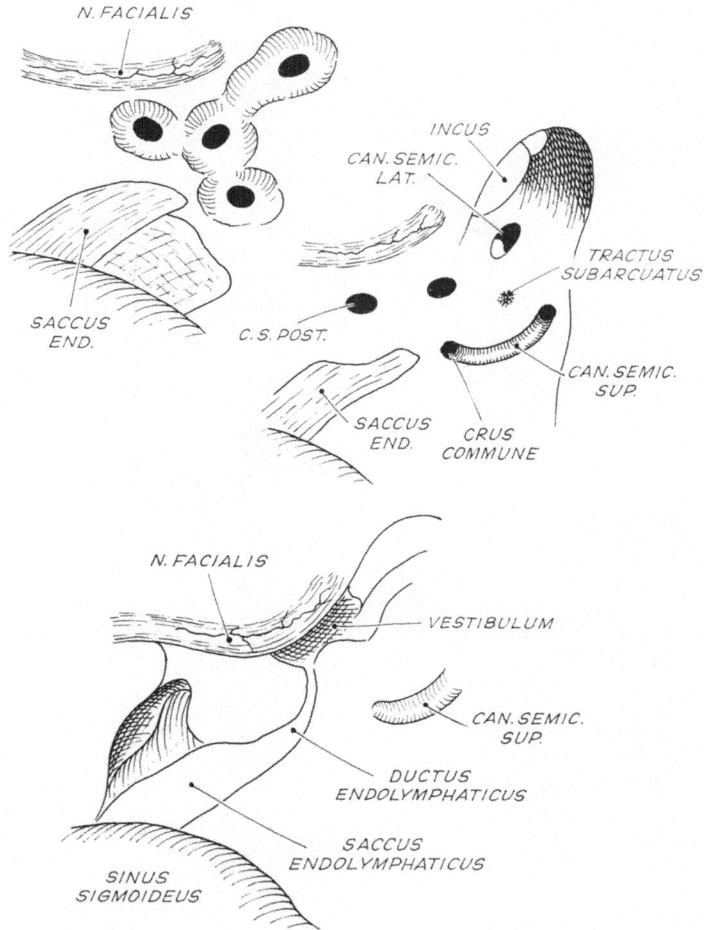

Abb. 134. Fortsetzung der posterioren Labyrinthektomie. Eröffnung des Vestibulums und Darstellung des Ductus endolymphaticus

gestillt. Die mediale Wand des Vestibulums mit dem Recessus sphericus (Sacculus) gibt die laterale Begrenzung des Meatus acusticus internus an. Freilegung der hinteren Circumferenz des Meatus acusticus internus (Abb. 135). Dabei wird der Ramus ampullaris posterior sichtbar, welcher die untere Begrenzung des Meatus angibt. Bei der Darstellung der unteren Fläche des Meatus acusticus internus wird zwischen diesem und dem Bulbus der V. jugularis der Aquaeductus cochleae eröffnet. Der Austritt von Liquor cerebrospinalis aus dem Aquaeductus cochleae ist ein gutes Zeichen, da damit bewiesen wird, daß eine Verwachsung zwischen dem eventuellen intrakraniellen Anteil des Tumors mit den Nerven der Vagusgruppe nicht vorliegt. Alle Tumoren, bei welchen während der Darstellung des Meatus acusticus internus Liquor cerebrospinalis aus dem Aquaeductus cochleae herausfloß, ließen sich auf dem translabyrinthären Weg leicht entfernen. Darstellung der Dura des Meatus acusticus internus. Die rötliche Farbe des

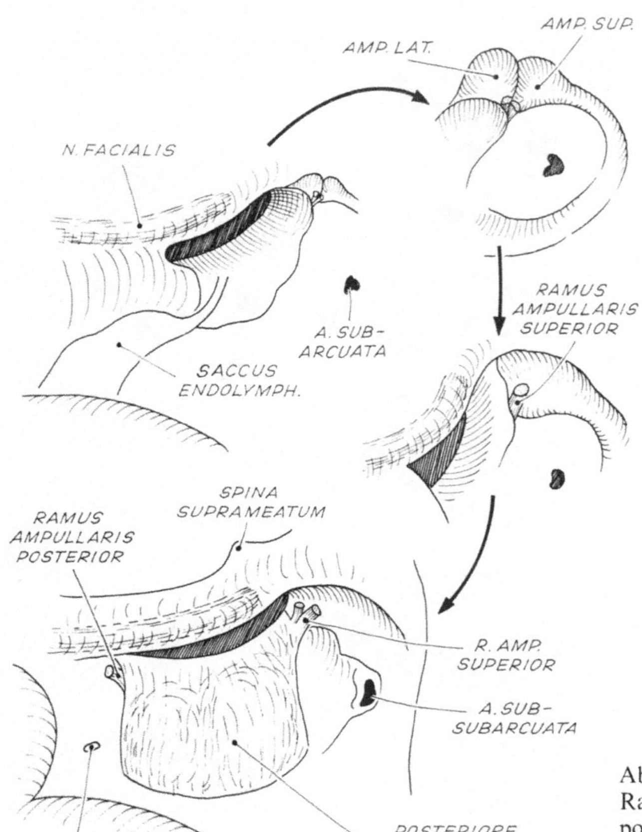

Abb. 135. Identifikation der Rami ampullares superior und posterior und Freilegung der hinteren Circumferenz des Meatus acusticus internus

Acusticusneurinoms läßt sich meistens durch die dünne Dura leicht erkennen (Abb. 136). Identifikation des Bulbus der V. jugularis und Abtragen der letzten Knochenschicht über der Dura der hinteren Schädelgrube mit dem Mikrodissector. Diese Ablösung muß besonders sorgfältig über dem Sinus superior vorgenommen werden, um Blutungen zu vermeiden. Die hintere Circumferenz des Meatus acusticus internus sowie die Dura der hinteren Schädelgrube sind jetzt frei. Identifikation des N. facialis (Abb. 137). Zu diesem Zweck wird der Knochen 2 mm vor und über dem N. ampullaris superior mit dem Diamantbohrer abgetragen. Zwischen Beginn des Canalis Falloppii und dem inneren Gehörgang wird eine Knochenleiste sichtbar (Crista verticalis oder Bill's bar). Die Crista verticalis gilt als sichere Trennlinie zwischen dem Ramus superior nervi vestibularis und dem N. facialis (Abb. 137). Eröffnung der meatalen Dura mit dem Neurektomiemesser über dem oberen Ast des N. vestibularis. Ablösen des Ramus vestibularis superior mit dem Tumor vom N. facialis. Verkleinerung der Tumormassen mit der Biopsiezange (Abb. 138). Vollständige Durchtrennung des VIII. Hirnnerven am Fundus meatus und Ablösen des intrameatalen Duraanteils vom N. facialis unter Verwendung einer neurochirurgischen Watte und

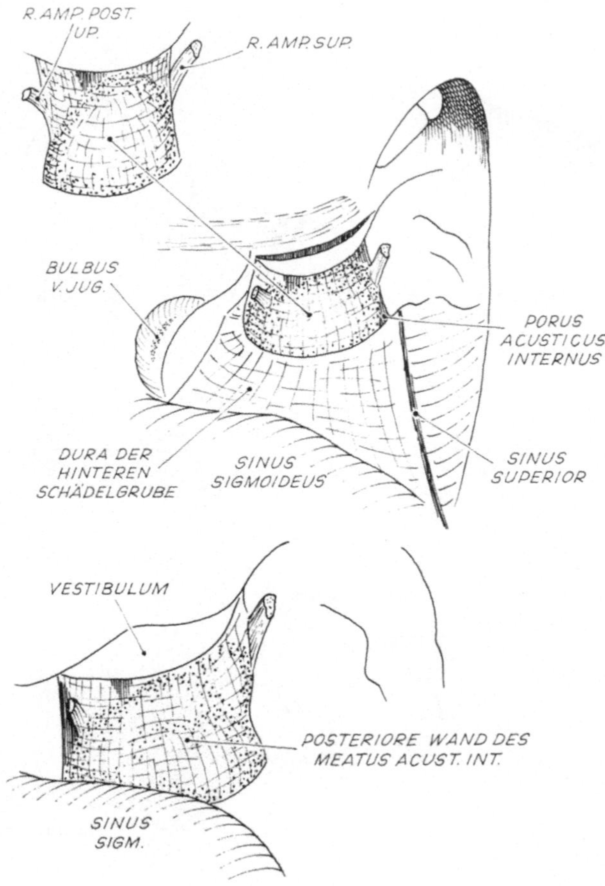

Abb. 136. Freilegung der Dura der hinteren Schädelgrube von der letzten bedeckenden Knochenschicht vom Sinus superior zum Bulbus der V. jugularis und vom Meatus acusticus internus bis zum Sinus sigmoideus

des Mikrodissectors (Abb. 139). Schräge Incision der retromeatalen Dura von oben nach unten. Darstellung des intrakraniellen Anteils des Tumors (Abb. 140) unter sanfter Retraktion des Kleinhirnes mit in Ringer-Lösung getränkter neurochirurgischer Watte (Abb. 141). Fortsetzung der intracapsulären Tumorverkleinerung mit der Biopsiezange und vollständige Ablösung des N. facialis vom intrakraniellen Tumoranteil. Bipolare Coagulation der von der A. cerebellaris anterior inferior (bzw. einer ihrer Äste) ausgehenden Tumorgefäße (Abb. 141). Der Hirnstamm mit dem N. trigeminus und die V. petrosa sind gut übersehbar. Absetzen des Tumors unter Durchtrennung des N. statoacusticus knapp vor dem Hirnstamm (Abb. 142). Bei sorgfältigem Operieren sollte eine Blutung im Kleinhirnbrückenwinkel-Bereich vermieden worden sein. Verschluß der eröffneten meatalen und retromeatalen Dura mit Fascia temporalis (Abb. 143). Fixation der Fascie mit wenigen Tropfen Gewebekleber (Histoacryl[1]). Entfernung des

---

[1] Firma Braun, Melsungen

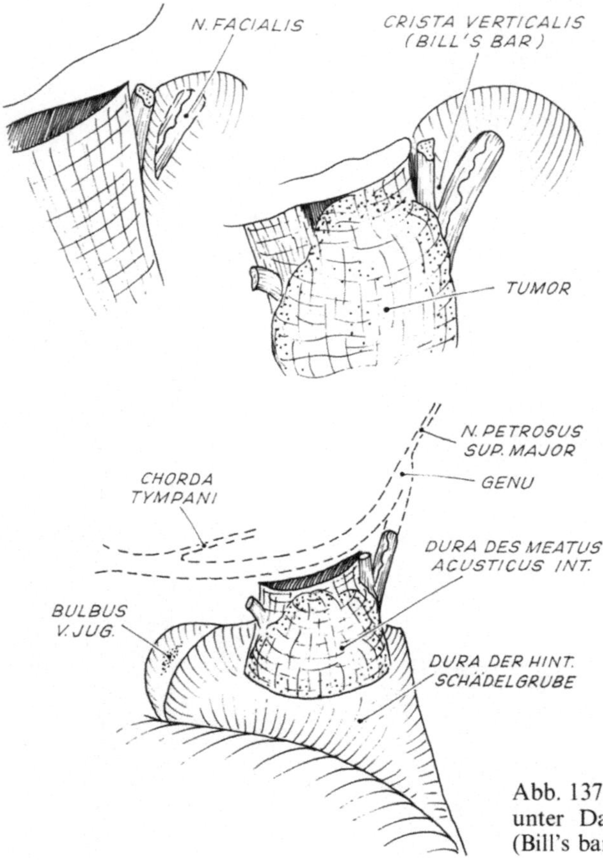

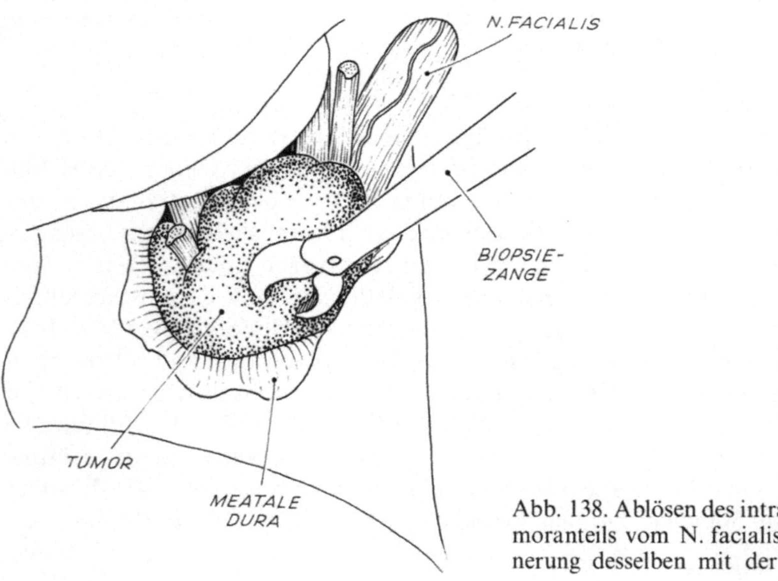

Abb. 137. Identifikation des N. facialis unter Darstellung der Crista verticalis (Bill's bar)

Abb. 138. Ablösen des intrameatalen Tumoranteils vom N. facialis und Verkleinerung desselben mit der Biopsiezange

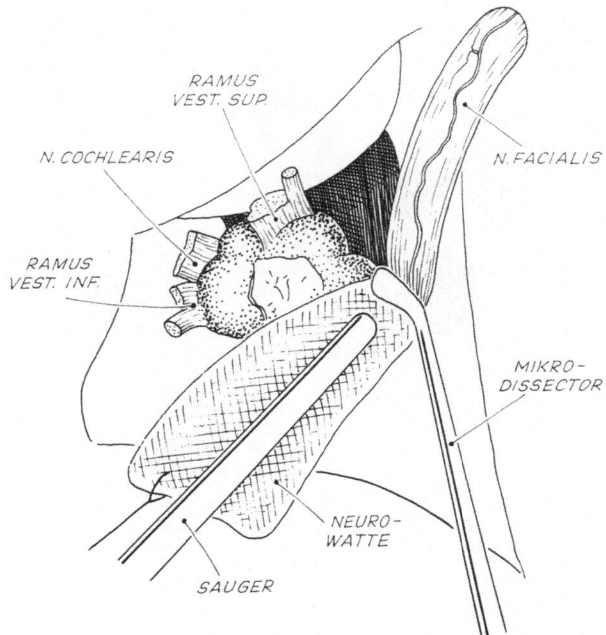

Abb. 139. Zur Schonung des N. facialis wird der intrameatale Anteil des Tumors mit in Ringerlösung durchtränkter neurochirurgischer Watte und mit einem Sauger vom Nerven abgelöst. Die dabei sichtbar werdenden Verwachsungen können mit dem Mikrodissector unter Schonung der Facialisgefäße durchtrennt werden

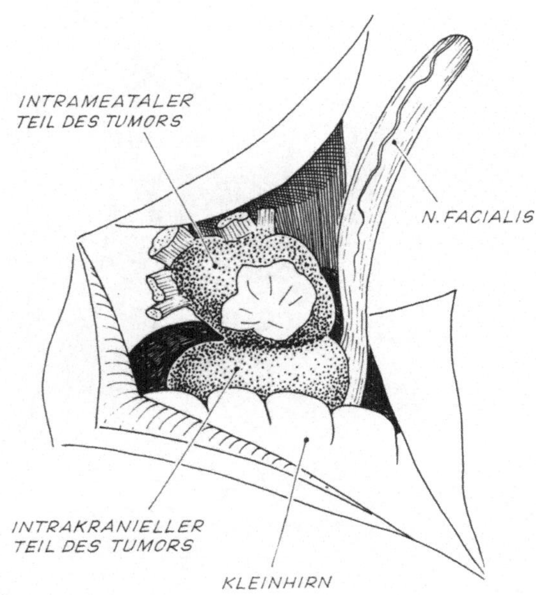

Abb. 140. Darstellung des intrakraniellen Anteils des Acusticusneurinoms

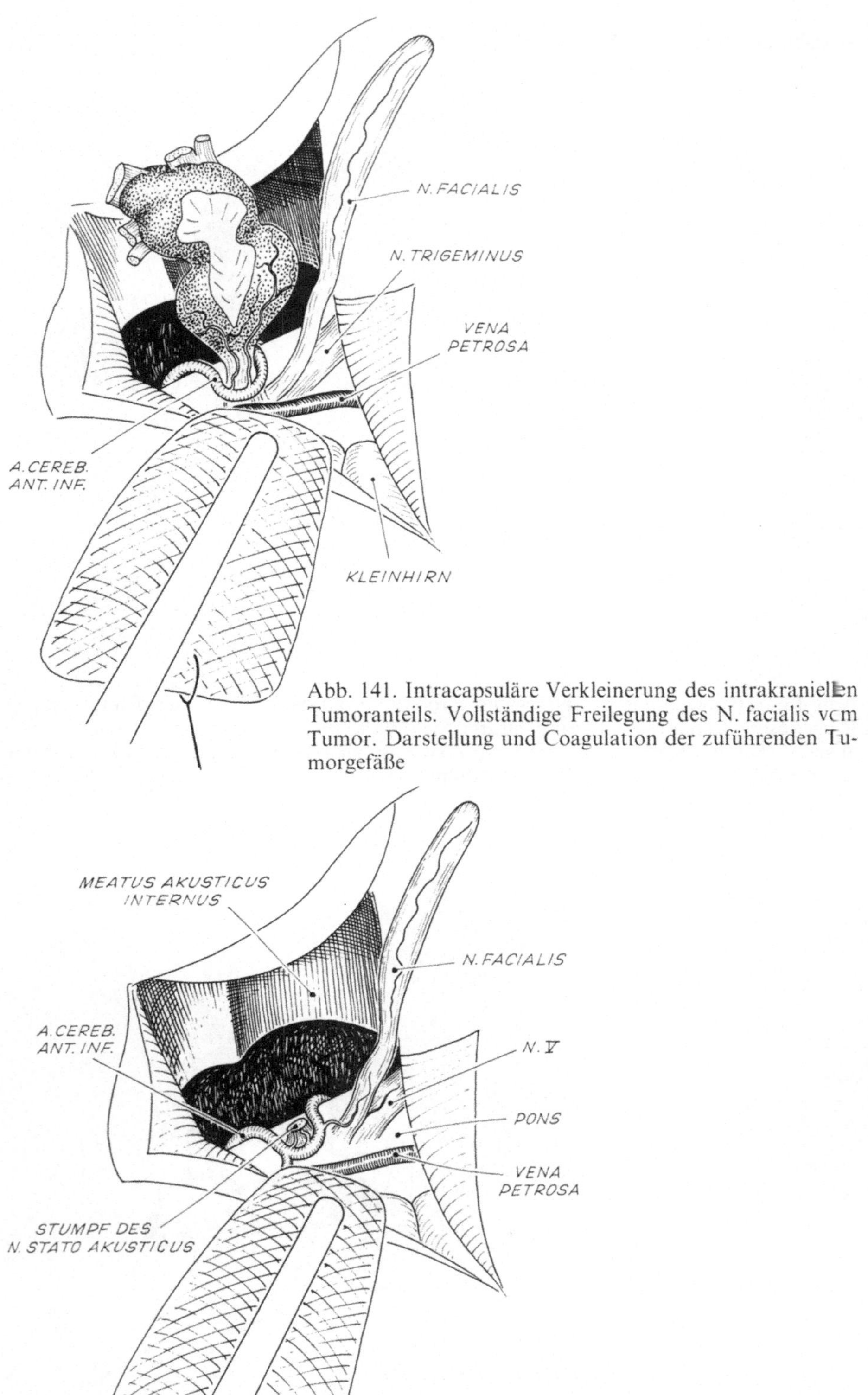

Abb. 141. Intracapsuläre Verkleinerung des intrakraniellen Tumoranteils. Vollständige Freilegung des N. facialis vom Tumor. Darstellung und Coagulation der zuführenden Tumorgefäße

Abb. 142. Operationssitus nach Entfernung des Acusticusneuronoms. Sichtbar sind: Die V. petrosa, der Pons, der N. trigeminus, der N. facialis, die A. cerebellaris anterior inferior und der Stumpf des N. stato-acusticus

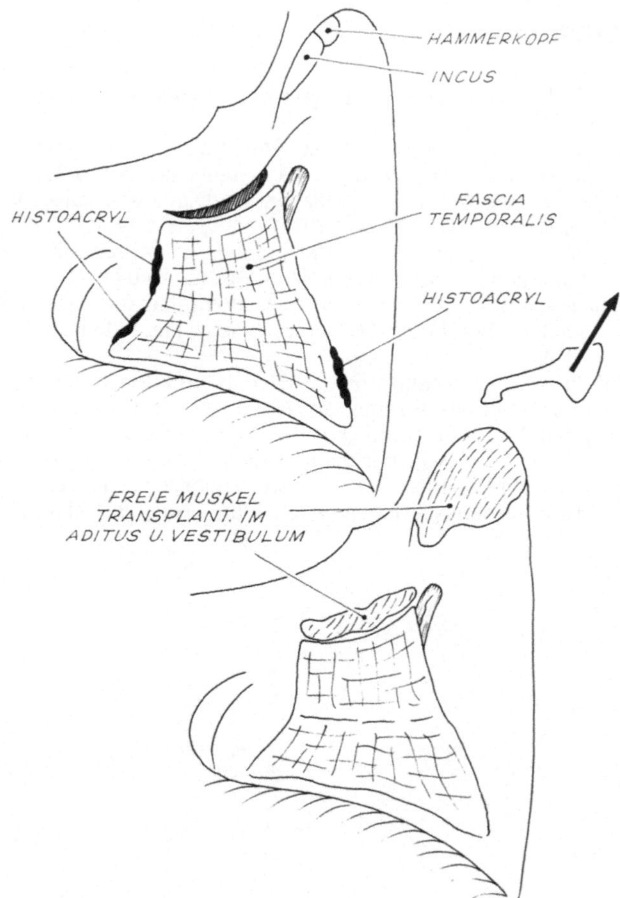

Abb. 143. Bedecken der eröffneten meatalen und retromeatalen Dura mit einem Transplantat aus der Fascia temporalis. Fixation der Fascie mit Gewebekleber (Histoacryl). Entfernung des Incus und Verschluß des Aditus und Vestibulums mit freien Transplantaten aus dem M. temporalis

Incus und Verschluß des Aditus und des Vestibulums mit freien Muskeltransplantaten (Abb. 143). Die Operationshöhle wird mit Fettgewebe aus der abdominalen Wand ausgefüllt und die Wunde zweischichtig mit 1×0 Catgut und 3×0 Prolene verschlossen (Abb. 143).

In zwei von 53 translabyrinthär operierten Neurinomen mußte der N. facialis wegen einer ausgedehnten Tumorinfiltration mitreseziert werden. In beiden Fällen konnte in der gleichen Sitzung ein autologes Transplantat aus dem N. auricularis magnus zur Überbrückung des Defektes eingesetzt werden (Fisch, 1974). Das Einlegen eines Muskeltransplantats in das Vestibulum ist wichtig, da die Fußplatte des Stapes luxiert und zu einer Liquorrhoe führen könnte. Diese Situation haben wir bei einem unserer ersten Patienten vorgefunden. Andere Komplikationen, insbesondere Wundrevisionen in der postoperativen Phase infolge Blutungen, haben wir nie beobachtet.

Literatur

Fisch, U.: Transtemporal surgery of the internal auditory canal. Adv. ORL **17**, 203–240 (1970)
Fisch, U.: Facial nerve grafting. Otolaryng. Clin. N. Amer. **7**, 517–529 (1974)
Fisch, U.: Die Mikrochirurgie des Felsenbeines. HNO **25**, 193–197 (1977)
Fisch, U., Nedzelski, J., Wellauer, J.: Diagnostic value of meato-cisternography. Arch. Otolaryng. **101**, 339–343 (1975)
Fisch, U., Wegmüller, A.: Early diagnosis of acoustic neuromas. ORL J. Oto-Rhino-Laryngology and its Borderlands **36**, 129–140 (1974)
Michelsen, S.H.: Ergebnis von translabyrinthär operierten Akustikusneurinomen unter besonderer Beachtung des Nervus facialis. Diss. Medizin. Fakultät der Universität Zürich, 1974
Smith, M.: Proceedings of the IIIrd International Symposium on Facial Nerve Surgery (Ed. U. Fisch). Birmingham/Alabama: Aesculapius 1976
Yaşargil, M.G.: Proceedings of the IIIrd International Symposium on Facial Nerve Surgery (Ed. U. Fisch). Birmingham/Alabama: Aesculapius 1976
Yaşargil, M.G., Fisch, U.: Unsere Erfahrungen in der mikrochirurgischen Exstirpation der Akustikusneurinome. Arch. Ohr.-, Nas.- u. Kehlk.-Heilk. **194**, 243–247 (1969)

Mikrochirurgie der Kleinhirnbrückenwinkel-Tumoren

M.G. YAŞARGIL

Unter den Tumoren dieser Gegend haben die Acusticusneurinome in zweierlei Hinsicht eine besondere Bedeutung:

1. Sie sind die häufigste Tumorart dieses Gebietes (65–70%) (Tabelle 18)

2. Der Ursprung des Tumors liegt im inneren Gehörgang, also in einem Gebiet, das zur Otologie gehört; sie wachsen von hier aus zum Kleinhirnbrückenwinkel, also in ein Gebiet der Neurochirurgie. Es ist daher nicht verwunderlich, daß an der Entwicklung der chirurgischen Techniken sowohl Otologen als auch Neurochirurgen besonders interessiert sind.

Auf die Zusammenfassung der diesbezüglichen Geschichte muß verzichtet werden, da sich dieser Beitrag auf die neurochirurgischen Aspekte beschränkt. Die Entwicklung und die Ergebnisse der klassischen Neurochirurgie werden nicht zusammengefaßt, weil dies bereits vielfach meisterhaft in den Publikationen von Cushing (1917), Dandy (1941), Olivecrona (1940, 1967), McKenzie und Alexander (1955), Pool und Pava (1957) und Drake (1967) getan wurde. Es wäre auch unfair, die Ergebnisse der klassischen Neurochirurgie mit denjenigen der Mikrochirurgie zu vergleichen, da die gegenwärtigen unvergleichlich besseren Arbeitsbedingungen der Lehrer-Generation nicht zur Verfügung standen. Es sei hier nur darauf hingewiesen, daß die Leistungen der gegenwärtigen Mikrotechnik in erster Linie auf den von der Lehrer-Generation ausgearbeiteten und gewonnenen Erkenntnissen beruhen.

Vor der Beschreibung der Besonderheiten der Mikrotechnik und der Operationstechnik sei es uns gestattet, die gegenwärtigen Probleme der Diagnostik und die Bedeutung der chirurgischen Anatomie der Strukturen im Kleinhirnbrückenwinkel aus neurochirurgischer Perspektive darzulegen.

Diagnostische Probleme

Obwohl die neurologischen Lokal-, Nachbarschafts- und Fernsymptome bei Kleinhirnbrückenwinkel-Tumoren bestens bekannt sind, und zahlreiche Abhandlungen über die Differentialdiagnose der Tumorarten dieses Gebietes vorliegen, ist es nach wie vor sehr schwierig, den Tumor in der Anfangsphase zu erfassen. Es stehen gegenwärtig eine Reihe von gezielten neurootologischen, neuroradiologischen und nuclearmedizinischen Untersuchungsmethoden zur Verfügung: gelegentlich gelingt es, kleine, ja sogar winzige Tumoren zu diagnostizieren. Dennoch ist die Diagnose eines Acusticusneurinoms im Einzelfall im Durchschnitt nach wie vor nicht einfach; nicht nur bei kleinen und kleinsten, sondern auch bei großen Tumoren erweisen sich auch die modernsten Untersuchungsverfahren im Einzelfall als unzulänglich. Es werden diagnostiziert: Taubheit, Tinnitus, Vertigo unbekannter Genese, Morbus Ménière, Neuronitis vestibularis, Multiple Sklerose, Trigeminusneuralgie, Zahnleiden, Schiefhals, cervicale Syndrome, vertebrobasiläre Insuffizienz (wenn zudem Hypertonie, allgemeine kardiovasculäre Insuffizienz oder Diabetes mellitus vorliegen). Es gibt immer noch Patienten, bei denen nach Anwendung aller modernen Untersuchungsverfahren ein inoperables Ponsgliom diagnostiziert wird, und die Exploration doch ein Acusticusneurinom ergibt. Umgekehrt muß gelegentlich mit negativer Exploration des Kleinhirnbrückenwinkels gerechnet werden; es werden völlig normale Verhältnisse aufgefunden, also kein Tumor, kein Aneurysma, keine Gefäßmißbildung, keine Zeichen einer Entzündung incl. Arachnoiditis, obwohl otologisch, neurologisch und neuroradiologisch sehr suspekte bis fast sichere pathologische Befunde postuliert wurden. Diese Beobachtungen wurden nicht nur bei Patienten gemacht, welche aus dem eigenen geographischen Arbeitsgebiet stammen, sondern aus allen fünf Kontinenten. Diese kritischen Bemerkungen aus dem Alltag der Neurochirurgen sind weder persönlich gemeint, noch gegen irgendeine Spezialdisziplin gerichtet, sondern stellen ein beredtes Zeugnis für die gegenwärtige Situation dar, gewonnen aus der Kasuistik der 252 Patienten (Sept. 1967–Ende April 1976), welche innerhalb der letzten 9 Jahre an Kleinhirnbrückenwinkel-Tumoren in der Neurochirurgie Zürich operiert wurden.

Beim Studium der Literatur fällt auf, daß bereits die Befürworter der translabyrinthären Exploration (Quix, 1911; Kümmel, 1909; Zange, 1915) vor 60 Jahren und 10 Jahre später die Neurochirurgen auf die damalige moderne Vestibularsprüfung und die röntgenologische Untersuchung des Felsenbeines hingewiesen hatten und daher, hinsichtlich einer frühzeitigen Diagnose der Acusticusneurinome, sehr optimistisch gestimmt waren. Die inzwischen verflossenen 60 Jahre haben diese Erwartungen nicht erfüllt. Die Kommunikation mit Kollegen aus aller Welt ergibt, daß nach wie vor die meisten Fälle der Kleinhirnbrückenwinkel-Tumoren erst in der Spät- und Endphase in die Klinik kommen, wenn der Tumor besonders groß ist.

Mikrotechnik

Bereits vor 50 Jahren hatten die Otologen das Operationsmikroskop und die Mikroinstrumente für die Eingriffe im Bereich des Mittelohrs eingesetzt. Die Benützung des Operationsmikroskopes für die translabyrinthäre Exploration (House, 1961), für die subtemporal-transpetrosale Exploration (Kurze u. Doyle, 1962) und suboccipital-transmeatale Exploration (Rand u. Kurze 1965) für die Exstirpation der Acusticusneurinome war stimulierend für die moderne Neurootologie und Neurochirurgie. Die Fortschritte auf dem Gebiete der mikrovasculären Chirurgie erwiesen sich nicht nur bahnbrechend in der chirurgischen Behandlung der cerebrovasculären Krankheiten (Aneurysmen, Angiome und Gefäßverschlüsse), sondern auch für die Exstirpation der Tumoren des Zentralnervensystems. Es wurden inzwischen ein neues Operationsmikroskop, Mikroinstrumente, die bipolare Elektrocoagulationstechnik, Elektrobohrer, ein Nervstimulator und automatische Hirnretractoren eingeführt und Mikronahtmaterial für die Gefäß- und Nervenchirurgie entwickelt. Die sinnvolle Zusammenfügung dieser Elemente macht die gegenwärtige *Mikrotechnik* aus, die jedoch eine grundliche Ausbildung im Laboratorium erfordert: Gebrauch der Instrumente in schmalen Spalten, Präparation und Nahttechnik der Gefäße und Nerven, bipolare Coagulationstechnik, präzise Anwendung des Elektrobohrers.

Eine besondere Schwierigkeit lag bisher in der umständlichen Beweglichkeit des Operationsmikroskopes. Es wurde daher ein mobileres Mikroskop entwikkelt, wobei der ausbalancierte Mikroskopkopf mit allem Zubehör (Foto-, Film-Fernsehkameras) federleicht horizontal und vertikal durch einen Mundschalter bewegt werden kann. Die Hände des Chirurgen bleiben frei, um die notwendigen Aktionen im Operationsgebiet ungestört auszuführen.

Die stabile Haltung des Kopfes des Patienten während der Operation in Sitzposition wird durch einen Dreipunktkopfhalter nach Mayfield-Kees gewährleistet.

Ein weiteres Problem in der Neurochirurgie erforderte eine dringende Lösung, und zwar die unstabile Retraktion der Hirnteile durch einen vom Assistenten gehaltenen Spatel. Zur Gewährleistung einer präzisen, stabilen und zugleich nicht druckstarken Retraktion wurde ein flexibler Spannarm entwickelt, welcher nunmehr extrakraniell fixiert wird. Ein Haltearm wird mit Hilfe eines Kugelgelenkkolbens an den Gleitschienen des Operationstisches angebracht, am andern Ende des Stahlrohres wird ein Kupplungskopf befestigt, welcher mit verschiedenen Fixiervorrichtungen die Möglichkeit bietet, einzelne oder mehrere Spannarme anzubringen und ihnen jede beliebige Richtung zu geben. Diese Einrichtung ermöglicht es, die Craniotomie klein zu halten, wie dies weiter unten beschrieben wird.

Eine große Anzahl von Mikroinstrumenten (Pinzetten, Scheren, Zangen, Raspatorien mit verschiedenen Schaftlängen, in Bajonettform und mit verschiedenartiger Gestaltung der Spitze) stehen dem Chirurgen zur Verfügung. Besonderer Erwähnung bedürfen die bipolaren Coagulationsverfahren unter dem Operationsmikroskop und die Benützung einer Serie von speziell angefertigten Pinzetten für präzise Mikrocoagulationen. Mit Hilfe dieser Coagulationstechnik können z.B. sehr feine Blutgefäße an den Nerven ohne Reizung derselben oder feine eingerissene Arteriolen am Abgang von größeren Gefäßen ohne Hitzeeffekt auf das Hauptgefäß coaguliert werden.

Zur Identifizierung des in den meisten Fällen stark elongierten, verlagerten und abgeplatteten N. facialis wird ein Elektrostimulator benützt. Bei der Eröffnung des inneren Gehörganges auf intrakraniellem Wege hatten Dandy und Bucy die Meißeltechnik benützt. Es stehen nunmehr sehr schnell rotierende Elektrobohrer mit Stahl- und Diamantköpfen in verschiedener Größe zur Verfügung, um am Felsenbein präzise Arbeiten durchzuführen.

Anatomie, topographische Anatomie, Röntgenanatomie und chirurgische Anatomie des Kleinhirnbrückenwinkels

Die notwendigen Kenntnisse der Anatomie und topographischen Anatomie des Kleinhirnbrückenwinkels aus den bekannten Lehrbüchern sind für den Chirurgen unerläßlich. Sie sind jedoch nicht ausreichend; der Chirurg hat in anderen anatomischen Perspektiven zu arbeiten, muß außerdem, je nach Größe und

Beschaffenheit des Tumors, mit den Variationen der Strukturen vertraut sein. Die mit Hilfe der verschiedenen Methoden der Neuroradiologie direkt oder indirekt erfaßbaren Strukturen (Veränderungen des Felsenbeines, Lage der Nerven, der Brücke und des Kleinhirns sowie Lage und Variationen der Gefäße, schließlich die Größe und genaue Position des Tumors) sind äußerst wertvolle Informationen. Es handelt sich jedoch meistens um zweidimensionale Bilder; selbst bei Vorhandensein von stereoskopischen Aufnahmen muß der Chirurg die gewonnenen Informationen abstrahieren und sie in den dreidimensionalen Explorationsraum transponieren. Hinzu kommt, daß der Chirurg in einer trichterförmigen Craniotomie die vergrößerten Strukturen zu erkennen und sie zu manipulieren hat, mit dem Eindruck, nicht außerhalb des Explorationsgebietes zu stehen, sondern mitten im Aktionsfeld zu sitzen. Die Mikrotechnik erfordert daher spezielle topographisch-anatomische Kenntnisse des Kleinhirnbrückenwinkels.

Es können diesbezüglich folgende Publikationen empfohlen werden:

1. Stereoscopic Atlas of Human Anatomy von David L. Bassett (1952)

Außer dem Text und den instruktiven Abbildungen des 4. Bandes der Sektion I des Zentralnervensystems bietet die stereoskopische Betrachtungsscheibe No. 28 sehr wertvolle stereoskopische Bilder des Kleinhirnbrückenwinkels; die Lage der Nerven V, VI, VII, VIII, IX, X und XII in unmittelbarer Umgebung des Foramen Luschkae, die Lage und der Verlauf der Aa. vertebralis und basilaris sowie ihrer Äste, die Lage des Plexus chorioideus und der Tela chorioidea an der Fossa supraolivaris bzw. am Foramen Luschkae sind sehr instruktiv dargestellt.

2. Arteries and Veins of the Human Brain

Foix et al. (1925), Donegani (1965), Bébin (1968), Stephens und Stilwell (1969), Salomon (1971), Newton und Potts (1974). Besonders zu beachten sind die Abb. 81–93, sowie 135 und 157 von Stephens und Stilwell (1969).

3. Arteriographische Anatomie der Aa. vertebralis und basilaris und ihrer Äste

Diesbezüglich sind folgende Monographien und Publikationen zu beachten: Radner (1947), Olsson (1953), Sjögren (1953), Hauge (1954), Decker (1955), Krayenbühl und Yaşargil (1957), Wackenheim und Metzger (1962), Wolf et al. (1962), Economos und Prosalentis (1963), Greitz und Sjögren (1963), Khilnani und Silverstein (1963), Goree et al. (1964), Tiwisina (1964), Bret (1965), Hermann und Seeger (1965), Krayenbühl und Yaşargil (1965), Ruggiero (1965), Scatliff et al. (1965), Dilenge und David (1967), Leman et al. (1967), Takahashi et al. (1967), Symon und Kendall (1973), Newton und Potts (1974), Takahashi (1974).

4. Angiographie und angiographische Anatomie der Venen im Kleinhirnbrückenwinkel

Sowohl die Anatomie der Hirnstrukturen dieser Gegend als auch diejenige der Venen wurde in den Arbeiten von Wolf et al. (1963, 1966) und Huang et al. (1965, 1967, 1968) sehr präzis beschrieben. Es ist unerläßlich für jeden Neurochirurgen, die Lage und den Verlauf der Venen der Kleinhirnhemisphären, der Brücke und der Medulla oblongata nach dieser umfassenden Studie zu kennen. Wertvolle Beiträge stellen die Publikationen von Takahashi et al. (1967), Ben Amor et al. (1971), Bull (1971), Tournade et al. (1971), Braun und Tournade (1974) und Duvernoy (1975) dar.

5. Arbeiten über die Variationen der Aa. cerebelli anterior inferior und auditiva

Diesbezügliche Arbeiten von Siebenmann (1894), Nabeya (1923), Konaschko (1927), Ferrari Lelli (1939), Sunderland (1945), Guerrier und Villaceque (1949), Villaceque (1949), Atkinson (1949) und Nager (1954) waren bekannt. In den letzten Jahren haben die Otologen Charachon (1961), Fisch (1968), Mazzoni (1969, 1972), Mazzoni und Hansen (1970), Boussens et al. (1970), Boussens (1971), Boussens und Caille (1972) die Variationen der A. cerebelli anterior inferior und ihrer Äste, wie die A. auditiva, sowie die Vascularisation des Felsenbeines im Detail studiert und in otologischen Zeitschriften publiziert. Zusammenfassungen all dieser Arbeiten sind in der Dissertation von Bébéar (1973) und in der Monographie von Portmann et al. (1973) zu finden. Es gibt nicht nur Variationen zwischen der Stärke der ipsilateralen Aa. cerebelli posterior inferior und anterior inferior und ihrer Vascularisationsgebiete, sondern auch in bezug auf Anlage, Verlauf und Astabgabe der Aa. cerebelli anterior inferior und auditiva interna sowie A. subarcuata. Hinzu kommt, daß diese Arterien alle erdenklichen Positionen um den Tumor herum aufweisen können. Auf den Vertebralisangiogrammen können nicht alle Einzelheiten in gewünschter Weise zur Darstellung gebracht werden. Immerhin kann der Chirurg vor der Operation feststellen, ob die A. cerebelli posterior inferior oder anterior inferior kaliberkräftiger ist, so daß er z.B. bei besonders kaliberschwacher A. cerebelli posterior inferior der Schonung der kräftigeren A. cerebelli anterior inferior noch mehr Aufmerksamkeit schenken muß. In bezug auf die Vascularisation der Brücke und der Medulla oblongata ist auf die umfassenden Publikationen von Foix et al. (1925) und Bébin (1968) hinzuweisen. Es ist zu hoffen, daß weitere Entwicklungen im Gebiete der Magnifikation und Subtraktionstechniken regelmäßige Erkennung der Position der Hauptgefäße und ihrer Äste ermöglichen werden.

6. Anatomie der Nn. facialis und intermedius

Diesbezüglich sind folgende Arbeiten zu empfehlen: House (1964, 1968), Sachs (1965), Rand und Kurze (1968), Rhoton et al. (1968), Rand (1969), Rhoton (1974), Portmann et al. (1973) und Bébéar (1973).

Subarachnoidale Räume

Die Mikrotechnik ermöglicht es, die Exploration und Exstirpation des Tumors innerhalb der subarachnoidalen Räume auszuführen und die in diesen Räumen liegenden Nerven und Gefäße zu schonen. Die teilweise oder weitgehende Resektion der Kleinhirnhemisphäre ist auch bei großen Tumoren abzulehnen, weil dabei die subarachnoidalen Räume des Kleinhirnbrückenwinkels durch Einsickern des Blutes unübersichtlich werden und die Exploration des Tumors, der Nerven und Gefäße danach nicht in gewünschter klarer Sicht erfolgen kann. Diese wichtige Tatsache erfordert genaue Kenntnisse der Besonderheiten im Aufbau und in der Ausdehnung der basalen Zisternen; in diesem engen Raum sind mehrere Zisternen anzutreffen; sie können je nach Größe und Beschaffenheit des Tumors in verschiedenem Ausmaß verlagert sein und Adhärenzen mit Gefäßen, Nerven und dem Tumor aufweisen. Die Anatomie dieser Zisternen und die Beziehung zum IV. Ventrikel via Foramen Luschkae ist für den Neurochirurgen von größter Bedeutung. Diesbezüglich können die Arbeiten von Key und Retzius (1875), Liliequist (1959), Epstein (1966), DiChiro (1967), Leighton (1971), McClure Wilson (1972) und Samii (1974) empfohlen werden. Diese äußerst sorgfältig durchgeführten Studien an Sektionsmaterial sowie Beobachtungen der Zisternogramme entsprechen in erster Linie den Bedürfnissen der Neuroradiologen; bei aller Anerkennung der diesbezüglich geleisteten Pionierarbeit muß darauf hingewiesen werden, daß beim Sektionsmaterial viele Strukturen bereits autolytisch geschädigt sind. Bei Röntgenstudien werden Einzelheiten selbst bei stereoskopischen Aufnahmen noch überdeckt oder sehr feine Scheidewände nicht erkannt. Die Mikrotechnik gestattet es, diese von den obengenannten Autoren in mühevoller Arbeit dargestellten zisternalen Räume intra vitam zu beobachten und in allen Einzelheiten zu studieren. In dem kleinen Raum des Kleinhirnbrückenwinkels liegt nicht nur eine einzige Zisterne, d.h. die Cisterna pontocerebellaris vor, sondern dieser Raum wird von weiteren Zisternen, nämlich der Cisterna cerebellomedullaris lateralis und der Cisterna pontis (praepontis) eingenommen. Caudal grenzen diese zudem an die Cisterna cerebellomedullaris anterior, cranio-dorsal an die Cisterna cerebelli superior, Cisterna quadrigeminalis, Cisterna ambiens und cranio-ventral schließlich an die Cisterna interpeduncularis. Diese Zisternen variieren bezüglich ihrer Größe, Ausdehnung und Ausbildung von Grenzmembranen. Die Durchtrittsstellen der Nerven und Gefäße sind jeweils stets durch vermehrte und dichte arachnoidale Faserzüge verstärkt. Das Foramen Luschkae eröffnet sich z.T. in die Cisterna pontocerebellaris, z.T. in die Cisterna cerebello-medullaris lateralis und z.T. in die Cisterna praepontis.

Abbildung 144 soll einen Überblick über die Zisternen im Kleinhirnbrückenwinkel sowie die darin sich befindlichen Nerven und Gefäße geben.

Die Zisternen enthalten folgende Gefäße und Nerven:

Cisterna pontocerebellaris. Nn. V, VII und VIII, A. cerebelli anterior inferior, A. auditiva, Äste der V. petrosa wie V. brachialis pontis, V. interbrachialis, V. recessus lateralis und V. transversus pontis.

Cisterna cerebello-medullaris lateralis. Nn. IX, X, XI und XII, Aa. vertebralis und cerebelli posterior inferior in der Anfangsstrecke bis zur lateralen Unterflä-

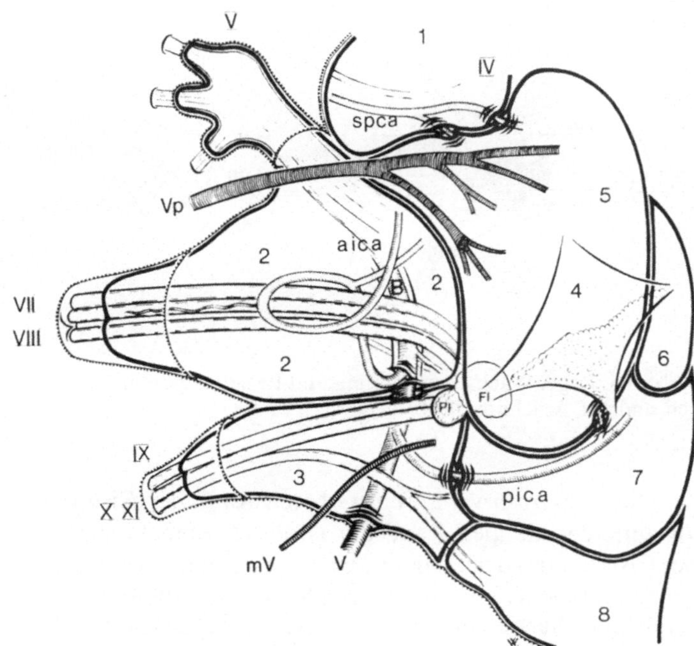

Abb. 144. Schematische Darstellung der Zisternen im Kleinhirnbrückenwinkel: *1* Cisterna quadrigeminalis, *2* Cisterna pontocerebellaris, *3* Cisterna cerebello-medullaris lateralis, *4* IV Ventrikel, *5* Cisterna cerebellaris, *6* Cisterna vermis, *7* Cisterna cerebello-medullaris dorsalis, *8* Cisterna medullaris dorsalis und lateralis, *IV* N. trochlearis, *V* N. trigeminus, *VII* N. facialis, *VIII* N. cochlearis und vestibularis, *IX* N. glossopharyngeus, *X* N. vagus, *XI* N. accessorius, *aica* A. cerebelli anterior inferior, *pica* A. cerebelli posterior inferior, *spca* A. cerebelli superior, *V* A. vertebralis, *B* A. basilaris, *Vp* V. petrosa und ihre Äste, *mV* laterale medulläre Vene, *Pl* Plexus chorioideus am Foramen Luschkae, *Fl* Flocculus

che der Tonsille, wo diese Arterie dann die Cisterna cerebello-medullaris posterior betritt. In dieser Zisterne befinden sich die Vv. recessus lateralis, tonsillae medialis und medullaris lateralis.

Cisterna pontis (praepontis). In dieser schmalen Zisterne zieht die A. basilaris bis zum oberen Rand der Brücke, wo die Zisterne in die Cisterna interpeduncularis übergeht. In der Cisterna pontis befinden sich die Anfangsstrecke der A. cerebelli anterior inferior, die V. transversus pontis und in dieser Zisterne liegt auch der N. abducens.

Cisterna quadrigeminalis: N. trochlearis, A. cerebelli superior, V. cerebelli praecentralis, Endstrecken der Vv. basilaris, mesencephalica lateralis, mesencephalica posterior.

Cisterna ambiens. Lateral von der Cisterna quadrigeminalis, unmittelbar am Rande des Tentoriums, ist noch ein Teil dieser Zisterne sichtbar, worin der N. trochlearis nach vorne zieht, und die A. cerebelli superior rückwärts zur Cisterna quadrigeminalis verläuft. Die V. basilaris (Rosendahl) liegt in dieser Zisterne und tritt nach kurzer Strecke in die Cisterna quadrigeminalis, um hier in die V. Galeni einzumünden.

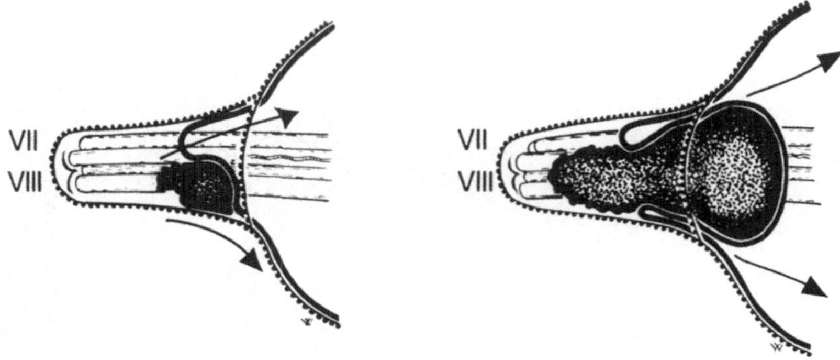

Abb. 145. Lage, Wachstumsrichtung und Beziehung des intrameatalen Tumors zu den Nerven und zur Arachnoidea

Die *V. petrosa* verläuft am oberen Rand der Cisterna pontocerebellaris und am unteren lateralen Rand der Cisterna cerebelli superior, am unteren Rande der Cisterna quadrigeminalis, wobei im Übergangsgebiet die vorderen Marginalvenen und die V. ponto-mesencephalica lateralis sowie, von der Cisterna ponto-cerebellaris herkommend, die Vv. recessus lateralis, brachium und interbrachium pontis einmünden.

Die Zisternen begleiten die Hirnnerven aus dem intrakraniellen Raum hinaus zum Foramen jugulare, zum Meatus acusticus und zum Cavum Meckeli. Die Variationen dieser Ausdehnungen des subarachnoidalen Raumes im Bereiche des inneren Gehörganges sind auf Pantopaque-Zisternogrammen sehr eindrucksvoll zu demonstrieren (Fisch u. Weber, 1972; Portmann et al., 1973). Das Acusticusneurinom nimmt seinen Ursprung aus dem lemnösen Teil des N. vestibularis, sehr selten des N. cochlearis, befindet sich somit ursprünglich außerhalb des subarachnoidalen Raumes. Mit dem medialen Wachstum des Tumors wird die arachnoidale Wand der Cisterna pontocerebellaris ebenfalls medialwärts verschoben, und es kommt zu einer Duplikation dieser Schichten und sogar zur dreifachen Schichtbildung an der Grenze gegenüber den Cisternae cerebello-medullaris lateralis, pontis und quadrigeminalis (Abb. 145 u. 146).

Je nachdem, ob es sich um einen Tumor des N. trigeminus, des N. vestibularis oder der Glossopharyngeus-Vagus-Gruppe handelt, werden die Verlagerung und Abgrenzung der Zisternen anders verlaufen. Bei Mißachtung der genauen Abgrenzungen besteht die Gefahr, daß der Chirurg einerseits zwischen die subarachnoidalen Räume und die Tumorkapsel, andererseits zwischen Arachnoidea und Pia gerät und dann den Eindruck bekommt, daß der Tumor, diese Grenzen überschreitend, in die subpiale Hirnsubstanz eingedrungen ist, was in Wirklichkeit kaum vorkommt. Es ist zuzugeben, daß sich die Grenzen, infolge der unförmigen und knotenförmigen Indentationen des Tumors in die Brücke und Kleinhirnhemisphäre, bis zur Unkenntlichkeit verändern, jedoch immer beibehalten werden. Die genaue Kenntnis der Topographie der subarachnoidalen Räume bzw. deren Inhaltes und ihrer Abgrenzungen ist daher bei der Exstirpation der Kleinhirnbrückenwinkel-Tumoren von größter Bedeutung.

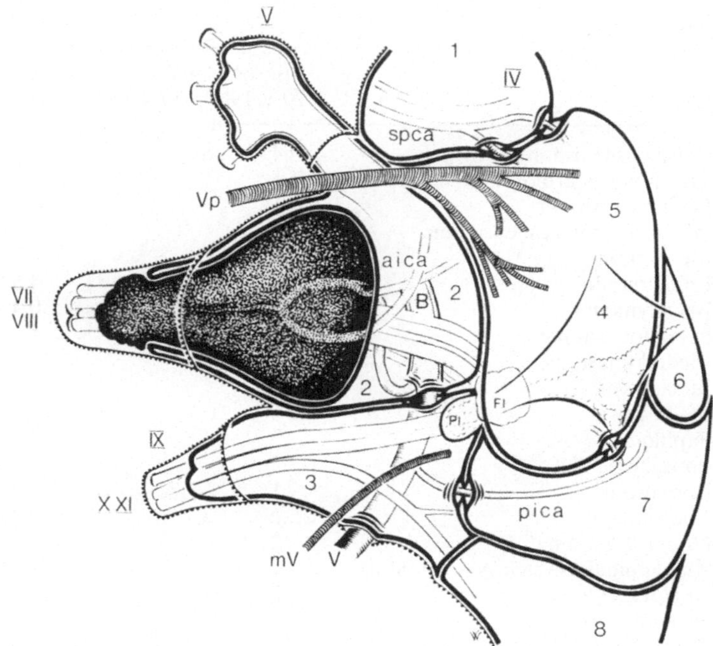

Abb. 146. Lage des aus dem Porus in den Kleinhirnbrückenwinkel eingedrungenen Tumors, Arachnoideaduplikation (Erläuterung s. auch Abb. 144)

Operationstechnik

Mit Hilfe der noch genauer zu beschreibenden Technik wurden innerhalb von 9 Jahren (erster Fall am 20.9.1967) insgesamt 252 Patienten operiert. Der Tabelle 18 sind die beobachteten Tumorarten und andere Prozesse in diesem Gebiet zu entnehmen.

Lagerung des Patienten

Der Patient wird in aufrechter Position des Oberkörpers auf ein mehrschichtiges, variabel hohes Kissenlager auf den Operationstisch gesetzt, die Beine werden mit elastischen Binden eingebunden und etwa 20° von der Horizontalen aus gesehen hochgelagert.

Der Kopf des Patienten wird im *Mayfield-Kees-Dreipunkthalter* fixiert, mit leichter Neigung nach vorne (zwischen dem Kinn und dem Manubrium sterni soll eine Männerhand frei durchgeführt werden können zur Vermeidung einer Strangulation der Trachea und der V. jugularis). Der Kopf des Patienten wird zudem etwa 30° auf die Tumorseite gedreht, so daß das retroauriculäre Gebiet, mit leicht vorgewölbtem Mastoidkörper, ins Mittelfeld des Operationsgebietes zu liegen kommt (Abb. 147). Auf diese Weise wird ein direkter Eingang zum Kleinhirnbrückenwinkel in der Richtung der Brücke erreicht.

Tabelle 18

	Mikrotechnik 20. 9. 1967 – 30. 4. 1976	Zülch (1956)
Acusticusneurinome	164 (12 bds.)	79,2%
Trigeminusneurinome	5	
Facialisneurinom	1	
Glossopharyngeusneurinome	3	
Meningiome	24	6,7%
Epidermoide	10	4,6%
Ependymome	2	0,4%
Spongioblastome	2	
Medulloblastome	3	0,4%
Metastasen	2	1,4%
Melanom	1	
Papillome	2	
Ponsgliome	5	
Chondrom	1	0,7%
Chordome	2	0,4%
Glomustumoren	2	
Arachnoidale Zysten-Arachnoiditis	2	0,4%
Angioreticulome	2	0,4%
Sarkom	1	
Aneurysmen	11	
Racemöse Angiome (AVM)	3	
Negative Explorationen	4	

252

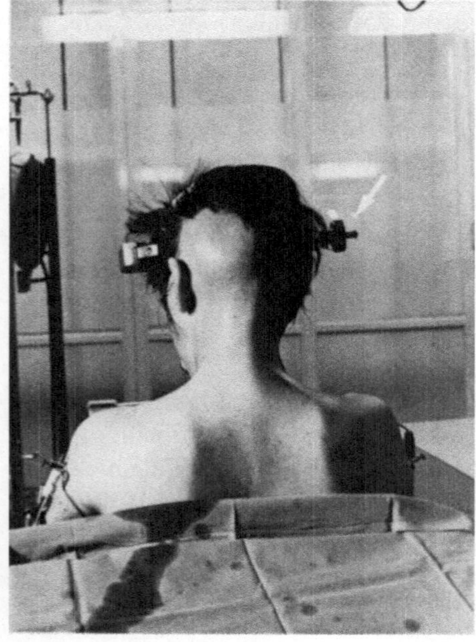

Abb. 147. Lagerung des Patienten

Hautschnitt

Es wird ein retroauriculär-retromastoidaler Längsschnitt von etwa 6–7 cm angelegt (Abb. 148). Galea und Periost im occipital-suboccipitalen sowie mastoidalen
Gebiet werden unterminiert, die Ansatzstellen des M. splenium präpariert, die
tieferen Muskeln nicht durchtrennt. Es ist nicht notwendig, die Muskulatur
tiefer als die horizontale Basislinie der hinteren Schädelgrube einzuschneiden.
    Die Weichteile werden retrahiert. Es wird ein Bohrloch auf Höhe der Pro-
tuberantia occipitalis externa drei Querfinger lateral, unmittelbar oberhalb des
Sinus transversus angelegt. Das zweite Bohrloch wird über dem Mastoid und
das dritte 3 cm medial davon über der Squama occipitalis angelegt, das obere
Dreieck des Knochenstückes durchgesägt, mit einer spitzen Zange eine Knochen-
rinne bis zur Basis ausgearbeitet und das Knochenstück im Durchschnitt von
4 cm Länge und 3 cm Breite umgebrochen und entfernt (Abb. 149). Die Mastoidzellen werden mit einem Elektrobohrer unter dem Operationsmikroskop bis
zur Darstellung des Sinus sigmoideus abgetragen. Die Benützung des Elektro-
drills hat den Vorteil, daß die Vene im Emissarium mastoideum verfolgt und
kurz vor dem Eintritt in den Sinus sigmoideus coaguliert und verschorft werden

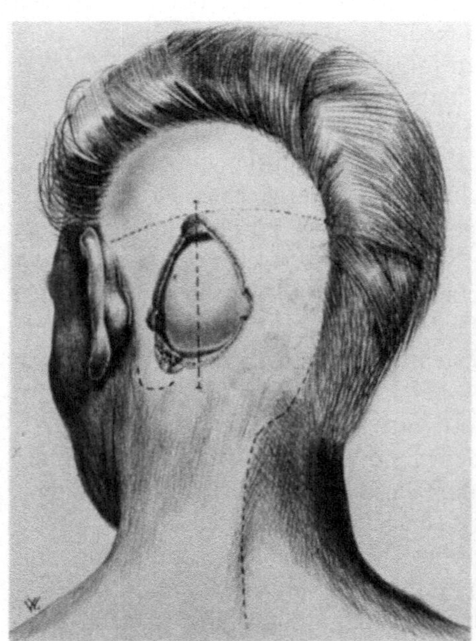 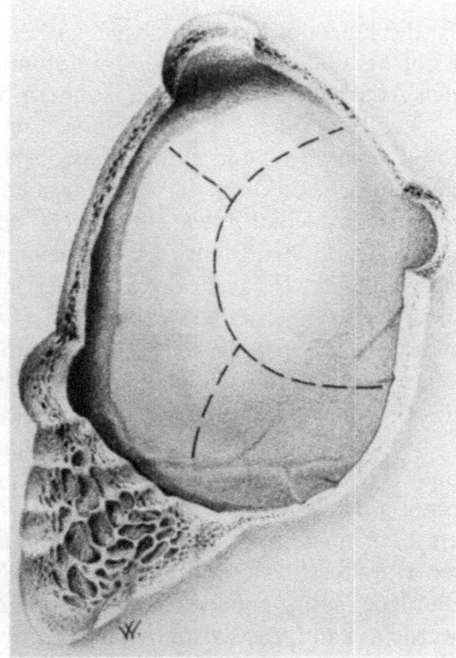

Abb. 148   Abb. 149

Abb. 148. Schematische Darstellung des retroauriculär-retromastoidalen länglichen Haut-
schnittes sowie der Position der Bohrlöcher bis zum Rande der Sinus transversus und
sigmoideus

Abb. 149. Schematische Darstellung der lateralen suboccipitalen Craniotomie mit drei Bohr-
löchern und teilweiser Eröffnung

kann. Durch die Abtragung der Mastoidzellen laterobasalwärts wird in diesem
Abschnitt ein Winkel von mindestens 30° zum Kleinhirnbrückenwinkel gewonnen, so daß der Chirurg später, durch Schwenkungen des Operationsmikroskopes von lateral her, den Kleinhirnbrückenwinkel vom Tentoriumrand bis zum
Foramen occipitale magnum inspizieren und die erforderlichen Manipulationen
durchführen kann. Es sollte die vornehme Aufgabe des Chirurgen sein, nicht
Hirnabschnitte zu resezieren oder übermäßig zu retrahieren, sondern von vorn-
herein aggressiver gegenüber dem Knochen im Mastoidgebiet vorzugehen, um
hier den notwendigen Winkel herauszugewinnen. Die eröffneten Knochenzellen
werden mit Wachs verschlossen. Der dorsale Atlasbogen wird nicht entfernt.
Es ist auch nicht notwendig, die Craniotomie mediobasalwärts in der Richtung
des Foramen occipitale magnum zu vergrößern. Jegliche Vergrößerung der Craniotomie über der Kleinhirnhemisphäre verleitet den Chirurgen, später die
Weichteile mehr zu retrahieren. Der Chirurg muß sich angewöhnen, sich durch
kleine Öffnungen in engen Kanälen an die zu operierenden Objekte heranzupirschen und daran zu manipulieren.

Eröffnung der Dura

Ist die Dura im Explorationsgebiet besonders gespannt, sollte der Chirurg sich
nicht veranlaßt fühlen, die Craniotomie mediobasalwärts zu verlängern, oder
den Atlasbogen zu entfernen, sondern den folgenden Trick anzuwenden:
 Eröffnung der Dura durch eine 1 cm lange Incision, etwa 1 cm medial vom
Sinus sigmoideus und unmittelbar oberhalb des Basisniveaus der hinteren Schädelgrube, Retraktion der laterobasalen Kleinhirnabschnitte von unten lateral
nach oben medial (etwa 5 mm); Darstellung der Cisterna cerebello-medullaris
lateralis und Eröffnung der dünnen arachnoidalen Membran unterhalb oder
oberhalb des N. accessorius, wobei im Schwall wasserklarer Liquor aus der
erwähnten Zisterne herausfließt. Die Gefahr der Tonsilleneinklemmung durch
plötzliche Entlastung bei besonders großen Tumoren, welche bereits zu einen
gesteigerten Hirndruck geführt haben, besteht nicht, weil die Zisterne oberha b
des Foramen occipitale magnum und oberhalb der Tonsille geöffnet wird
(Abb. 150 u. 151). Nach der Entspannung wird die Dura auf die gleiche Art
und Weise geöffnet wie bei Fällen, bei denen sie keine oder nur geringe Spannung aufweist, d.h. etwa $1^1/_2$ cm von den Sinus transversus und sigmoideus
ein 2 cm langer halbkreisförmiger Schnitt an der Dura, Einschneidung der lateralen Duraabschnitte in drei Zacken bis an die Sinus transversus und sigmoideus
und Hochnaht um diese Sinus (Abb. 152). Sollten die Sinus randständig geöffnet
werden, kann die Öffnungsstelle durch Mikronähte oder durch Mikroclips
randständig geschlossen werden. Kommt es bei der Craniotomie zu größeren
Öffnungen am Sinus, wird auf die Öffnungsstelle ein flachgeklopftes Muskelstück
aufgelegt und mit Histoacryl befestigt, damit das Lumen der Sinus offen bleibt.
Die Dura wird über der lateralen Kleinhirnhemisphäre nicht geöffnet, sondern
in situ belassen; es wird ein quadratischer flacher Wattestreifen über die Dura
und um die ventrolateralen Kleinhirnabschnitte gelegt und die Kleinhirnhemisphäre von lateral nach medialwärts retrahiert ($1-1^1/_2$ cm). Nun wird die Tumor-

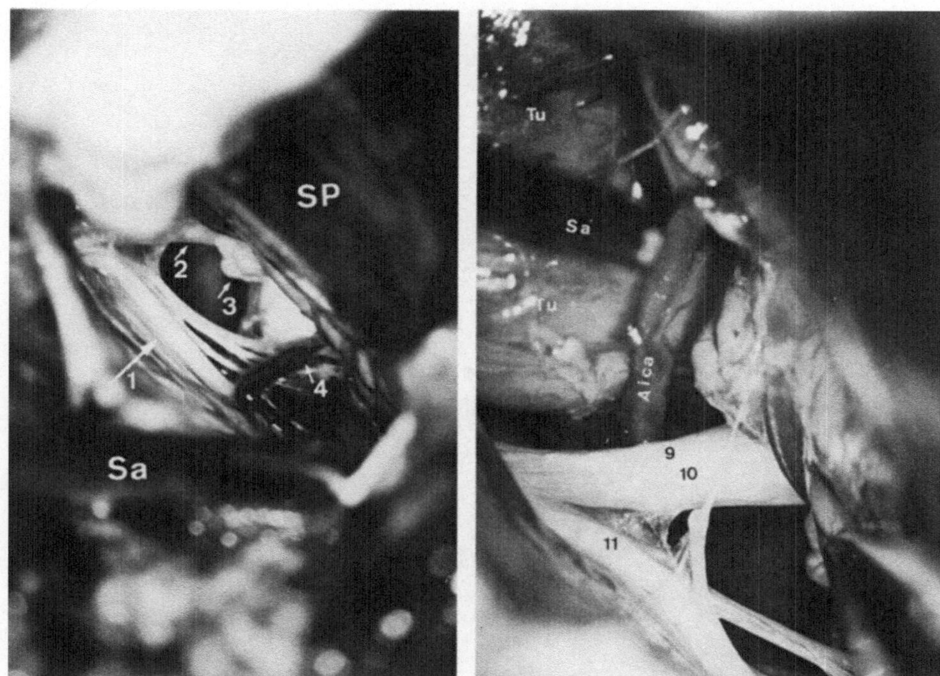

Abb. 150   Abb. 151

Abb. 150. Fotoaufnahme nach Öffnen der Cisterna cerebellomedullaris lateralis, nach leichter Retraktion der linken Kleinhirnhemisphäre von unten lateral nach oben medial (*SP* Spatel, *Sa* Sauger, *Pfeil 1* N. accessorius, *Pfeil 2* Nn. glossopharyngeus und vagus, *Pfeil 3* Plexus chorioideus, *Pfeil 4* A. cerebelli anterior inferior

Abb. 151. Aufnahme mit stärkerer Vergrößerung: *Tu* Tumor, *Sa* Sauger, *Aica* A. cerebelli anterior inferior, *9, 10, 11* entsprechende Nerven

oberfläche im dorsolateralen Abschnitt sichtbar, nicht selten verdeckt von einer, eine Cyste vortäuschenden gelblichen Liquoransammlung in den partiell verschlossenen subarachnoidalen Räumen der Cisterna pontocerebellaris. Nach Entleerung der xanthochromen Flüssigkeit werden die sehr feinen, zahlreichen Arteriolen und Venolen, die im Übergangsgebiet zwischen der Tumorkapsel und der retromeatalen Dura liegen, sichtbar. Diese müssen zunächst flächenhaft coaguliert werden, damit sie nicht einreißen und die subarachnoidalen Räume schon bei Beginn der Operation mit Sickerblut ausfüllen und sie somit unübersichtlich machen. Es ist wichtig, daß die arachnoidale Duplikation über dem Tumor kunstgerecht in Blutleere geöffnet und die subarachnoidalen Räume bei weiterem Vordringen zur Medialfläche des Tumors unversehrt bleiben. Es ist nicht nötig, den Tumor anfänglich im ganzen dorsalen Umfang übersichtlich darzustellen, selbst nicht zu Inspektionszwecken, um etwa seine Größe oder die Lage der wichtigen Arterien festzustellen. Dies würde eine unnötige, stärkere Retraktion der Kleinhirnhemisphäre erfordern, sogar indirekt eine unnötige Verlagerung und Belastung des Hirnstammes.

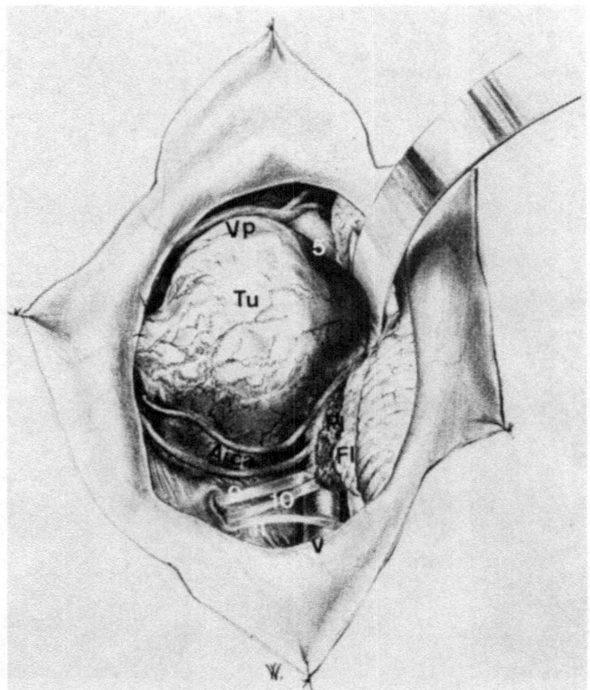

Abb. 152. Schematische Darstellung der Lage des Acusticusneurinoms und seiner Beziehung zu den basalen Strukturen: *Aica* A. cerebelli anterior inferior, *V* A. vertebralis, *5, 9, 10, 11* entsprechende Nerven, *Pl* Plexus chorioideus, *Fl* Flocculus, *Vp* V. petrosa

Die Exstirpation des Tumors beginnt nach Coagulation der dorsalen Tumoroberfläche in Größe von etwa 6–8 mm und kreisförmiger Incision von 4–6 mm. Aus dieser kleinen Öffnung wird möglichst viel Tumorgewebe mit Hilfe des scharfen Löffels, des Rongeurs und, wenn das Gewebe weich ist, mit Hilfe des Saugers abgetragen (Abb. 153). Die Öffnung an der Kapsel darf nicht allzu groß sein, weil bei gefäßreichen Tumoren das Sickerblut die subarachnoidalen Räume füllen und unübersichtlich machen würde. Erfolgt die Blutung aus einer größeren Arterie oder Vene innerhalb des Tumors, können diese umfaßt und coaguliert werden. Ist die Blutung jedoch diffus parenchymatös, dann empfiehlt sich das Anpressen von Gelfoam, Spongostan oder Tabotamp. Durch successive Aushöhlung des Tumors wird im Zentrum Platz gewonnen, und die peripheren Tumoranteile schrittweise gegen das Zentrum gedrängt. Dieses Vorgehen erübrigt eine weitere Retraktion des zu Beginn der Operation eingestellten Retractors (Abb. 154).

Mobilisation des Tumors

Nach zentraler Aushöhlung des Tumors wird nun die Arachnoideaduplikation zwischen Tumorkapsel und den Cisternae pontocerebellaris und cerebello-medu -

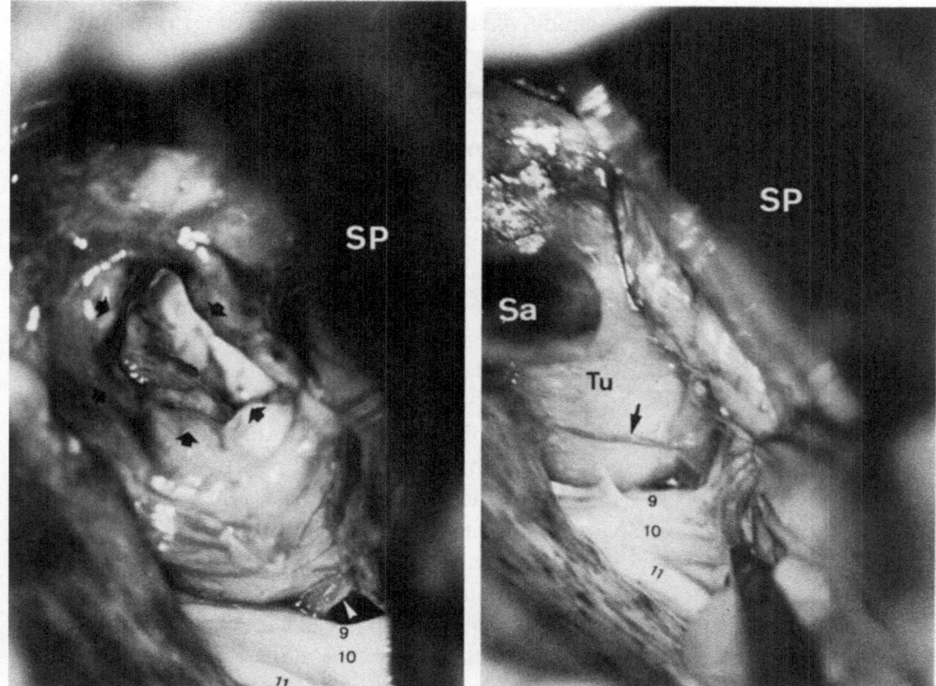

Abb. 153   Abb. 154

Abb. 153. Aushöhlung des Tumors im Zentrum; die schwarzen Pfeile markieren die Öffnung an der dorsalen Oberfläche des Tumors. *SP* Spatel, *weißer Pfeil* A. cerebelli anterior inferior, *9, 10, 11* entsprechende Nerven

Abb. 154. Darstellung des Tumors nach Öffnen der Arachnoideaduplikation in der Cisterna cerebello-medullaris: *Sa* Sauger, *SP* Spatel, *Tu* Tumor, *schwarzer Pfeil* ein Ast der A. cerebelli anterior inferior, *9, 10, 11* entsprechende Nerven

laris lateralis im Abschnitt 2 geöffnet, die zum Tumor abgehenden Äste der A. cerebelli anterior inferior coaguliert, am caudalen Tumorpol die Nervengruppe IX und X und die eventuell hier liegenden Schlingen der A. cerebelli anterior inferior oder diejenigen der A. cerebelli posterior inferior von arachnoidalen Strängen gelöst, mobilisiert und mit einem flachen Tupfer verdrängt. In dieser Phase der Operation ist das Ziel des Chirurgen, in die Gegend der Fossa supraolivaris vorzustoßen, an deren Spitze sich die Öffnung des Foramen Luschkae befindet; hier treffen sich nämlich die oben bereits beschriebenen Zisternen, hier befinden sich die Übergangsstellen der A. vertebralis zur A. basilaris, die Durchtrittsstelle der A. cerebelli posterior inferior und die Anfangsstrecke der A. cerebelli anterior inferior. Hier finden wir auch die Ansatzstellen der arachnoidalen Schichten der Zisternen, am lateralen Ausgang der Tela chorioidea und an der superfizialen Membran des Recessus lateralis des IV. Ventrikels, hier kommt der Plexus chorioideus aus dem Foramen heraus und liegt unterhalb des Flocculus; die Fossa olivaris wird durch den Sulcus pontobulbaris halbiert, unterhalb des Sulcus geht aus dem Bulbus die Nervengruppe IX–X hervor und divergiert latero-caudalwärts, während die Nervengruppe VII–VIII oberhalb des Sulcus vom Porus ausgeht und cranio-lateralwärts neben der Brücke hinaufzieht. Oberhalb davon liegt die V. recessus lateralis.

Unter Schonung der arachnoidalen Schichten und der erwähnten Arterien und Venen sowie Nerven in diesem Übergangsgebiet muß der Tumor mobilisiert und lateralwärts verdrängt werden, ohne Verletzung der Pia über der Brücke, über der Medulla oblongata und über den laterobasalen Abschnitten des Kleinhirns; die Befreiung dieser Ecke gestattet, die Lage der Gefäße, vor allem das Verhältnis zwischen Aa. cerebelli anterior inferior und posterior inferior sowie ihrer Äste und die Verlaufsrichtung derselben zu eruieren. Um sich an diese Region heranzupirschen, werden die Nerven IX und X in der Cisterna cerebello-medullaris lateralis entlang dem caudalen Pol des Tumors, medialwärts bis zu ihrer Ursprungsstelle verfolgt, der Flocculus und Plexus chorioideus werden freigelegt und der Tumor leicht nach oben lateral verdrängt; in einem Winkel von 90° oberhalb des Sulcus ponto-bulbaris kommt die pontine Ursprungsstelle der Nervengruppe VII–VIII, am Fuße des Flocculus, als $1^1/_2$–2 mm dicke weißliche Stränge zum Vorschein; in den meisten Fällen lassen sich die Nerven $1^1/_2$–2 cm vom ventromedialen Tumorabschnitt (Abb. 155) abdrängen. Selbst bei stark in die Brücke eingedrungenen Tumoren und komprimiertem Sulcus lateralis pontis lassen sich die Nerven VII–VIII bis zur Ursprungsstelle des N. trigeminus auf Höhe des Brachium pontis (im Abschnitt 5–6) herauspräparieren. Solange es gelingt, in den subarachnoidalen Räumen zu bleiben, indem je eine Schicht von Arachnoidea auf der Tumor- und auf der Brückenseite zurückgelassen wird, kann der mediale Anteil des Tumors, selbst bei erheblicher medialer Ausdehnung desselben in die Brücke, ohne Verletzung der Pia mater, der pontinen Venen und Arteriolen exstirpiert werden. Bei Mißachtung dieser anatomischen Grenzen läßt sich der Tumor nicht mehr wie gewünscht abrollen; die arachnoidale Schicht wird auf der Brückenseite eingerissen, die Tumorvenen werden an den Einmündungsstellen in die pontinen Venen verletzt und eventuell auch die von der A. cerebelli anterior inferior und A. basilaris zur Brücke heraufkommenden Arteriolen lädiert. In einem solchen Fall entsteht dann der Eindruck, daß der Tumor sehr stark mit der Brücke und mit den Gefäßen verwachsen ist. Zur Vermeidung einer solchen eventuell folgenschweren Täuschung muß den arachnoidalen Schichten stets besondere Beachtung geschenkt werden. Die Nerven VII–VIII splittern sich im ventromedialen Tumorabschnitt auf, um dann an der Ventralfläche des Tumors nunmehr wie eine transparente Membran der Tumorkapsel anzuliegen (Abb. 156); die aufgesplitterten Fasern können sogar über dem cranialen Pol auf die dorsale Fläche des Tumors übergreifen. Es ist nicht selten, daß der N. facialis bei seiner cranialen Verlagerung über den oberen Rand der Nervengruppe V hinausgelangt, um in einer Schleife wieder caudalwärts zum Porus zurückzulaufen. Es ist ratsam, die Nerven VII–VIII nicht mehr weiter lateralwärts über das Aufsplitterungsgebiet hinaus zu verfolgen, sondern dieses vorläufig zu verlassen, und von jetzt an entweder die ventrocaudalen oder dorsocranialen oder dorsoventralen Tumorabschnitte zu mobilisieren. Im ventrocaudalen Abschnitt ist die A. vertebralis im Übergang zur A. basilaris mit dem cranio-lateralwärts ziehenden N. abducens anzutreffen. Diese Strukturen haben keinerlei Adhärenzen mit dem Tumor und lassen sich sehr

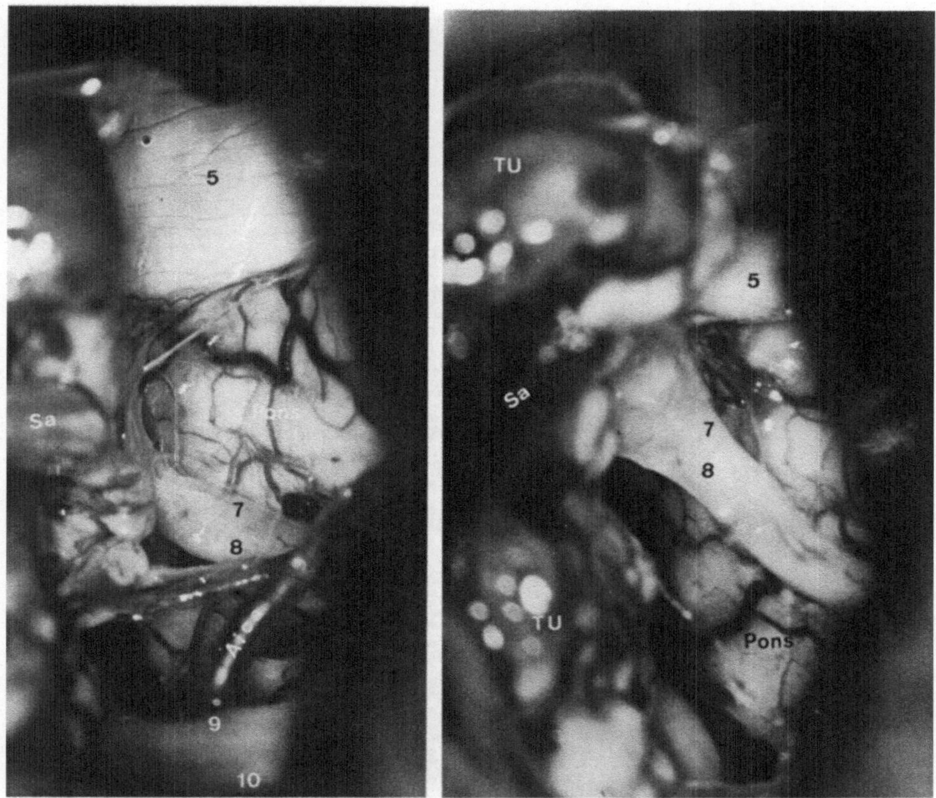

Abb. 155   Abb. 156

Abb. 155. Verlagerung des Tumors mit Saugrohr (*Sa*) nach lateral. Darstellung der Nerven V, VII, VIII und der A. cerebelli anterior inferior (Aica) unmittelbar in der Fossa supraolivaris und am Foramen Luschkae, sowie der Nerven IX und X

Abb. 156. *TU* mediale Tumorabschnitte, bereits exstirpiert, *5, 7* und *8* markieren die entsprechenden Nerven. Beachte die beginnende Abplattung der Nn. VII–VIII an der Ventralfläche des Tumors, *Sa* Sauger

präzis präparieren. (In vier Fällen wurde beobachtet, daß der N. abducens durch die A. cerebelli anterior inferior in zwei Abschnitte geteilt wurde (Abb. 157).)

Im oberen Tumorpol gilt es, die Nervengruppe V, die Vena petrosa superior und ihre Äste zu schonen; es bestehen hier in der Regel keine nennenswerten Adhärenzen. Der N. trigeminus ist jedoch auf mechanische Reize sehr empfindlich, wobei der Blutdruck ansteigen kann. Es ist deshalb ratsam, die Operation in diesem Gebiet sehr behutsam voranzutreiben und den N. V mit Procain (1%) zu betupfen. Bei besonders großen Tumoren können Teile des Tumors cranialwärts in die Cisterna quadrigeminalis, Cisterna ambiens, Cisternae cruralis und interpeduncularis eindringen, so daß die Nn. trochlearis und oculomotorius, die A. cerebelli superior, die Vv. ponto-mesencephalica lateralis und basilaris von der Tumoroberfläche zu isolieren sind. Nach Mobilisation der caudalen, medialen und cranialen Tumorabschnitte entlang des Hirnstammes wird immer

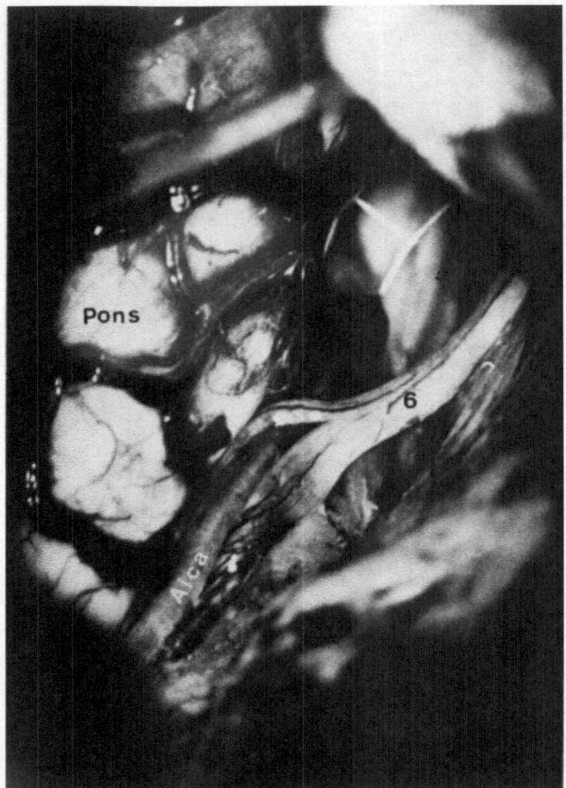

Abb. 157. Nach Entfernung eines rechtsseitigen Acusticusneurinoms wird sichtbar, wie die A. cerebelli anterior inferior durch den N. abducens (6) hindurchzieht

wieder aus dem Zentrum des Tumors Gewebe entfernt, und die mobilisierten Teile werden gegen das Zentrum verdrängt. Die Aushöhlung des Tumors im Zentrum sollte nicht allzu forsch auf einmal vorangetrieben werden, weil die Gefahr besteht, daß die Tumorkapsel plötzlich durchbrochen wird; in einem solchen Fall könnte das Blut entlang der ventralen Tumorfläche zu den basalen Zisternen sickern und diese blockieren, zudem könnte der N. facialis verletzt werden. Die alternierende zentrale Aushöhlung und die Verdrängung der mobilisierten medialen Abschnitte zentralwärts ermöglichen dem Chirurgen zugleich, die Ausdehnung und Dicke der restlichen Tumoranteile festzustellen und die weitere Aushöhlung auszuführen. Nachdem mindestens die Hälfte des Tumors entlang des Hirnstammes durch die beschriebene Aushöhlung, Mobilisation und Zerstückelung entfernt wurde, kann sich der Chirurg nunmehr den lateralen Abschnitten des Tumors zuwenden.

Exploration der meatalen Anteile des Tumors

Der innere Gehörgang ist im Durchschnitt 12 mm lang und 5–15 mm breit, je nach der Größe des meatalen Tumorzapfens. Im dorsalen Abschnitt ist der

Abb. 158. Darstellung der Nerven VII und VIII nach Öffnen der dorsalen Abschnitte des Meatus acusticus internus

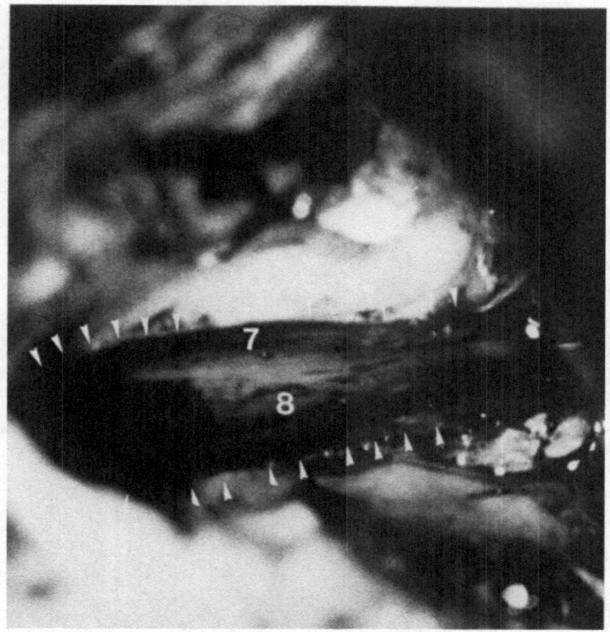

Knochen in der Regel sehr kompakt und 10–15 mm dick. Die Dura wird im retromeatalen Abschnitt y-förmig incidiert, wobei ein dünner Streifen um den dorsalen Porus herum zurückgelassen wird, damit bei der Ausbohrung des Knochens zwischen dem Bohrer und der Tumorkapsel diese durch den Duraanteil geschützt wird. Bei der Ausbohrung des Knochens ist es wichtig, daß anfänglich keine schmale Rinne angelegt wird, sondern der Knochen bereits an der Oberfläche breit, d.h. 10–12 mm mit scharfkantigem Stahlkopf abgetragen und dann in der Tiefe mit größeren und schließlich mit kleinen Diamantköpfen ausgefeilt wird. Bei linksseitigen Tumoren wird der Elektrobohrer im Sinne des Uhrzeigers, bei rechtsseitigen in umgekehrter Richtung gedreht. Es ist besonders darauf zu achten, daß in der Richtung des Foramen jugulare nicht allzu viel Knochen abgetragen wird, weil hier gelegentlich ein Teil des Bulbus jugularis eine Ausbuchtung aufweisen kann, bei deren Verletzung eine Blutung zu riskieren wäre. Eine allzu laterale Ausbohrung des Knochens gefährdet auch den N. facialis im Canalis Falloppii; die Lage der Bogengänge ist vor allem bei kleineren Tumoren zu berücksichtigen, wenn der Patient noch Hörreste hat und die Möglichkeit der Rettung des N. cochlearis besteht (Abb. 158).

Im inneren Gehörgang liegen nach unseren Erfahrungen zwischen dem Tumorzapfen und der Nervengruppe VII–VIII in der Regel keine Verwachsungen vor, so daß die Abstreifung des Tumorzapfens bis zum Porus ohne besondere Schwierigkeiten vonstatten geht. Die Nerven sind unter Vergrößerung mit dem Operationsmikroskop als weiße Streifen gut zu erkennen, manchmal können sie doch sehr stark abgeplattet und transparent sein. Der N. facialis liegt immer

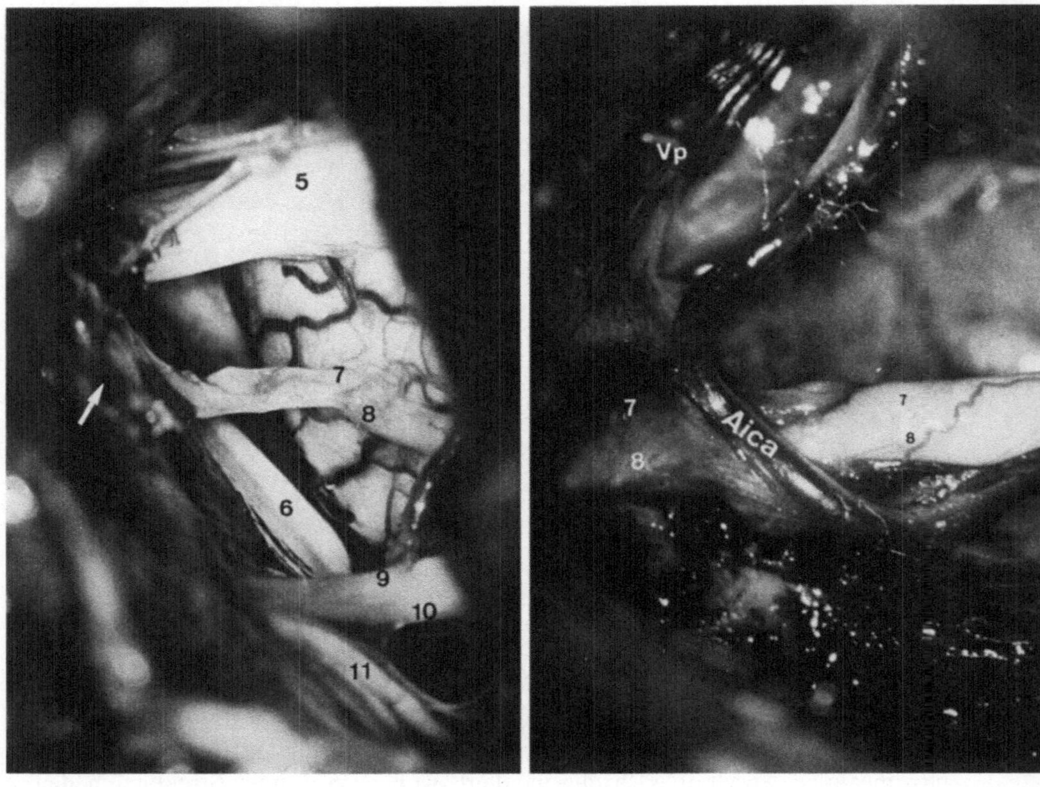

Abb. 159   Abb. 160

Abb. 159. Tumorreste kurz vor dem Porus acusticus (*Pfeil*), *5–11* entsprechende Nerven

Abb. 160. Lage der A. cerebelli anterior inferior (*Aica*) unter stärkerer Vergrößerung, *7, 8* entsprechende Nerven, *Vp* V. petrosa

an der vorderen oberen Wand des Meatus (in drei Fällen kam der Nerv von hier bereits im meatalen Abschnitt an die Dorsalwand heran und lag später auch an der Dorsalfläche des Tumors).

Am Übergang vom Meatus zum intrakraniellen Raum, an der oberen vorderen Poruskante, wenden sich die Nerven aus horizontalem Verlauf um 60–80° ventralwärts und verlaufen aufgesplittert und abgeplattet an der ventralen Tumorfläche. Hier sind stärkere Adhärenzen zwischen Tumorkapsel, arachnoidalen Schichten und Dura zu lösen und die duralen Arterien (aus den Aa. vertebralis und meningea media) oder Arterien, die direkt aus dem Knochen kommen, zu beachten. Es empfiehlt sich, die Dura etwas vom Knochen abzustreifen und Wachs auf die blutenden Knochenstellen anzupressen. Am Porus liegt gelegentlich die Schlinge der A. cerebelli anterior inferior eine kurze Strecke innerhalb der Dura; es ist nicht ratsam, die Arterien aus der Dura herauszupräparieren, sondern die Dura unter Schonung der Schlingen auszuschneiden.

Besondere Schwierigkeiten sind in der allerletzten Strecke, d.h. im ventrolateralen Abschnitt von $1-1^1/_2$ cm Länge und Breite zu erwarten, wo die Tumorkapsel und die Nerven in der Regel sehr adhärent sind, z.T. wie verzahnt. Bei 11 Fällen konnte, selbst bei starker Vergrößerung unter dem Operationsmikroskop, nicht mehr zwischen Tumorkapsel und Nervengewebe unterschieden werden. Zur Vermeidung von Rezidiven sollte der Tumor immer radikal exstirpiert werden, weshalb bei 10 Patienten dieser Tumorabschnitt ausgeschnitten und die Nervenstümpfe mit Mikronähten zusammengenäht wurden. Gelingt die behutsame Freilegung der Nerven in diesem Abschnitt, dann bietet die Entfernung des Tumorrestes in der Regel keine Schwierigkeiten mehr (Abb. 159 u. 160).

Nach der Tumorexstirpation wird das Tumorbett mit physiologischer Kochsalzlösung ausgespült und das bei der Ausbohrung des inneren Gehörganges entstandene Knochenpulver ausgeschwemmt. Vor Verschließung der Dura wird auf die ausgebohrten Knochenstellen entlang des Meatus Wachs angepreßt, ein Stück Muskel aufgelegt und mit Histoacryl fixiert, damit eine Rhinoliquorrhoe durch diese Knochenzellen zum Mittelohr und via Tuba Eustachii zur Nase vermieden werden kann.

Die Dura wurde bei einer Gruppe von Patienten mit Einzelknopfnähten wasserdicht geschlossen, bei einigen konnten nur Situationsnähte gesetzt werden (dünne Dura oder infolge notwendiger Coagulation der Duragefäße Retraktion der Durateile) oder wurde offen gelassen, und die Öffnung mit Spongostan oder Tabotamp zugedeckt. Das Knochenstück wird eingesetzt und mit zwei Seidenfäden befestigt. Die Operationswunde wird mit schichtweisen Nähten an Muskulatur, Fascie und Hautlappen geschlossen. Auf die mit atraumatischer Naht fortlaufend genähte Haut wird Nobecutan gesprayt, die Wunde mit einer dünnen Gazeschicht zugedeckt und mit 3 M-Streifen zugeklebt.

Der Patient wird vom Operationstisch in sein Bett gebracht und in halbsitzender Position gebettet.

Bilaterale Acusticusneurinome

Die eigenen Erfahrungen basieren auf 12 Patienten; sieben Patienten litten an Neurofibromatosis mit bilateralen Tumoren nicht nur am N. vestibularis, sondern auch an den Nn. trigeminus (3 Fälle), abducens (1 Fall), facialis (2 Fälle), glossopharyngeus, vagus (5 Fälle), accessorius (2 Fälle) und hypoglossus (1 Fall); bei zwei Patienten lagen zudem multiple spinale Neurinome und in zwei anderen Fällen frontale, bilaterale Falxmeningiome vor. Bei den anderen fünf Patienten handelte es sich um bilaterale Acusticusneurinome, ohne Anhaltspunkte für Neurofibromatosis. Es ist technisch durchaus möglich, bilaterale Tumoren in einer Sitzung zu exstirpieren. Es ist aber nicht möglich, bezüglich der postoperativen Funktion der Nn. faciales und erst recht nicht derjenigen der Nn. cochleares verbindliche Prognosen zu stellen. Daher sind die Ergebnisse der bilateralen Explorationen in einer oder auch in zwei Sitzungen als sehr problematisch zu betrachten, vor allem, wenn der Patient auf einer Seite noch eine gute Hörfunktion aufweist.

Bei fünf Patienten war auf einer Seite ein großes Acusticusneurinom bereits auswärts mit der konservativen Technik operiert worden; alle Patienten wiesen postoperativ Gehörverlust und Facialislähmung auf. Die progressive Symptomatik des gegenseitigen Tumors erzwang die Indikation zur zweiten Operation, wobei bei keinem Fall die präoperative restliche Hörfunktion gerettet werden konnte und die Patienten sich mit der Taubheit abfinden mußten. Bei fünf Patienten konnten die Nn. faciales geschont werden, welche später gute Funktion zeigten. Eine 25 Jahre alte Patientin mit Neurofibromatosis hatte außer einem Acusticusneurinom ein großes Trigeminusneurinom und ein bilaterales frontales Falxmeningiom; sie war präoperativ bereits blind und taub, sowie wegen Schluck- und Atemstörungen tracheotomiert. Auf Drängen der Angehörigen wurde die Patientin in Kondition IV operiert und zwar mit kombiniertem Verfahren translabyrinthär und suboccipital; dennoch gelang es nicht, den Tumor radikal zu entfernen, weil dieser das Felsenbein infiltrierte und mit einem großen Trigeminusneurinom die mittlere Schädelgrube ausfüllte. Die Patientin kam nach 6 Tagen ad exitum.

Bei einer 15jährigen Patientin wurden, nach klinischen und röntgenologischen Befunden, auf einer Seite größere und auf der anderen kleinere Neurinome vermutet; deshalb wurde in einer Sitzung die bilaterale Exploration durchgeführt; überraschenderweise kamen beidseits große Acusticusneurinome zum Vorschein, ferner kleinere Tumoren entlang den Nerven IX, X, XI und auf einer Seite noch am N. trigeminus. Die Patientin überstand den Eingriff gut und hatte postoperativ keine Facialislähmung; es blieb jedoch kein Hörrest zurück.

Bei einer 24 Jahre alten Patientin mit Neurofibromatosis wurden klinisch und röntgenologisch beidseitige Acusticusneurinome und bilaterale frontale Falxmeningiome diagnostiziert. Zunächst wurde das rechtsseitige Neurofibrom operiert, weil rechts nur noch geringer Hörrest festzustellen war. Postoperativ hatte die Patientin eine bleibende Facialisparese, obwohl der Nerv anatomisch geschont wurde. Ein Jahr später wurde eine Facialis-Hypoglossus-Anastomose gemacht. Die Patientin lernte in der Zwischenzeit die Taubstummen-Sprache und kam $2^1/_2$ Jahre später erneut zur Operation. Die zweite Exploration ergab multiple Neurinome an den Nerven VIII, IX, X, XI und XII sowie ein großes Meningiom im Kleinhirnbrückenwinkel, welches die Neurinome wie eine Kappe bedeckte; ferner wurde eine große linksseitige intrabulbäre Cyste aufgefunden, welche bei der Patientin keine Pyramidenzeichen verursacht hatte. Die Facialisfunktion blieb postoperativ intakt, jedoch mußte wegen zunehmender Schluckstörung eine Tracheotomie gemacht werden. Die Patientin hat sich von den Läsionen rasch erholt und ist wohlauf.

Bei weiteren fünf Patienten mit bilateralen Tumoren wurde die Exploration auf der Seite der stärkeren Hypakusis ausgeführt und die Neurinome radikal exstirpiert. Die gegenseitigen Tumoren wurden, wegen der noch guten Hörfunktion, nicht angegangen.

Aus den besprochenen Beispielen geht hervor, daß es eine allgemeingültige chirurgische Konzeption bei Patienten mit bilateralen oder multiplen Tumoren nicht geben kann, sondern hier individuell vorgegangen werden muß. Es muß abgewogen werden, wie lange die Patienten ihre Beschwerden und Symptome noch ertragen und wie viele Operationen ihnen zugemutet werden können.

Resultate der mikrochirurgischen Operationen bei Acusticusneurinomen

Tabelle 19. Postoperative Ergebnisse bezüglich des präoperativen Zustandes

Präop. Zustand	Zahl der Patienten	Ergebnis			
		gut	mäßig	schlecht	gestorben
I	23	23 (1)	–	–	–
II	60	58	2	–	–
III	55	47 (3)	5 (2)	2	1
IV	26	12 (2)	9 (3)	2	3 (1)
	164	140	16	4	4

() Patienten mit bilateralen Tumoren

Stadium I: Patienten mit nur vestibulo-cochleären Symptomen

Stadium II: Patienten mit abgeschwächtem oder fehlendem Cornealreflex (ein sehr wichtiges Zeichen für die Größe des Tumors)

Stadium III: Patienten mit Ausfällen von seiten der Nervengruppe IX-X-XI (Dysphagie, Dysarthrie, Stauungspapillen, stärkere cerebelläre Symptome)

Stadium IV: Bettlägerige Patienten, welche ohne Unterstützung nicht mehr aufstehen und gehen können

140 Patienten sind postoperativ in gutem bis sehr gutem Zustand (selbständig und arbeitsfähig). Sechzehn Patienten, in postoperativ mäßigem Zustand, sind zwar selbständig, können sogar ihrer Arbeit nachgehen, leiden aber unter noch vorhandenen cerebellären Symptomen, Tinnitus oder Facialislähmung, wobei die cerebelläre Symptomatik in nur zwei Fällen erst postoperativ auftrat. Vier Patienten sind pflegebedürftig, also in schlechtem Zustand (zwei davon bereits in der präoperativen Phase), während zwei Patienten sich erst postoperativ verschlechterten. Bei einem Patienten, der 1967 in Bauchlage operiert wurde, konnte der große Tumor nicht radikal exstirpiert werden. Er ließ sich später nicht mehr operieren und ist infolge einer Hemiataxie behindert, allein außer Haus zu gehen. Beim zweiten Fall trat die akute Verschlechterung 8 Tage nach dem Eingriff auf, wobei die Reexploration eine Thrombosierung der A. cerebelli anterior inferior, sehr wahrscheinlich infolge Traumatisierung der Arterie während der Tumorexstirpation, zeigte; er weist ein Wallenberg-Syndrom mit starker Hemiataxie auf, kann sich noch selbst pflegen, aber nicht mehr arbeiten. Außer diesen zwei Fällen wurden bei keinem Patienten neu aufgetretene Hemiparesen und Hemiataxien beobachtet, im Gegenteil bildeten sich die präoperativ vorhandenen diesbezüglichen Ausfälle in den meisten Fällen innerhalb von Wochen und einigen Monaten zurück. Läsionen von seiten der Nn. trochlearis und trigeminus wurden nicht beobachtet, passagere Abducensparese in 14 Fällen und passagere Läsionen von seiten der Nervengruppe IX – X in 9 Fällen.

Vier Patienten kamen ad exitum: Die bereits oben erwähnte Patientin mit bilateralen Acusticus- und Trigeminusneurinomen sowie frontalem Falxmeningiom, in präoperativ deletärem Zustand; eine 67jährige Patientin 3 Monate später an einer Lungenembolie; eine Patientin 5 Monate später an einer Staphylo-kokken-Meningitis und ein Patient nach 12 Wochen an einer unklaren Kompli-kation; bei diesem 67jährigen Patienten (im Stadium IV), mit Exploration des Tumors in Sitzposition, wurde bereits bei der Anlegung der Bohrlöcher eine außergewöhnliche Spannung der Dura festgestellt, worauf unverzüglich ein Bohrloch occipital angelegt, das Hinterhorn punktiert und Liquor aus dem Seitenventrikel abgelassen wurde. Der Patient erwachte aber nicht mehr aus der Narkose, wies während der Überlebenszeit von 12 Wochen eine Tetraplegie auf, atmete spontan, reagierte aber auf Schmerzreize nicht, bei normaler Reak-tion der isokoren Pupillen. Bei der Autopsie wurden keine Läsionen im Bereiche der Brücke und der Medulla oblongata festgestellt, hingegen eine bilaterale streifenförmige Erweichung des Großhirns, entlang der Mantelkante vom Fron-tal- bis zum Occipitalhirn.

Funktion des N. facialis

Tabelle 20. Funktion des N. facialis

Tumor-größe	Zahl der Fälle	VII, anatomisch		Keine Lähmung	Partielle Lähmung	Totale Lähmung
		geschont	nicht geschont			
< 2 cm	4	4	–	2	2(2)	–
2–3 cm	29	28	1	24(5)	3(1)	2(1)
3–5 cm	65	57	8(3)[a]	49(6)	7(2)	9(3)
5 cm <	66	52	14(7)[a]	34(6)	13(2)	19(2)
	164	141	23(10)[a]	109(17)	25(7)	30(6)

[a] intrakranielle Anastomose
() präoperative Facialisschwäche

Bei 141 Patienten gelang es, die Kontinuität des N. facialis zu erhalten. In der postoperativen Phase zeigten fast alle Patienten am zweiten oder dritten Tag eine z.T. passagere, z.T. Tage, Wochen, bis Monate anhaltende, in allen Astge-bieten des N. facialis feststellbare, leichte bis starke Parese. Nach einer Beobach-tungszeit von 6 Monaten hatte sich diese Lähmung bei 99 Patienten fast vollstän-dig zurückgebildet, bei 26 nur teilweise, mit Störungen vor allem von seiten des N. intermedius (fehlende Tränensekretion, Geschmacksstörung, etwas ste-fere Mimik auf der betreffenden Seite) bei aktivem Lidschluß und Bewegungen des Mundwinkels. Sechs Patienten in dieser Gruppe wiesen kleine bis mäßig große Tumoren auf, aber besondere Adhärenzen der Tumorkapsel mit den Nerven, so daß — ausgerechnet bei diesen — eine Restparese noch nach Jahren zurückblieb. Drei Patienten von dieser Gruppe hatten bereits präoperativ eine leichte bis mäßige Facialisparese, was angesichts der Kleinheit der Tumoren unverständlich ist, denn bei 131 größeren Tumoren zeigten präoperativ nur 30 Patienten eine Facialisparese, davon 26 eine diskrete bis leichte, vier eine solche in mäßigem Grade, obwohl der N. facialis in all diesen Fällen vom

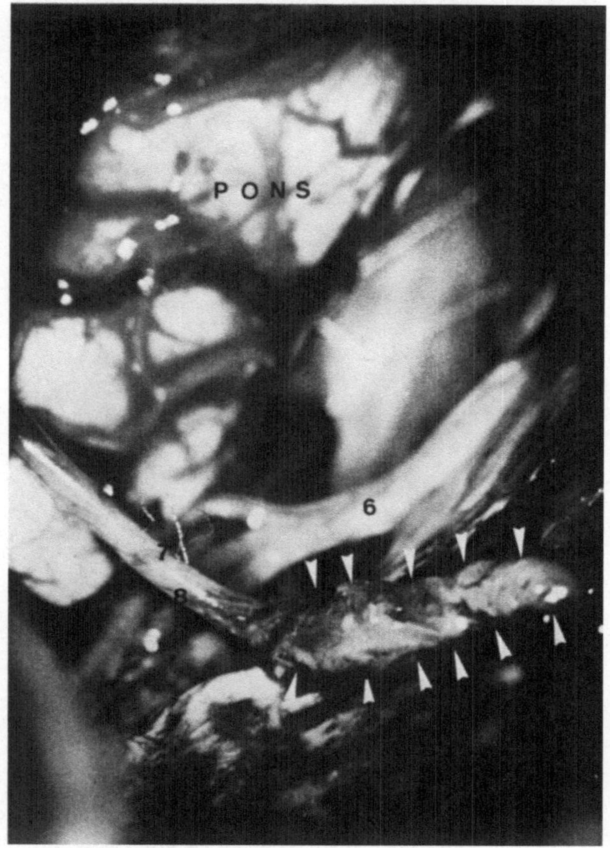

Abb. 161a. Tumorrest auf der rechten Seite (*Pfeile*), *6–8* entsprechende Nerven

Tumor verlagert, bis zu 5 cm elongiert und oft zu einer transparenten Membran aufgesplittert war.

Unter 30 Patienten mit Facialislähmung wurde der Nerv bei 10 Patienten absichtlich im mittleren Abschnitt durchtrennt, weil eine vollständige Isolierung des Tumors vom Nerven nicht möglich war und stets eine radikale Exstirpation angestrebt wurde (Abb. 161a, b u. c). Die Nervenstümpfe wurden mit zwei Mikronähten anastomosiert: drei Patienten zeigten nach einem Jahr tadellose Erholung der Facialisfunktion, bei drei anderen Patienten erfolgte hingegen nur teilweise Besserung. Bei vier weiteren Patienten ist das endgültige Ergebnis abzuwarten, weil die postoperative Beobachtungszeit unter 6 Monaten liegt. Unter den 20 restlichen Patienten gelang es, bei 8 Patienten den Nerven in seiner Kontinuität zu erhalten, bei 12 anderen war der Nerv am Ursprung und im Meatus auf je 1 cm Länge noch intakt geblieben, aber die Zwischenstrecke konnte nicht als solche freigelegt und geschont werden. Drei Patienten dieser Gruppe kamen ad exitum bevor eine VII-Anastomose in Erwägung gezogen werden konnte. Drei Patienten haben die Anastomoseoperation abgelehnt, während bei 14 Patienten innerhalb von 6–12 Monaten eine Facialis-Hypoglos-

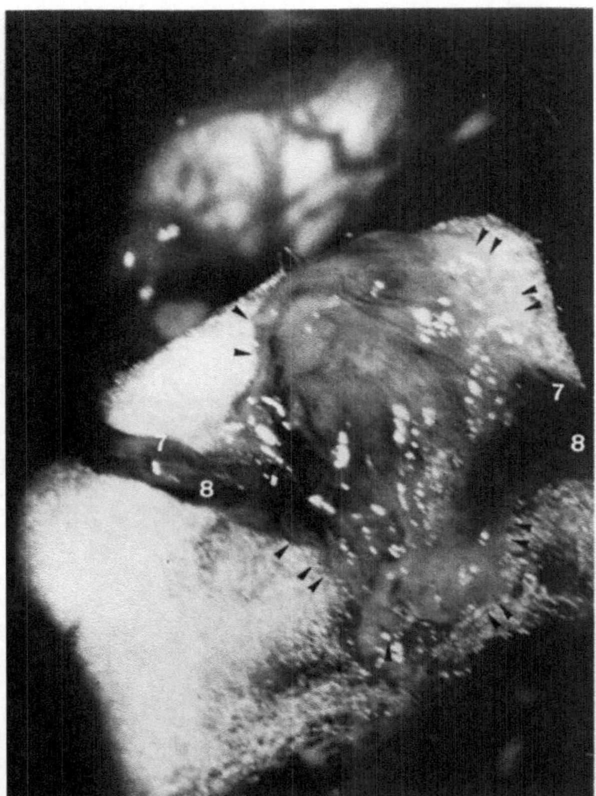

Abb. 161b. Die Spreizung des Gewebes (*Pfeile*) zeigt deutlich, daß der Tumor die Nerven infiltriert hat und nicht mehr von diesen unterschieden werden kann, *7, 8* entsprechende Nerven

Tabelle 21. Spätresultate bei 30 Patienten mit VII-Lähmung

Anastomose	Zahl der Fälle	VII-Funktion		
		gut	mäßig	noch abzuwarten
Intrakraniell (VII–VII)	10	3	3	4
Extrakraniell (VII–XII)	14	6	8	—
Abgelehnt	3	—	—	—
Gestorben	3	—	—	—

sus-Anastomose angelegt wurde, und zwar in der Otorhinolaryngologischen Klinik Zürich. Das Ergebnis ist der Tabelle 21 zu entnehmen.

Der Vollständigkeit halber sei noch die Beobachtung hinzugefügt, daß sich unter den 134 Patienten ohne oder mit partieller Lähmung des N. facialis zwei

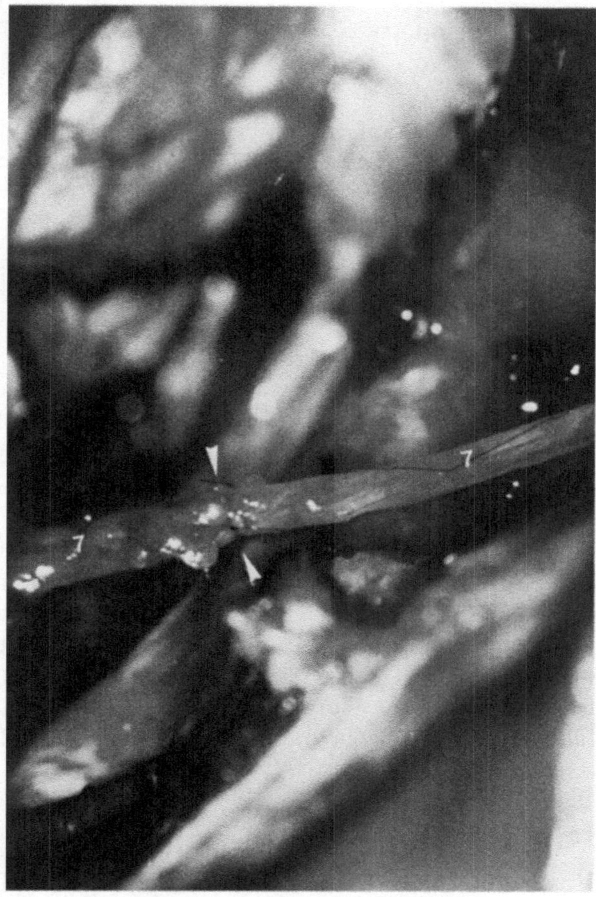

Abb. 161c. Der Tumor wurde mit den Nerven reseziert und die Facialisstümpfe (*7*) konnten auf Höhe des Porus mit zwei Mikronähten (*Pfeile*) anastomosiert werden

Patienten befinden, bei denen es nach 2–3 Jahren anhaltender Lähmung ohne Rückbildungstendenz plötzlich zu einer raschen Innervation kam. Die elektromyographischen Untersuchungen in der postoperativen Phase können diesbezüglich gewisse Informationen geben, ob noch eine Besserung erwartet werden darf. Bei einem Fall war die spontane Besserung nach dem EMG-Befund nicht erwartet worden.

Funktion des N. cochlearis

In 40% der Fälle gelang es, den N. cochlearis freizupräparieren, jedoch nur in zwei Fällen war eine objektivierbare Hörfunktion festzustellen, bei denen der etwa 2 bzw. 3 cm messende Tumor keine bedeutenden Adhäsionen mit den Nerven aufwies.

Komplikationen

Hämatome

In je einem Fall kam es postoperativ zur Hämatombildung epi-, subdural, intra-
cerebellär und im Gebiete des Tumorbettes.

Thrombose der A. cerebelli anterior inferior

Wie bereits oben erwähnt, wurde diese Komplikation bei einem Patienten am
achten Tag nach der Operation beobachtet.

Infektion

Alle Patienten zeigten in der postoperativen Phase einen passageren Fieberan-
stieg (einige Tage) bis 38–39° C. Die bakteriologische Untersuchung bestätige
in sechs Fällen eine Staphylokokken-Infektion und in einem Fall Klebsiella.
Alle Patienten wurden prä- und postoperativ mit 2 g Chloromycetin täglich
prophylaktisch behandelt. Die Patienten mit bakteriologisch bewiesener Infek-
tion erhielten entsprechende Antibiotica, meistens eine Kombination von Keflin
(12 g) und Garamycin (3 × 80 mg). Es würde hier zu weit führen, weitere Infektio-
nen (Pneumonie, Cystitis und Phlebitis) sowie Lungenembolie im Detail zu
besprechen. 30% der Patienten, in der Regel aus den Gruppen III und IV,
hatten postoperativ Komplikationen, während 70% der Patienten einen unauf-
fälligen Verlauf zeigten und im Durchschnitt in 10–14 Tagen nach Hause entlas-
sen werden konnten.

Liquorzirkulationsstörung

Von 32 Patienten mit Zeichen des gesteigerten Hirndruckes (Papillenödem)
wurde präoperativ in 14 Fällen eine ventriculo-atriale Drainage angelegt. Bei
vier Patienten mußte postoperativ ein ventriculo-atrialer Shunt wegen Liquorzir-
kulations- und Resorptionsstörungen angelegt werden. Nach der Shuntoperation
kam es zu einer raschen Erholung der cerebellären Symptome.

Rhinoliquorrhoe

Acht Patienten haben postoperativ eine Rhinoliquorrhoe bekommen; in zwei
Fällen sistierte sie innerhalb von 4–6 Wochen spontan, während bei sechs Fällen
die Reexploration notwendig wurde. Bei zwei Patienten lag die Fistelstelle in
den Mastoidzellen, bei vier anderen im Bereiche des geöffneten Meatus acusticus
infolge nicht ausreichender Verschließung mit Wachs. Nach der zweiten Exploration versiegte die Rhinoliquorrhoe in allen Fällen.

Tinnitus

Der präoperative Tinnitus pflegt in der Regel nach der Operation spontan
zu verschwinden oder geringer zu sein. Bei einer Patientin wurde der präoperative
Tinnitus postoperativ unerträglich. Bei ihr mußte durch eine zweite Operation
der beim ersten Eingriff geschonte N. cochlearis durchtrennt werden, um den
Tinnitus zu beseitigen.

Andere Tumoren im Kleinhirnbrückenwinkel-Bereich

Trigeminusneurinome

Die anhaltenden Schmerzen im Gebiete des N. trigeminus sowie die röntgenologische Feststellung einer scharfkantigen Usurierung des Felsenbeins sind verdächtig für das Vorliegen eines Trigeminusneurinoms. Dennoch kann es im Einzelfall sehr schwierig bis unmöglich sein, diese Tumoren von Acusticustumoren zu unterscheiden. Nicht selten werden auch andere Diagnosen gestellt. Die Trigeminusneurinome sind selten; sie wachsen vom Cavum Meckeli aus sowohl in der Richtung der mittleren Schädelgrube als auch in der Richtung des Kleinhirnbrückenwinkels. Im Krankengut der Zürcher Klinik sind 11 Patienten zur Beobachtung gekommen; bei sechs Patienten wurden die Tumoren auf subtemporalem Wege und bei einem Patienten auf suboccipitalem Wege mit konventioneller Technik von Krayenbühl erfolgreich operiert (Dissertation Morniroli, 1970). Bei zwei neuen Fällen lagen die Tumoren vorwiegend in der mittleren Schädelgrube, welche auf subtemporal-transtentoriellem Wege mikrotechnisch exstirpiert werden konnten; bei zwei Patienten mußte eine kombinierte temporal-suboccipitale Craniotomie vorgenommen werden, um den supra- und infratentoriell gelegenen, großen sanduhrförmigen Tumor übersichtlich darzustellen und zu exstirpieren. Bei einem fünften Fall wurde präoperativ ein Acusticusneurinom diagnostiziert. Die suboccipitale Exploration ergab jedoch ein Trigeminusneurinom; die Nerven VII–VIII verliefen entlang dem dorsocaudalen Tumorpol zum Porus. Die Kleinhirnhemisphäre wurde nicht, wie bei den Acusticusneurinomen, von lateral nach medial retrahiert, sondern die lateralen Abschnitte der Lobuli quadrangulares anterior und posterior wurden von lateral vorne nach medial hinten verlagert. Auf diese Weise konnte der Tumor im dorsalen Abschnitt vollumfänglich dargestellt, im Zentrum ausgehöhlt, entlang dem Hirnstamm unter Schonung der Nerven III, IV, VI, VII und VIII herauspräpariert und schließlich auch im Cavum Meckeli, bis auf Höhe des Foramen ovale, dargestellt und exstirpiert werden. Die vom Tumor infiltrierten Trigeminuswurzeln konnten nicht geschont werden. Alle Patienten haben die Eingriffe gut überstanden.

Facialisneurinome

Bei einem Patienten (43 Jahre) wurde dieser seltene Tumor beobachtet; er wies zunächst eine leichte Facialisparese auf und zeigte später eine progressive Hypakusis. Bei der Exploration war im Bereiche des Kleinhirnbrückenwinkels lediglich eine Knochenvorwölbung im dorsalen Abschnitt des Porus festzustellen, sonst waren die Verhältnisse unauffällig. Nach dem Öffnen des Meatus in einer Länge von 12 mm kam ein 5–6 mm langer und 3–4 mm breiter Tumor zum Vorschein, der vom N. facialis ausging, ohne diesen vollständig zu infiltrieren. Der Tumor wurde deshalb randständig aus dem Nerven herausgeschnitten. Der Patient bekam postoperativ eine vollständige Facialisparese, wovon er sich während einer Beobachtungszeit von 2 Jahren weitgehend erholte.

Glossopharyngeusneurinome

Diese sehr seltenen Tumoren können eine besondere Größe erreichen und tendieren dazu, sich durch das ausgeweitete Foramen jugulare sanduhrförmig extrakraniell auszudehnen. Im eigenen Krankengut wurden bis 1967 drei Fälle, später drei weitere beobachtet, wobei in einem Fall die Glossopharyngeusneuralgie längere Zeit verkannt wurde (Zahnextraktionen auf der ipsilateralen Seite bei der jungen Patientin); bei anderen traten Schluckstörungen, Heiserkeit und Accessoriusschwäche vor Hypakusis auf. Ein Patient wurde 2 Jahre lang unter der Diagnose einer multiplen Sklerose behandelt, bis Hirndrucksymptome auftraten. Nach ventriculo-atrialem Shunt wurde eine DIMER-X-Ventriculographie gemacht, worauf man einen raumfordernden Prozeß im Kleinhirnbrückenwinkel feststellen konnte. Das Vertebralisangiogramm zeigte keine Anfärbung, jedoch eine Verlagerung der Arterien und Venen in diesem Abschnitt.

Die Operationstechnik der Glossopharyngeusneurinome ist gleich wie bei Acusticusneurinomen: laterale, suboccipitale Craniotomie in Sitzposition, Retraktion der laterobasalen Kleinhirnhemisphäre nach oben medial, Aushöhlung des Tumors, Freilegung entlang dem Hirnstamm mit Befreiung der Nervengruppen VI, VII–VIII, XII, Isolierung der Nerven IX, X, XI, soweit die Adhärenzen es erlauben, Schonung der basalen Arterien und Venen in diesem Gebiet. Problematisch bleibt der extrakranielle Tumoranteil; selbst bei Ausweitung des Foramen jugulare lassen sich die extrakraniellen Verhältnisse betreffend Größe und Ausdehnung des Tumors und seine Beziehung zur V. jugularis und A. carotis interna nicht mit Sicherheit beurteilen. Von den eigenen drei operierten Patienten sind zwei rezidivfrei (Beobachtungszeit 1 bzw. 6 Jahre), während ein Patient nach 12monatigem Intervall mit Beschwerde- und Symptomfreiheit innerhalb von 6 Monaten eine rasch progrediente Symptomatologie zeigte; die Exploration ergab einen noch größeren Tumor im Kleinhirnbrückenwinkel als die ursprünglich intrakraniell radikal exstirpierte Geschwulst, so daß es bemerkenswert ist, daß Neurinome, innerhalb von kurzer Zeit, beachtliche Größe erreichen können. Die extrakraniellen Tumorreste wurden in der ORL-Klinik auf transmastoidalem Wege exstirpiert.

Kleinhirnbrückenwinkel-Meningiome

Bei Meningiomen dieser Gegend waren die Operationsresultate mit der klassischen Technik im allgemeinen ungünstig, betrug doch die Mortalität nach der Zusammenfassung der Weltliteratur von Lecuire und Dechaume (1971) rund 27%, Cushing (1917) bei 24 Patienten 8%, D'Enrico (1950) bei 10 Patienten 20%, Russel und Bucy (1953) 33%, Markham et al. (1955) bei 29 Patienten 24%, Olivecrona (1967) bei 70 Patienten 34,2%, Tristan und Hodes (1958) bei 59 Patienten 33%, Petit-Dutaillis und Daum (1949) bei 41 Patienten 41,4%, Campbell und Wittfield (1948) bei 9 Patienten 33%, Lecuire und Dechaume (1971) bei 16 eigenen Patienten 18,7%.

Mit Hilfe der Mikrotechnik wurden bei 24 Patienten (23 Frauen und ein Mann) Kleinhirnbrückenwinkel-Meningiome operiert. Der Tumor saß 14mal breitbasig an der Dura zwischen Porus acusticus und Foramen jugulare, 10mal oberhalb des Porus acusticus; in zwei Fällen dehnte sich der Tumor ins Cavum Meckeli, in sechs Fällen in den Porus acusticus und bei drei Fällen ins Foramen jugulare aus. Die Operation wurde bei allen Patienten in Sitzposition ausgeführt wie bei Acusticusneurinomen; in 13 Fällen verliefen die Nerven VII–VIII dorsal vom Tumor, in fünf Fällen ventral davon und in sechs Fällen innerhalb des Tumors.

Hinsichtlich der Beschaffenheit der Neurinome und Meningiome des Kleinhirnbrückenwinkels sind Besonderheiten zu erwähnen: Während bei Acusticusneurinomen öfters eine inhomogene Blutung aus dem Tumorzentrum beobachtet wird, welche durch Anpressen von Hämostyptica beherrscht werden kann, ist die Blutung aus Meningiomen diffuser, aber homogen und, nach Coagulation der zuführenden Gefäße an der Basis des Tumors, entlang der Dura, gestoppt oder nur noch geringfügig. Die weitere Besonderheit besteht darin, daß bei Meningiomen die Nervengruppe VII–VIII vom Tumor sehr stark verlagert und elongiert werden kann; jedoch sind die Adhärenzen in der Regel geringfügig und die Nerven selten abgeplattet; nach der Operation wird öfters eine rasche funktionelle Erholung der Nn. cochlearis und facialis beobachtet. Nach bisherigen Erfahrungen ist festzustellen, daß mit Hilfe der Mikrotechnik die Meningiome des Kleinhirnbrückenwinkels, unter Schonung der basalen Strukturen, gut exstirpiert werden können. Das postoperative Ergebnis ist bei 20 Patienten als gut bis sehr gut und bei drei Patienten als mäßig zu bezeichnen.

Eine Patientin mußte wegen akut aufgetretener cerebellärer Symptome und Verlagerungszeichen der Gefäße auf den Vertebralisangiogrammen notfallmäßig operiert werden; es wurde ein gliomatöser, weicher Tumor im Kleinhirnbrückenwinkel aufgefunden, wobei die basalen Nerven (IV–XII) vom Tumor eingemauert und z.T. infiltriert waren. Histologisch wurde ein Ependymom diagnostiziert, weshalb zur Schonung der Nerven der Tumor subtotal exstirpiert wurde. Die histologische Diagnose wurde später auf Meningiom revidiert. Zehn Monate später kam es zu einem Tumorrezidiv. Bei der zweiten Exploration wurde ein noch größerer Tumor von gleicher Beschaffenheit aufgefunden; die intrakraniellen Tumoranteile wurden radikal exstirpiert, während die ossär infiltrierenden Tumorreste durch eine dritte Operation in der ORL-Klinik auf transmastoidalem Wege entfernt wurden.

Bei zwei Patientinnen war die Diagnose des Meningioms noch dadurch erschwert, daß bei ihnen die Symptome akut mit einer subarachnoidalen Blutung auftraten, und die Angiogramme kein Aneurysma oder AVM, sondern einen Tumor im Kleinhirnbrückenwinkel ergaben. Die Exploration zeigte, daß es sich hier um ein angiomatöses Meningiom mit rupturierten Tumorgefäßen handelte.

Epidermoide

Die Epidermoide sind die dritthäufigsten Tumoren mit dieser Lokalisation und gekennzeichnet durch eine atypische Symptomatologie (Bailey, 1924; Findeisen, 1937; Tytus u. Pennybacker, 1956; Reeves, 1967; Olivecrona, 1967; Obrador u. Lopez-Zafra, 1969). Das eigene Krankengut umfaßt 10 Patienten, bei denen die Diagnose erst nach langjähriger Beobachtungszeit und Wiederholung der neuroradiologischen Untersuchungen auf einen suspekten Tumor im Kleinhirnbrückenwinkel gestellt werden konnte. Die Exploration ergab überraschenderweise ein Epidermoid. Nach eigenen Erfahrungen nehmen diese Gewächse alle zur Verfügung stehenden subarachnoidalen Räume ein, füllen nicht nur die Cisterna pontocerebellaris, sondern meistens alle basalen Zisternen aus, wachsen über die Mittellinie sogar in die Gegenseite ein, dehnen sich cranialwärts zum supratentoriellen Raum aus und können auch durch das ausgeweitete Foramen Luschkae in den IV. Ventrikel eindringen, diesen ausfüllen und stark ausdehnen. Bei zwei Patienten war der Tumor vom IV. Ventrikel durch das Foramen Luschkae in den contralateralen Kleinhirnbrückenwinkel eingedrungen.

Bei den Epidermoiden handelt es sich um avasculäres Gewebe, so daß am Anfang der Operation die abschilfernden Schichten im Tumorzentrum mit Hilfe des Saugers, scharfen Löffels oder Rongeurs leicht abgetragen werden können. Die Tumorabschnitte im Bereiche des IV. Ventrikels lassen sich durch das ausgeweitete Foramen Luschkae ebenfalls leicht exstirpieren, während die besondere Schwierigkeit in der Entfernung der Tumorkapsel liegt, indem diese entlang den Gefäßen, Nerven und der Pia mater, am Hirnstamm und an der Kleinhirnhemisphäre viele Adhärenzen aufweist; die Präparation erfordert sehr viel Kleinarbeit und ist selbst mit Hilfe der Mikrotechnik nicht radikal durchführbar. Es gelang, bei vier Patienten den Tumor radikal zu exstirpieren, während bei sechs anderen Patienten Kapselreste entlang den Gefäßen, Nerven und dem Hirnstamm zurückgelassen werden mußten. Der postoperative Verlauf war ohne Komplikationen bis auf septische Meningitis, die einige Tage, in drei Fällen sogar einige Wochen anhielt. Ein Patient starb 3 Monate später in einem auswärtigen Spital an den Folgen einer Staphylokokken-Meningitis. Neun Patienten sind beschwerde- und symptomfrei.

Andere Kleinhirnbrückenwinkel-Tumoren

22 Patienten wurden mit der Diagnose eines Kleinhirnbrückenwinkel-Tumors operiert, wobei meistens an ein Acusticusneurinom gedacht wurde. Die Exploration ergab, wie in Tabelle 18 aufgeführt, Ependymome, Spongioblastome, Medulloblastome, Ponsgliome mit besonderer Ausdehnung zum Kleinhirnbrückenwinkel und entlang der Nervengruppe, zweimal solide, besonders große und vascularisierte Angioblastome und zweimal Cysten. Bei drei Patienten war die Exploration negativ, auch ohne Zeichen einer Arachnoiditis, obwohl die klinischen Symptome und die neuroradiologischen Befunde präoperativ als sehr suspekt galten (auch EMI-Scan).

Die Operationstechnik dieser Tumoren bleibt im großen und ganzen gleich wie bei Acusticusneurinomen, d.h. laterale suboccipitale Craniotomie in Sitzposition des Patienten, laterale tangentiale Exploration des Kleinhirnbrückenwinkels, Darstellung und Aushöhlung des Tumors im Zentrum, Präparation entlang dem Hirnstamm, Darstellung und Freilegung der basalen Nerven und Gefäße um den Tumor herum, der nach der Aushöhlung schrittweise zentralwärts verdrängt wird. Die Gliome dieser Gegend kommen entweder via Foramen Luschkae aus dem IV. Ventrikel zum Kleinhirnbrückenwinkel heraus oder sie nehmen ihren Ursprung aus dem Recessus lateralis des IV. Ventrikels und dehnen sich im Kleinhirnbrückenwinkel aus. Sie können weitgehend radikal entfernt werden unter Beachtung der anatomischen und pathologisch-anatomischen Gegebenheiten, wobei im Gebiete des Recessus lateralis ein Tumorrest zurückgelassen wird, um die Nerven V, VI, VII, VIII, IX und X nicht zu schädigen. Patienten mit Gliomen wurden postoperativ noch mit Röntgenbestrahlung behandelt. Die

Patienten mit Medulloblastomen kamen später doch ad exitum mit Zeichen von Rezidivtumoren, während die Patienten mit Spongioblastomen und Ependymomen keine Zeichen eines Tumorrezidivs aufweisen. Ein $1^1/_2$jähriger Knabe hatte ein Gliom entlang der Nervengruppe VII–VIII und im Meatus. Außer der schon präoperativ vorhandenen vollständigen Facialislähmung und Anakusis ist er seit $4^1/_2$ Jahren beschwerde- und symptomfrei.

Bei zwei Patienten mit großen Angioreticulomen im Kleinhirnbrückenwinkel waren die Nerven V–XII nach vorne medialwärts verlagert; die Blutversorgung des Angioms erfolgte aus den Duragefäßen des dorsalen Felsenbeines. Die Aushöhlung der profus blutenden Angiome mußte sehr rasch erfolgen, um an die Dura heranzukommen und die pathologischen Duragefäße flächenhaft mit der Kugelelektrode zu verschorfen. Anschließend konnten die peripheren Abschnitte der kaum noch oder bedeutend weniger blutenden Tumoranteile von den Nerven und Gefäßen isoliert und exstirpiert werden.

Eine noch delikatere Situation bieten die Glomustumoren dieser Gegend (Ganglioneurom, Chemodektom). In einem Fall wurde die suboccipitale Exploration mit der Diagnose eines Meningioms vorgenommen und um das Foramen jugulare herum ein stark vascularisierter Tumorknoten aufgefunden; die intrakraniellen Tumoranteile wurden exstirpiert und die Duragefäße verschorft. Die extrakraniellen Tumorabschnitte wurden später in der HNO-Klinik auf transmeatal-extraduralem Wege entfernt. Im zweiten Fall wurde der Tumor zunächst in der HNO-Klinik anoperiert. Die Patientin war 4 Jahre beschwerde- und symptomfrei, um dann rasch progrediente cerebello-pontine Symptome aufzuweisen, mit Ausfällen von seiten der ipsilateralen Hirnnerven V–XII. Die Angiogramme zeigten ein Tumorrezidiv mit größerem Knoten im Kleinhirnbrückenwinkel. Bei der Exploration wurde noch ein von der Dura zugedeckter Tumor aufgefunden; die verlagerten Kleinhirnbrückenabschnitte, Nerven und Gefäße wiesen keine Adhärenzen auf und ließen sich daher leicht vom Tumor trennen und abdrängen. Der stark vascularisierte Tumor wurde mit der gleichen Technik wie bei Acusticusneurinomen im Zentrum ausgehöhlt, dann von der Peripherie gegen das Zentrum verdrängt, zerstückelt und radikal exstirpiert. Die Patientin erholte sich von ihren Symptomen und ist nun beschwerdefrei.

Arteriovenöse racemöse Mißbildungen des Kleinhirnbrückenwinkels

In der einschlägigen Literatur sind bisher nur wenige Fälle publiziert worden (Bunts, 1949; Eisenbrey u. Hegarty, 1956; Dereux u. Deberdt, 1960; Verbiest, 1962; Green u. Vaughan, 1972), je einen Fall; Drake, 1973, 5 Fälle). Bei den erstgenannten vier Fällen wurden lediglich die zuführenden Gefäße ligiert; die Fälle von Dereux und Verbiest zeigten Besserung, der Fall von Bunts hingegen eine Verschlechterung. Im Falle von Eisenbrey wurde die Mißbildung lediglich exploriert. In allen Fällen wurde keine Vertebralisangiographie gemacht; die arteriovenöse Mißbildung wurde zufällig bei der Exploration aufgefunden. Hingegen wurden der Fall von Green und die fünf Fälle von Drake präoperativ angiographisch abgeklärt; die Operationsindikation war infolge der sich wiederholenden subarachnoidalen Blutungen gegeben. Es gelang, die Mißbildungen

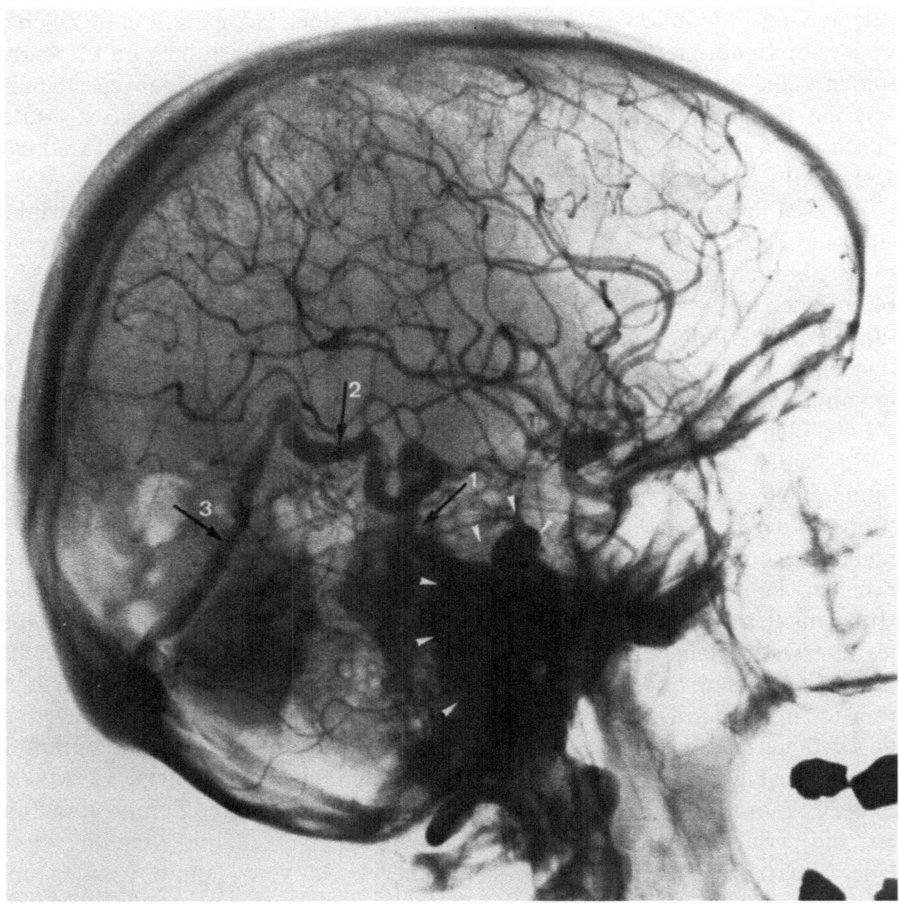

Abb. 162a. Arteriovenöses racemöses Angiom (*weiße Pfeile*) im rechten Kleinhirnbrückenwinkel mit zuführenden Gefäßen aus der A. basilaris und Drainage via V. mesencephalica lateralis (*Pfeil 1*) zur V. Galeni (*Pfeil 2)* und von dort zum Sinus rectus (*Pfeil 3)*

radikal zu entfernen, nur ein Patient (Fall No. 5 von Drake) kam infolge eines übersehenen Hämatoms im IV. Ventrikel nach gelungener Operation ad exitum.

Im eigenen Krankengut sind fünf Patienten mit arteriovenösen racemösen Mißbildungen mit dieser Lokalisation behandelt worden; bei drei Patienten handelte es sich um cerebelläre AVM mit besonderer Ausdehnung in der Richtung des Kleinhirnbrückenwinkels, wobei die zu- und abführenden Gefäße der Mißbildung in unmittelbarer Beziehung zu den Nerven IV–XII standen. Bei diesen drei Patienten wurde die Gefäßmißbildung durch eine subokzipitale Craniotomie in Sitzposition der Patienten freigelegt und radikal exstirpiert. Alle drei Patienten haben den Eingriff gut überstanden und zeigten weitgehende Remission der präoperativen Symptome. Bei drei anderen Patienten lag die Gefäßmißbildung anterolateral vor der Brücke, und zwar zweimal auf der rechten Seite und einmal auf der linken Seite. Die Explorationen wurden auf subten-

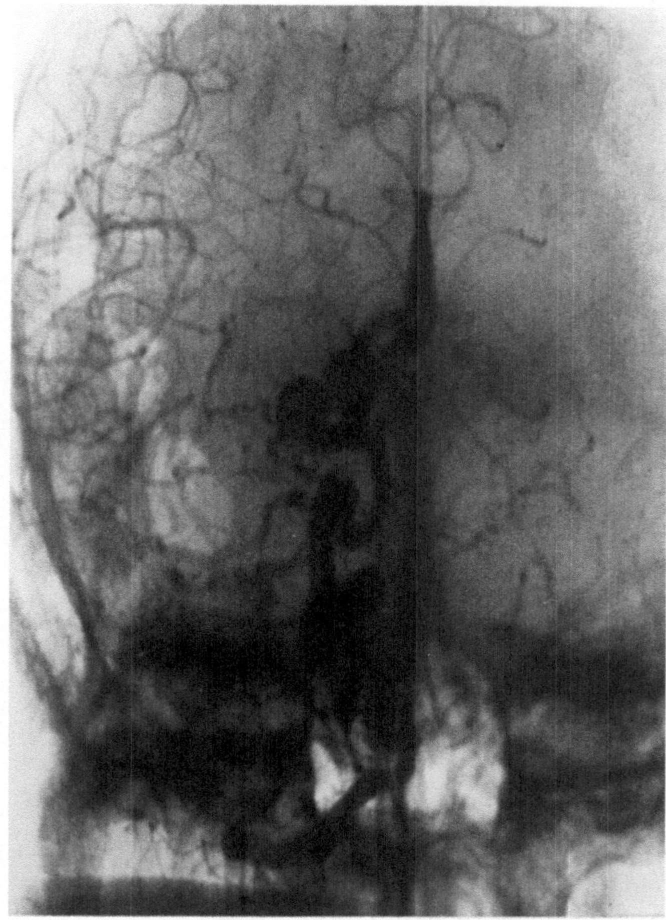

Abb. 162b. Die antero-posteriore Aufnahme zeigt die Lage des Angioms im rechten Klein-hirnbrückenwinkel

poral-transtentoriellem Wege durchgeführt und die subpial gelegene AVM nach Ligatur von zuführenden Gefäßen von den Aa. basilaris, cerebelli superior und cerebri posterior radikal exstirpiert. Das Ergebnis bei diesen Fällen kann als sehr befriedigend bezeichnet werden, während beim dritten Patienten mit Ausdehnung der Gefäßmißbildung subpial in die Brücke hinein lediglich die zuführenden Gefäße von den Aa. basilaris und cerebelli superior ligiert werden konnten, diejenigen der Aa. cerebelli anterior inferior und posterior inferior sich jedoch auf transtentoriellem Wege nicht mehr übersichtlich darstellen und ligieren ließen. Postoperativ bekam der Patient eine contralaterale Hemiparese (Abb. 162a, b u. 163a, b).

Sackförmige Aneurysmen

Die Symptomatologie von Tumoren vortäuschenden Aneurysmen des Kleinhirnbrückenwinkels wurden in den Arbeiten von Harel et al. (1967) und Michael

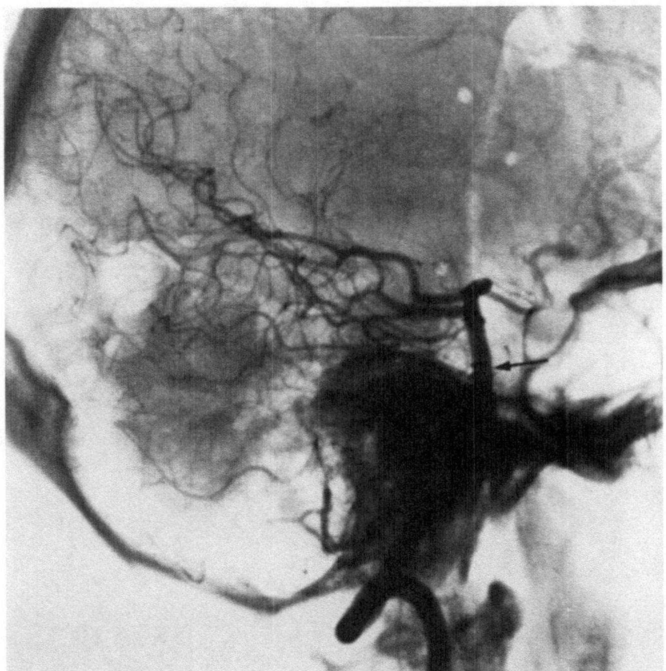

Abb. 163a. Vertebralisangiogramm nach Exstirpation des arteriovenösen racemösen Angioms auf subtemporal-transtentoriellem Wege. Der Pfeil markiert zwei Mikroclips, welche an die zuführenden Gefäße von der A. basilaris zum Angiom gesetzt wurden

(1974) beschrieben. Ein rein intrameatal gelegenes Aneurysma der A. auditiva mit den Symptomen eines Acusticusneurinoms wurde angiographisch dargestellt (Krayenbühl u. Yaşargil, 1957).

Seit 1967 wurden in Zürich neun Patienten mit Aneurysmen der A. vertebralis und ihrer Äste behandelt: Bei vier Patienten lagen erbsgroße Aneurysmen an der Ursprungsstelle der A. cerebelli posterior inferior. Drei Patienten hatten nur eine, eine Patientin drei subarachnoidale Blutungen erlitten. Sie wiesen keine cerebello-pontinen Symptome auf. Bei vier anderen Patienten saßen große Aneurysmen von $2^{1}/_{2}$–3 cm Durchmesser wiederum an der Abgangsstelle der A. cerebelli posterior inferior. Bei einer Patientin mit einer subarachnoidalen Blutung in der Anamnese zeigte die rechtsseitige Vertebralisangiographie einen Verschluß der A. vertebralis auf Atlashöhe, während auf den linksseitigen Vertebralisangiogrammen retrograd die distalen Abschnitte der rechten A. vertebralis und ein kleiner Teil des Aneurysmas zur Darstellung kamen. Diese Patientin hatte Ausfälle von seiten der Nerven VII, VIII, IX, X, XI und XII sowie eine schwere Hemiataxie, war nach der Blutung vorübergehend comatös und mußte tracheotomiert werden. Die Exploration ergab ein zum größten Teil thrombosiertes Aneurysma und eine Thrombose der proximalen rechten A. vertebralis und der Anfangsstrecke der A. cerebelli posterior inferior. Die verdickte Aneurysmawand wurde incidiert, und die Thrombenmassen wurden entfernt, bis aus dem distalen Ende der A. vertebralis retrograd Blut herauszuspritzen

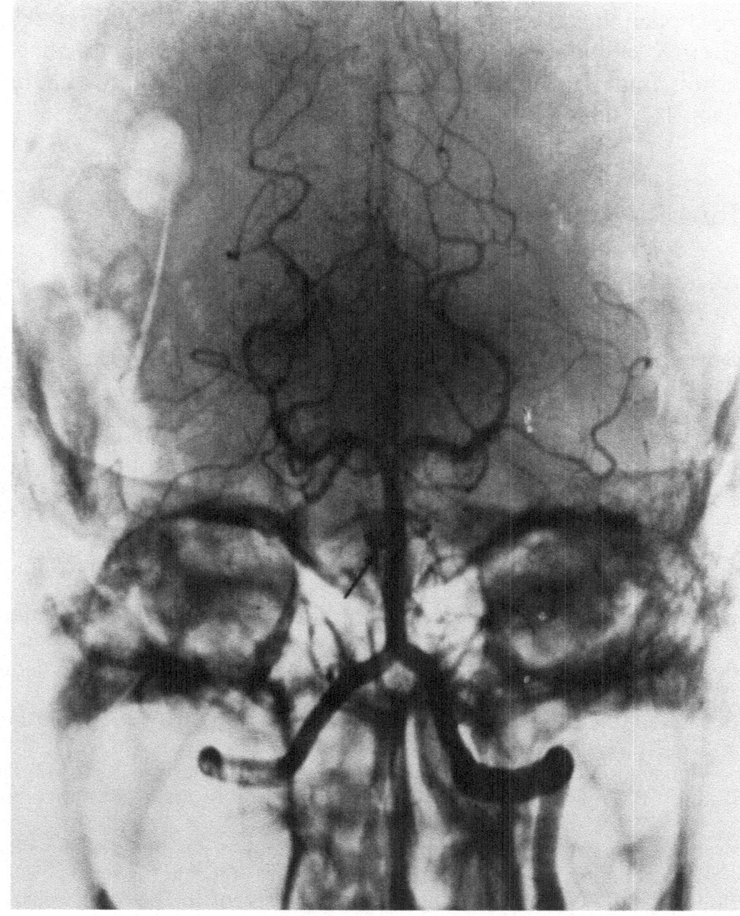

Abb. 163b. Die antero-posteriore Aufnahme des Vertebralisangiogramms zeigt, daß die Mißbildung radikal entfernt werden konnte. Der Pfeil zeigt die zwei Clips an den zuführenden Arterien von der A. basilaris

begann. Die nach Ausräumung der Thrombenmassen sichtbar gewordene rechte distale A. vertebralis wurde geclippt und der Aneurysmasack exstirpiert. Die Patientin hat sich von diesem Eingriff nach einer mehrere Wochen dauernden intensiven Pflegephase erholt und ist jetzt, nach $3^1/_2$ Jahren, symptomfrei und voll arbeitsfähig. Bei zwei weiteren Patientinnen (46 und 61 Jahre) mit großen, vollständig thrombosierten Aneurysmen der A. vertebralis im Kleinhirnbrückenwinkel war in der Anamnese eine subarachnoidale Blutung nicht bekannt. Beide Patientinnen hatten präoperativ Ausfälle von seiten der Nerven V–XII und auch pontobulbäre Symptome mit Hemiparese und Tetraspastizität aufgewiesen. Die Vertebralisangiogramme zeigten Aneurysmen an der A. vertebralis. Die Exploration ergab thrombosierte Aneurysmen mit Verlagerung und Kompression der Nervengruppen V–XII um den Aneurysmasack herum. Es gelang, die Thrombenmassen weitgehend auszuräumen und das Aneurysma an der Basis zu clippen. Beide Patientinnen brauchten in Anbetracht ihrer deletären präoperativen Kondition eine längere Pflegephase; eine Patientin hat sich vollständig erholt und ist symptomfrei, während die andere Patientin invalid blieb und nach $1^1/_2$ Jahren ad exitum kam (Abb. 164a u. b).

Literatur

Atkinson, W.J.: The anterior inferior cerebellar artery. Its variations, pontine distribution and significance in the surgery of the cerebello-pontine angle tumors. J. Neurol. Neurosurg. Psychiat. **12**, 137–151 (1949)

Bailey, P.: Cruveilhier's «tumeurs perlées». Surg. Gynec. Obstet. **8**, 524–534 (1924)

Bassett, D.L.: A Stereoscopic Atlas of Human Anatomy. Section I, The Central Nervous System. Portland/Oregon: Sawyer's 1952

Bébéar, J.P.: Apport des Techniques récentes dans le Diagnostic et le Traitement du Neurinome de L'acoustique. Thèse Bordeaux, 1973 (Editions Bergeret), p. 10–23

Bébin, J.: The cerebellopontine angle. The blood supply of the brain stem and the reticular formation. Anatomical and functional correlation relevant to surgery of acoustic tumors. Henry Ford Hosp. Bull. **16**, 1, 61–86 u. 2, 163–183 (1968)

Ben Amor, M., Beeckman, P., Wenger, J.J.: Signes phlébographiques des neurinomes de l'acoustique. Ann. Radiol. **9**, 781–787 (1971)

Boussens, J.: Contribution à l'étude du système cérébello-stato-acoustico-facial. C.R. Soc. Anat. (Paris), Nov. 1971

Boussens, J., Caille, J.M. et al.: A propos de la vascularisation du conduit auditif interne. Cah. ORL (Montpellier) **7**, 763–774 (1972)

Boussens, J., Caille., et al.: Piton, J., Rotsztejn, Djoumbi, E.: Contribution à l'étude de l'artère cérébelleuse moyenne et du système artériel du conduit auditif interne. Corrélation anatomo-radiologiques. C.R. Congr. O.R.L. Paris, S. 139–142. Paris: Arnette 1970

Braun, J.P., Tournade, A.: The veins of the lateral recess of the 4th ventricle. Neuroradiology **7**, 9–14 (1974)

Bret, J.: Die Vertebralisangiographie bei Tumoren der hinteren Schädelgrube. Deutscher Röntgenkongreß 1964, S. 316–320. Stuttgart: Thieme 1965

Bull, J., Kozlowski, P.: The angiographic pattern of the petrosal veins in the normal and pathological. Neuroradiology **1**, 20–26 (1970)

Bunts, A.: Malformations vasculaires du cerveau. Rev. neurol. **81**, 442–452 (1949)

Campbell, E., Wittfield, R.D.: Posterior fossa meningiomas. J. Neurosurg. **5**, 131–153 (1948)

Charachon, R.: Anatomie de l'artère auditive interne chez l'homme. Thèse Lyon, 1961

Cushing, H.: Tumors of Nervus Acusticus and Syndrome of Cerebellopontine Angle. Philadelphia: W.B. Saunders 1917

Dandy, W.E.: An operation for the total extirpation of tumors of the cerebellopontine angle: a preliminary report. Bull. Hopkins Hosp. **33**, 344–345 (1922)

Dandy, W.E.: An operation for the total removal of cerebellopontine (acoustic) tumors. Surg. Gynec. Obstet. **41**, 129–148 (1925)

Dandy, W.E.: Results of removal of acoustic tumors by the unilateral approach. A.M.A. Arch. Surg. **42**, 1026–1033 (1941)

Decker, K.: Entwicklung und Bedeutung der Vertebralis Angiographie. Fortschr. Röntgenstr. **83**, 301–316 (1955)

D'Enrico, A.: Meningiomas of the posterior fossa. J. Neurosurg. **7**, 227–232 (1950)

Dereux, J., Deberdt, R.: Syndromes de l'angle ponto-cérébelleux par lésions et malformations vasculaires. Sem. Hôp. Paris **36**, 1849–1851 (1960)

DiChiro, G.: An Atlas of Pathologic Pneumoencephalographic Anatomy. Springfield/Ill.: C.C. Thomas 1967

Dilenge, D., David, M.: L'angiographie vertébrale. Neuro-chirurgie **13**, 121–156 (1967)

Donegani, G.: Anatomia vascolare del rombencefalo e mesencefalo. Torino: Toso 1965

Drake, C.G.: Surgical treatment of acoustic neuroma with preservation or reconstruction of the facial nerve. J. Neurosurg. **26**, 459–464 (1967)

Drake, C.G.: Total removal of large acoustic neurinomas. A modification of the McKenzie operation with special emphasis on saving the facial nerve. J. Neurosurg. **26**, 554–561 (1967)

Drake, C.G.: Cerebellopontine angle arterio-venous malformations. In: Advances in Neurosurgery, S. 265. Berlin-Heidelberg-New York: Springer 1973

Duvernoy, H.M.: The Superficial Veins of the Human Brain. Berlin-Heidelberg-New York: Springer 1975

Economos, D., Prosalentis, A.: L'artère cérébelleuse supérieure dans les tumeurs de la fosse postérieure. Acta radiol. (diagn.) **1**, 267–277 (1963)

Eisenbrey, A.B., Hegarty, W.M.: Trigeminal neuralgia and arteriovenous aneurysm of cerebellopontine angle. J. Neurosurg. **13**, 647–649 (1956)

Epstein, B.S.: Pneumoencephalography and cerebral angiography, S. 1–17. Chicago: Year Book Medical Publ. 1966

Ferrari Lelli, G.: Comportamento dell'arteria uditiva interna e dei suai rami labirintici nell'uomo. Z. Anat. Entwickl.-Gesch. **110**, 48–80 (1939)

Findeisen, L.: Das Cholesteatom des Brückenwinkels. Langenbecks Arch. klin. Chir. **189**, 490–491 (1937)

Fisch, U.: L'Anatomie chirurgicale du système artériel du conduit auditif interne chez l'homme. Rev. Laryng. (Bordeaux) **89**, 11, 12, 659–671 (1968)

Fisch, U., Weber, J.: Der diagnostische Wert der Pantopaque-Cisternographie. Méd. Hyg. **30**, 1567–1568 (1972)

Fisch, U., Yaşargil, M.G.: Approche transtemporale, extradurale du conduit auditif interne. Pract. oto-rhino-laryng. (Basel) **30**, 377 (1968)

Foix, C., Hillemand, P.: Les artères de l'axe encéphalique jusqu'au diencéphale exclusivement. Rev. neurol. **2**, 39 u. 705 (1925)

Foix, C., Hillemand, P., Schalit, I.: Sur le syndrome latéral du bulbe et l'irrigation du bulbe supérieur, l'artère de la fossette latérale du bulbe, le syndrome dit la cérébelleuse inférieure. Territoire de ces artères. Rev. neurol. **1**, 160–179 (1925)

Goree, J.A., Tindall, G.T., Odom, G.I.: Percutaneous retrograde brachial angiography in the diagnosis of acoustic neurinoma. Amer. J. Roentgenol. **92**, 829–835 (1964)

Green, J.R., Vaughan, R.T.: Blood vessel tumors and hematomas of the posterior fossa in adolescence. Angiology **23**, 474–478 (1972)

Greitz, T., Sjögren, S.E.: The posterior inferior cerebellar artery. Acta radiol. (diagn.) **1**, 284–297 (1963)

Guerrier, Y., Villaceque, G.: Origine et comportement des artères cérébelleuse moyenne et auditive interne. C.R. Ass. Anat. **36**, 377–382 (1949)

Harel, D., Lavy, S., Schwartz, A.: Aneurysms of basilar artery simulating a cerebellopontine angle tumor. Confin. neurol. (Basel) **29**, 360–364 (1967)

Hauge, T.: The catheter vertebral angiography. Acta radiol. Suppl. **109** (1954)

Hermann, E., Seeger, W.: Die diagnostische Bedeutung des Verlaufs der Arteria basilaris und deren großen Endäste im Vertebralis Angiogramm. Dtsch. Z. Nervenheilk. **187**, 531–538 (1965)

House, W.F.: Surgical exposure of the internal auditory canal and its contents through the middle cranial fossa. Laryngoscope (St. Louis) **11**, 1363–1385 (1961)

House, W.F.: Monograph transtemporal microsurgical removal of acoustic neuromas. Arch. Otolaryng. **80**, 597–756 (1964)

House, W.F.: Evolution of transtemporal bone removal of acoustic tumors. Arch. Otolaryng. **80**, 731–742 (1964)

House, W.F.: Neurinome de l'acoustique. Monograph II Arch. Otolaryng. **88**, 6 (1968)

Huang, Y.P., Okudera, T., Wolf, B.S.: Diagnostic value of the inferior vermian vein in cerebral angiography. VIIIth Symposium Neuroradiol., Paris 1967

Huang, Y.P., Wolf, B.S.: The veins of the posterior fossa. Superior or Galenic draining group. Amer. J. Roentgenol. **95**, 808–821 (1965)

Huang, Y.P., Wolf, B.S.: The veins of the lateral recess of the fourth ventricle and its tributaries. Amer. J. Roentgenol. **101**, 1–21 (1967)

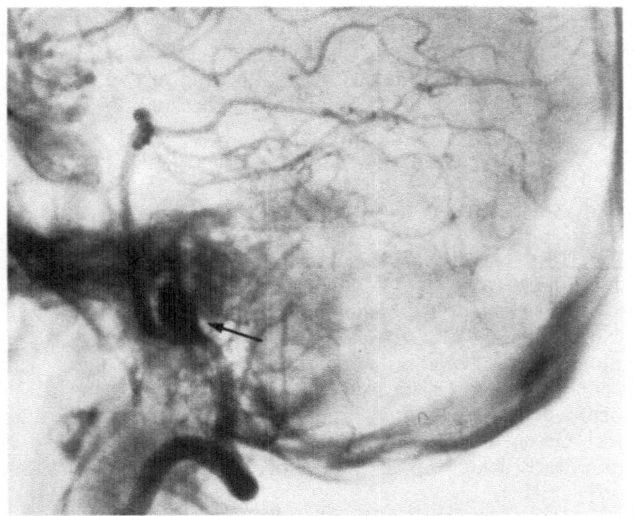

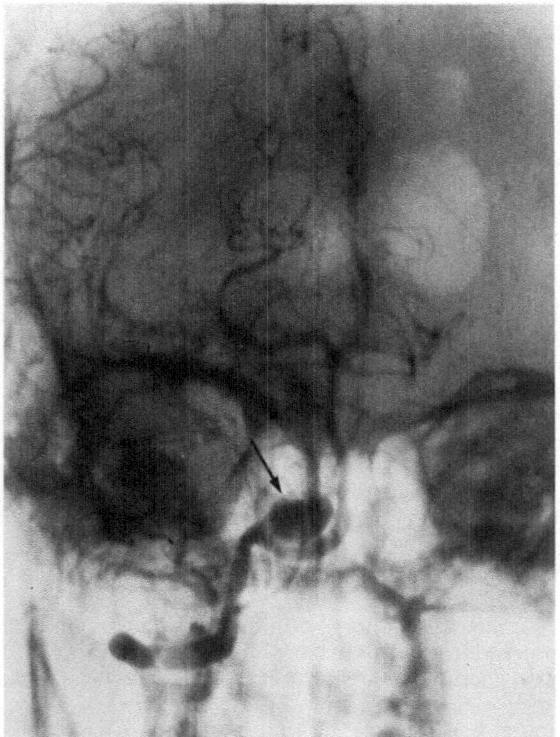

Abb. 164a u. b. Seitliche und antero-posteriore Aufnahme eines zum größten Teil thrombosierten sackförmigen Aneurysmas der A. vertebralis an der Abgangsstelle der A. cerebelli
posterior inferior (*Pfeil*). Die Patientin hatte eine Kleinhirnbrückenwinkel-Symptomatologie

Huang, Y.P., Wolf, B.S., Antin, S.P., Okudera, T.: The veins of the posterior fossa. Anterior and petrosal draining group. Amer. J. Roentgenol. **104**, 36–56 (1968)

Key, A., Retzius, G.: Studien in der Anatomie des Nervensystems und des Bindegewebes. Erste Hälfte. Stockholm: Samson und Wallin, P.A. Norstedt & Söner 1875

Khilnani, M., Silverstein, A.: Displacement of the superior cerebellar artery: A means of distinguishing intra- and extra-axial posterior fossa masses by vertebral angiography. Arch. Neurol. (Chic.) **8**, 502–505 (1963)

Konaschko, P.I.: Die Arteria auditiva interna des Menschen und ihre Labyrinthäste. Z. Anat. Entwickl.-Gesch. **83**, 241–268 (1927)

Krayenbühl, H.A., Yaşargil, M.G.: Die vaskulären Erkrankungen im Gebiete der Arteria vertebralis und Arteria basilaris. Stuttgart: Thieme 1957

Krayenbühl, H.A., Yaşargil, M.G.: Die zerebrale Angiographie. Stuttgart: Thieme 1965

Kümmel, W.: Otologische Gesichtspunkte bei der Diagnose und Therapie von Erkrankungen der hinteren Schädelgrube. Dtsch. Z. Nervenheilk. **36**, 132–142 (1909)

Kurze, T., Doyle, J.B.: Extradural intracranial (middle fossa) approach to the internal auditory canal. J. Neurosurg. **19**, 1033–1077 (1962)

Lecuire, J., Dechaume, J.P.: Les méningiomes de la fosse cérébrale postérieure. Neurochirurgie **17**, Suppl. **2**, 43–48 u. 129–130 (1971)

Leighton, R.S.: Neuroradiologic Anatomy. A Stereoscopic Atlas. Baltimore: Williams & Wilkins 1971

Leman, P., Cohadon, F., Leifer, C.: Valeur de l'artériographie vertébrale dans les tumeurs de l'angle ponto-cérébelleux. Ann. Radiol. **10**, 791–802 (1967)

Liliequist, B.: The subarachnoid cisterns. Anatomic and roentgenologic study. Acta radiol. (Stockh.) Suppl. **185** (1959)

Markham, J.W., Fager, C.A., Horrax, G., Poppen, J.C.: Meningiomas of posterior fossa, their diagnosis, clinical features and surgical treatment. Arch. Neurol. Psychiat. **74**, 163–170 (1955)

Mazzoni, A.: Internal auditory canal, arterial relation at the porus acusticus. Ann. Otol. (St. Louis) **78/4**, 797–814 (1969)

Mazzoni, A.: The internal auditory artery supply to the petrous bone. Ann. Otol. (St. Louis) **81**, 13–21 (1972)

Mazzoni, A., Hansen, C.C.: Surgical anatomy of the arteries of the internal auditory canal. Arch. Otolaryng. **91**, 128–135 (1970)

McKenzie, K.G., Alexander, E.: Acoustic neurinoma. Clin. Neurosurg. **2**, 21–36 (1955)

Michael, W.F.: Posterior fossa aneurysms simulating tumours. J. Neurol. Neurosurg. Psychiat. **37**, 218–223 (1974)

Morniroli, G.: Das Trigeminus-Neurinom. Inaugural-Diss. Zürich, 1970

Nabeya, D.: A study in comparative anatomy of the blood-vascular system of the internal ear in mammalia and homo (Japanese). Acta Sch. med. Univ. Kioto **4**, 1–132 (1923)

Nager, G.T.: Origins and relations of the internal auditory artery and the subarcuate artery. Ann. Otol. (St. Louis) **63**, 51–61 (1954)

Newton, T.H., Potts, D.G.: Radiology of the Skull and Brain. Angiography, Vol. 1/2/3/4. St. Louis: Mosby 1974

Obrador, S., Lopez-Zafra, J.J.: Clinical features of the epidermoids of the brain. J. Neurol. Neurosurg. Psychiat. **32**, 450–454 (1969)

Olivecrona, H.: Acoustic tumors. J. Neurol. Neurosurg. Psychiat. **3**, 141–146 (1940)

Olivecrona, H.: Ablation des neurinomas acoustiques. J. Neurosurg. **26/1**, 100–103 (1967)

Olivecrona, H.: The Surgical Treatment of Intracranial Tumors. 1) Meningiomas of posterior Surface of the Petrous Bone, S. 181–184. 2) The Neurinomas, S. 192–222. In: Handbuch der Neurochirurgie, Bd. 4, 4. Teil (Ed. H. Olivecrona u. W. Tönnis). Berlin-Heidelberg-New York: Springer 1967

Olsson, O.: Vertebral angiography in the diagnosis of acoustic nerve tumours. Acta radiol. (Stockh.) **39**, 365–372 (1953)

Petit-Dutaillis, D., Daum, S.: Les méningiomes de la fosse postérieure. Rev. neurol. **81**, 557–572 (1949)

Pool, J.L., Pava, A.A.: The early Diagnosis and Treatment of Acoustic Nerve Tumors, p. 161. Springfield/Ill.: C.C. Thomas 1957

Portmann, M., Sterkers, J.M., Charachon, R., Chouard, Ch., Bebear, J.P., Junien-Lavil-lauroy, C., Pelisse, J.M., Peytral, C.: Anatomie, Pathologie et Chirurgie du Conduit auditif interne. Paris: Arnette 1973

Quix, F.H.: Ein Acusticustumor. In III Niederländische Gesellschaft für Hals-, Nasen- und Ohrenheilkunde. Arch. Ohr.-, Nas.- u. Kehlk.-Heilk. **84**, 252–253 (1911)

Radner, S.: Intracranial angiography via the vertebral artery. Acta radiol. (Stockh.) **28**, 838–842 (1947)

Rand, R.W.: Microneurosurgery for Acoustic Tumors. In: Microneurosurgery, S. 126–153. St. Louis: Mosby 1969

Rand, R.W., Kurze, T.L.: Facial nerve preservation by posterior fossa transmeatal microdis-section in total removal of acoustic tumors. J. Neurol. Neurosurg. Psychiat. **28**, 311–316 (1965)

Rand, R.W., Kurze, T.: Microneurosurgical resection of acoustic tumors by a transmeatal posterior fossa approach. Bull. Los Angeles neurol. Soc. **30**, 17–20 (1965)

Rand, R.W., Kurze, T.: Preservation of vestibular, cochlear and facial nerves during micro-surgical removal of acoustic tumors: report of two cases. J. Neurosurg. **28**, 158–161 (1968)

Reeves, D.L.: Epidermoid tumors of the central nervous system. J. Neurosurg. **26**, 21–24 (1967)

Rhoton, A.L.: Microsurgery of the internal acoustic meatus. Surg. Neurol. **2**, 311–318 (1974)

Rhoton, A.L., Kobayashi, S., Hollinshead, W.H.: Nervus intermedius. J. Neurosurg. **29**, 609–618 (1968)

Ruggiero, G.: Évolution de la technique de l'angiographie cérébrale. J. Radiol. Électrol. **46**, 595–606 (1965)

Russel, J.R., Bucy, P.C.: Meningiomas of the posterior fossa. Surg. Gynec. Obstet. **95**, 183–192 (1953)

Sachs, Jr., E.: Translabyrinthine microsurgery for acoustic neuromas. J. Neurosurg. **22**, 399–401 (1965)

Salomon, G.: Atlas de la Vascularisation artérielle du Cerveau chez l'Homme. Atlas of the Arteries of the Human Brain. Paris: Sandoz 1971

Samii, M.: Pneumoenzephalo-Tomographie. Stuttgart: Enke 1974

Scatliff, J.A., Mishkin, M.M., Hyde, J.: Vertebral arteriography: an evaluation of methods. Radiology **85**, 14–21 (1965)

Siebenmann, F.: Die Blutgefäße im Labyrinth des menschlichen Ohres. Wiesbaden: J.F. Bergmann 1894

Sjögren, S.E.: Percutaneous vertebral angiography. Acta radiol. (Stockh.) **40**, 113–127 (1953)

Stephens, R.B., Stilwell, D.L.: Arteries and Veins of the Human Brain, S. 79–119. Spring-field/Ill.: C.C. Thomas 1969

Sunderland, S.: The arterial relations of the internal auditory meatus. Brain **10**, 23–27 (1945)

Symon, L., Kendall, B.: The use of the vertebral angiography in the differential diagnosis of cerebello-pontine angle lesions. Advances in Neurosurgery (Hrsg. K. Schürmann et al.), S. 231–236. Berlin-Heidelberg-New York: Springer 1973

Takahashi, M.: Atlas of Vertebral Angiography, S. 153–180. München-Berlin-Wien: Urban & Schwarzenberg 1974

Takahashi, M., Wilson, G., Hanafee, W.: The significance of the petrosal vein in the diagnosis of cerebello-pontine angle tumors. Radiology **89**, 834–840 (1967)

Takahashi, M., Wilson, G., Hanafee, W.: The anterior inferior cerebellar artery: its radio-graphic anatomy and significance in the diagnosis of extra-axial tumors of the posterior fossa. Radiology **90**, 281–287 (1967)

Tiwisina, T.: Die Vertebralis Angiographie. Heidelberg: Hüthing 1964

Tournade, A., Maillot, C., Koritke, J.G.: Les veines superficielles du pont. C.R. Ass. Anat., Nantes 1971

Tristan, T.A., Hodes, P.J.: Meningioma of the posterior fossa. Radiology **70**, 1–14 (1958)

Tytus, J.S., Pennybacker, J.: Pearly tumors in relation to the central nervous system. J. Neurol. Neurosurg. Psychiat. **19**, 241–259 (1956)

Verbiest, H.: Arterial aneurysms and arteriovenous aneurysms of the posterior fossa. Psychiat. Neurol. Neurochir. **65**, 329–369 (1962)

Villaceque, G.: Étude sur l'origine et le comportement des artères cérébelleuse moyenne et auditive interne. Le système cérébello-labyrinthique. Thèse Montpellier, 1949

Wackenheim, A., Metzger, J.: Étude radiologique des altérations osseuses dans 65 cas de néoformation de l'angle pontocérébelleux. J. Radiol. Électrol. **43**, 860–871 (1962)

Wilson, McClure: The Anatomical Foundation of Neurology of the Brain Subarachnoid Spaces, Chapter 4, S. 93–103. Boston: Little Brown 1963 u. 1972

Wolf, B.S., Huang, Y.P.: Diagnostic value of cerebral veins in mass lesions of the brain. Radiol. Clin. N. Amer. **4**, 117–130 (1966)

Wolf, B.S., Huang, Y.P., Newman, C.M.: Lateral anastomotic mesencephalic vein and other variations in drainage of basal cerebral vein. Amer. J. Roentgenol. **89**, 411–422 (1963)

Wolf, B.S., Newman, C.M., Khilnani, M.T.: The posterior inferior cerebellar artery on vertebral angiography. Amer. J. Roentgenol. **87**, 322–337 (1962)

Zange, J.: Translabyrinthäre Operationen von Acusticus- und Kleinhirnbrückenwinkeltumoren. Klin. Wschr. **52**, 1334 (1915)

Zülch, K.J.: Pathologische Anatomie der raumbeengenden intrakraniellen Prozesse. Handbuch der Neurologie, Bd. 3. Berlin-Göttingen-Heidelberg: Springer 1956

Über die Gesichtslähmung als Folge chirurgischer Interventionen im Kleinhirnbrückenwinkel*

A. Miehlke

Für einen Menschen, der — aus welchen Gründen immer — eine Facialislähmung erlitt, ist meist nichts von größerer Bedeutung als die Rückgewinnung der emotionellen Ausdruckskraft des Gesichtes, die mit all ihren feinen Schattierungen quasi einen Spiegel der Seele des Individuums darstellt. Schmidt-Tintemann stellte 1961 in einer Umfrage an deutschen Kliniken fest, daß von 584 Fällen von Facialislähmungen nicht weniger als 280 als Folge von chirurgischen Interventionen im Kleinhirnbrückenwinkel zu beklagen waren.

Ausgehend von diesen Zahlen, welche durch die neuere Entwicklung der Mikrochirurgie im inneren Gehörgang und im Kleinhirnbrückenwinkel (W. House, Hitselberger, Pulec, Fisch, Yasargil) sicherlich bald günstigeren Zusammenstellungen Platz machen werden, sollen im folgenden die Probleme erörtert werden, die sich mit der intraoperativ entstandenen Facialisparalyse ergeben.

Während, einer internen Absprache folgend, U. Fisch die Chirurgie des gefährdeten oder verletzten N. facialis im meatalen und im interlabyrinthären Verlaufsabschnitt abhandelt, werde ich mich mit den Möglichkeiten von Umgehungsplastiken, den neuro-facialen Anastomosen — auch den facio-facialen — sowie den musculären Ersatzoperationen, Implantaten und Dämpfungen antagonistischer Funktionen und schließlich den regionalen Gesichtshautraffungen befassen.

Bei Verletzungen des Gesichtsnerven anläßlich der Entfernung eines Acusticusneurinoms wurde in den meisten Fällen die Zuflucht zu Fremdnervenpfropfungen — etwa zur Accessorius- oder zur Hypoglossus-Facialisplastik — genommen. Nicht immer machte sich dabei der Neurochirurg den entscheidenden Nachteil klar, den er für den Patienten mit einem solchen Vorgehen einhandeln muß: die Tatsache nämlich, daß der so Operierte künftig nur noch über eine Art Willkürmotorik in seinem Gesicht, jedoch niemals wieder über eine affektive Ausdrucksmotorik verfügen wird. Abb. 165 und 166 als Ergebnis einer Accessoriusplastik machen ohne viele Worte deutlich, was ich meine: Die Patientin kann ihr Gesicht nur aktivieren, wenn sie zugleich den Arm hebt. Das Gesicht bleibt jedoch in der Emotion beim Lachen oder Weinen zur Hälfte unbewegt. Ich komme hierauf im einzelnen noch zurück.

Es zeugt von der Genialität des großen schottischen Neurochirurgen Norman Dott (1958, 1963), daß er ein Verfahren entwickelte, das diesen geschilderten Nachteil im echten Sinne des Wortes „umgeht". Dott's Methode besteht in einer *kombinierten, intrakraniellen-extratemporalen Umgehungsplastik der Felsenbeinpyramide* unter Einschaltung eines langen autologen Nerventransplantates. Dott zeigte, daß es mit Hilfe seiner Operationsmethode gelingt, die echte

---

* Herrn Prof. Dr. P. Falk, Homburg/Saar in Freundschaft und Verehrung zum 70. Geburtstag zugeeignet

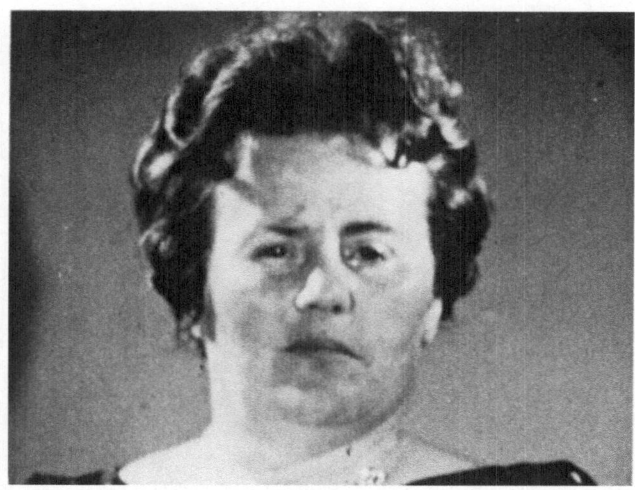

Abb. 165. Zustand nach Accessorius-Facialis-Plastik: Beim Lächeln bleibt die operierte linke Seite unbewegt

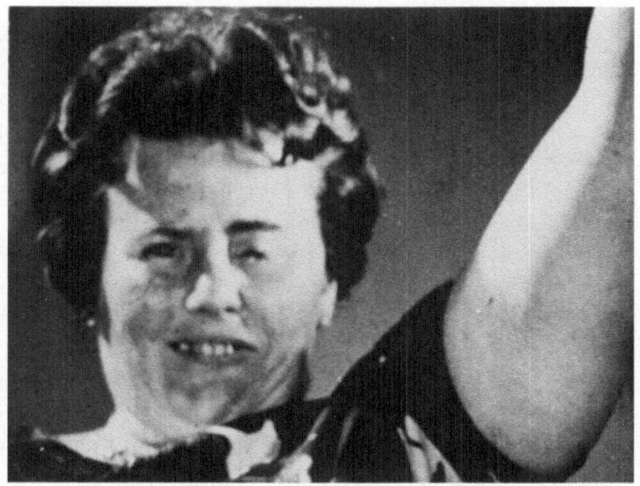

Abb. 166. Zustand nach Accessorius-Facialis-Plastik: Ein lachendes Gesicht kann nur bei gleichzeitigem Anheben des Armes „produziert" werden

Facialisfunktion, d.h. also Willkürmotorik *plus* emotionelle Ausdrucksmotorik zurückzugewinnen.

Die Abb. 167a und b zeigen das Prinzip der Operation. Im einzelnen wird wie folgt vorgegangen: Im Zuge der neurochirurgischen Entfernung des Acusticusneurinoms bringt man sich den Facialisstamm im Gebiet des Kleinhirnbrückenwinkels sorgfältig vom N. statoacusticus separiert zur Darstellung. Der N. suralis dient als Spendernerv zur Gewinnung eines 15–20 cm langen Autonerventransplantates. Dieses wird mit 8 × 0 Monofil und atraumatischer Nadel mit einer einzigen, die Nervensubstanz mitten hindurchgreifenden Naht an den

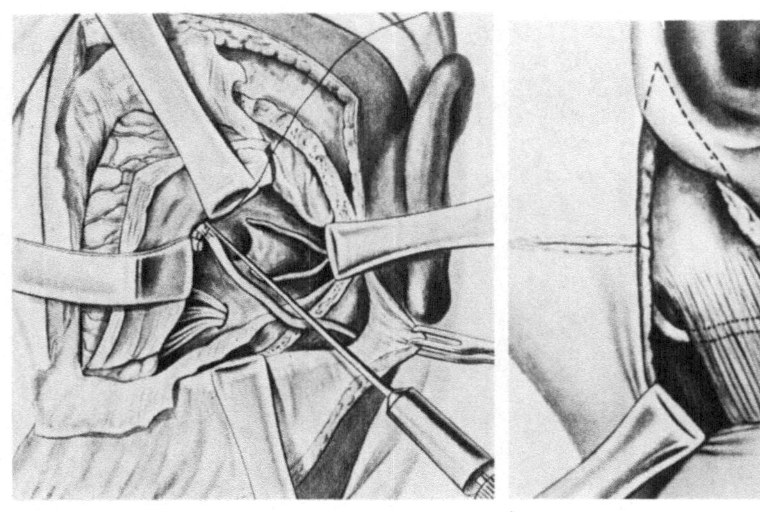

a   b

Abb. 167a und b. Kombinierte intracranielle-extratemporale Facialisplastik mit Umgehung
des Felsenbeines nach Dott (Einzelheiten s. im Text)

zentralen Stumpf genäht. Das Autonerventransplantat wird zur Craniotomieöff-
nung herausgeleitet; unterhalb der Warzenfortsatzspitze schafft man sich zwischen den Mm. sternocleidomastoideus und splenius capitis einen Tunnel, durch
welchen hindurch das Nerventransplantat nach vorne geführt wird. Mit seinem
durch Silberclips markierten peripheren Ende heilt das Transplantat zunächst
in der Nähe der Fossa retromandibularis ein.

Nach etwa 90 Tagen haben die auswachsenden Nervenfasern das distale
Ende des Transplantates erreicht. Jetzt wird der N. facialis vor seinem Austritt
aus dem Foramen stylomastoideum aufgesucht und hoch durchtrennt. Mit Hilfe
der präliminaren Röntgenuntersuchung oder des Bildwandlers läßt sich der mit
einem Silberclip markierte Stumpf des freien Nerventransplantates schnell auffinden, vorsichtig lösen und anfrischen. Es folgt die Vereinigung des Autonerventransplantates mit dem distalen Facialisstumpf nach Zurückschieben des Epineu-
riums im Sinne der fasciculären Naht. Danach wird die Wunde geschlossen.

Die Abb. 168–171 zeigen die verschiedenen Operationssituationen und das
Ergebnis einer solchen Plastik.

Dott hatte ursprünglich diese Plastik für schwere Querfrakturen der Felsenbeinpyramide erdacht. Es hatte sich dann aber in der Folge gezeigt, daß
sie besonders dann indiziert ist, wenn bei der Entfernung eines Acusticusneurinoms der Gesichtsnerv im Kleinhirnbrückenwinkel verletzt wurde. Dieses läßt
sich, wie wir wissen, nicht immer vermeiden. Bei diesen Kranken wird ohnehin
im Kleinhirnbrückenwinkel operiert und es besteht eine Gegenindikation zum
Vorgehen nach Dott nur dann, wenn durch die zusätzliche zeitliche Belastung,
welche eine Nervenplastik im Anschluß an die eigentliche Hirnoperation verlangt, Gefahr für den Patienten entsteht.

Dem Otochirurgen fällt es jedoch schwer, die Indikation zur intrakraniellen-
extratemporalen Umgehungsplastik nach Dott auch dann gestellt zu sehen, wenn

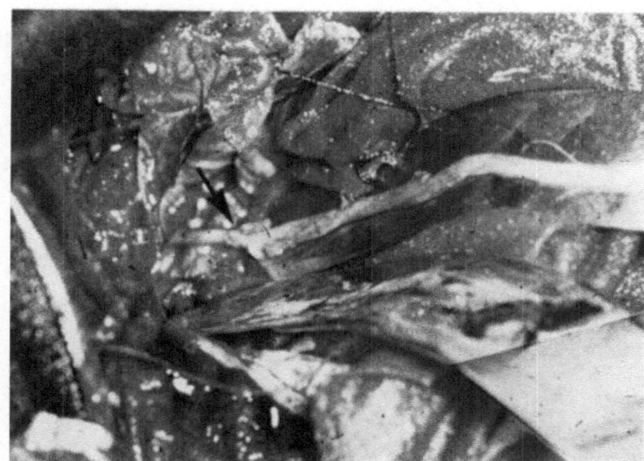

Abb. 168. Dott-Plastik, 1. Akt: Der Facialisstamm im Kleinhirnbrückenwinkel ist separiert worden und mit dem proximalen Stumpf eines überlangen Autonerventransplantates vom N. suralis durch Naht vereinigt (Operation Loew/Miehlke)

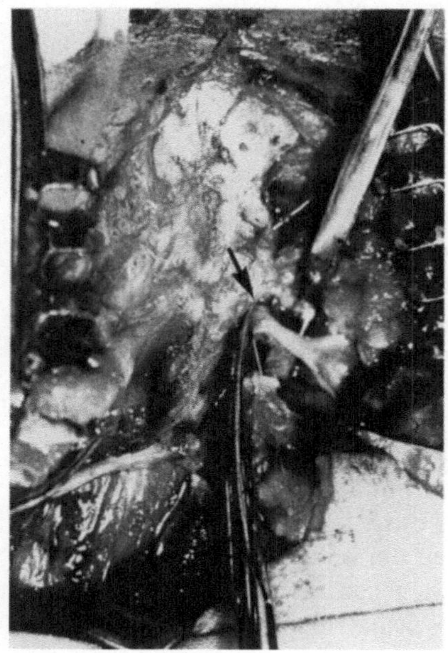

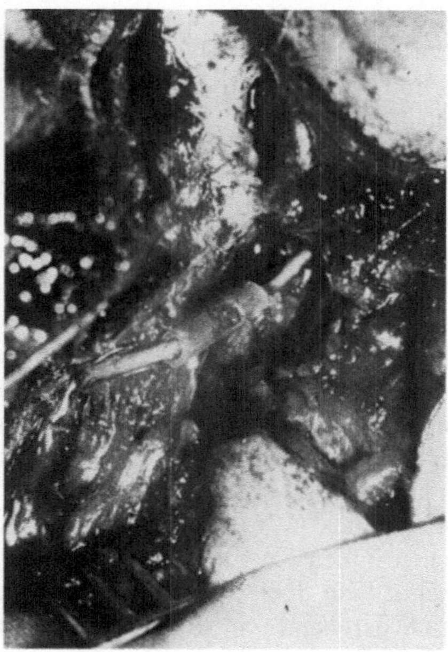

Abb. 169   Abb. 170

Abb. 169. Dott-Plastik, 2. Akt: Distaler Stumpf des Autonerventransplantates in situ. Facialisstamm vor dem Foramen stylomastoideum freigelegt und durchtrennt (Operation Miehlke/Loew)

Abb. 170. Dott-Plastik, 3. Akt: Anastomosierung des angefrischten Transplantates mit dem heruntergeschlagenen peripheren Facialisstumpf; Sicherung durch Polyäthylenzylinder und Plasmanaht (Operation Miehlke/Loew)

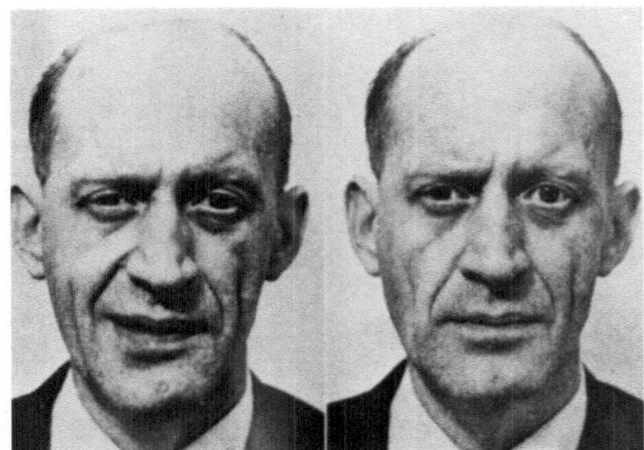

Abb. 171. Patient 14 Monate nach Entfernung eines Acusticusneurinoms rechts mit Opferung und Wiederaufbau des N. facialis im Stamm durch kombinierte intracranielle-extratemporale Facialisplastik nach Dott

das alleinige Ziel der Operation in der Überwindung der Folgen einer interlabyrinthär gelegenen Facialisläsion etwa nach einem schweren Schädelbruch (s. die Ausgangsüberlegungen von Dott) besteht. Es ist dies zwar theoretisch vertretbar, aber der operative Einsatz ist mit dem Zugang über den Kleinhirnbrückenwinkel doch relativ hoch. Es kommt hinzu, daß mit der Umgehungsplastik nach Dott die Möglichkeit, die Verletzung des N. facialis im Inneren des Felsenbeines zu erkennen und zu beseitigen, gar nicht genutzt wird. William House hat daher mit seinen Arbeiten über die Freilegung des inneren Gehörganges translabyrinthär und via mittlere Schädelgrube auch im Hinblick auf die Versorgung des geschädigten N. facialis im meatalen und interlabyrinthären Segment neue Möglichkeiten eröffnet. Hierüber berichtet Fisch im einzelnen.

Die kombinierte intrakranielle-extratemporale Facialisplastik nach Dott ist angesichts dieser Entwicklung in ihrer Indikationsbreite deutlich eingeschränkt. Aber jeder Neurochirurg weiß, daß in seltenen Fällen der N. facialis durch das Wachstum des Acusticusneurinoms ausgedünnt und wie ausgewalzt erscheint, ja gelegentlich seine einzelnen Fasern voneinander separiert über weite Flächen des Tumors verlaufen oder von diesem umfangen werden. Brackmann und House (1973) erwähnen, wie bedauerlich es ist, den Gesichtsnerven in solchen Fällen am Ende von langen Bemühungen um seine Kontinuitätserhaltung schließlich doch aufgeben zu müssen. Dies ist genau die Situation, in welcher sich der Neurochirurg gelegentlich der Dottschen Umgehungsplastik erinnern und ihre Durchführung ins Auge fassen wird.

Salaverry (1974) hat neuerdings eine wichtige Modifikation der Dott-Plastik empfohlen, die eine wesentlich kürzere Wegstrecke für die Umgehungsplastik vorsieht und damit auch schnellere Funktionswiederkehr verspricht. Salaverry benutzt in seinem operativen Vorschlag ein 4 cm langes autologes Nerventransplantat vom N. auricularis magnus. Dieses wird zentral, wie bei der Dott-Plastik, gegen den Facialisstumpf im Kleinhirnbrückenwinkel anastomosiert und alsdann hinter dem os petrosum durch die Lateralzisterne entlanggeführt und durch einen kleinen 5 mm weiten Duraschlitz auf die Hinterfläche der Felsenbeinpyramide gebracht und hier im Winkel zwischen Sinus sigmoideus und petrosus superior etwas in Richtung auf das Foramen jugulare hin abgelagert. In einem zweiten Eingriff führt der Otochirurg die ausgedehnte Mastoidektomie durch und findet dann im Sinus-Dura-Winkel evtl. unter Zuhilfenahme des Bildwandlers das mit einem Silberclip versehene Ende des autologen Transplantates. Dieses wird in die Mastoidhöhle hineingezogen und hier mit dem entgegengeführten tympanalen Segment des N. facialis nach Lösung desselben aus dem Falloppi'schen Kanal in üblicher Weise vereinigt. Es wird deutlich, wie außerordentlich wünschenswert die enge und verständnisvolle Zusammenarbeit von Neuro- und Otochirurgen in der Behandlung von Schädelbasisproblemen ist.

Dem Verfahren von Dott und Salaverry schließt sich gedanklich das Vorgehen von Scaramella (1970) in einer weiter peripher gelegenen Ebene des Facialissystems an. Bei der von dem letztgenannten Kliniker entwickelten „Facio-facialen Anastomose" ist gleichfalls die Überlegung leitend, daß nicht nur die Rückgewinnung der Willkürmotorik, sondern wichtiger noch, die zusätzliche Rückkehr der affektiven Ausdrucksmotorik des Gesichtes das oberste Ziel aller Bemühungen sein sollte.

Scaramella konnte 1970 anläßlich des 3. Internationalen Symposiums über Facialischirurgie in Osaka über einen ersten bemerkenswerten Erfolg mit der von ihm erarbeiteten „Facial-to-Facial-Nerve-Anastomosis" berichten. Dabei wird wie folgt vorgegangen: Laterale Parotidektomie auf der gesunden Seite unter gleichzeitiger Freilegung des gesamten Facialisfächers. Der Ramus buccalis bzw. die Rami buccales werden in ihrem Verlauf parallel zum Stenon-Gang dargestellt und durchtrennt. Die Rami buccales haben, wie wir aus den Erfahrungen mit Teilexcisionen am peripheren N. facialis beim Hemispasmus facialis gelernt haben, für die Mimik keine entscheidende Bedeutung. Der Ramus buccalis-Stumpf (bzw. -Stümpfe) wird mit einem überlangen autologen Nerventransplantat, gewonnen vom N. suralis, anastomosiert. Dieses Transplantat wird alsdann durch einen langen subcutanen Tunnel durch die Submentalregion geführt und mit seinem Ende, welches mit einem Silberclip versehen ist, in der Gegend der Fossa retromandibularis der paralysierten Seite abgelegt. Nach etwa 3 Monaten wird das distale Ende des Transplantates — ganz ähnlich dem zweiten Stadium der Dott-Plastik — mit dem Stamm des gelähmten Gesichtsnerven anastomosiert. 17 Monate nach dieser Operation zeigte Scaramella's Patient normales, symmetrisches Aussehen in Ruhelage des Gesichtes. Er konnte die vorher gelähmte Gesichtsseite ein wenig bewegen und auch ein klein wenig lächeln.

Man kann diesem Verfahren von Scaramella auch deshalb zustimmen, weil wir wissen, daß nach den Untersuchungen von Esslen (1972) der Ausfall von bis zu 50% der Nervenfasern des peripheren Facialis im allgemeinen zu keiner auffälligen Asymmetrie der mimischen Innervation Anlaß gibt. Eine gewisse, bewußt herbeigeführte Schwächung der Facialisfunktion der gesunden Seite ist im Sinne der Rückgewinnung der Symmetrie des Gesichtes sogar wünschenswert. Ich will damit sagen, daß die bewußte Ausschaltung von einigen peripheren Facialisästen zwecks Übernahme einer „Spendernervfunktion" durchaus im Sinne des Gesamtbehandlungskonzeptes vertreten werden kann.

Fisch (1972) und Anderl (1973) haben das Verfahren von Scaramella modifiziert und die autologen Nerventransplantate auf direkten Wegen durch subcutane Tunnel im Mittelgesicht bzw. in der supraorbitalen und mentalen Region zur contralateralen Seite geführt, um sie dort mit den korrespondierenden Ästen des Facialisfächers zu vereinen — mit Erfolg.

Es handelt sich hier noch um erste, tastende Schritte in speziellen Fragen der Facialischirurgie, die aber künftige Beachtung verdienen.

An dieser Stelle soll mit wenigen Worten darauf hingewiesen werden, daß eine scheinbare oder tatsächliche Überfunktion der *nicht* gelähmten Seite in manchen Fällen von Facialislähmung die Gesichtsasymmetrie noch deutlicher hervortreten läßt. In dieser Situation bewähren sich begrenzte operative Maßnahmen, die auf eine *Dämpfung der Antagonistenfunktion* abzielen. Man wird nach Marino (1956) eine selektive Neurektomie jener Nervenfasern durchführen, die besonderen Anlaß zu der auffälligen Gesichtsverzerrung geben. Wenn z.B. eine isolierte einseitige Lähmung des Untergesichtes durch Ausfall des Ramus marginalis mandibulae vorliegt, so kann mit Hilfe der Durchtrennung des entsprechenden Astes auf der gesunden Seite die Gesichtssymmetrie wieder hergestellt werden. In gleicher Weise kann man durch Exhairese der Rami buccales auf der gesunden Seite eine Dämpfung der Asymmetrie in der Oberlippenregion erreichen. Solche Eingriffe sollten aber nur bei gezielter Begrenzung des operativen Areals unter Verwendung des Elektrostimulators und gleichzeitiger EMG-Kontrolle vorgenommen werden, denn ein Zuviel könnte zu einem Lagophthalmus Anlaß geben.

Statt der Neurektomie oder der Exhairese kann man auch örtlich begrenzt an den mimischen Muskeln selbst Excisionen zur Dämpfung der Antagonistenfunktion vornehmen (Niklison, 1956). Hier handelt es sich im wesentlichen darum, letzte Retuschen bei Teillähmungen oder Schwächen einzelner peripherer Äste — etwa nach Poliomyelitis o.ä. — vorzunehmen. Man kann z.B. bei einer auffälligen Verziehung der Unterlippe beim Lächeln als Folge einer Teillähmung des Ramus marginalis mandibulae die Mm. triangularis und quadratus labii inferioris intraoral, nach Schleimhautschnitt vorgehend, aufsuchen und isolieren und ein Stückchen des Muskels resezieren (Abb. 172 u. 173). Gleiches kann an den Muskeln der Oberlippenregion geschehen. Hier sind in erster Linie die Mm. quadratus labii superioris, depressor labii inferioris und zygomaticus für die Distorsion, welche beim Sprechen und bei emotionellen Bewegungen des Gesichtes hervortreten, verantwortlich. In solchen Fällen kann von einem Schnitt von der Nasolabialfalte aus vorgehend eine Isolierung der entsprechenden Muskeln erfolgen mit nachfolgender Resektion (Abb. 174).

Ich möchte hier betonen, daß solche Eingriffe zur Beseitigung von antagonistischen Muskelzügen erst nach einem jahrelangen Zeitraum des Abwartens durchgeführt werden sollten, weil sich die Kontrakturen gelegentlich aus unbekannten Gründen auch wieder spontan lockern können.

Kritisch muß zu den verschiedenen Verfahren zur Dämpfung der Antagonistenfunktion gesagt werden, daß es für jeden Chirurgen ein schwerer Entschluß ist, normale Elemente zugunsten einer Vertuschung von Schäden an anderen Stellen zu opfern und zu einer schon vorhandenen Lähmung mit Vorbedacht eine weitere hinzuzufügen.

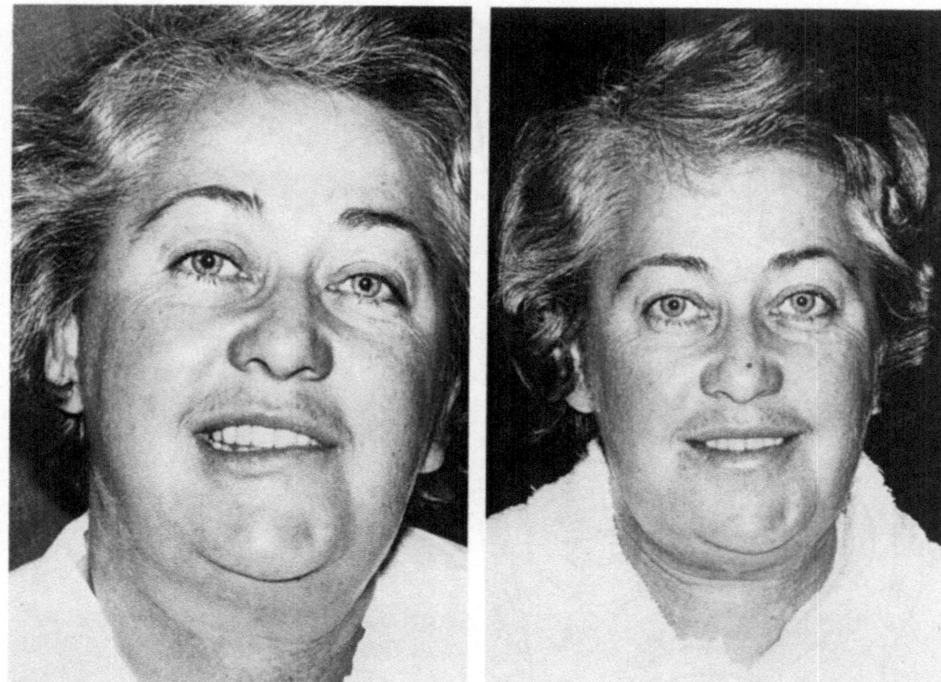

Abb. 172   Abb. 173

Abb. 172. Schiefstellung des Untergesichts beim Lächeln nach Teillähmung des linken Ramus marginalis mandibulae und der zugehörigen mimischen Muskeln

Abb. 173. Selektive Myektomie an den Mm. triangularis sowie quadratus labii inferioris auf der gesunden rechten Seite führt zu einer mehr ausbalancierten Mimik

Die *Nervenpfropfungen* mit eigens gegen den Facialisstamm herangeführten Accessorius- oder Hypoglossusschlingen bieten vom operationstechnischen Standpunkt aus gesehen keine Schwierigkeiten. Diese Eingriffe sind jedem Neurochirurgen vertraut. Ich brauche das Verfahren deshalb nicht näher zu schildern. Man wird heute die Vereinigung der Nervenstümpfe mit der modernen mikrochirurgischen Technik der Nervennaht, d.h. der fasciculären Naht mit entsprechend feinem atraumatischem Nahtmaterial, vorheriger Epineuriumresektion (Abb. 175) und anschließender Einhüllung der Nahtstelle mit einem speziell gefertigten Kollagentubus vornehmen. Die beiden Enden der Tubuswand werden entsprechend Abb. 176 mit dem Epineurium des unterlagerten Nerven durch Histoacryl-Nervenkleber verschweißt, um so zusätzlich die Naht zu entlasten. Die Impulse, die im Falle des N. accessorius für den Schultergürtel und den M. sternocleidomastoideus, im Falle des N. hypoglossus für die Zungenmuskulatur bestimmt waren, werden nun über den peripheren Facialisabschnitt zur mimischen Muskulatur gelangen.

Um im Falle der Hypoglossus-Facialis-Plastik den entsprechenden Ausfall an der Muskulatur der Zunge etwas auszugleichen, waren einzelne Chirurgen

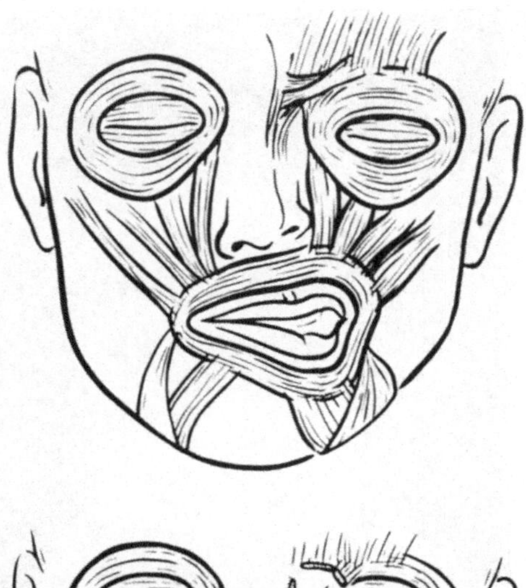

Abb. 174. Die Muskeln der affektiven Ausdrucksmotorik und verschiedene Möglichkeiten zur Myektomie zwecks individueller
Ausbalancierung des Erscheinungsbildes

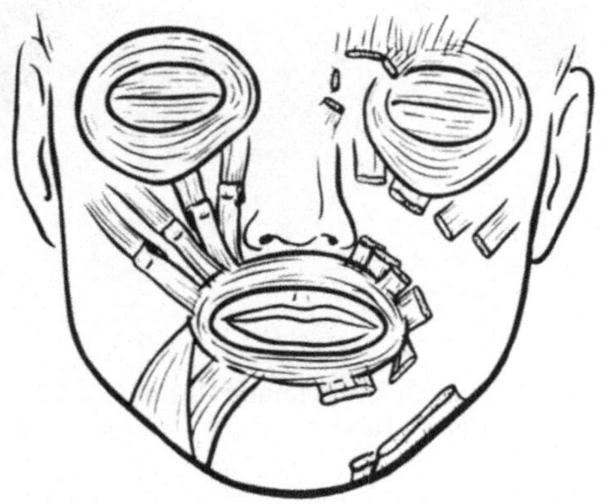

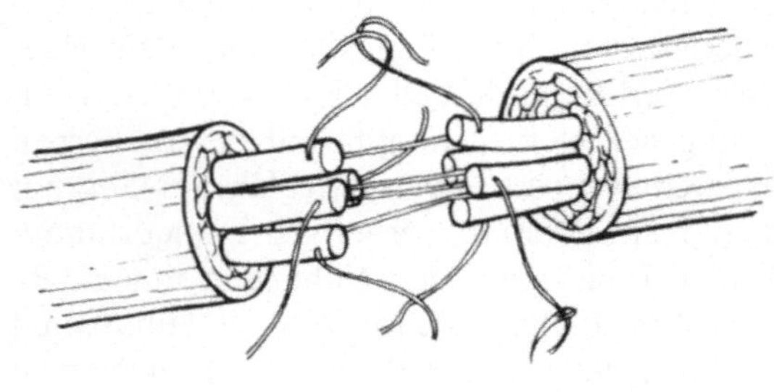

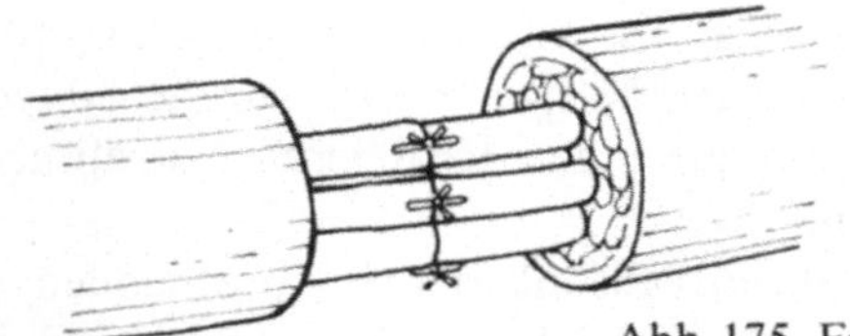

Abb. 175. Fasciculäre Naht nach Millesi et al. (1972)

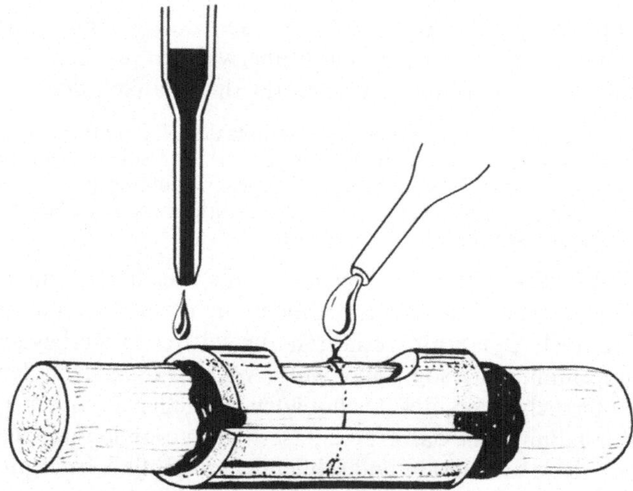

Abb. 176. Sicherung der Anastomose durch Einscheidung in einen Kollagenzylinder, an dessen beiden Enden weit entfernt von der Anastomosenstelle 1 Tropfen Histoacryl (2-Cyano-Butylacrylat Fa. Braun/Melsungen) aufpipettiert wird. Auf die Anastomosenstelle selbst wird 1 Tropfen Plasma gebracht

dazu übergegangen, den Ramus descendens nervi hypoglossi endständig mit dem peripheren Hypoglossusstumpf zu anastomosieren. Es war aber festzustellen, daß ein solches Vorgehen nicht die Zungenatrophie verhinderte, ja, daß das Schlucken noch erschwert worden war (Freeman, 1972). Neuere anatomische Untersuchungen haben auch gezeigt, daß die Fasern des sog. Ramus descendens nervi hypoglossi nicht aus dem Hypoglossuskern, sondern aus dem Plexus cervicalis stammen. Deshalb wird in der neuen Nomenklatur die Bezeichnung „Ansa hypoglossi" durch „Ansa cervicalis" ersetzt. Im Lichte dieser Erkenntnis ist die Verbindung der Ansa cervicalis mit dem peripheren Stumpf des N. hypoglossus überflüssig geworden.

In diesem Zusammenhang ist jedoch interessant, daß mein Mitarbeiter Evers vor etwa Jahresfrist die Ansa cervicalis und nicht den N. hypoglossus als Spendernerven für eine Facialisanastomosierung benutzte und trotz der obengeschilderten anatomischen Gegebenheiten einen guten Ruhetonus und eine gewisse Willkürmotorik in das gelähmte Gesicht hineinbringen konnte. Diese Problematik muß noch weiter verfolgt werden.

Im Vergleich der Nervenpfropfung vom N. accessorius und vom N. hypoglossus ist zu sagen, daß nach Freeman an einer großen Zahl von Anastomosen beiderlei Herkunft die Hypoglossus-Facialis-Anastomose deutlich besser abschneidet. Bei dieser letztgenannten Anastomose sind im Gegensatz zur Accessoriusanastomose ein besserer Ruhetonus, ein normaleres Aussehen des Gesichtes in Ruhelage und ein besserer Augenschluß festzustellen. Viele Patienten haben gelernt, ein kleines Lächeln und einen willkürlichen Lidschluß zu produzieren. Mit Hilfe der genannten Nervenpfropfungen wird die Wiederherstellung der Symmetrie des Gesichtes in Ruhelage und die Beseitigung des Lagophthalmus erreicht. Das ist ein großer Gewinn. Andererseits ist der Ausfall der Nervenfunktion am Schultergürtel bzw. an der Zunge nicht ganz gleichgültig. Dennoch kann dieses Handicap meist überwunden werden. Aber es hat sich gezeigt, daß das erwünschte Umlernen für die Kranken doch recht schwierig ist.

In den 50er Jahren wurde wiederholt der N. phrenicus als Spendernerv für die Anastomosierung zum Facialisstamm empfohlen. Eine solche Operation ist natürlich kontraindiziert, wenn der Patient an einer Lungenerkrankung leidet. Auch scheint mir der Ausfall der Funktion des N. phrenicus ein wesentlich größeres Handicap zu sein als der Ausfall des N. accessorius bzw. hypoglossus.

In allen Fällen, in denen — aus welchen Gründen immer — die bisher geschilderten Operationsmethoden nicht zur Anwendung kommen können, bleiben noch Operationsverfahren zur statischen Verbesserung. Eine Zwischenstellung nimmt die sog. *„musculäre Neurotisation"* von Rosenthal (1916) ein. Auf Untersuchungen des Orthopäden Erlacher gestützt, ging Rosenthal von der Vorstellung aus, daß Nervenfasern aus gesunden in gelähmte Muskeln einwüchsen, diese tonisierten und schließlich zu Willkürbewegung in einem großen Ausmaß bringen könnten. Voraussetzung für das Zustandekommen einer solchen angenommenen Myoneurotisation ist eine möglichst breit angelegte Verbindung der Spendermuskelanteile mit der gelähmten Muskulatur. Zur Verpflanzung werden Teile der Mm. masseter und temporalis benutzt, die von der motorischen Portio minor des N. trigeminus innerviert werden. Das Verfahren ist also nur sinnvoll, wenn der N. trigeminus intakt blieb. Gerade dies ist nach Operationen im Kleinhirnbrückenwinkel-Bereich nicht immer sicher.

Unter Berücksichtigung des Verlaufs der Trigeminusäste werden von den genannten Muskeln gewisse Anteile abgespalten und durch Tunnel gegen den M. orbicularis oris bzw. orbicularis oculi transponiert. Dem Vorgehen von Rosenthal lehnt sich die von Lexer (1931) ausgearbeitete, rein mechanisch wirkende Muskelrotationsplastik an, weshalb heute auch vom Verfahren nach Lexer/Rosenthal gesprochen wird.

So einleuchtend Rosenthals Konzept auch klingt, tierexperimentelle Untersuchungen von Felix (1961) und myographische Studien von Struppler und Scheininger (1961) haben jedoch gezeigt, daß eine Innervationsübernahme von motorischen Trigeminusfasern in die mimische Muskulatur leider *nicht* zu verzeichnen sind. Es sei aber betont, daß die Lexer/Rosenthal-Plastik allein durch die Masseter- und Temporaliszugwirkung eine Verbesserung der Gesichtsstellung sowie des Kau- und Sprechvermögens bewirkt, und damit für den Kranken doch von wesentlicher Bedeutung ist. Und Gleiches gilt für das Vorgehen von McLaughlin (1953), Aschan (1956) und Ragnell (1958), wobei die Beweglichkeit des M. temporalis unter Einschaltung von Fascienzügeln auf die gelähmte Mundhälfte übertragen wird. Einzelheiten können den plastisch-chirurgischen Standardwerken entnommen werden. Schmid (1967) hat die erwähnten rein statischen Methoden der Gesichtsaufhängung modifiziert. Er implantiert vom Nasenvorhof her ein der Ohrmuschel entnommenes, schmales, etwas bogenförmiges Knorpelstreifchen unter die Nasolabialfalte und ein zweites Knorpelstreifchen seitlich in die gelähmte Unterlippe. Nach der Einheilung werden in einer zweiten Sitzung Fascienzügel um die Knorpelimplantate herumgeführt. Die Sehnenzügel übertragen nun die Zugwirkung vom Temporalis bzw. Masseter in breiterer Form auf die Ober- und Unterlippe.

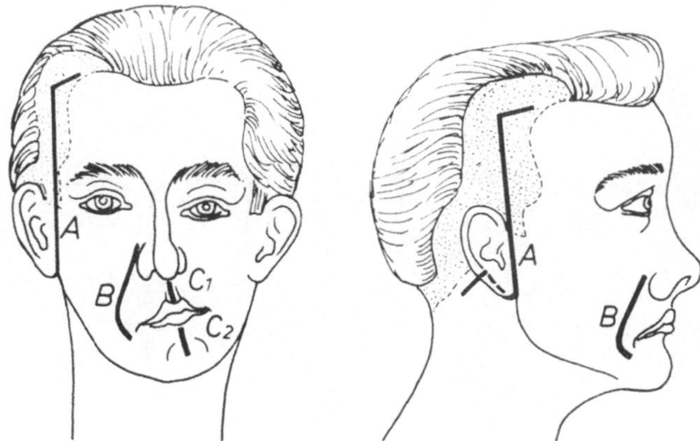

Abb. 177a. Incisionen zur Einbringung eines zweischenkeligen Kunststoffnetzes zwecks Gesichtsaufhängung nach Mennig.

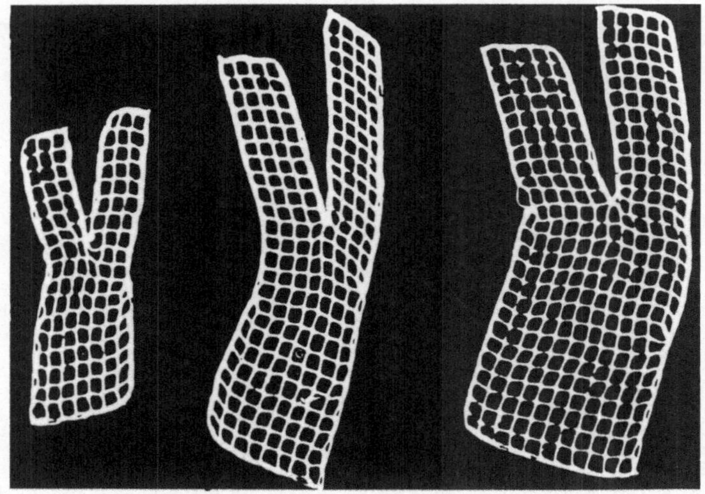

Abb. 177b. Verschiedene Größen des zweischenkeligen Kunststoffnetzes

Ich selber bevorzuge, wenn nur noch eine statische Aufhängung des Gesichtes in Betracht kommt, das von Mennig (1964) angegebene Verfahren der Implantation eines breiten, schenkelförmig zugeschnittenen Kunststoffnetzes (Abb. 177a, b u. 178). Mennig's Methode hat den Vorteil, daß mit der Einbringung des Kunstoffnetzes zugleich ein „Facelift" verbunden wird und daß die subcutanen narbigen Verwachsungen, in sehr breiter Fläche angreifend, einer Hauterschlaffung über längere Zeit hinweg vorbeugen, die Wange stabilisieren und auf diese Weise es dem Patienten viel leichter ermöglichen, jene besonders schwierigen Worte, die mit einem „Pf" beginnen, auszusprechen, ohne daß ihm die Luft im Mundwinkel entweicht. Eine Netzaufhängung des Gesichtes im Verfahren nach Mennig ist nach unseren Erfahrungen jedoch kontraindiziert, wenn nach

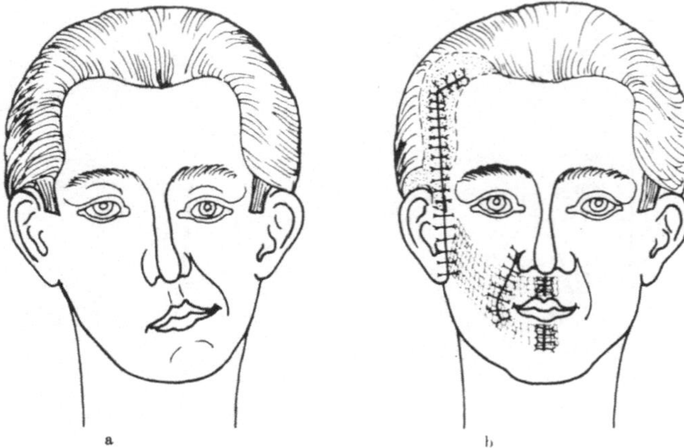

Abb. 178. Zustand nach Einbringen des Kunststoffnetzes und Ausbalancierung des Gesichtes

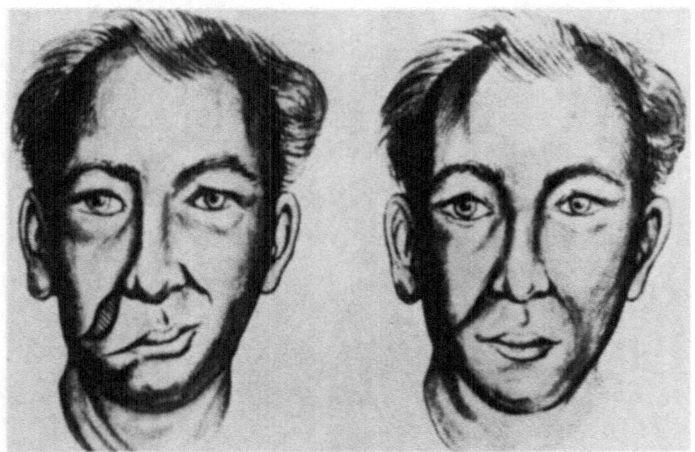

Abb. 179. Weichteilkorrektur des gelähmten Gesichtes nach Kapovits durch regionale Anhebung und Bildung einer künstlichen Nasolabialfalte

der chirurgischen Behandlung noch eine radiologische folgen soll. In solchen Fällen besteht Gefahr, daß sich das Kunststoffnetz nach der Bestrahlung abstößt.

Gesichtshautraffungen, Cutan- und Subcutanexcisionen im Nasolabialbereich zur Einstellung von Mundwinkel sowie Philtrum nach Kapovits (1961) (Abb. 179) haben sich mir in dem Bestreben bewährt, die Nasolabialfalte etwas „belebter" zu gestalten. Vieles läßt sich weiter verbessern durch die Beseitigung von unschönen Wulstbildungen und überhängenden Hautpartien.

Besondere Probleme ergeben sich schließlich noch aus dem vielfach mangelhaften Lidschluß bei Facialislähmungen, denn immer steht gefahrdrohend die Austrocknung des Tränensees im Hintergrund. Beim Vorliegen eines Ektropiums des Unterlides — durch den Tonusverlust des M. orbicularis oculi bedingt — taucht der Tränenpunkt nicht mehr in den Tränensee ein. Der physiologische

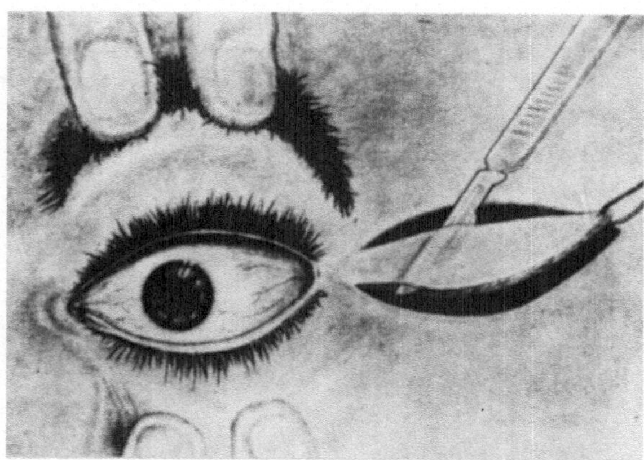

Abb. 180a. Operation nach Edgerton und Wolfort zur Beseitigung eines Lagophthalmus. Entwicklung und Ausdünnung des Hautlappens (frei nach Edgerton und Wolfort)

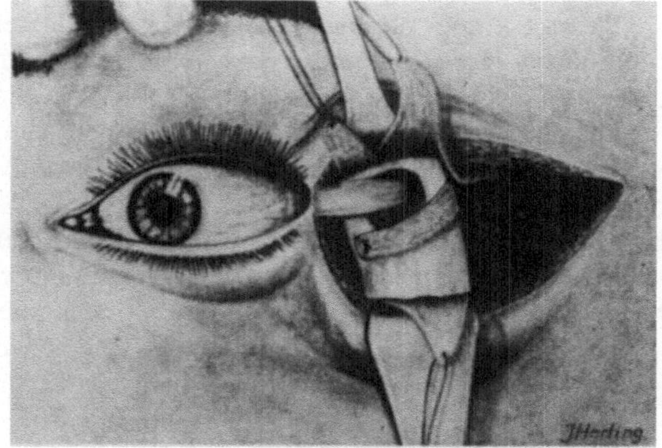

Abb. 180b. Operation nach Edgerton und Wolfort: Ein Tunnel ist in das Os zygomaticum gebohrt, durch welchen hindurch der Hautlappen gezogen wird; dieser wird umgeschlagen und unter einer gewissen Spannung an das Periost genäht (frei nach Edgerton und Wolfort)

Tränenabfluß ist gestört. Es kommt zum lästigen Tränenträufeln. Der Patient gibt an, daß er wie durch eine mit Wasser bespülte Schaufensterscheibe hindurchschaue. Die Beseitigung des Ektropiums kann durch Teilexcisionen und Verschiebeplastiken am Unterlid geschehen. Oder es wird zur Tarsorrhaphie geraten, die jedoch kosmetisch höchst auffällig ist. Hier sei aber auf die Operation nach Edgerton und Wolfort (1969) hingewiesen, die bei einer Verengung der Lidspalte doch kosmetisch wesentlich bessere Ergebnisse erbringt, wie wir aus eigener Erfahrung wissen. Die Abb. 180a und b zeigen das Prinzip der Operation. Unsere Erfahrungen an achtzehn Patienten sind im großen und ganzen befriedigend, aber es darf nicht übersehen werden, daß es bei mehreren unserer Operierten nach einiger Zeit doch wieder zu einem gewissen Wegsacken des Unterlides gekommen ist.

IMPLANTATIONSTECHNIK

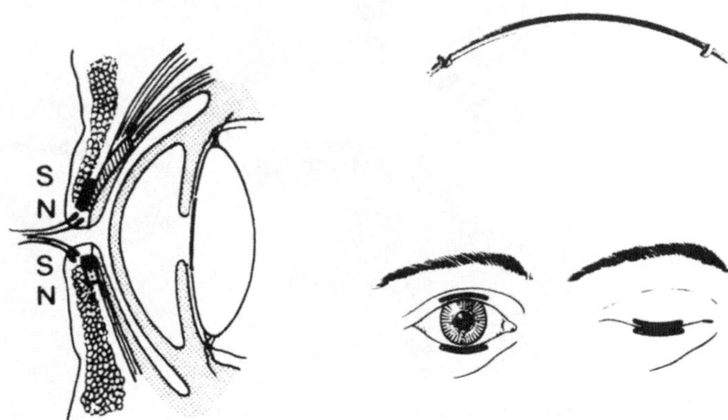

Abb. 181. Lidmagnet-Plastik nach Mühlbauer et al.: Topographische Lage der Lidmagneten auf den Tarsalplatten von Ober- und Unterlid

Es ist deshalb zu begrüßen, daß in den letzten Jahren von den statischen Methoden zur Verengung der Lidspalte zu Verfahren übergegangen worden ist, die eine gewisse Rückgewinnung der Lidbeweglichkeit zueinander anstreben.

Der M. levator palpebrae superioris, der vom N. oculomotorius innerviert wird, ist der für die Lidöffnungsbewegung verantwortliche Hauptmuskel, während der M. orbicularis oculi — innerviert vom N. facialis — den Lidschluß bewirkt. Die Lidbewegungen werden in erster Linie vom Oberlid ausgeführt, während die Gesamtexkursion des Unterlides nur etwa 1 mm ausmacht. Hierauf bauen zwei operative Methoden auf, die nachfolgend geschildert werden.

Morel-Fatio und Lalardie (1964) empfehlen die Einlage eines „Palpebral spring" in das Oberlid: Ein unter gewisser Spannung stehender Drahtbügel — ähnlich einer kleinen Sicherheitsnadel geformt — wird in das Oberlid von drei kleinen Incisionen aus unter Führung von Troicarts eingebracht und subcutan fixiert. Dieser elastische Drahtbügel opponiert gegenüber der Lidöffnungsbewegung des M. levator palpebrae superioris, andererseits ist der Levator noch gerade in der Lage, die Spannung der „Sicherheitsnadel" zu überwinden und die Lidöffnung durch die Oculomotoriusfunktion zu erreichen. Das zweifellos elegante Verfahren wurde von einigen Klinikern aufgenommen; aber man hört davon, daß es gelegentlich zum Durchstoßen der unter Spannung stehenden Drahtenden gekommen ist und daß dabei eine nicht von der Hand zu weisende Gefahr einer Verletzung der Cornea entsteht.

In dieser Lage haben wir an unserer Klinik das Verfahren von Mühlbauer et al. (1973) der Implantation von entsprechend geformten Magneten in Ober- und Unterlid übernommen (Abb. 181). Die Einpflanzung der Magneten geschieht mit Hilfe einer kleinen durch die Subcutis bis zur Tarsalplatte herunterreichenden Incision des Lides. Die Magneten werden der knorpeligen Tarsalplatte aufgelegt und mit zwei subcutanen Nähten fixiert; Verschluß der Hautwunden. Die Anziehungskraft der Magneten, die in jedem Fall individuell zu bestimmen ist, reicht aus, um die Lidspalte zu schließen; die vom N. oculomotorius innervierte Levatormuskulatur kann jedoch gegen den Magnetwiderstand die Lidspalte öffnen. Dieses Verfahren haben wir bisher bei 17 Patienten angewandt mit überzeugenden anfänglichen Erfolgen. Bei einem Teil unserer Kranken hat sich aber der Lidmagnet aus Ober- und Unterlid wieder abgestoßen. Wir glauben, daß mit zunehmender Erfahrung dieses kleine Problem gelöst werden dürfte. Die Methode scheint uns höchst adäquat in allen Fällen, in denen nur mit einem vorübergehenden Lagophthalmus gerechnet zu werden braucht und Hoffnung auf Funktionswiederkehr durch Rekonstruktion des N. facialis oder Nervenpfropfung u.ä. besteht. Ist die Facialisfunktion nach einigen Monaten wiederhergestellt, dann werden die Lidmagneten entfernt.

Wir stehen am Ende unserer Betrachtungen über einige Aspekte der modernen Chirurgie von Facialislähmungen. Man erkennt, daß sich ein weites Feld der funktionellen Chirurgie eröffnet hat. Dieser Bericht wurde deshalb in dem Wunsche vorgelegt, daß sich möglichst viele Chirurgen im Interesse unserer Kranken den hier geschilderten operativen Möglichkeiten zuwenden mögen, um unnötiges Leid ersparen zu helfen.

Literatur

Anderl, H.: Reconstruction of the face through cross-face-nerve-transplantation in facial paralysis. Chirurgia plastica **2**, 17 (1973)

Aschan, P.E.: Muskel- und Sehnentransplantation bei Facialisparese. Fortschr. Kiefer- u. Gesichtschir. **2**, 143 (1956)

Brackmann, D.E., House, W.F.: Die Chirurgie des Inneren Gehörganges. H.N.O. (Berl.) **21**, 1 (1973)

Dott, N.: Facial paralysis — restitution by extra-petrous nerve graft. Proc. roy. Soc. Med. **51**, 900 (1958)

Dott, N.: Facial nerve reconstruction by graft, by-passing the petrous bone. Arch. Otolaryng. **78**, 426 (1963)

Edgerton, M.T., Wolfort, F.G.: The dermal flap canthal lift for lower eyelid support. Plast. reconstr. Surg. **43**, 42 (1969)

Esslen, E.: Electromyography and electroneuronography. In Surgery of the Facial Nerve (Miehlke, A., Hrsg.). München/Philadelphia: Urban & Schwarzenberg/Saunders 1972

Evers, K.: Persönliche Mitteilungen

Felix, W.: Spätergebnisse und biologische Beobachtungen bei operierten Facialisparesen. Langenbecks Arch. klin. Chir. **298**, 940 (1961)

Fisch, U.: Operations on the Facial Nerve in its Labyrinthine and Meatal Course. In: Surgery of the Facial Nerve (Miehlke, A., Hrsg.). München/Philadelphia: Urban & Schwarzenberg/Saunders 1972

Freeman, B.S.: Facial Palsy. In: Reconstructive Plastic Surgery, Bd. III (Converse, J.M., Hrsg.). Philadelphia: Saunders 1972

Graham, M.D.: Surgical exposure of the facial nerve. Otolaryng. Clin. N. Amer. **7**, 437 (1974)

Hitselberger, W.E.: Hypoglossal-facial anastomosis in Symposium on disease and injury of the facial nerve. Otolaryng. Clin. N. Amer. **7**, 545 (1974)

House, W.F.: Management of the facial nerve in acoustic tumor surgery. Otolaryng. Clin. N. Amer. **7**, 457 (1974)

Kapovits, M.: Indikation und Technik der Gesichtshautraffung bei der Facialisparese. Langenbecks Arch. klin. Chir. **298**, 946 (1961)

Lexer, E.: Die gesamte Wiederherstellungschirurgie. Leipzig: Barth 1931

McLaughlin, C.R.: Surgical support in permanent facial paralysis. Plast. reconstr. Surg. **11**, 302 (1953)

Marino, H.: Paralysis des N. facialis, Fortschr. Kiefer- u. Gesichtschir. **2**, 148 (1956)

Mennig, H.: Plastisch-chirurgischer Eingriff bei irreparabler Facialislähmung. H.N.O. (Berl.) **12**, 160 (1964)

Millesi, H., Berger, A., Meissl, G.: Experimentelle Untersuchungen zur Heilung durchtrennter peripherer Nerven. Chirurg. plast. (Berlin) **1**, 174 (1972)

Morel-Fatio, D., Lalardie, J.P.: Palliative surgical treatment of facial paralysis: The palpebral spring. Plast. reconstr. Surg. **33**, 446 (1964)

Mühlbauer, W.D., Segeth, H., Viessmann, A.: Restoration of lid function in facial palsy with permanent magnets. Chirurgia plastica (Berl.) **1**, 295 (1973)

Niklison, J.: Facial paralysis: Moderation of non paralysed muscles. Brit. J. plast. Surg. **18**, 397 (1956)

Pulec, J.: Facial nerve grafting. Laryngoscope (St. Louis) **79**, 1562 (1969)

Ragnell, A.: A method for dynamic reconstruction in cases of facial paralysis. Plast. reconstr. Surg. **21**, 214 (1958)

Rosenthal, W.: Über muskuläre Neurotisation bei Facialislähmung. Zbl. Chir. **43**, 489 (1916)

Rosenthal, W.: Die muskuläre Neurotisation. Fortschr. Kiefer- u. Gesichtschir. **2**, 139 (1955)

Salaverry, M.A.: Persönl. Mitteil.

Scaramella, L.: Preliminary reports on facial nerve anastomosis. Third Int. Symposion on Facial Nerve Surgery. Osaka, Sept. 27.–30. 1970

Schmid, E.: Nouvelles techniques dans le traitement palliatif de la paralysie faciale. Ann. Chir. plast. **12**, 84 (1967)

Schmidt-Tintemann, U.: Behandlungsverfahren und -ergebnisse bei der peripheren Facialslähmung. Langenbecks Arch. klin. Chir. **298**, 951 (1961)

Struppler, A., Scheininger, R.: Elektromyographische Untersuchungen zur Frage der Innervationsübernahme im Bereich motorischer Hirnnerven beim Menschen. Pflügers Arch. ges. Physiol. **274**, 48 (1961)

Yasargil, M.G.: Microsurgery applied in Neurosurgery. Stuttgart: Thieme 1969

Sachverzeichnis

Neuroradiologie auf neuropathologischer Grundlage

Von R. Kautzky, K.-J. Zülch, S. Wende, A. Tänzer

2., neubearb. und erw. Aufl. 251 Abb. VIII, 353 Seiten. 1976
Gebunden DM 198,–; US $ 87.20
ISBN 3-540-07816-9

Die 1. Auflage dieses Buches hat sich einen anerkannten Platz bei allen Ärzten erworben, die das neuroradiologisch gewonnene Bild nicht nur erfassen und beschreiben, sondern auch seine Entstehung kennenlernen wollen. Infolge der raschen Weiterentwicklung des Fachgebietes wurden alle Kapitel überarbeitet und zwei versierte Neuroradiologen hinzugezogen. Auch die Abbildungen wurden größtenteils erneuert.

Aus den Besprechungen: „Bei dem vorliegenden Buch handelt es sich um eine sehr instruktive Einführung in die diagnostischen Methoden bei Erkrankungen im Schädelinnern. Besonders berücksichtigt sind die Kontrastmittelmethoden, d.h. das Encephalogramm, Ventriculogramm und Angiogramm. In dem einleitenden Kapitel sind die mechanischen Momente ihrer Entstehung und ihrer Wirkung nach aufgeführt, die zu Veränderungen in den Röntgenbildern führen, die mit Kontrastsubstanzen verschiedener Art gewonnen werden. Außer einer ausführlichen Beschreibung der Technik der einzelnen Untersuchungsverfahren und einem kurzen Abriß auch des geschichtlichen Werdegangs derselben finden sich eine Reihe von normalen und pathologischen Röntgenbildern mit entsprechender, die markanten Symptome heraushebenden Beschreibung. Zahlreiche, sehr gute Skizzen verdeutlichen das Gesagte und erklären die gleichzeitige abgebildeten Röntgenbilder. Das Buch gibt einen ausgezeichneten Überblick über die Möglichkeiten und Leistungen der verschiedenen Untersuchungsverfahren, einzeln und in Kombination miteinander.“

Anstalts-Umschau

Inhaltsübersicht: Hirndrucklehre: der intrakraniale Druck und die Massenverschiebungen im Schädelinnenraum. – Spezielle Neuropathologie. – Die kraniale Angiographie. – Die Pneumencephalographie. – Die Subdurographie. – Die Myelographie. – Die spinale Angiographie. – Die Discographie. – Die Ossovenographie.

Preisänderungen vorbehalten

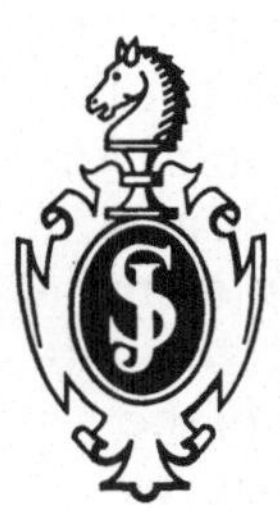

Springer-Verlag
Berlin
Heidelberg
New York

S. Wende, E. Zieler, N. Nakayama

Cerebral Magnification Angiography

Physical Basis and Clinical Results

With the Collaboration of K. Schindler

141 figures. VII, 150 pages. 1974
Cloth DM 163,–; US $ 71.80
ISBN 3-540-06651-9
Distribution rights for Japan:
Igaku Shoin Ltd., Tokyo

Cerebral magnification angiography is a new technique for visualizing vessels of the brain with a lumen of up to 0.1 mm. The radioanatomy is illustrated, the execution of the technique explained and the indications noted. The diagnostic potential of the method is demonstrated by numerous radiographs.

Contents: Magnification Technique. The Physics of Magnification: The X-Ray Image. Central Projection. Focal Spot Blurring. X-Ray Image and Magnification Technique. Attenuation by X-Ray Contrast Medium. Limits of Perception on Contrast Media on Radiographs. The Influence of Scattered Radiation on Image Contrast. Screen Blurring. Influence of the Interaction of Physical Factors on the Perception of Fine Detail. X-Ray Protection. Focal Spot Loadability. – Aspects of Magnification Angiography. Technique, Indications and Results: Details of our Examination Technique. Intracranial Tumors. Hyperventilation Angiography. Magnification Angiography of Cerebral Vessels of the Posterior Cranial Fossa. Extracranial Disease. Ophthalmic Venography. Arteriosclerosis. Lenticulostriate Arteries. Aneurysms, Angiomas. Internal Auditory Artery.

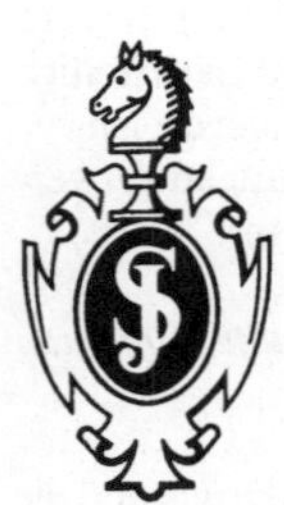

Springer-Verlag
Berlin
Heidelberg
New York

Preisänderungen vorbehalten